外科标准手术技术

结直肠手术图谱
经肛手术

（第2版）

Colon and Rectal Surgery
Anorectal Operations

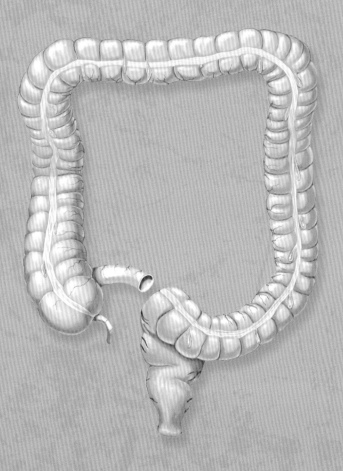

主编

（美）史蒂芬·D. 韦克斯纳（Steven D.
Wexner），MD, PhD（Hon），FACS,
FRCS, FRCS（ED），FRCSI（Hon），
FASCRS, FACG
Director, Digestive Disease Center
Chair, Department of Colorectal Surgery
Cleveland Clinic Florida
Weston, Florida Affiliate Professor
Florida Atlantic University College of Medicine
Boca Raton, Florida
Clinical Professor
Florida International University College of
Medicine
Miami, Florida Affiliate Professor
University of South Florida College of Medicine
Tampa, Florida
Professor of Surgery Ohio State University
Columbus, Ohio

（美）詹姆士·W. 弗莱施曼（James W.
Fleshman），MD, FACS, FASCRS
Helen Buchanan and Stanley Joseph Seeger
Professor and Chairman
Department of Surgery
Baylor University Medical Center Professor of
Surgery
Texas A&M Health Sciences Dallas, Texas

总主编

（美）约瑟夫·E. 菲舍尔（Josef E. Fischer），
MD, FACS, DM（Hon）Lund, FRCS（E）
（Hon）
William V. McDermott Distinguished Professor
of Surgery
Harvard Medical School
Christian R. Holmes Professor of Surgery and
Chair Department of Surgery
University of Cincinnati College of Medicine,
Emeritus
Chair, Department of Surgery
Beth Israel Deaconess Medical Center, Emeritus
Boston, Massachusetts

主审

邵万金

主译

陈文平　竺　平　孙凌宇

副主译

李绍堂　孙　锋　邰建东　袁和学　郑宏群

北方联合出版传媒（集团）股份有限公司
辽宁科学技术出版社

This is a translation of Colon and Rectal Surgery: Anorectal Operations, second edition

Author: Steven D. Wexner, James W. Fleshman

ISBN: 9781496348579

Original English edition published by Wolters Kluwer.

© Wolters Kluwer Health, Inc. 2018

图书在版编目（CIP）数据

外科标准手术技术 . 结直肠手术图谱—经肛手术：第 2 版 /（美）史蒂芬·D. 韦克斯纳（Steven D. Wexner），（美）詹姆士·W. 弗莱施曼（James W. Fleshman）主编；陈文平，竺平，孙凌宇主译 . —沈阳：辽宁科学技术出版社，2024. 9. — ISBN 978-7-5591-3756-2

Ⅰ . R61

中国国家版本馆 CIP 数据核字第 2024PE7206 号

出版发行：辽宁科学技术出版社
（地址：沈阳市和平区十一纬路25号　邮编：110003）
印　刷　者：辽宁新华印务有限公司
经　销　者：各地新华书店
幅面尺寸：210mm×285mm
印　　张：25.25
插　　页：4
字　　数：600千字
出版时间：2024年9月第1版
印刷时间：2024年9月第1次印刷
责任编辑：凌　敏
封面设计：袁　舒
版式设计：袁　舒
责任校对：黄跃成

书　　号：ISBN 978-7-5591-3756-2
定　　价：298.00元

联系电话：024-23284363
邮购热线：024-23284502
E-mail:lingmin19@163.com
http://www.lnkj.com.cn

致谢

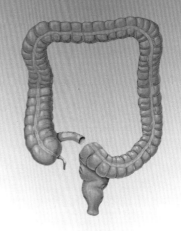

本书献给我的家人，并感谢他们：献给我已故的父亲艾拉和母亲阿琳，感谢他们在我一生中给予我的所有指导；也要感谢我的儿子韦斯利和特雷弗，他们帮助我提升了洞察力，我也很希望把我的知识传授给他们；还要感谢我的终身伴侣玛丽安娜·贝霍医生，感谢她的智慧、对我的忠告，尤其是爱。如果不感谢我家人以外的人，那本书的致谢肯定是不完整的。吉姆·弗莱斯曼，感谢您，在我们长达几十年的友谊中，我们一起努力，合作了许多项目，包括本书。感谢成百上千的校友，他们允许我尝试去帮助他们服务的患者。校友诸君，我希望本书能增进你们的钻研，让你们想起在佛罗里达州克利夫兰诊所的美好时光。感谢我的行政助理德比·霍尔顿和我的出版助理伊莱克特拉·麦克德莫特，感谢你们对这个项目以及之前的许多项目的耐心、宽容、帮助和支持。

（美）史蒂芬·D. 韦克斯纳（Steven D. Wexner）

我的朋友、同事和我所熟悉的人为这套丛书做出了无可比拟的贡献，我无以回报。随着时间的推移，我想，他们都会自豪地回首过去，看到这确实是对结直肠手术培训和实践的巨大贡献。光说感谢是不够的，但是，我还是要真诚地对每一个人说声"谢谢"。感谢史蒂芬·D. 韦克斯纳让我加入到这项工作中，感谢约瑟夫·E. 菲舍尔医生的信任。我想把本书献给我的妻子琳达，在去年的许多周末和晚上，我都没法陪伴她，而是在花时间编撰本书的章节，这肯定会让她倍感寂寥，但对此她毫无怨言、默默承受。虽然我相信她永远不会读这本书，但她对这本书的编写完成给予了我支持和宽容。特别值得一提的是，詹妮弗·埃尔南德斯，贝勒大学医学中心的系主任，她勤奋和耐心地阅读我编辑的每一份手稿，并"跟踪"整个出版流程，在此深表谢意。

（美）詹姆士·W. 弗莱施曼（James W. Fleshman）

编者名单

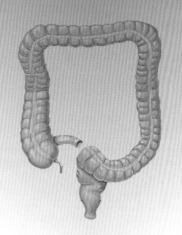

Cary B. Aarons, MD, FACS
Assistant Professor
Department of Surgery
University of Pennsylvania
Assistant Professor
Department of Surgery
Hospital of the University of Pennsylvania
Philadelphia, Pennsylvania

Maher A. Abbas, MD, FACS, FASCRS
Medical Director
Dubai Colorectal and Digestive Institute
Al-Zahra Hospital
Dubai, United Arab Emirates

Matthew R. Albert, MD, FACS, FASCRS
Clinical Professor
University of Central Florida
    College of Medicine
Orlando, Florida
Clinical Professor
Florida State University College of Medicine
Tallahassee, Florida
Medical Director
Florida Hospital Colorectal
    Fellowship Program
Florida Hospital
Orlando, Florida

Suraj Alva, MD, FACS, FASCRS
Clinical Associate Professor
Department of Surgery
Rutgers-Robert Wood Johnson
    Medical School
Edison, New Jersey
Colorectal Surgeon
Department of Surgery
Overlook Medical Center
Summit, New Jersey

Nasira Amtul, MBChB, MRCS
Specialty Doctor
John Goligher Colorectal Unit
St James's University Hospital
Leeds, United Kingdom

Sam Atallah, MD, FACS, FASCRS
Associate Professor of Surgery
Central Florida College of Medicine
Clinical Faculty, Florida Hospital General Surgery
    Residency Program
Clinical Faculty
Florida State University College of Medicine
Tallahassee, Florida
Chairman
Department of Colon and Rectal Surgery
Florida Hospital
Director, Research and Innovation
Center for Colon and Rectal Surgery
Orlando, Florida

Mitchell A. Bernstein, MD, FACS, FASCRS
Associate Professor
Department of Surgery
Chief, Division of Colon and Rectal Surgery
NYU Langone School of Medicine
New York, New York

Anuradha R. Bhama, MD, FACS
Clinical Associate Staff
Department of Colorectal Surgery
Cleveland Clinic Foundation
Cleveland, Ohio

Joshua I. S. Bleier, MD, FACS, FASCRS
Associate Professor
Department of Surgery
University of Pennsylvania
Chief, Division of Colon and Rectal Surgery
Department of Surgery
Penn Medicine
Philadelphia, Pennsylvania

Marylise Boutros, MD, FRCSC
Associate Professor
Department of Surgery
McGill University
Surgeon
Department of Colorectal Surgery
Jewish General Hospital
Montreal, Québec

Neeraja Chandrasekaran, MD
Research Fellow, Urogynecology
Department of Gynecology
Cleveland Clinic Florida
Weston, Florida

Bertram T. Chinn, MD, FACS, FASCRS
Clinical Associate Professor
Department of Surgery
Rutgers-Robert Wood Johnson Medical School
Edison, New Jersey
Chief Division of Colorectal
Department of Surgery
Overlook Medical Center
Summit, New Jersey

Carina M. Chwat, MD, MAAC, MSACP
Colorectal Surgeon
Department of Surgery
Hospital Universitario Austral
Buenos Aires, Argentina

William C. Cirocco, MD, FACS, FASCRS
Professor of Clinical Surgery
Department of Surgery, Division of Colon
   and Rectal Surgery
The Ohio State University
Columbus, Ohio
Attending
Department of Surgery
University Hospital/The James Cancer Hospital
Columbus, Ohio

C. Richard Cohen, MD, FRCS
Honorary Senior Lecturer
Department of Colorectal Surgery
University College London
Consultant Colorectal Surgeon
Department of Colorectal Surgery
University College London Hospitals
London, United Kingdom

G. Willy Davila, MD, FACOG, FPMRS
Head, Section of Urogynecology
Department of Gynecology
Cleveland Clinic Florida
Weston, Florida

Kurt G. Davis, MD, FACS, FASCRS
Associate Professor
Department of Surgery
LSU College of Medicine
New Orleans, Louisiana

Nathan Eberle, DDS, MD
Adjunct Faculty
Plastic Surgery
Cleveland Clinic Florida
Weston, Florida

James W. Fleshman, MD, FACS, FASCRS
Helen Buchanan and Stanley Joseph Seeger
   Professor and Chairman
Department of Surgery
Baylor University Medical Center
Professor of Surgery
Texas A&M Health Sciences
Dallas, Texas

Luanne M. Force, MD
Clinical Associate
Department of Colorectal Surgery
Cleveland Clinic Florida
Weston, Florida

Alice Frontali, MD
Colorectal Surgeon
Department of Colorectal Surgery
Beaujon Hospital
Paris, France

Joseph T. Gallagher, MD, FACS, FASCRS
Clinical Assistant Professor of Surgery
Department of Surgery
University of Florida
Gainesville, Florida
Program Director
PGY VI Colon and Rectal Surgery Program
Department of General Surgery
Orlando Health
Orlando, Florida

Michael J. Grieco, MD
Assistant Professor
Department of Surgery
New York University
Colon and Rectal Surgeon
Department of Surgery
Bellevue Hospital Center
New York, New York

Alexis L. Grucela, MD, FACS, FASCRS
Assistant Professor of Surgery
Division of Colon and Rectal Surgery
Department of Surgery
NYU Langone School of Medicine
New York, New York

Brooke Gurland, MD, FACS, FASCRS
Clinical Professor of Surgery
Staff Surgeon
Department of Surgery
Stanford University
Stanford, California

Alan E. Harzman, MD, FACS, FASCRS
Associate Professor
Department of Surgery
The Ohio State University
Columbus, Ohio

Dana M. Hayden, MD, MPH, FASCRS
Associate Professor
Department of Surgery
Chief, Division of Colon and Rectal Surgery
Department of General Surgery
Rush University Medical Center
Chicago, Illinois

Tracy L. Hull, MD, FACS, FASCRS
Professor of Surgery
Department of Colorectal Surgery
Cleveland Clinic Lerner College of Medicine at Case
Staff Surgeon
Department of Colorectal Surgery
Cleveland Clinic Foundation
Cleveland, Ohio

Steven R. Hunt, MD, FACS, FASCRS
Associate Professor
Department of Surgery
Washington University in St. Louis
Staff Surgeon
Department of Surgery
Barnes-Jewish Hospital
St. Louis, Missouri

Syed G. Husain, MBBS, FACS, FASCRS
Assistant Professor of Clinical Surgery
Department of Surgery, Division of Colon and Rectal
    Surgery
The Ohio State University
Attending
Department of Surgery
University Hospital/The James Cancer Hospital
Columbus, Ohio

David G. Jayne, MBBCh, FRCS, MD
Professor of Surgery
Department of Academic Surgery
University of Leeds
Professor of Surgery
Department of Colorectal Surgery
St. James's University Hospital
Leeds, United Kingdom

Heman M. Joshi, MBChB, BSc, MRCS, DPhil
Registrar
Department of Colorectal Surgery
University College London Hospitals
London, United Kingdom

Deborah S. Keller, MS, MD
Honorary Lecturer
GI Surgery and Interventional Sciences
University College London Hospitals, NHS Foundation Trust
London, United Kingdom
Division of Colorectal Surgery
Department of Surgery
Baylor University Medical Center
Dallas, Texas

Justin Kelly, MD, FRCS
Colorectal Surgeon
Center for Colon and Rectal Surgery
Altamonte Springs, Florida

Mia Kim, MD
Priv.-Doz. Dr. med.
Oberärztin der Klinik
Klinik und Poliklinik für Allgemein-, Viszeral-,
    Gefäß- und Kinderchirurgie Universitätsklinikum
University of Würzburg
Würzburg, Germany

Stephanie L. Koonce, MD
Attending
Plastic and Reconstructive Surgery Department
Cleveland Clinic Florida
Weston, Florida

Julie Ann Van Koughnett, MD, FACS
Assistant Professor
Departments of Surgery and Oncology
Western University
Colorectal Surgeon
Departments of Surgery and Oncology
London Health Sciences Centre
London, Ontario, Canada

Sean J. Langenfeld, MD, FACS, FASCRS
Assistant Professor
Department of Surgery
University of Nebraska Medical Center
Staff Surgeon
Department of Surgery
Nebraska Medicine
Omaha, Nebraska

Lawrence Lee, MD, PhD
Assistant Professor of Surgery
Colon and Rectal Surgery
McGill University Health Centre
Montreal, Quebec, Canada

Steven G. Leeds, MD, FACS
Associate Clinical Professor
Department of Surgery
Medical Director of Minimally Invasive
    Surgery Research and Simulation
Division of Minimally Invasive Surgery
Baylor University Medical Center
Dallas, Texas

Paul A. Lehur, MD, PhD
Professor
Institut des Maladies de l'Appareil Digestif
Nantes University
Consultant
Clinique de chirurgie digestive et endocrinienne
University Hospital of Nantes
Nantes, France

Warren E. Lichliter, MD, FACS, FASCRS
Associate Professor
Department of Surgery
Texas A&M University
Director of Surgical Education
Program Director CR Surgery
Department of Surgery
Baylor University Medical Center
Dallas, Texas

Amy L. Lightner, MD
Assistant Professor of Surgery, College of Medicine
Department of Surgery
Senior Associate Consultant
Department of Surgery, Division of Colon and Rectal Surgery
Mayo Clinic
Rochester, Minnesota

Antonio Longo, MD
Chief Consultant
Department of Coloproctology and Pelvic Disease
Cliniche Gavazzeni Spa
Bergamo, Italy

Jennifer K. Lowney, MD, FASCRS
Colon and Rectal Surgeon
Department of Surgery
Baylor Scott & White Medical Centre
Lakeway, Texas
Texas Colorectal Surgery Associates
Dallas, Texas

Kim C. Lu, MD, FACS, FASCRS
Associate Professor
Department of Surgery
Division of GI and General Surgery
Oregon Health & Science University
Portland, Oregon

Najjia N. Mahmoud, MD, FACS, FASCRS
Professor of Surgery
Chief, Division of Colon and Rectal Surgery
Department of Surgery
University of Pennsylvania
Philadelphia, Pennsylvania

David J. Maron, MD, MBA, FACS, FASCRS
Vice Chair
Department of Colorectal Surgery
Cleveland Clinic Florida
Weston, Florida

Klaus E. Matzel, MD, PhD
Associate Professor
Head Section Coloproctology
Department of Surgery
University Erlangen-Nürnberg
Erlangen, Germany

Miguel A. Medina III, MD
Director of Microsurgery
Department of Plastic and Reconstructive Surgery
Miami Cancer Institute
Miami, Florida

Sthela M. Murad-Regadas, MD, PhD, FASCRS
Associate Professor
Department of Surgery
School of Medicine, Federal University of Ceara
Head, Colorectal Surgery Unit
Clinic Hospital, School of Medicine,
    Federal University of Ceara
Head, Anorectal Physiology and Pelvic Floor Unit
Department of Colorectal Surgery
San Carlos Hospital
Fortaleza, Ceará, Brazil

Martin I. Newman, MD, FACS, FAAPS
Program Director
Department of Plastic Surgery
Cleveland Clinic Florida
Weston, Florida

Guy R. Orangio, MD, FACS, FASCRS
Associate Professor
Department of Surgery
Louisiana State Health Science Center
University Medical Center
New Orleans, Louisiana

Marc C. Osborne, MD, FASCRS
Clinical Assistant Professor
Department of Surgery
University of Minnesota
Minneapolis, Minnesota

Yves Panis, MD, PhD
Professor of Surgery
Department of Surgery
University Paris VII
Head of the Department of Colorectal Surgery
Beaujon Hospital
Paris, France

Michael Pendola, MD, FACS, FASCRS
Clinical Assistant Professor
Department of Surgery
Baylor University Medical Center
Colorectal Surgeon
North Texas Colon and Rectal Associates
Baylor Scott and White
Dallas, Texas

Rodrigo A. Pinto, MD
Associate Professor of Colorectal Surgery
Service of Colorectal Surgery
Discipline of Gastrointestinal Surgery
Department of Gastroenterology
Hospital das Clínicas of the University of
    São Paulo, School of Medicine
São Paulo, Brazil

F. Sergio P. Regadas, MD, FASCRS (Hon)
Staff
Department of Colorectal Surgery
Hospital Sao Carlos
Fortaleza, Ceará, Brazil

F. Sergio P. Regadas Filho, MD
Staff
Department of Colorectal Surgery
Hospital Sao Carlos
Fortaleza, Ceará, Brazil

Scott E. Regenbogen, MD, MPH
Associate Professor of Surgery
Chief, Division of Colorectal Surgery
Department of Surgery
University of Michigan
Ann Arbor, Michigan

Bruce W. Robb, MD
Clinical Associate Professor
Department of Surgery
Indiana University
Indianapolis, Indiana

Guillermo O. Rosato, MD, MAAC, MSACP, HFASCRS, MISUCRS, FASCRS (Hon)
Attending
Department of Colorectal Surgery
Hospital Universitario Austral
Buenos Aires, Argentina

Dana R. Sands, MD, FACS, FASCRS
Staff Surgeon
Department of Colorectal Surgery
Cleveland Clinic Florida
Weston, Florida

Anthony J. Senagore, MD, MS, MBA, FASCRS
Professor and Vice Chair
Department of Surgery
University of Texas Medical Branch
Galveston, Texas

Beth A. Shanker, MD
Colorectal Surgeon
St. Joseph's Hospital Ann Arbor
Ypsilanti, Michigan

Skandan Shanmugan, MD
Assistant Professor
Department of Surgery
Division of Colon and Rectal Surgery
University of Pennsylvania
Philadelphia, Pennsylvania

Sherief Shawki, MD
Assistant Professor
Department of Surgery
Cleveland Clinic Lerner College of Medicine
Staff Surgeon
Department of Colon and Rectal Surgery
Cleveland Clinic Foundation
Cleveland, Ohio

Matthew J. Sherman, MD, FACS, FASCRS
Colorectal Surgeon
Department of Surgery
Kaiser Permanente Riverside Hospital
Riverside, California

Chaya Shwaartz, MD
Staff Surgeon
Department of Surgery and Transplantation
Sheba Medical Center
Tel Hashomer, Israel
Sakler School of Medicine
Tel Aviv University
Tel Aviv, Israel

Clifford L. Simmang, MD, FACS, FASCRS
Chief Medical Officer
Vice President of Medical Affairs
Department of Colorectal Surgery
Baylor Scott & White Medical Centre
Lakeway, Texas
Texas Colorectal Surgery Associates
Dallas, Texas

Marc A. Singer, MD, FASCRS
Associate Professor of Surgery
Department of Surgery
Division of Colon and Rectal Surgery
Loyola University
Maywood, Illinois

Michael Solomon, MB BCH (Hons), BAO, MSc (Toronto), DMedSc (Sydney), LRCPI FRACS FRCSI (Hon)
Professor Surgical Research
Central Clinical School
Sydney Medical School
University of Sydney
Academic Head
Department of Colorectal Surgery
Chairman
RPA Institute of Academic Surgery
Royal Prince Alfred Hospital
New South Wales, Australia

Shota Takano, MD, PhD
Chief, Department of Anorectal Surgery
Coloproctology Center Takano Hospital
Kumamoto, Japan

H. David Vargas, MD, FASCRS
Staff surgeon & Colon Rectal Surgery
  Fellowship Program Director
Colon and Rectal Surgery
Ochsner Clinic Foundation
Staff Surgeon and Medical Director
  Endoscopy Services
Colon and Rectal Surgery
Ochsner Medical Center
New Orleans, Louisiana

Mark L. Welton, MD, MHCM, FACS, FASCRS
Chief Medical Officer
Administration
Fairview Health Services
Minneapolis, Minnesota

Steven D. Wexner, MD, PhD (Hon), FACS, FRCS, FRCS (Ed), FRCSI (Hon), FASCRS, FACG
Director, Digestive Disease Center
Chair, Department of Colorectal Surgery
Cleveland Clinic Florida
Weston, Florida
Affiliate Professor
Florida Atlantic University College of Medicine
Boca Raton, Florida
Clinical Professor
Florida International University College of Medicine
Miami, Florida
Affiliate Professor
University of South Florida College of Medicine
Tampa, Florida
Professor of Surgery
Ohio State University
Columbus, Ohio

Lauren R. Wilson, MD
Clinical Assistant Professor of Surgery
Department of Surgery
Dartmouth Geisel School of Medicine
Hanover, New Hampshire
Surgeon
Department of Surgery
Dartmouth Hitchcock Medical Center
Lebanon, New Hampshire

Caroline Wright, MBBS (Lond.), MS, FRACS
RPA Institite of Academic Surgery
Consultant Surgeon
Department of Colorectal Surgery
Royal Prince Alfred Hospital
New South Wales, Australia

Oded Zmora, MD
Associate Professor of Surgery
Sackler School of Medicine
Tel Aviv University
Tel Aviv, Israel
Chair
Assaf Harofe Medical Center
Zrifin, Israel

Massarat Zutshi, MD, FACS
Staff Surgeon and Associate Professor of Surgery
Department of Colorectal Surgery
Lerner College of Medicine of Case
    Western Reserve University
Cleveland Clinic Foundation
Cleveland, Ohio

审译者名单

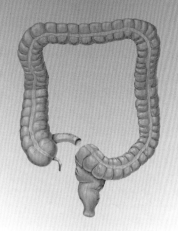

主　审：邵万金

主　译：陈文平　竺　平　孙凌宇

副主译（按姓氏拼音排序）：李绍堂　孙　锋　邰建东　袁和学　郑宏群

译　者（按姓氏拼音排序）：

白明瀚：哈尔滨医科大学附属第四医院肿瘤外科肝胆外科

陈文平：西安大兴医院肛肠盆底外科

陈致奋：福建医科大学附属协和医院结直肠外科

樊文彬：重庆中医药学院

姜永前：哈尔滨市中医医院肛肠外科

李绍堂：温州医科大学附属第一医院结直肠肛门外科

李悠然：江苏省中医院肛肠科

林宏城：中山大学附属第六医院肛肠外科

林婉林：西安大兴医院肛肠盆底外科

马巧玲：西安大兴医院肛肠盆底外科

孙　迪：吉林大学第一医院结直肠肛门外科

孙　锋：广州中医药大学第一附属医院结直肠肛门外科

孙凌宇：哈尔滨医科大学附属第四医院肿瘤外科肝胆外科

邰建东：吉林大学第一医院结直肠肛门外科

汪庆明：上海中医药大学附属曙光医院肛肠科，上海中医药大学附属宝山医院肛肠科

王　菁：福建中医药大学附属人民医院肛肠科

王　绪：吉林大学第一医院结直肠肛门外科

王一民：哈尔滨医科大学附属第四医院肿瘤外科肝胆外科

王振宜：上海中医药大学附属岳阳中西医结合医院肛肠科

吴　炯：上海中医药大学附属岳阳中西医结合医院肛肠科

徐海霞：上海交通大学医学院附属第六人民医院中医肛肠科

许　晨：天津市人民医院肛肠外科

杨丽敏：西安大兴医院肛肠盆底外科

杨晓媛：西安大兴医院肛肠盆底外科

袁和学：沈阳市肛肠医院肛肠外科

张　磊：西安大兴医院肛肠盆底外科

张正国：徐州市中心医院肛肠科

赵　斌：佳木斯大学附属第一医院胃结直肠肛门外科

赵　申：西安大兴医院肛肠盆底外科

郑宏群：哈尔滨医科大学附属第四医院肿瘤外科肝胆外科

朱建东：西安大兴医院肛肠盆底外科

竺　平：江苏省中医院肛肠科

主审：

邵万金，江苏省中医院肛肠外科主任医师，深圳市中医肛肠医院首席专家，武汉大学中南医院盆底医学中心客座教授。美国结直肠外科医师协会（FASCRS）国际Fellow，美国结直肠外科医师协会（ASCRS）盆底病委员会委员（2022—2025），ASCRS盆底病委员会直肠脱垂学组成员（2022—），国际大学结直肠外科医师学会（ISUCRS）会员，中国医师协会肛肠医师分会第五届委员会常务委员，中国医师协会肛肠医师分会盆底外科学组副组长，中国中西医结合学会普通外科分会加速康复委员会副主任委员，广东省健康科普促进会大肠肛门病分会顾问，《结直肠肛门外科》杂志编委，《中国中西医结合外科杂志》编委

主译：

陈文平，主任医师，硕士研究生导师，西安大兴医院肛肠盆底外科主任。中国中西医结合学会大肠肛门病专业委员会青年委员，中华中医药学会肛肠分会第八届理事会理事，陕西省国际医学交流促进会肛肠专业委员会主任委员，中国西南西北肛肠协会青年委员会主任委员

竺平，副教授，副主任医师，硕士研究生导师，江苏省中医院肛肠科副主任。美国结直肠外科医师学会（FASCRS）国际委员，中国中西医结合学会大肠肛门病专业委员会委员，中华中医药学会肛肠分会委员，江苏省中西医结合学会大肠肛门病专业委员会青年副主任委员，江苏省中医药学会炎症性肠病专业委员会常务委员

孙凌宇，主任医师，硕士研究生导师，哈尔滨医科大学附属第四医院肿瘤外科肝胆外科副主任。中国抗癌协会胃癌专业委员会委员，CSCO结直肠癌专家委员会委员，CSCO胃癌专家委员会委员，黑龙江省抗癌协会胃癌专家委员会副主任委员，《中国实用外科杂志》特约审稿专家，《中华胃肠外科杂志》编委，《结直肠肛门外科》杂志编委

第一版前言

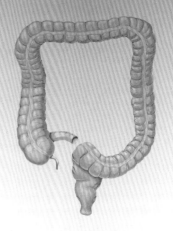

我们生活在一个高科技的世界里，现代外科手术的"奇迹"常成为全球头条新闻。当听到一家新的医疗技术公司许诺推出一种新的手术设备，它将挽救无数人的生命、改善疗效并显著减轻疼痛和痛苦时，人们已不再惊讶。人们发现，家里电视机播送的高清"钥匙孔手术"令人叹为观止，与他们印象中的手术台上的医生操作相比，这个手术出奇地优雅，而且滴血未见。因此，我们就不难理解，为什么当今许多患者会上网寻找提供最新方法和最新技术的外科医生和机构了。貌似只要拥有了高科技设备和数字化设备，现代外科医生就能无往不胜。事实上，各种技术创新也发出警笛般的蜂鸣，这很容易把外科医生冲击得晕头转向。

在这种情况下，人们可能会质疑，市场上又多出了一本外科教科书，那它是否具有实用性，尤其是一本专门研究手术技术的教科书。幸运的是，两位主编史蒂芬·D. 韦克斯纳和詹姆士·W. 弗莱施曼主编了这本独特的出版物，这与传统的教科书大不相同。参与编写的作者包括受过传统技术教育的经验丰富的外科大师，以及正在探索外科技术新领域、具有高度创新能力的研究人员和企业家。在他们繁忙的临床工作中，两位主编还能成功地将两种不同的视角结合起来。他们的独特经验在这本新的、经过严格编辑的、高度实用的教科书中很明显地体现出来，而这本教科书强调的正是那些久经考验的开放技术和最新的微创技术。

韦克斯纳医生和弗莱施曼医生明白手术结果取决于许多因素，包括临床敏锐程度和成熟判断，以指导针对一个个患者个体的治疗决策。他们也知道，外科医生必须掌握基本的手术技能，并开发出一整套不同的技术，以满足手头具体病例的需要。同样重要的是，他们知道，对于一项技术而言，无论它是多么地具有革命性或激动人心，它都有自己的局限性。创新给我们提供了各种各样的新工具，但是，只有外科医生的技术才能用来决定使用何种工具，而且正是外科医生的技术最终决定手术结果如何，对于降低患者的发病率、治愈癌症和其他危及生命的疾病、保持功能和生活质量等方面，手术技术至关重要。所有的结直肠外科医生都会发现这本书是他们实践的一个有价值的帮手。本书中富有艺术气息的彩色插图是极好的，符合解剖学原理。本书行文流畅、易于阅读、论点集中，对忙碌的外科医生很有用，我祝贺编者们给我们带来了思想的盛宴。

大卫·A. 罗森伯格（David A. Rothenberger）
2011 年 8 月 1 日

前言

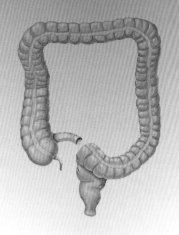

外科学既是一门艺术又是一门科学，我们只有用最高水平的知识和技能才能为我们的患者带来最好的疗效。当我们说，我们掌握了一项技术的时候，我们就要达到这个目标。所谓掌握，就是我们不断重复和精炼一个过程，直到我们能尽我们所能地去让过程得以完成。在这一点上，我们需要外科大师们的帮助和指导，而这两卷优秀的图书正好提供了这些帮助和指导。在本书的第二版中，这些技术是由领域中精心挑选的专家，对结直肠手术的基本操作进行了逐步描述，并与时俱进地进行了更新。书里面插图众多，在"精通普通外科手术"系列丛书中，史蒂芬·D.韦克斯纳和詹姆士·W.弗莱施曼在修改和更新这两卷杰出的作品上功不可没。

尼尔·莫滕森（Neil Mortensen）

英国牛津郡

2017 年 8 月 7 日

第一版序言

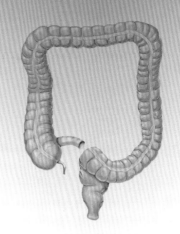

　　《结直肠手术图谱》是一部两卷本的综合教材，几乎展示了目前所有使用的经腹和经肛手术技术。所有的章节都是由国际知名的专家编写的，他们中的每一位都发挥了自己的文字功底，使这本书更具创造性，且更加别具一格。有些技术是不言而喻的，因此作者将他们的重点集中在围绕某一特定技术的结果和争议上；对于其他手术操作，本书则以更加模式化的语言来加以描述。具体地说，有些技术需要从术前和／或术后管理进行着重描述，而不是术中的操作。插图和视频的匹配也根据每一章的需要进行了调整。由于素材数量庞大，本书分为两卷：一卷包括经腹手术，一卷包括经肛手术。尽管现在市面上有许多教科书都会针对外科医生进行培训和实践，百花齐放，令人眼花缭乱。但是，由约瑟夫·E.菲舍尔医生编辑的 "Master Techniques in Surgery" 系列丛书，已经成为每一个主题里面独树一帜的著作。因此，本书的出版旨在补充而非取代其他一些最近出版的优秀教科书。我们希望本书能在这样的背景下使用，这样读者就可以使用许多其他优秀的资料来学习基本原理和基础知识，然后依靠这部《结直肠手术图谱》来更清晰地回顾那些具体的操作。同理，本书可以作为术前参考书，放在医生的案头，在开始单独的手术之前使用。

　　我们要感谢约瑟夫·E.菲舍尔委托我们，在他开创的学术道路上添砖加瓦。这个项目花费了大量的时间和精力，我们当然非常感谢他的耐心。此外，我们要感谢我们在韦斯顿和圣路易斯的员工，特别是丽兹·诺戴克、海瑟·迪恩、法比奥·彼得医生和德比·霍尔顿，以及 Wolters Kluwer 出版社的尼克尔·德尔诺斯基，他们为本书付出良多。我们衷心感谢每一位编写者对本书的投入。如果没有我们每一章作者的辛苦付出，本书就不可能完成。我们深知，他们手头也有许多忙不完的事情，这些事情都需要他们付出时间和精力去应对，我们要感谢他们如此尽心尽力地参与了本书的编写。最后，我们要感谢我们的家人，感谢他们的爱和支持，因为正是牺牲了陪伴他们的时间，才让本书得以出版。这其中，我们尤其要感谢琳达·弗莱施曼，以及韦斯利·韦克斯纳和特雷弗·韦克斯纳。

（美）史蒂芬·D. 韦克斯纳（Steven D. Wexner）

（美）詹姆士·W. 弗莱施曼（James W. Fleshman）

序言

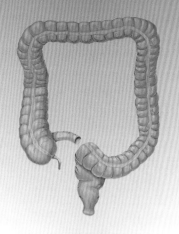

　　从出版两卷本的《结直肠手术图谱》（包括经腹手术和经肛手术）这部著作以来，已经过去了6年。随着本书的广泛流行，我们很高兴和自豪地为您提供本书的第二版。我们感谢本书两卷117章的主编和参编者。这两卷内容为目前现行的几乎每一个结肠直肠外科技术提供了精美插图和权威性论述，希望能得到您的认可。

　　我们致力于使每一章都聚焦问题而不是泛泛而谈，作者们也乐于提供了易于理解的临床相关资料。我们特地避免让每个专题罗列综合纲要，因此许多相关领域涉及多个章节，每个章节内都有对各自问题非常具体的见解与观点，并基于专业实践提供临床指导。虽然作者们的偏好各不相同，但这两卷书中在许多方面都非常一致，如主编们和参编者们的世界知名度、始终如一的高品质工作艺术和章节行文。我们希望读者能够像第一版那样，再次发现第二版这两卷书也是一个能在提升患者管理和学术学习方面提供帮助的优秀临床资源。

　　我们再次感谢这117章的主编和参编者们。正是他们为此付出的时间、努力、精力、专业知识以及通力合作，使我们能够为您献上本书的第二版。

（美）史蒂芬·D. 韦克斯纳（Steven D. Wexner）

（美）詹姆士·W. 弗莱施曼（James W. Fleshman）

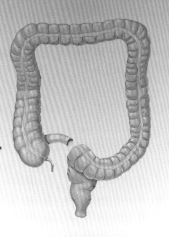

目录

第一部分
痔切除术

第 1 章　Ferguson 闭合式痔切除术

Anthony J. Senagore

适应证与禁忌证

　　需进行手术治疗的痔疮患者最常见的症状是出血、直肠脱出、肛门直肠不适感和疼痛。

- 明显的鲜血便，厕纸染血或滴血。
- 巨大内痔伴偶尔大量出血。
- 便后痔核脱出多数能自行回纳，有些需手助回纳，或是无法回纳；痔核太大无法进行胶圈套扎或是胶圈套扎失败的。
- 急性内外痔血栓引起严重持续性疼痛，并可触及肛周肿块。

　　闭合式痔切除术的禁忌证很少，除非患者自身伴有一些不适合进行手术的内科疾病，比如溃疡性结肠炎、克罗恩病或门静脉高压，此外，盆腔放疗史也可视为相对禁忌证。

术前准备

内容包括：

- 对便血患者的检查应包括肛周视诊，肛门镜、硬式直肠镜或软式乙状结肠镜检查。根据病史、年龄或可疑症状决定是否需要进行全结肠镜检查。
- 作者本人更倾向于在改良的 Sim 体位（左侧卧位，膝关节向胸部靠拢，小腿伸直）下进行检查。这种体位患者更舒适，同时方便医生进行肛门局部专科检查。
- 详细的肛管直肠指检，包括男性前列腺部位检查。
- 肛门镜检查需仔细观察（右前、右后、左侧）母痔区，评估痔核大小、脱垂程度和黏膜出血等情况。
- 行直肠镜或软式乙状结肠镜检查以排除肿瘤或炎症，根据检查结果决定是否需要进行手术。

手术治疗：

- 当保守治疗和非手术治疗无效或不适合时，建议行手术治疗。

1

- 当症状严重时，比如反复的痔核脱垂、巨大的外痔或皮赘且影响肛周卫生时，可以选择手术治疗。
- 如果患者身体健康并且行日间手术，则无须进行特殊的术前准备。
- 对接受抗凝药物治疗的患者，应与其相关专科医生沟通，共同控制术后出血风险。
- 术前清洁灌肠以清除直肠远端粪便，通常在手术室完成手术。
- 改良 Sim 体位是作者首选的手术体位。
- 麻醉方式的选择通常取决于麻醉师和患者本人；局部麻醉联合静脉内使用异丙酚是一种高效、快捷的麻醉方法。
- 由于存在尿潴留的风险，尽量避免使用脊髓麻醉。
- 应与麻醉师进行沟通，将术中液体量控制在 500mL 以下，以减少术后发生尿潴留的风险。
- 术前使用非甾体类抗炎药（NSAIDs）、对乙酰氨基酚和加巴喷丁进行预防性镇痛，术后可继续采用相同的方案进行镇痛。

手术

痔切除术使用的器械：

- 痔切除术使用的传统手术器械是外科手术刀或剪刀。与其他设备相比，优势是成本低。近年来，能量设备越来越多地应用于临床，它们具有高效的速度，可以减少术中出血、减轻术后疼痛。但每一种设备的使用都增加了费用，在当前的医保报销环境下（美国），能量设备的使用会对医疗负担产生很大的负面影响。虽然这些数据仍然备受争议，但作者更倾向于使用传统手术器械。
- Nd–YAG 激光：虽然能够切除痔组织，但切割速度较慢，成本较高，而且实际上会延迟切口愈合，导致疼痛加剧，因此在临床上已很少使用。
- 单极电刀：与手术刀相比，该器械是一种有效的手术工具，并且有很好的止血功能，它可以在不缝合结扎的情况下切除痔核组织，但由热传导引起的周围组织热损伤较明显。
- Ligasure™（Medtronic，Minneapolis，MN）：一种双极电凝设备，可同时切割组织和凝闭血管。该器械应用于痔切除闭合术，手术后患者可能会存在术后组织对合不平整的状况，器械商所提到的缩短手术时间免缝合技术和轻微疼痛的优势还没有得到明确的证实。
- 超声刀：主要通过快速来回振动产生热量来凝闭血管和切割组织。但超声刀相对昂贵，临床使用成本较高，更重要的是它会引起组织的热损伤，因此，相对于它的高额花费并没有显示出明显的临床优势。

体位

作者建议 Ferguson 闭合式痔切除术的首选体位是左侧卧位（改良 Sim 体位）。这种体位便于在肛管内操作，同时也有利于在麻醉中保持气道畅通。手术结束时，患者可以被迅速和安全地转移到轮床上，送到麻醉苏醒区域。一些外科医生更喜欢俯卧式折刀体位，方便外科医生和助手在患者的两侧进行手术。

手术技巧

- Hill Ferguson 拉钩置于肛管内，依次检查右后、右前和左侧区域的母痔区情况。切

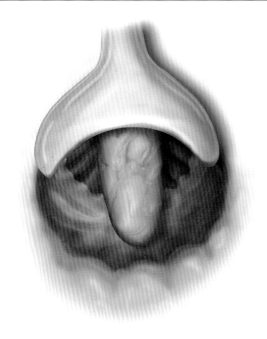

图 1-1　将 Hill Ferguson 拉钩置于肛管内，以显露整个痔核的长度

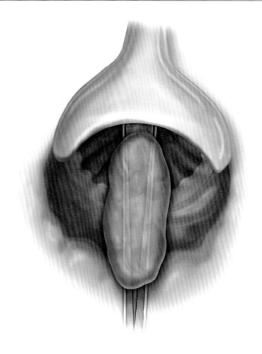

图 1-2　用 Debakey 血管钳钳夹痔核的基底，并确保肛管黏膜区域没有张力，切口为沙漏状，切口缩小部分应在肛管上皮区域，最大限度地保留该区域组织，以减少术后狭窄的发生风险

除病理性肥大的痔核（图 1-1）。

- 首先应切除最大的痔核，通过闭合来减少痔核切除后的创面，也可以避免切除过多的组织。
- 用 Debakey 血管钳钳夹内痔痔核的基底，并确保没有张力（图 1-2）。
- 手术刀以沙漏状切除痔核，沙漏的腰部应在肛管上皮，手术应减少这一区域的过度损伤。痔核顶端区域可以适度扩大，以保证内痔痔核被充分切除。同样，皮肤切除范围的适度扩大也是为了减少术后形成皮赘的风险。
- 用 Mayo 剪刀从内括约肌表面分离痔核组织，直到痔核顶端根部（图 1-3）。

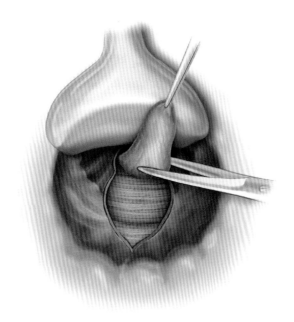

图 1-3　从内括约肌表面向上剥离痔核至根部

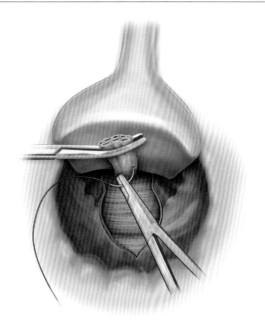

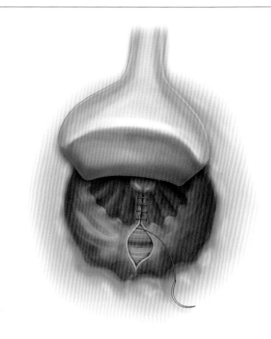

图 1-4 在肛直环水平用 3-0 Vicryl 缝线对痔核顶端根部进行双重缝扎，以减少术后脱垂复发的危险

图 1-5 采用连续缝合对整个创面进行关闭

- 用大的 Kelly 血管钳横向钳夹痔核顶端根部。
- 用 3-0 Vicryl 缝线对痔核根部进行缝扎，并对痔核根部进行较深的缝合固定，确保痔核根部固定在肛直环以上，以减少术后痔核脱垂复发的风险（图 1-4）。
- 用 3-0 Vicryl 缝线依次闭合直肠黏膜、肛管上皮和肛周皮肤，每缝合 3 针带 1 针内括约肌，这样可以减轻疼痛并充分关闭创面（图 1-5）。

术后管理

疼痛仍然是痔切除术后最具挑战性的问题。

- 最佳的镇痛方案是在切口和肛周皮肤下精准地浸润注射布比卡因，但该方法在减少长期疼痛术后长效镇痛方面的疗效却表现尚不稳定。布比卡因缓释脂质体因其优越的止痛效果已被广泛应用于术后镇痛，但是，这种获益是在付出了巨大医疗成本代价的情况下获得的。
- 非甾体类抗炎药（NSAIDs），特别是酮咯酸，对缓解术后疼痛是非常有效的。术前口服萘普生的相对好处是，患者在术后可继续使用，非常有效且相对便宜。
- 在家口服止痛药的方案包括：每 8h 使用加巴喷丁 300mg；每 6h 使用对乙酰氨基酚 650mg；每 12h 使用萘普生 500mg。
- 必要时可以给患者提供小剂量的口服麻醉镇痛药来缓解疼痛。

尿潴留是痔切除术后常见的并发症。拟副交感神经药物或肾上腺素 α 阻滞剂类药物对治疗尿潴留是有效的。然而，术后坐浴、止痛药物的使用以及限制围术期的补液量在 500mL 以内，可能是更有效的办法。术后肠道管理也是非常重要的，可以避免粪便嵌塞或疼痛造成便秘。作者建议尽早恢复正常饮食，术后早期每晚口服镁泻剂，每天补充足够的纤维素。

并发症

痔切除术后继发性出血无法完全预防，但幸运的是，继发性出血的发生率只有不到 2%，通常发生在术后第 5~10 天。一旦发生继发性出血，应要求患者立即返回医院，并判断是否需要重返手术室进行缝合止血。

对于术后出血，还可以通过导尿管充气 60mL，将球囊导管放置在肛管内进行压迫止血，持续的张力或牵拉力可以减缓出血。

手术部位的感染较少发生，但也有报道。当它发生时，通常情况下切口会裂开，有时切口的开裂反而可以缓解感染的情况。当然也有患者可能发展为深部脓肿，这时就有形成肛瘘的风险。然而，这些并发症通常都只是在病例报道里才被提到。

1971 年，Ganchrow 等对 Ferguson 闭合式痔切除术进行大样本回顾分析，数据显示出血伴或不伴痔脱垂是痔切除术的主要手术指征。

- 80% 病例存在 3 个痔核，其中 17% 的患者在痔切除后各切口之间保留的肛管上皮发生了痔区破坏。
- 接受痔切除术的患者中有 21% 的患者还施行了肛裂切除术，12% 的患者行括约肌切开术。
- 早期的并发症包括：少量出血，占 2%；因大出血进手术室缝合，占 1.3%；肛周脓肿，占 0.2%。
- 远期的并发症包括：肛裂，占 2.7%；肛管狭窄，占 1.1%；肛周脓肿和肛瘘，占 0.9%。

结果

除了前面提到的 Ganchrow 等的研究外，还有一些 Meta 分析比较了 Ferguson 闭合式痔切除术与其他两种常见手术 Milligan–Morgan 手术（M–M 痔切除术）和吻合器痔上黏膜环切钉合术（PPH）。结果显示：闭合式痔切除术是经济有效的，具有远期疗效好以及并发症少的优点。与开放性手术相比，短期愈合和长期功能都更具优势。虽然 PPH 也是一种有效的治疗痔病的方法，但报道的价格昂贵、手术并发症多、复发率高、术后持续疼痛等缺点均是导致其退出市场的原因。

结论

Ferguson 闭合式痔切除术作为手术治疗脱垂性痔病手术治疗的"金标准"，经受住了时间的考验。该手术中可以有效地使用手术刀或剪刀技术，无论短期还是长期的并发症的发生率均很低。没有必要增加昂贵的能量设备，术后有效的疼痛处理和肠道管理可加快患者的康复。

参考文献

[1]　Bhatti MI, Sajid MS, Baig MK. Milligan-Morgan (open) versus Ferguson haemorrhoidectomy (closed): a systematic reviewand meta-analysis of published randomized, controlled trials. World J Surg 2016;40(6):1509–1519.

[2]　Ferguson JA, Heaton JR. Closed hemorrhoidectomy. Dis Colon Rectum 1959;2:176–179.

[3]　Ganchrow MJ, Mazier WP, Friend WG, Ferguson JA. Hemorrhoidectomy revisited: a computer analysis of 2038 cases. Dis Colon Rectum 1971;14:128–133.

[4]   Hayssen TK, Luchtefeld MA, Senagore AJ. Limited hemorrhoidectomy: results and long-term follow-up. Dis Colon Rectum 1999;42(7):909–14; discussion 914–915.

[5]   Hetzer FH, Demartines N, Handschin AE, Clavien PA. Stapled vs excision hemorrhoidectomy: long-term results of a prospective randomized trial. Arch Surg 2002;137(3):337–340.

[6]   Jayaraman S, Colquhoun PH, Malthaner RA. Stapled hemorrhoidopexy is associated with a higher long-term recurrence rate of internal hemorrhoids compared with conventional excisional hemorrhoid surgery. Dis Colon Rectum 2007;50(9):1297–1305.

[7]   Jóhannsson HO, Påhlman L, Graf W. Randomized clinical trial of the effects on anal function of Milligan-Morgan versus Ferguson haemorrhoidectomy. Br J Surg 2006;93(10):1208–1214.

[8]   Laughlan K, Jayne DG, Jackson D, Rupprecht F, Ribaric G. Stapled haemorrhoidopexy compared to Milligan-Morgan and Ferguson haemorrhoidectomy: a systematic review. Int J Colorectal Dis 2009;24(3):335–344.

[9]   Majeed S, Naqvi SR, Tariq M, Ali MA. Comparison of open and closed techniques of haemorrhoidectomy in terms of post-operative complications. J Ayub Med Coll Abbottabad 2015;27(4):791–793.

[10] Muldoon JP. The completely closed hemorrhoidectomy: a reliable and trusted friend for 25 years. Dis Colon Rectum 1981;24:211–214.

[11] Nisar PJ, Acheson AG, Neal KR, Scholefield JH. Stapled hemorrhoidopexy compared with conventional hemorrhoidectomy: systematic review of randomized, controlled trials. Dis Colon Rectum 2004;47(11):1837–1845.

[12] Senagore A, Mazier WP, Luchtefeld MA, MacKeigan JM, Wengert T. The treatment of advanced hemorrhoidal disease: a prospective randomized comparison of cold scalpel versus contact Nd:YAG laser. Dis Colon Rectum 1993;6:1042–1049.

[13] Senagore AJ, Singer M, Abcarian H, et al; Procedure for Prolapse and Hemorrhoids (PPH) Multicenter Study Group. A prospective, randomized, controlled multicenter trial comparing stapled hemorrhoidopexy and Ferguson hemorrhoidectomy:perioperative and one-year results. Dis Colon Rectum 2004;47(11):1824–1836. Erratum in: Dis Colon Rectum 2005;48(5):1099.Dis Colon Rectum 2005;48(2):400.

第2章 能量设备(LigaSure、超声刀)痔切除术

William C. Cirocco, Guy R. Orangio, Kurt G. Davis, Syed G. Husain

"尽可能地脱出肛门，用水热敷，然后切断痔的根部。"

——Hippocrates—400 B.C.

适应证与禁忌证

自希波克拉底，外科医生就在寻求一种无痛、无出血的痔切除术，但这一直是一个难以实现的目标。几十年来，外科手术刀、剪刀或电凝设备一直是痔切除术的标准工具。为了减少术中出血、减轻术后疼痛，以及使患者更快地恢复工作，人们开始使用能量设备来切除痔组织。LigaSure（血管凝闭系统）和超声刀作为两种可选择的能量设备，可以减少术中出血、减轻术后疼痛，以及使患者更快地恢复工作。

LigaSure钳夹痔体组织，提供一定的压力，能量平台产生能量以切除钳夹组织。血管凝闭系统是一种先进的自动反馈系统，内置智能传感器，可识别200次/s的组织变化，从而根据功率设置调整输出电流和电压，在不同的组织密度和电阻之间保持恒定效果。高频电流通过改变血管壁和周围结缔组织中的胶原蛋白和弹性蛋白来止血。由高频电流和主动反馈控制功率输出，确保对钳夹组织完成血管的凝固和密封，加上有限的热传递，故对周围正常组织的损伤较少，可以减轻术后疼痛，以及更快地恢复日常活动。血管凝闭系统可以维持适当的能量和压力平衡，诱导胶原蛋白和弹性蛋白融化，导致组织凝闭，可完全凝闭直径7mm的血管。变性蛋白的凝闭强度可与丝线缝扎相媲美。该装置的头部设计有"散热片"，确保表面温度较低（<45℃）。组织学研究和热成像证实，血管凝闭系统的横向热损伤范围为1~2mm。在完成凝固后，由反馈传感器发出信号，沿凝固线的中间切开组织。LigaSure和传统的双极电凝系统的不同之处在于它使用低电压和高电流工作，可以在50~80℃的工作温度下完成对组织的冷切。

超声刀包含一个55 500Hz频率、60~100μm振幅振动的切割刀头。振动产生的能量导致组织的氢键断裂，从而使细胞内蛋白变性。该作用机制使夹闭组织被切割，并产生黏性的凝固物以帮助止血。超声刀有两种组织切割模式：

超声刀头的活动刀叶与固定刀叶的"压垫"相互挤压产生压力。压力的聚焦集中，使振动产生的能量优化，提高对组织的切割作用。这些能量模式的组合使组织在比电刀更低的温度下被切割，且侧方的热损伤也降到最少。因为侧方热损伤减少，使超声刀痔切除术后的疼痛较传统电刀切除术后轻。

LigaSure和超声刀这两种能量平台，使能量聚焦集中产生压力，增强止血和减少侧方组织损伤，能减少出血和减轻术后疼痛，还能减轻术后行动不便的程度。利用此类能量设备可使术中出血的概率降到最低，手术视野更清晰。自本书第一版出版以来，

这些设备更加符合人体工程学，提高了操作者的舒适性和功能性，最大限度地减少了操作者的疲劳（图 2-1）。

使用 LigaSure 和超声刀的痔切除术与传统的痔切除术的适应证都是一样的，包括保守治疗无效的痔病或Ⅲ、Ⅳ度痔病。手术方法的选择是基于外科医生的经验和判断。外科医生认为术中可能出血较多的患者，如巨大的环状混合痔、潜在的肝硬化、凝血功能障碍或接受抗凝治疗的患者，使用能量设备对患者来说是有益的。

能量设备痔切除术的相关禁忌证包括：免疫功能低下、凝血功能障碍的患者；艾滋病患者；活动期克罗恩病患者；晚期恶性肿瘤患者。如果以上疾病得到控制，可以考虑选择手术治疗。外科医生在考虑以上人群的手术治疗时，应根据自己的经验和判断慎重选择。

既往的肛肠手术史是一种相对禁忌证，因为此类手术造成的瘢痕可能会增加潜在肛门括约肌损伤的风险，从而导致大便失禁或肛门狭窄。

能量平台痔切除术的绝对禁忌证包括：吻合器痔切除术失败；接受直肠癌超低位前切除术的患者，因为痔核附近残留的吻合钉会影响能量平台的使用。

术前准备

术前准备与其他低风险的肛门直肠手术相似。在进入手术室之前，术者应完成详细完整的病史采集和详细的体格检查。任何检验或影像学资料均有临床参考意义。大量的术前检查不是必需的，尤其是对于年轻、健康的患者。而高龄或伴有严重并发症的患者可能需要详细的术前检查，应优化手术或暂缓手术。有结肠镜检查适应证的患者应在痔切除术前完成结肠镜检查，排除大肠癌或其他相关疾病。患者围术期的家庭用药，应根据患者自身情况，对于一些必须要服用的药物，在手术当天服用的话应严格控制水的摄入。2 型糖尿病患者在手术当天应口服降糖药，1 型糖尿病患者应使用正常胰岛素剂量的一半。如果可能，在手术前 2 周避免使用非甾体类抗炎药和抗血小板药物。抗凝血药物如华法林，需要在术前 5~7 天停止服用，以纠正术前凝血功能。使用或不使用肝素作为替代疗法，由患者的主治医生和相关专科医生共同协商决定。术后一般不建议预防性使用抗生素。术前静脉输液量一般限制在 250mL 以下，这样有利于术后排尿和避免尿潴留的发生。

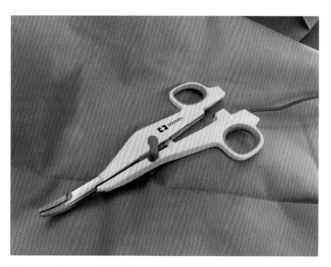

图 2-1　人体工程学能量设备

术前，外科医生应与患者就饮食和液体摄入量、粪便膨松剂、粪便软化剂和泻药的使用等问题进行深入讨论。术后温水坐浴和排便后保持局部清洁对减轻术后不适和焦虑非常重要。应限制使用麻醉镇痛药，因为药物的副作用会引起便秘和增加 50 岁以上男性尿潴留的发生率。不论采用何种方法的痔切除术，"知情同意书"的项目均应包括大便失禁、术后出血、持续疼痛和不适、愈合时间延长、肛裂或瘘管形成以及复发的风险。术前评估患者的期望和了解患者的愿望是很重要的。患者应充分了解到，通过手术切除可以很好地解决症状，但要达到肛周皮肤光滑几乎是不可能的。对患者进行术前清肠是没有必要的，但在术前进行灌肠也是有好处的，这样可以清除肛管直肠内的固体粪便，以免影响术中视野。不建议预防性静脉注射抗生素，因为术后感染的并发症在肛肠手术中并不常见。术前静脉输液量一般限制在 250mL 以下，这样有利于术后排尿和避免尿潴留的发生。

痔切除手术通常在门诊手术中心进行。

手术

体位

患者体位的选择一般取决于术者的习惯，可采用截石位或俯卧折刀位。适当的麻醉如脊髓麻醉、全身麻醉或局部麻醉都是最常用的麻醉方法（图 2-2、图 2-3）。

手术技巧

根据外科医生的要求，肛门周围区域可进行标准的术前备皮，形成一个"无菌"的手术区域。局部麻醉通常加入肾上腺素，以减少切除过程中的出血，以及减轻术后疼痛。近年来，布比卡因缓释脂质体在手术中的应用可有效延长术后镇痛时间。

不管使用 LigaSure 还是超声刀，痔切除术的手术技巧是一样的，特别是近年来改进的更符合人体工程学的手术器械，操作完全由外科医生的手来控制，免去了脚踏板的烦琐。并且当能量传递到组织时，设备发出的蜂鸣声可以给外科医生提示。

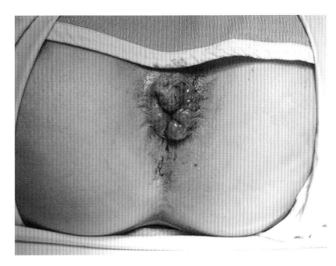

图 2-2 截石位下的IV度痔

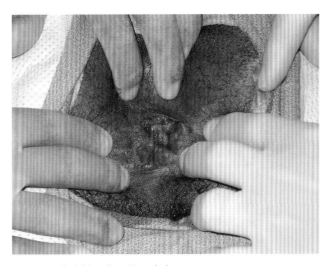

图 2-3 俯卧折刀位下的IV度痔

置入肛门牵开器，暴露和检查母痔区（右前、右后、左侧）和任何其他异常病理变化。血管钳抓住外痔部分皮肤，轻轻地朝肛管方向提起，使其脱离外括约肌皮下部（图 2-4）。一些外科医生采用局部麻醉时配合肾上腺素，可更好地将外痔从内外括约肌表面剥离。然后用 LigaSure 或超声刀，沿着肛周皮肤和内括约肌上方的组织进行切割分离，一直剥离至齿状线（图 2-5）。LigaSure 或超声刀的头端设计带有弧度，可以更方便地沿着肛管完整剥离痔血管丛，剥离切除时需提起痔核以避免损伤内括约肌（图 2-6）。分离痔区血管丛至齿状线处的过程中，器械的头端弯曲应朝下。然而，当需要切除痔核根部的血管时，器械的头端应该翻转朝上，远离直肠近端（图 2-7），随后将整个痔切除组织取出。目前一些争议是关于是否关闭切除后黏膜缺损的问题，有人认为是不必要的，但多数外科医生认为关闭黏膜缺损会更放心。外科医生还须考虑到黏膜缺损部位的缝合可能会导致该区域的缺血和坏死，并可能导致术后发热、溃疡和出血。术中需注意不要损伤到内括约肌，因为这可能会导致术后疼痛和痉挛。痔手术中无论使用何种能量设备，最重要的是在两个切口之间保留正常的肛管皮肤和黏膜，防止术后肛门狭窄。如果切除的范围太宽，随着时间的推移，瘢痕挛缩可能会导致严重的肛门狭窄或肛裂。一些外科医生建议每周进行一次简单的手指扩肛，持续约 3 个月。但往往因为一些不适，导致患者的依从性很差。无论自己进行手指扩肛还是借助扩肛器扩肛，目的都是使肛门功能恢复到痔切除术前的弹性。

术后管理

患者术后在监护病房接受监测，直到完全清醒，气道通畅并无直肠出血。由于术后存在尿潴留的风险，所以大多数患者（尤其是 50 岁以上男性）在出院前应顺利完成排尿。出现尿潴留的患者在出院前可能需要进行导尿。一些合并内科疾病的患者可能需要留院观察 23h，这将取决于术后麻醉苏醒的状况，以及外科医生和麻醉师之间的联合决定。

患者回家后的指导包括：每天 3~4 次的温水洗浴，每次 15~20min；同时每天 2 次补充车前草纤维，为了让排便更加顺畅，一些外科医生建议服用 30mL 矿物油，每天 2 次连续服用 5 天；患者应多饮水，并保持高纤维饮食，以软化大便；通常每 4h 服用

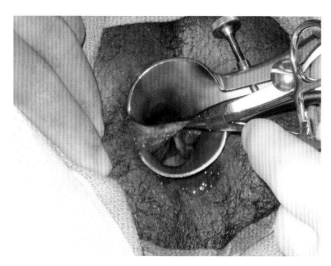

图 2-4 用血管钳钳夹并牵拉提起外痔

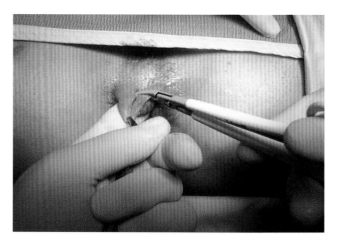

图 2-5 切开外痔部分的皮肤

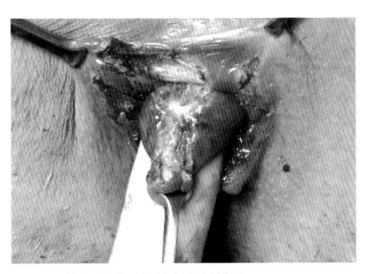

图 2-6　剥离切除痔核时应避免损伤内括约肌

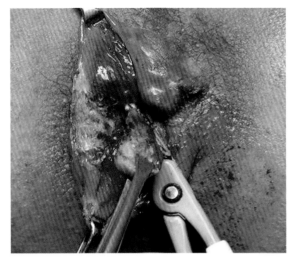

图 2-7　凝闭痔核根部血管丛时能量器械头端应朝上

一次麻醉镇痛药，以减轻术后疼痛，但应告诫患者，这类药物会引起便秘，增加排便困难。

还需告诫患者，术后可能会出现大出血、退热药不起作用的高热、严重的疼痛（但这通常是非常主观的抱怨）和尿潴留。通常患者在术后 2~4 周需到门诊进行随访。

并发症

1%~2% 的患者会出现术后早期出血，一般发生在术后 48h 内，主要原因是术中止血不彻底。这些患者通常需要立即返回手术室进行止血处理。0.6%~2.4% 的患者会出现迟发性大出血，一般在术后 7~14 天，主要原因是痔核坏死脱落（感染或缺血）和使用非甾体类抗炎药。而一部分出血患者回到手术室后，如果找不到明确的活动性出血点，则建议密切监测至少 24h，以确保没有再次出血。

0.8%~2% 的患者会出现肛门狭窄或大便失禁等并发症。严重肛门狭窄的患者采用手指扩肛无效后，通常采用肛门扩肛器或手术治疗。

结果

使用 LigaSure 或超声刀进行痔切除术，术后出血的发生率低于传统电刀痔切除术。此外，从理论上讲，这两种能量设备都能减少术后的热损伤，从而减轻术后疼痛。和文献报道不一致的是，LigaSure 或超声刀与电刀相比，对切口的愈合有潜在促进作用。在一项研究中，将 30 例接受 LigaSure 痔切除术的患者与 31 例接受 Ferguson 闭合式痔切除术的患者进行比较，发现切口愈合时间上没有统计学差异。另一项研究显示，与传统电刀相比，LigaSure 痔切除术后患者切口愈合更快，恢复日常活动更早。与传统痔切除术相比，使用超声刀可减少术后不适，使患者更快地恢复正常活动。

结论

使用 LigaSure 或超声刀进行痔切除术的优势包括：减少术中出血，减少组织损伤和减轻术后疼痛，更快地恢复工作和日常活动。然而，外科医生必须始终采用精细的手术技术，防止肛门括约肌损伤和邻近正常黏膜损伤，避免因手术不当给接受痔切除术的患者带来严重后果。

参考文献

[1] Armstrong DN, Ambroze WL, Schertzer ME, Orangio GR. Harmonic scalpel hemorrhoidectomy: five hundred cases. Dis Colon Rectum 2002;45(3):354–359.

[2] Armstrong DN, Frankum C, Ambroze W, Schertzer ME, Orangio GR. Harmonic scalpel Hemorrhoidectomy: five hundred consecutive cases. Dis Colon Rectum 2001;44(4):558–564.

[3] Chung CC, Ha JP, Tai YP, Tsand WW, Li MK. Double-blind, randomized trial comparing harmonic scalpel hemorrhoidectomy, bipolar scissors hemorrhoidectomy, and scissors excision: ligation technique. Dis Colon Rectum 2002;45(6):784–794.

[4] Chung YC, Wu HJ. Clinical experience of suture less closed haemorrhoidectomy with Ligasure. Dis Colon Rectum 2003;46:87–92.

[5] Franklin EJ, Seetharam S, Lowney J, Horgan PG. Randomized clinical trial of Ligasure vs conventional diathermy in haemorrhoidectomy. Dis Colon Rectum 2003;46:1380–1383.

[6] Gorfine SR, Onel E, Patou G. Irivokapic Z. Bupivacaine extended-release liposome injection for prolonged postsurgical analgesia in patients undergoing hemorrhoidectomy: a multicenter, randomized double-blind, placebo-controlled trial. Dis Colon Rectum 2011;54(12):1552–1559.

[7] Jayne DG, Botterill I, Ambrose NS, Brennan TG, Guillou PJ, O'Riordain DS. Randomized clinical trial of LigaSure versus conventional diathermy for day-case haemorrhoidectomy. Br J Surg 2002;44:428–432.

[8] Khan S, Pawlak SE, Eggenberger JC, et al. Surgical treatment of haemorrhoids: prospective, randomized trial comparing closed excisional haemorrhoidectomy and the Harmonic Scalpel technique of excisional haemorrhoidectomy. Dis Colon Rectum 2001;44:845–849.

[9] Mastakov MY, Buettner PG, Ho Y-H. Updated meta-analysis of randomized controlled trials comparing conventional excisional haemorrhoidectomy with LigaSure for haemorrhoids. Tech Coloproctol 2008;12:229–239.

[10] Muzi MG, Milito G, Nigro C, et al. Randomized clinical trial of LigaSure and conventional diathermy hemorrhoidectomy. Br J Surg 2007;94:937–942.

[11] Neinhuijs S, de Hingh I. Conventional versus LigaSure hemorrhoidectomy for patients with symptomatic hemorrhoids. Cochrane Database Syst Rev 2009;1:CD006761.

[12] Ozer MT, Ygit T, Uzar AI, et al. A comparison of different hemorrhoidectomy procedures. Soudi Med J 2008;29(9):1264–1294.

第3章　吻合器痔上黏膜环切钉合术（PPH）

Justin Kelly Sam Atallah

适应证

1998 年，在意大利举行的第 6 届世界内镜手术大会上，来自意大利的 Longo 首次介绍了吻合器痔切除术，随后其他国家的结直肠外科医生相继开展了此项手术。虽然该手术有很多不同的名称，但大多数外科医生比较接受吻合器痔切除术、吻合器痔固定术或吻合器痔上黏膜环切钉合术（PPH）这些名称，而 PPH 的全称里包含了该手术的主要指征。尽管痔病很常见，但整个病理过程表现为从黏膜脱垂到完全性痔脱垂，以及源于痔病的相关炎性直肠息肉。这些应与直肠黏膜和直肠全层脱垂仔细鉴别。

在门诊应仔细评估患者，以确保对痔疮患者做出正确和适当的诊断，对手术患者的选择应谨慎。与其他公认的治疗方式（外用药物治疗、套扎疗法、硬化剂注射、痔动脉结扎术或痔切除术）相比，判断这些患者能否从 PPH 手术中获益，这一点至关重要。在临床检查和肛门镜检查时，应根据患者的症状表现来指导治疗。一般来说，从 PPH 术中获益最多的是 Ⅱ 度或 Ⅲ 度痔（参考 Goligher 痔分度）患者（图 3-1、图 3-2）。临床实践得出结论，对 Ⅰ 度或 Ⅳ 度内痔不提倡使用 PPH，当然，该手术也不是为处理外痔而设计的。PPH 与痔动脉结扎术（THD）相比，相似之处在于手术指征均是以内痔为主。由于这两种手术都不破坏齿状线和肛管皮肤，所以只要手术操作正确，术后带来的不适症状均很少。然而，这两种手术的技术是完全不同的，THD 只需要缝扎痔动脉再结合黏膜悬吊固定，而 PPH 是一种切除手术（图 3-3）。

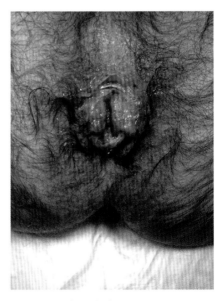

图 3-1　环状混合痔

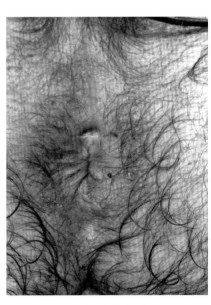

图 3-2　PPH 术后肛门外观

选择 PPH 还是 THD，通常与设备的可用性和外科医生的偏好有关。这两种手术填补了胶圈套扎与传统痔切除术之间的空白。

禁忌证

人们对 PPH 的禁忌证在之前已达成共识。一个国际工作组在 2003 年发表的一份共识文件里简明地列举了这些禁忌证：伴有（a）直肠炎（由感染或炎症性肠病引起的）、（b）局部脓肿（包括复杂的瘘管和脓肿）、（c）严重的外痔（包括血栓）、（d）肛管狭窄、（e）结肠肛管吻合手术史（包括储袋手术）、（f）完全性直肠脱垂以及（g）存在括约肌损伤的病史或接受括约肌重建手术的患者不适合进行 PPH 手术。

术前准备

进行 PPH 手术前应获得患者的知情同意，包括根据麻醉下探查的结果，告知患者可能采用或不采用的替代手术方案或替代治疗方法。

患者在手术前自行使用磷酸盐清洁灌肠。手术通常选择在全身麻醉下进行，取膀胱截石位。手术开始前 30min 预防性给予单次剂量的抗生素。在直肠中段放置无菌纱布垫，以堵塞肠腔，使手术区域尽可能干净。肛门周围和黏膜下可使用长效局麻药以及肾上腺素，通过收缩血管来减少出血。

如果患者有脱垂的内痔伴有明显的外痔部分，我们不提倡在 PPH 手术时再同时切除外痔。这些外痔皮赘可以在 PPH 术后 4~6 周再切除，或者这些患者应该选择痔切除术。

手术方法

麻醉（最好是全身麻醉）的同时推荐进行直肠肛管区域的神经阻滞麻醉，其作用是浸润肛直环和肛门周围区域。用手指轻柔扩肛，随后插入肛门镜内芯扩肛；将环形扩肛器（CAD）轻轻置入肛管，4 个象限分别与肛缘皮肤缝合固定（图 3-4、图 3-5）。通过 CAD 可以清楚地看到齿状线。

下一个关键步骤是进行黏膜的荷包缝合。在明确了齿状线的位置后，也就确定了荷包缝合的位置。有时 CAD 的放置会很尴尬，原因是脱垂的痔组织会影响手术医生对齿状线及齿状线上方 3~5cm 处黏膜段也就是荷包缝合处的观察。使用有翼的肛门镜会使操作更容易（图 3-6）。缝线应在黏膜下（不累及直肠固有肌层），以连续缝合方式环直肠一周做荷包缝合。缝线进针与出针的位置应一致，并确保缝线处于黏膜下层面。手术医生应确保每一针是连续的，并且环形荷包距齿状线是等距离的，这样才能确保切除的黏膜组织达到一定体积。置入圆形吻合器并将顶端的抵钉座放在荷包缝线水平的远端，收紧荷包缝线并打结固定在吻合器的中心杆上，从吻合器的线孔中将荷包线尾端用勾线器引出，牵拉缝线同时闭合吻合器。保持抵钉座和吻合器闭合状态 15~30s，可以减少击发前吻合器内的组织水肿。

从直肠取出击发后的圆形吻合器，并检查吻合口的情况，如有吻合口出血，用可吸收缝线缝扎。检查切除的组织，以确保切除的脱垂黏膜组织呈完整的环形，PPH 手术的吻合口应位于齿状线上方，因此切除标本不应包含肛管皮肤。术后肛门外观较术前可见明显的差异（图 3-2）。

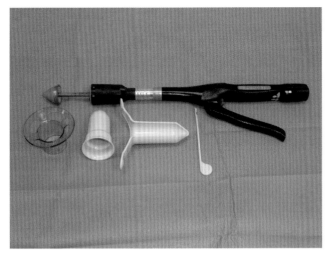

图 3-3　PPH 手术套装包括经肛吻合器、环形扩肛器、内芯、有翼肛门镜以及勾线器

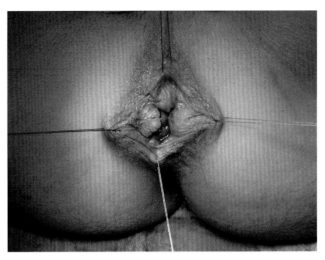

图 3-4　肛缘 4 个象限用 4 根缝线进行牵拉暴露肛管

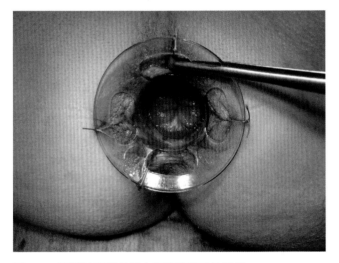

图 3-5　环形扩肛器暴露直肠远端脱垂的黏膜

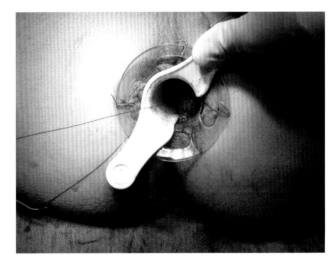

图 3-6　手持有翼的肛门镜，有序地进行荷包缝合

技术要点

　　一些手术关键步骤的操作，可以提高临床疗效和尽量减少术后并发症的发生率。传统的开放式痔切除术，切除部分包括痔核、肛管皮肤和对应的外痔部分，而 PPH 手术则是环形切除齿状线上方脱垂的直肠黏膜，使脱垂的痔重新恢复到正常的位置。还有一点要强调的是，荷包位置不能过低，如果切除的范围包含肛管皮肤的话会导致严重的术后慢性疼痛。因此，PPH 手术最重要的技术要点之一，就是确保吻合口处于适当的水平位置，即足够接近齿状线上方。

　　PPH 手术阻断了来自直肠上动脉远端的小动脉分支，减少血供的同时也减少了痔核的体积，缓解了出血症状。此外，也将脱垂伴有功能失调的痔核组织恢复到原有的解剖位置，使患者的肛门自制功能得到持续恢复。

术后管理

　　PPH 手术患者出院后，每天 2 次温水坐浴，每次 5~10min，以缓解括约肌痉挛，减轻 PPH 术后肛门坠胀感。这项措施也可改善术后早期膀胱功能障碍。没有饮食限制，建议患者多吃膳食纤维（每天 25g）和增加水的摄入。建议抗凝和抗血小板药物停药 1 周，除非有特定的禁忌证。对其他药物没有限制。

并发症与结果

在一项随机对照研究中，PPH 与传统 M-M 痔切除术相比，在缓解脱垂方面结果类似，但 PPH 手术后疼痛更轻，肛门功能恢复更快。最近的一项小型随机对照研究对 182 例患者进行了 PPH 与传统痔切除术的比较，结果发现 PPH 术后疼痛明显减轻，这表明 PPH 手术是一种有效的替代痔切除术的方法，患者接受度更高。虽然大多数患者的总体症状控制和安全性相似，但 PPH 术后 1 年脱垂的复发率高于传统痔切除术。更大样本的研究（2279 例患者）显示 PPH 术后疼痛更轻，手术时间更短，住院时间和恢复周期更短，但脱垂的复发及脱垂后再干预的发生率更高。这在长期的随访研究中得到了证实。

总体来说，PPH 是一种安全的手术；但也有个别案例报道出现了严重的术后并发症，这些并发症包括直肠穿孔、腹膜后脓肿、坏死性筋膜炎。对于这些并发症需要再次进行手术，有些则需要永久性造口，严重的甚至可导致死亡。所以作为一种治疗良性疾病的手术，手术医生和患者在术前应充分沟通，让患者了解这些罕见但可能发生的手术风险。

结论

PPH 手术适用于有症状的 Ⅱ 度或 Ⅲ 度内痔且没有明显外痔的患者。该手术可作为传统痔切除术的重要替代方法。然而，手术医生应该了解相关的风险，而且患者应该愿意接受这些风险。

参考文献

[1] Brusciano L, Ayabaca SM, Pescatori M, et al. Reinterventions after complicated or failed stapled hemorrhoidopexy. Dis Colon Rectum 2004;47:1846–1851.

[2] Burch J, Epstein D, Baba-Akbari A, et al. Stapled haemorrhoidectomy (haemorrhoidopexy) for the treatment of haemorrhoids: a systematic review and economic evaluation. Health Technol Assess 2008;12:1–193.

[3] Burch J, Epstein D, Baba-Akbari A, et al. Stapled haemorrhoidopexy for the treatment of haemorrhoids: a systematic review. Colorectal Dis 2009;11:233–244.

[4] Cheetham MJ, Mortensen NJ, Nystrom PO. Persistent pain and faecal urgency after stapled hemorrhoidectomy. Lancet 2000;356(9231):730–733.

[5] Goligher JC. Surgery of the Anus, Rectum and Colon. 5th ed. London: Bailliere Tindall, 1984.

[6] Jayaraman S, Colquhoun PH, Malthaner RA. Stapled versus conventional surgery for hemorrhoids. Cochrane Database Syst Rev 2006;(4):CD005393.

[7] Jongen J, Boch JU, Peleiks HG, Eberstein A, Pfister K. Complications and reoperations in stapled anopexy: learning by doing. Int J Colorect Dis 2006;21:166–171.

[8] Longo A. Treatment of hemorrhoids disease by reduction of mucosa and hemorrhoid prolapse with a circular suturing device: a new procedure. In: 6th World Congress of Endoscopic Surgery (IFSES); June 3–6, 1998; Rome.

[9] Molloy RG, Kingmore D. Life threatening pelvic sepsis after stapled haemorrhoidectomy. Lancet 2000;355:810.

[10] Tucker H, George E, Barnett D, et al. NICE technology appraisal on stapled haemorrhoidopexy for the treatment of haemorrhoids. Ann R Coll Surg Engl 2008;90(1):82–84.

[11] Nyström PO, Qvist N, Raahave D. Randomized clinical trial of symptom control after stapled anopexy or diathermy excision for haemorrhoid prolapse. C Br J Surg 2010;97(2):167–176.

[12] Thaha MA, Campbell KL, Kazmi SA, et al. Prospective randomised multi-centre trial comparing the clinical efficacy, safety and patient acceptability of circular stapled anopexy with closed diathermy hemorrhoidectomy. Gut 2009;58(5):668–678.

[13] Tjandra JJ, Chan MK. Systematic review on the procedure for prolapse and hemorrhoids (stapled hemorrhoidopexy). Dis Colon Rectum 2007;50:878–892.

第 4 章 超声引导下痔动脉结扎术 / 黏膜悬吊固定术

Joseph T. Gallagher, Beth Ann Shanker

适应证与禁忌证

经肛痔动脉结扎术（THD）是一种利用特殊肛门镜结合多普勒超声传感器来识别痔上动脉末梢分支并给予缝合结扎的技术（图 4-1）。如果伴有痔组织的脱垂，可以通过痔上黏膜悬吊固定术来改变这种病理状态。

根据 2010 年发表的《痔病临床诊治指南》，THD 被推荐作为治疗 Ⅱ 度和 Ⅲ 度痔的一种选择，由于不用切除组织，故具有术后疼痛轻的优势（图 4-2、图 4-3）。

作者认为，因为某些服用抗凝药物且无法停药的出血或 Ⅱ 度、Ⅲ 度脱垂痔患者，无法耐受传统痔切除术，因此 THD 对这类患者也是适用的。对于因痔出血导致的贫血以及肝硬化或透析的痔病患者，作者通常首选 THD 来治疗。对于老年人或年轻人，作者也会选择 THD，并根据超声结扎的情况，选择性地加做痔上黏膜悬吊固定术。

禁忌证包括嵌顿的 Ⅳ 度痔、直肠脱垂、肛门直肠周围脓肿、严重的直肠远端瘢痕，以及活动期直肠炎。作者不建议对女性患者在前侧中线处进行黏膜悬吊，因为这可能会增加术后阴道侧并发症的发生风险。

术前准备

对于直肠出血或因便秘、腹泻导致肠道习惯改变的患者，在进行任何痔疮手术前，都应接受全面的检查评估。术前可行肛门镜或软式乙状结肠镜检查，如有必要，还可以通过内镜下嘱患者做模拟排便的动作来明确痔脱垂情况。询问患者每次的排便时间，

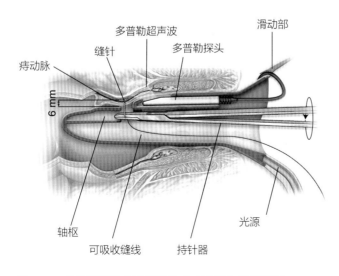

图 4-1　多普勒引导痔动脉结扎术（THD）的示意图

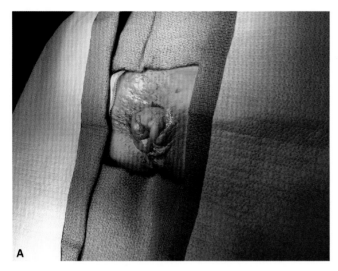 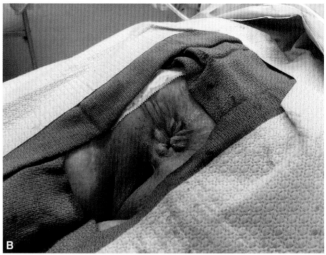

图 4-2　（A）THD 治疗前。（B）THD 治疗后

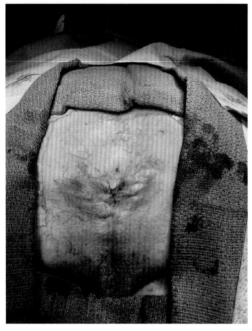 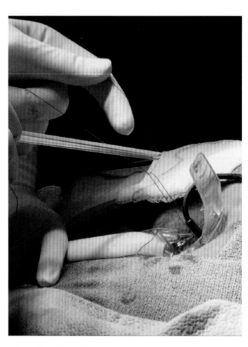

图 4-3　THD 治疗后　　　　　　　　　图 4-4　使用推线器

马桶水面上是否有黏液，以及大便频率和性状。通过限制奶制品（牛奶、冰淇淋和奶酪等）的摄入来"治疗"痔疮和大小便失禁是很常见的。

患者应该在手术前调整肠道功能，养成良好的排便习惯，防止便秘和通过软化大便来缓解紧张的情绪。便秘是痔术后并发症的危险因素，同样也应在术前详细评估腹泻，并给予适当的治疗。

手术前，应告知患者围术期的护理事项，包括膳食纤维的摄入、术后坐浴，以减少术后麻醉镇痛药物的使用。

此外需要强调的是，与传统痔切除术相比，THD 确实减轻了术后疼痛，使用麻醉镇痛药的量也减少了，但它并不是一种"无痛"的手术。与传统痔切除术相比，THD 术后 80% 的切口会在 1 周内愈合，而痔切除术约 80% 的切口愈合超过 2 周，所以患者需要花费更多的时间来恢复。

手术日当天，作者建议术前行 1~2 次快速灌肠。

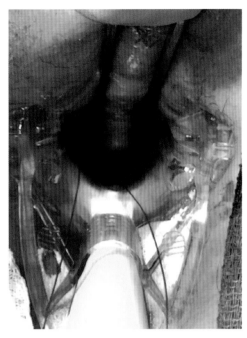

图 4-5　使用 Debakey 镊子夹持是为了使自上而下的缝扎保持在一条直线上，还可避免缝扎过深，方便操作

手术

我们使用的 THD 操作系统包含一个特殊的肛门镜，结合多普勒探头，利用超声波探测直肠壁黏膜层和黏膜下层的大直径动脉。多普勒探头与肛门镜的操作窗口对齐，该操作窗口允许针头以预定的深度通过，并精准地结扎已探测到的动脉分支。

患者取俯卧折刀位，也可以取膀胱截石位。静脉推注异丙酚镇静，肛门局部再进行神经阻滞麻醉。手术当天的静脉输液总量限制在 250mL。对于痔疮病例，250mL 的生理盐水补液量已经足够了。

将 THD 的肛门镜置入肛管直肠，探头距肛管边缘约 6cm，多普勒超声信号识别与痔区相关的血管丛。利用探头上方的操作孔，将 2-0 可吸收缝线（5/8 弧度）穿过黏膜下层，结扎动脉，阻断血供（图 4-1）。使用推线器可防止滑结（图 4-4）。肛门镜和操作孔限制缝针的最大深度为 6mm，避免结扎时穿透整个直肠壁。单股缝线是不可替代的，因为在悬吊固定术后部分缝线有可能断裂。

如果存在痔核脱垂的情况，则可以去除肛门镜上的滑动部件，然后继续将缝线自结扎点向下连续缝合至齿状线上方。可以用 Debakey 镊子夹持并提起痔核，方便缝扎悬吊保持在一直线上而且不会太深（图 4-5）。这种操作方法也有助于减少脱垂组织冗余，最后打结完成黏膜悬吊固定术。黏膜悬吊的缝线需要收紧打结，以避免形成"弓弦"状从而增加复发的机会（图 4-6、图 4-7）。选用 THD 往往需要多点的黏膜悬吊固定，增加了手术时间，所以与传统痔手术技术和 PPH 比较，需要更长的学习曲线。最后检查肛管是否有出血。如果没有禁忌证，酮咯酸肌注可用以控制额外的疼痛。

并发症

据报道，术后止痛药的使用少于痔切除术。然而，如果黏膜悬吊操作不正确，缝扎悬吊的位置太接近齿状线的话，会引起患者术后疼痛加剧。缝扎悬吊可能会导致黏

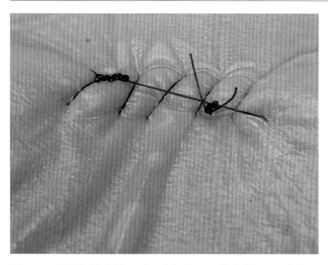

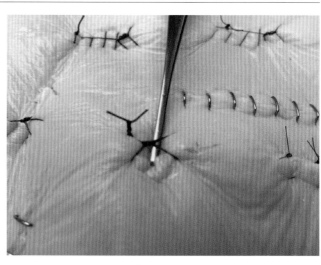

图 4-6 缝线打结太松呈"弓弦"状，导致黏膜悬吊不彻底

图 4-7 两个结越靠近，提示悬吊越完全

膜或括约肌局部缺血，这也会引起额外的不适。

需要特别注意的是，不彻底的黏膜悬吊固定术，以及留下"弓弦"状的结扎线都会导致术后早期复发。如果缝线打结后出现"弓弦"状，需要再次缝扎收紧。收紧缝线将更有利于黏膜悬吊固定。黏膜悬吊固定应在一直线上，缝合的黏膜宽度与食指宽度相当。应注意避免缝扎过多的直肠黏膜，这往往会增加悬吊固定的张力，并增加坏死性溃疡形成的风险。同样缝线不应过深，不应带到括约肌，否则会引起术后坏死及术后水肿（图 4-8），当然，随着时间的推移，这些水肿也可自行缓解。该手术的核心是，缝线的悬吊固定应在直肠上，而不应在括约肌复合体上。作者本人倾向于做 THD 时不切除外痔，因为切除会增加疼痛，并且会混淆术后肿胀的病因。此外，除了肥大的乳头外，作者没有从肛管中取出任何组织。

除术后疼痛外，早期并发症发生率与其他痔手术相当，术后尿潴留的发生率为 0.7%~8.4%，而血栓性外痔的发生率为 1.8%~2.4%。其他并发症如肛裂、瘘管、直肠炎和粪便嵌塞的发生率小于 1%。

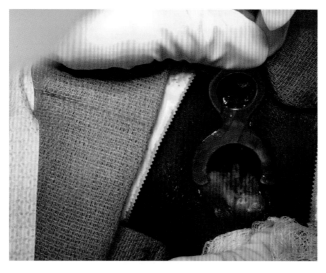

图 4-8 由于缝扎太深引起的溃疡，刚好在齿状线以下，引起肿胀，以及悬吊效果差

结果

　　结合随机对照试验、前瞻性和回顾性研究，对 THD 与痔切除术、PPH 的疗效进行比较。但这些数据的比较很难，因为一些研究没有区分 THD 手术联合黏膜悬吊固定术的患者；此外，这些研究没有对痔进行分度。

　　术后远期并发症包括痔脱垂复发。文献报道，脱垂复发率为 8.4%~14.3%，高于 PPH 或痔切除术后水平。

　　Ratto 等报道了 170 例 Ⅱ ~ Ⅳ 度痔接受 THD 治疗的患者，其中，Ⅲ 度和 Ⅳ 度痔患者联合了黏膜悬吊固定术。结果显示，5.9% 的患者在缝扎时出现暂时性血肿。虽然 15.9% 的患者出现术后疼痛，但只有 4.7% 的患者（8 例患者）需要接受麻醉镇痛药物。术后平均随访时间 11 个月，50 例患者（29.5%）出现脱垂复发。然而，只有 18 例患者（10.5%）在检查中得到证实。Giordano 等回顾分析了 17 篇共纳入 1996 例的 THD 相关文献，他们在这篇综述研究文献中分析所有接受 THD 治疗的患者，无论有无联合黏膜悬吊固定术。他们发现，总体的研究质量非常低。结果显示，术后 1 年脱垂复发率为 0.8% 和出血复发率为 9.8%。同时此研究还发现，Ⅳ 度痔的复发率最高。许多研究也比较了不同的痔手术方法。Infantino 等将 THD 患者与 PPH 患者进行比较。两组患者术后并发症均较低，围术期并发症无明显差异。当观察超过 30 天时，PPH 组在疼痛、急便感和脓肿方面表现出更多的发生率。Verre 等报道 63 例 PPH 患者和 59 例 THD 患者，均为 Ⅲ 度或 Ⅳ 度痔，但还不清楚患者是否也联合行黏膜悬吊固定术。接受 THD 治疗的患者在术后 1 周、1 个月和 3 个月的休息和排便时疼痛明显减轻，平均提前 2 天（3.5 天）重返工作岗位。

结论

　　THD 是由 Morinaga 等在 1995 年提出的。2002 年，Dal Monte 在这个手术中增加了黏膜悬吊固定术来治疗脱垂。该手术的短期和长期随访结果已经发表，显示较低的术后并发症，但术后复发率较高，尤其是 Ⅳ 度痔。目前来说，对于 Ⅱ 度或 Ⅲ 度痔患者或部分 Ⅳ 度痔患者，THD 合并黏膜悬吊固定术仍是一种选择（图 4-9、图 4-10）。与传统

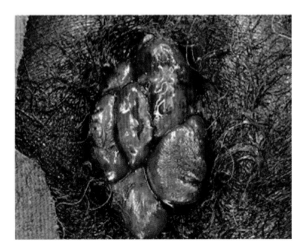

图 4-9　THD 治疗前的Ⅳ度痔

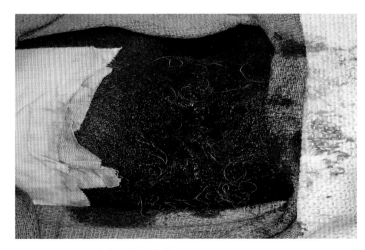

图 4-10　THD 治疗后的Ⅳ度痔

手术相比，术后疼痛轻是优势。该手术也可用于无法停用抗凝药的痔疮患者，对于有痔疮症状的老年人和年轻人也可选择。

参考文献

[1] Dal Monte PP, Tagariello C, Sarago M, et al. Transanal haemorrhoidal dearterialisation: nonexcisonal surgery for the treatment of haemorrhoidal disease. Tech Coloproctol 2007;11:333–8; discussion 338–339.

[2] Elmer SE, Nygren JO, Lenander CE. A randomized trial of transanal hemorrhoidal dearterialization with anopexy compared with open hemorrhoidectomy in the treatment of hemorrhoids. Dis Colon Rectum 2013;56(4):484–490.

[3] Giordano P, Nastro P, Davies A, Gravante G. Prospective evaluation of stapled haemorrhoidopexy versus transanal haemorrhoidal dearterialization for stage II and III haemorrhoids; three year outcomes. Tech Coloproctol 2011;15:67–73.

[4] Giordano P, Overton J, Madeddu F, Zaman S, Gravante G. Transanal hemorrrhoidal dearterialization: a systemic review. Dis Colon Rectum 2009;52:1665–1671.

[5] Infantino A, Altomare F, Bottin C; THD group of the SICCR. Prospective randomized multicenter study comparing stapler haemorrhoidopexy with Doppler-guided transanal haemorrhoid dearterialization for third degree haemorrhoids. Colorectal Dis 2012;14(2):205–211.

[6] Infantino A, Bellomo R, Dal Monte PP, et al. Transanal haemorrhoidal artery echodoppler ligation and anopexy (THD) is effective for II and III degree haemorrhoids: a prospective multicentric study. Colorectal Dis 2010;12(8):804–809.

[7] Morinaga K, Hasuda K, Ikeda T. A novel therapy for internal hemorrhoids: ligation of the hemorrhoidal artery with a newly devised instrument (Moricorn) in conjunction with a Doppler flowmeter. Am J Gastroenterol 1995;90:610–613.

[8] O'Donovan S, Ferrara A, Larach S, Williamson P. Intraoperative use of Toradol fascilatates outpatient hemorrhoidectomy. Dis Colon Rectum 1994;37(8)793–799.

[9] Ratto C, Donisi L, Parello A, Litta F, Doglietto GB. Evaluation of transanal hemorrhoidal dearterialization as a minimally invasive therapeutic approach to hemorrhoids. Dis Colon Rectum 2010;53(5):803–811.

[10] Ratto C, Parello A, Veronese E, et al. Doppler-guided transanal haemorrhoidal dearterialization for haemorrhoids: results from a multicenter trial. Colonrectal Dis 2015;17(1):O10–O19.

[11] Rivadeneira DE, Steele SR, Ternent C, Chalasani S, Buie WD, Rafferty JL; Standards Practice Task Force of the American Society of Colon and Rectal Surgeons. Practice parameters for the management of hemorrhoids (revised 2010). Dis Colon Rectum 2011;54(9):1059–1064.

[12] Tsang YP, Fok KL, Cheung YS, Li KW, Tang CN. Comparison of transanal haemorrhoidal dearterialization and stapled haemorrhoidopexy in management of haemorrhoidal disease: a retrospective study and literature review. Tech Coloproctol 2014;18:1017–1022.

[13] Verre L, Rossi R, Gaggelli I, DiBella C, Tirone A, Piccolomini A. PPH versus THD: a comparison of two techniques for III and IV degree haemorrhoids. Personal experience. Minerra Chir 2013;68:543–550.

第 5 章　胶圈套扎疗法

Mitchell A. Bernstein, Alexis L. Grucela, Michael J. Grieco

适应证与禁忌证

内痔患者可表现为出血、脱垂或肛门不适。询问病史、专科检查包括选择性的内镜检查，对于排除其他常见疾病，如肿瘤、感染、肛裂、炎症性肠病、放射性肠炎、直肠炎、创伤或尖锐湿疣等非常重要。

内痔的一线治疗包括减少便秘、控制排便时间、增加摄水量、补充纤维素，以及服用泻药。在一篇包含 7 项随机试验的荟萃分析中显示，纤维素的摄入可降低内痔 50% 的出血概率。内痔的分度：Ⅰ 度以出血为主，但无脱垂；Ⅱ 度为便后脱垂但可自行回纳；Ⅲ 度以脱垂为主但便后需手助回纳；Ⅳ 度以反复脱垂为主，复位无效。

适应证

胶圈套扎术（RBL）适用于药物治疗的无效 Ⅰ 度、Ⅱ 度内痔或部分 Ⅲ 度内痔患者。

禁忌证

（1）凝血功能障碍：血小板减少，使用抗凝药物（包括华法林和肝素）或抗血小板药物治疗者，如服用氯吡格雷。

（2）免疫抑制 / 中性粒细胞减少症：这方面的数据很少，有研究观察了 11 例艾滋病患者，他们的辅助性 T 细胞平均计数为 400（200~1000），接受胶圈套扎后没有出现并发症。

（3）伴有肛门直肠周围感染。

（4）肛周克罗恩病。

（5）依从性差，无法按要求随访。

术前准备

除了并发症的风险外，在进行胶圈套扎治疗前，还应告知患者可能需要进一步后续治疗。手术方案需要确定是进行多点套扎还是单个套扎，因为多点套扎可以更彻底地解决症状，但术后不适感将更明显。胶圈套扎术通常舒适度较好，可在门诊进行，不需要进行麻醉、使用抗生素和灌肠。

手术

体位

胶圈套扎，可以选择俯卧折刀位或 Sim 左侧卧位，并在光线充足的环境下操作。

Sim 左侧卧位适用于没有倾斜功能的手术床，或者患者无法忍受趴着的姿势时。

手术技巧

无论吸引套扎还是血管钳套扎，都可以用胶圈。研究表明，吸引套扎相比血管钳套扎，在术后疼痛、止痛药物的使用和术中止血方面都有一定的优势。

（1）肛门直肠指检。

（2）用半口或斜面肛门镜依次对 4 个象限进行检查，确定最大的内痔。

（3）明确齿状线位置，齿状线以下 1~2cm 处是肛门移行上皮区域，有不同程度的疼痛感受器（图 5-1A）。

（4）将吸引头或血管钳靠近痔核近心端，即齿状线上方 1~2cm 处。

（5）确认套扎位置，以患者不疼为准；如果有疼痛感，那就调整位置重新套扎。

（6）吸引或轻柔钳夹痔核后推动胶圈推送器完成套扎（图 5-1B）。

（7）观察患者的不适反应，确认套扎位置是否合适（图 5-1C）。

（8）建议最多套扎 3 个点位。

（9）套扎后如果患者感到疼痛，就用镊子和剪刀将胶圈取下。

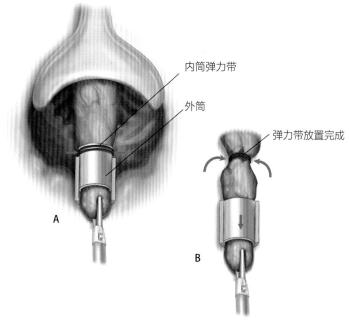

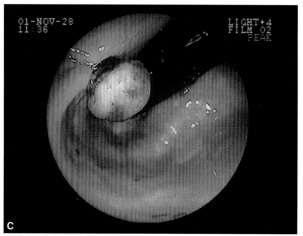

图 5-1　内痔的胶圈套扎。（A）钳夹内痔并从套扎器中拉出。（B）推送胶圈套扎痔核基底。（C）内镜倒镜下观察套扎的内痔

术后管理

建议患者多饮水、多摄入纤维素或服用软化大便的药物来保持大便顺畅。对于轻微疼痛不适，可以使用解热镇痛药。

患者术后 6 周应重新接受评估，决定是否需要再次套扎。套扎无效的Ⅲ度痔可考虑行手术切除。

并发症

套扎术后出现脓毒血症非常罕见，一旦发生，通常是致命的，所以严密观察和早期治疗至关重要。同时告知患者一旦出现疼痛加剧、尿潴留或高热的情况一定要引起重视，因为它们可能是脓毒血症或盆腔感染的先兆。脓毒血症的治疗需要早期静脉用抗生素，彻底对创面及坏死组织进行清创处理，包括重症监护病房的支持治疗。也有脓毒血症最后发展为坏死性筋膜炎的病例报道。此外，当一次治疗进行多点套扎后，会加重尿潴留的发生。

胶圈套扎的其他常见并发症（＜ 5% 的患者）包括直肠出血、疼痛、血管迷走神经症状、外痔血栓形成，以及罕见的菌血症。迟发性出血通常发生在套扎后 4~10 天。大部分脱落期出血是有自限性的，但严重的出血需要到急诊就诊，个别患者还需要在麻醉下对出血部位进行缝扎止血。

结果

Wrobleski 对 266 例平均随访 60 个月的胶圈套扎患者进行了单中心回顾研究，结果显示 80% 的患者症状改善，69% 的患者症状缓解，只有 7.5% 的患者需要进一步接受痔切除术。Iyer 回顾分析了 805 例患者，这些患者总共接受了 2414 次套扎，80.3% 的患者在术后 1 年内症状改善或治愈，研究者指出在服用阿司匹林、非甾体类抗炎药和华法林的患者中并发症菌血症的发生率（0.09%）和出血的发生率（2.3%）增加了。Bayer 回顾了 2934 例接受胶圈套扎治疗的Ⅱ度和Ⅲ度痔疮患者（通常每次套扎 1 次），结果显示 79% 的患者完全治愈，18% 的患者需要额外的治疗，2.1% 的患者需要进一步痔切除术。

结论

胶圈套扎是一种耐受性良好并可在门诊进行治疗的方法，适用于药物治疗失败的Ⅰ度、Ⅱ度、Ⅲ度痔病。套扎术后如果复发，可通过再次套扎或手术切除来处理。胶圈套扎后出现盆腔脓毒症是罕见的，但早期判断和治疗至关重要。

参考文献

[1]　Aarons C, Sentovich S. Anorectum. In: Doherty GM, ed. Current Diagnosis & Treatment: Surgery. 14th ed. New York, NY: McGraw-Hill, 2014.

[2]　Alonso-Coello P, Mills E, Heels-Ansdell D, et al. Fiber for the treatment of hemorrhoids complications: a systematic review and meta-analysis. Am J Gastroenterol 2006;101(1):181–188.

[3]　Asgeirsson T, Senagore A. Shackelford's Surgery of the Alimentary Tract. 7th ed. Amsterdam, Netherlands: Elsevier; 2013:1896–1906.

[4] Bayer I, Myslovaty B, Picovsky BM. Rubber band ligation of hemorrhoids. Convenient and economic treatment. J Clin Gastroenterol. 1996;23(1):50–52.

[5] Bullard Dunn KM, Rothenberger DA. Colon, rectum, and anus. In: Brunicardi C, et al, eds. Schwartz's Principles of Surgery,9 ed. New York, NY: McGraw-Hill; 2010. http://accessmedicine.mhmedical.com/Content.aspx?bookid=352&sectionid= 40039771. Accessed December 1, 2017.

[6] Ellison E, Zollinger RM Jr. Rubber Banding and Excision of Hemorrhoids Zollinger's Atlas of Surgical Operations. New York, NY: The McGraw-Hill Companies, 2016.

[7] Iyer VS, Shrier I, Gordon PH. Long-term outcome of rubber band ligation for symptomatic primary and recurrent internal hemorrhoids. Dis Colon Rectum 2004;47(8):1364–1370.

[8] Kaiser A. Manual Colorectal Surgery .1st ed. New York, NY: McGraw-Hill, 2009.

[9] Lee HH, Spencer RJ, Beart RW Jr. Multiple hemorrhoidal bandings in a single session. Dis Colon Rectum 1994;37(1):37–41.

[10] Lohsiriwat V. Treatment of hemorrhoids: a coloproctologist's view. World J Gastroenterol 2015;21(31):9245–9252.

[11] Luchtefled M, Hoedema RE. ASCRS Textbook. In: Hemorrhoids. 3rd ed. Berlin, Germany: Springer, 2016:183–203.

[12] Ramzisham AR, Sagap I, Nadeson S, Ali IM, Hasni MJ. Prospective randomized clinical trial on suction elastic band ligator versus forceps ligator in the treatment of haemorrhoids. Asian J Surg 2005;28(4):241–245.

[13] Rivadeneira DE, Steele SR, Ternent C, Chalasani S, Buie WD, Rafferty JL. Standards practice task force of The American Society of Colon and Rectal Surgeons Practice parameters for the management of hemorrhoids (revised 2010). Dis Colon Rectum 2011;54(9):1059–1064.

[14] Shanmugam V, Thaha MA, Rabindranath KS, Campbell KL, Steele RJ, Loudon MA. Rubber band ligation versus excisional haemorrhoidectomy for haemorrhoids. Cochrane Database Syst Rev. 2005;(3):CD005034.

[15] Wrobleski DE, Corman ML, Veidenheimer MC, Coller JA. Long-term evaluation of rubber ring ligation in hemorrhoidal disease. Dis Colon Rectum 1980;23(7):478–482.

第二部分
肛瘘

第6章 推移瓣（内口切除闭合、直肠推移瓣和推移皮瓣）

Caroline Wright, Michael Solomon

引言

基于肛瘘发病的多样性，以及肛瘘手术本身对肛门自制功能的潜在不良影响，肛瘘的处置对于外科医生来说依旧是个挑战。同时，患者也必须直面手术失败对他们的生活质量产生的巨大灾难性影响。

肛周脓肿多源于特异性疾病或肛腺，肛腺阻塞导致腺液淤积，如果继发感染，则可导致脓毒症和脓肿形成。肛周脓肿通常形成于括约肌间隙，有的可扩散到坐骨直肠窝或提肌上间隙，脓肿自发破溃或手术引流后，30%~50% 的患者会出现明显的瘘管。

少数病例的发生或与特定原因有关，包括克罗恩病、放射、恶性肿瘤、外伤、异物、以前的手术（包括回肠肛门储袋手术）、结核病、HIV 感染、化脓性汗腺炎、性病性淋巴肉芽肿、肛周放线菌病和直肠畸形。在这些情况下，瘘管常常是不典型的。

治疗的目标是治愈，包括脓肿的彻底引流和瘘管的根除；治愈的同时保持肛门括约肌复合体的完整性和功能。所有治疗肛瘘的方法都要消除瘘道内口，在腺源性肛瘘中，肛腺开口就是肛瘘的内口。

低位肛瘘是指肛管内括约肌复合体远端 1/3 以下的肛瘘，其治疗仍然以肛瘘切开术为主要术式。高位肛瘘的治疗具有挑战性，此种肛瘘不能采用简单的肛瘘切开术，因为内外括约肌的切断会导致高比例的无法接受的肛门失禁的发生。因此，保留括约肌的术式应运而生，其中包括瘘道长期挂线引流、内口的切除闭合、黏膜和肛周皮肤的推移瓣、脂肪和肌肉转移瓣、括约肌间瘘道结扎术（LIFT）、纤维蛋白胶和生物肛瘘栓的使用，以及最近流行的脂肪干细胞和胶原蛋白的注射。其中使用推移黏膜瓣（MAF）是目前研究最多的技术。

单纯内口切除原位闭合

一些研究者报道了在不使用推移瓣的情况下，通过单纯闭合内口来治疗肛瘘。这种术式的理论依据在于肛管内充分引流及没有过度的张力的情况下，采用单纯的黏膜原位闭合治疗肛瘘就足够了，这种修复可以保持括约肌的完整性。作者所在中心没有采用这种术式，因为已经证明，推移瓣修复要优于单纯内口的切除、原位闭合术式，并且这种术式通常与推移瓣和 / 或肛瘘切开术联合使用。

Thomson 和 Fowler 报道采用横向的狭长椭圆形切口将内口切除，然后用单股可吸收缝线缝合 2~3 针以闭合缺损。Athanasiadis 等报道切除内口和括约肌间的瘘管至括约肌间平面，然后切除外括约肌复合体以外的瘘管及其周围包绕的皮肤脂肪组织，分 3 层依次原位缝合黏膜层、黏膜下层及内外括约肌。LIFT 是该术式的一种改良方式，在本书其他章节会有详细的讨论。

适应证与禁忌证

对于瘘道走向复杂且不能切开旷置的肛瘘，可考虑行推移瓣手术。复杂性肛瘘包括：瘘道涉及 30% 以上外括约肌复合体，包括高位经括约肌型、括约肌上型和括约肌外型肛瘘；直肠阴道瘘、直肠尿道瘘；女性前侧肛瘘；多发性肛瘘或复发性肛瘘。此外，合并克罗恩病或有括约肌损伤病史的，也属于复杂性肛瘘。

推移瓣可以是从直肠游离的黏膜、半厚或全厚的直肠瓣，或游离肛周皮肤作为推移皮瓣。

推移瓣的相对禁忌证包括：

- 未经引流或引流不畅的脓肿。
- 持续时间 < 4 周的肛瘘。
- 癌性肛瘘。
- 放射治疗区域的肛瘘。
- 直肠炎活动期，特别是克罗恩病。

如果合并肛门直肠狭窄，优先选择推移瓣而非直肠瓣推移；这种皮瓣可修复因之前瘘管切开术导致的括约肌缺损（钥匙孔畸形）和术后的瘢痕。

术前准备

肛瘘治疗的成功取决于对肛周解剖和肛瘘发病机制的深刻理解。

采集完整的病史，识别共存疾病相关症状，评估肛门失禁程度；还应包括分娩史和既往肛门手术史或外伤史。

临床评估旨在明确瘘道走向，与括约肌复合体的关系，明确内口、外口的位置和数量，明确是否有瘘道分支，以及括约肌的功能。对于一般单纯性肛瘘，肛周皮肤的详细检查，肛门直肠指诊和硬式直肠乙状结肠镜检查通常是必要的。指诊内口可感觉到明显的凹陷，瘘道走向表现为条索状硬结，外口的位置通常很明确。

直肠指检对括约肌功能有判断作用，在进行侵入性检查之前，要对肛管静息压和括约肌"缩窄"压进行临床评估。指诊可触及肛门括约肌缺损，肛门直肠的畸形通常是由慢性肛门直肠脓肿或既往手术史造成的。直肠乙状结肠镜检查有助于排除相关的直肠病变，如直肠炎或恶性肿瘤。

临床表现常影响手术方式的选择。肛门直肠狭窄、直肠黏膜广泛瘢痕僵硬通常是括约肌上方慢性感染的结果，对于这种情况直肠推移瓣通常无法实现，因此优选肛周推移皮瓣。

作者的经验是对复杂或复发的肛瘘，术前应进行结肠镜或软式乙状结肠镜检查，以助于排除相关的胃肠道疾病。检查的选择通常取决于患者的年龄和是否有相关的腹部症状。如果怀疑克罗恩病，需常规行结肠镜检查，必要时行小肠镜和小肠的影像学检查。

复杂性肛瘘需要行腔内超声（EAUS）和磁共振成像（MRI）检查。具体选择取决于检查设备的可获得性、检查医生的专业水平和瘘道的复杂性；两种检查结果的准确解读都需要经历相应的学习曲线。瘘管造影和计算机断层扫描（CT）在肛瘘评估方面几乎没有参考价值。尽管 MRI 被认为是肛瘘评估的"金标准"，但作者认为 EAUS 可用来评估大多数肛瘘，而昂贵的 MRI 多用于评估克罗恩病相关的肛瘘、复发性肛瘘或EAUS 不能明确的肛瘘。

EAUS 高度依赖检查者的技术水平，但如果检查者专业知识足够丰富，它能够区分简单肛瘘和复杂肛瘘，也可以检查脓肿，识别内外口，并对各种瘘道进行分类。通过外口注入过氧化氢溶液可以提高瘘道检查的准确性，强烈反应产生的气泡可充当超声造影剂的作用。虽然过氧化氢溶液的使用将评估的准确性从 68% 提高到 98%，但我们的实践中并没有常规使用过氧化氢溶液。EAUS 除了提供关于肛瘘类型的信息外，还有助于识别由于疾病进程和（或）既往创伤而造成的括约肌损伤，包括既往的根治性手术和产伤修复，尽管有时很难区分瘢痕和实际缺损。与 MRI 相比，EAUS 可在手术过程中进行，可作为指诊和麻醉下检查的辅助手段，可在术前对括约肌的完整性进行一个动态评估。

MRI 可在多个平面提供良好的软组织分辨率，可将脓肿和肉芽组织与括约肌区区分开来，可以发现之前遗漏的瘘道分支，可以准确地探查瘘道穿经括约肌复合体的位置。此外，与 EAUS 不同的是，它可以评估括约肌复合体外侧和上方的病理状况。

内括约肌在肛瘘手术中也扮演着非常重要的角色，肛门直肠测压可用于测量肛管压力和括约肌的功能长度，这些都影响着手术决策。

最终手术决策之前，使用超声内镜对瘘道进行进一步评估通常是很有用的。作者更喜欢使用 Lockhart Mummery 探针（图 6-1）而不是较小口径的瘘道探针，因为后者产生假道的风险较大。

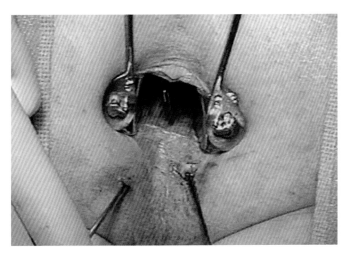

图 6-1　用 Lockhart Mummery 探针确定瘘道走向

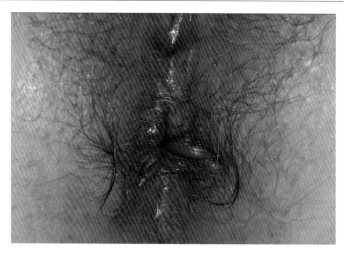

图 6-2 两个静止期瘘道，脓肿在松弛挂线引流（血管吊环）后得到控制

只有在感染得到控制后，才能行确定性的修复，脓肿切开引流后需要放置松弛挂线，进行一段时间可控的引流（图 6-2）。肛提肌上的脓腔可通过小的蘑菇头（De Pezzer）引流管获得很好的引流。

手术

围术期管理

作者倾向于使用磷酸钠灌肠来清洁远端肠道，很少进行全肠道准备。

患者签署"知情同意书"，医生应向患者解释肛瘘手术特有的风险，包括：

- 本章结论中提到的失败和复发的风险。
- 肛门括约肌的损害和肛门失禁的发生率可能比预期更大。
- 肛周感染。
- 血肿形成。
- 医源性肛瘘包括直肠阴道瘘。
- MAF 后黏膜外翻导致肠黏液外溢。

体位

进入手术室，术者和助手在手术之前要使用标准化清单核对患者信息、手术同意书及拟手术名称。如果瘘道位于后方或侧方，则采用截石位；俯卧折刀位通常用于前侧肛瘘。当患者俯卧位时，助手的位置更方便，也更舒适。

手术通常是在喉罩全身麻醉下进行，无需肌松药。根据病情需要辅助静脉注射镇静剂联合局部麻醉。术前常规预防性使用抗生素，作者首选的处方是庆大霉素联合甲硝唑或第三代头孢菌素联合甲硝唑。血栓栓塞的预防要根据患者的年龄、体重、相关并发症以及手术的估计时间来决定，但要常规使用抗血栓弹力袜（TED）和肝素皮下注射。

用洗必泰溶液消毒会阴，包括肛管和阴道，铺无菌单。应避免使用有孔手术巾单，因为它们往往会移动并会限制术野。使用头灯可以改善视线，但并不是必需的。推移皮瓣手术时，如果肛周臀部多毛，则需剃毛备皮；通常无须留置导尿管。

操作方法

麻醉下再次检查确认，如果有残存脓肿的证据，则需推迟确定性修复手术。为了防止臀部收缩影响手术的操作，在俯卧位时要将臀部分开。单独使用 Lone Star 拉钩，或联合使用 Park 肛门拉钩、分叶式肛门镜（Eisenhammer），或 Hill-Ferguson 拉钩，都可以使术野得到充分显露。

推移瓣

手术成功的基础是熟悉推移瓣手术的基本原则，即：

- 长宽比。
- 推移瓣厚度。
- 良好的血供。
- 无张力。
- 消除无效腔。

关于经肛 / 直肠推移瓣，在 1902 年由 Noble 的首次采用推移瓣技术修复直肠阴道瘘，后来 Elting 和 Laird 对其进行了改良。这里描述的是垂直切口或"舌状"推移瓣。MAF 一词属于用词不当，因为头侧游离的组织瓣通常包括黏膜下层和内括约肌的浅表肌纤维，有些甚至是全层。半厚推移瓣可加强推移瓣的血运，但不会引起大便失禁。该术式在没有切断外括约肌的基础上封闭了内口，因此术后失禁风险很低。该术式可以重复使用，避免发生肛管外观的钥匙孔畸形，而且愈合也比瘘管切开术更快。一个 Lone Star 拉钩牵拉肛缘，Park 肛门拉钩或分叶式肛门镜用于显露肛管内。游离一个基底较宽的 U 形直肠推移瓣（图 6-3），顶点应在内口水平以下 5~10mm，两侧应距内口 10~15mm，用电刀游离推移瓣（图 6-4）。通常最困难的部分是游离组织瓣的顶点，由于以前脓肿的感染、炎症改变了内口周围的组织界线，因此，很难寻找到正确的平面。如果从侧方的初始解剖层面开始游离，更容易识别正确的解剖层面。

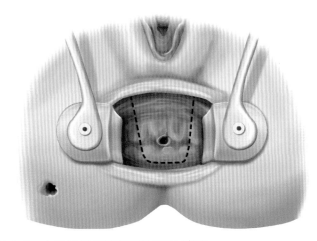

图 6-3　广基 U 形直肠推移瓣切口示意图

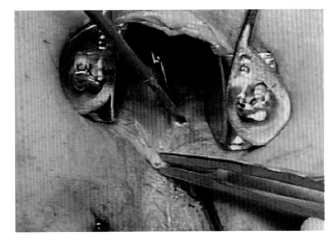

图 6-4　自内口水平以下 5~10 mm，用电刀切开推移瓣的顶端

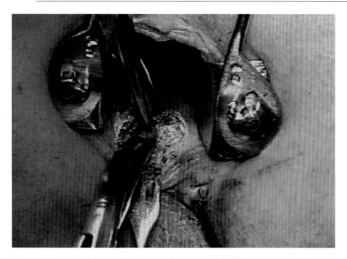

图 6-5　游离组织瓣，此病例手术中在括约肌间平面游离，制作全厚的直肠推移瓣

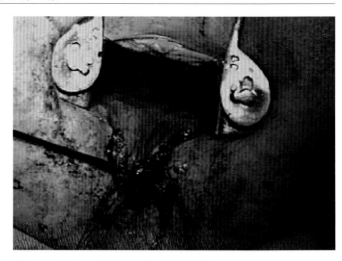

图 6-6　内口切除前完全活动的组织瓣

推移瓣的目标是游离一个广基、无张力、血运丰富的组织瓣。推移瓣由黏膜、黏膜下层、部分内括约肌纤维组成，也有极少数包含全厚内括约肌（图 6-5），向头侧延续为环肌层纤维。一旦游离过内口平面，可用生理盐水浸润，有利于解剖层次的显露，虽然这往往是不必要的。作者不推荐使用含有肾上腺素的溶液，因为它们的血管收缩作用可能会损害组织瓣的血液供应。

推移瓣的游离长度应确保能够无张力闭合（图 6-6）。为了防止游离组织瓣的回缩，可在其顶点缝合 2 针牵拉固定（图 6-7）。也可以使用组织钳，如 Allis 钳，有助于手术视野的显露，但也有可能会影响操作空间。

完成组织瓣游离后，切除组织瓣顶端，包括内口和内口周围的感染组织（图 6-7）。为了防止血肿的形成，在推移瓣缝合前应进行细致的止血，这样也可以预防感染。内口用可吸收单股缝线纵向缝合，有助于组织瓣向下推移（图 6-7）。随后将组织瓣向下推移、覆盖内口，可吸收缝线与尾侧组织缝合固定，形成"新齿状线"（图 6-8）。作者偏好使用 2-0、3-0 可吸收缝线（Polyglactin）。

如果瘘管外侧部分较大，则用小蘑菇头导管引流或切开引流。

推移皮瓣：肛门推移皮瓣是治疗肛管狭窄的一种技术改良，它被优先用于那些不适合进行直肠推移瓣的患者，因为反复的慢性提肌上感染，或既往失败的直肠瓣推移手术史，均可导致直肠周围组织形成广泛瘢痕。或术前存在黏膜外翻和钥匙孔畸形，以上这些情况下，想要游离出一个适当长度的组织瓣是不太可能的，也会增加术后并发症的发生率。

推移皮瓣手术从技术层面来讲是一种相对简单的手术，可避免黏膜外翻的发生风险，并可修复既往多次肛瘘切开术引起的钥匙孔畸形。

作者选用（3~5）cm×（2~4）cm 菱形岛状皮瓣，包括全厚皮片和皮下脂肪。首先在无瘢痕的臀部皮肤上标记皮瓣轮廓（图 6-9、图 6-10）。电刀游离皮瓣，注意皮瓣的边缘在皮下组织中应向外倾斜，以确保有更宽的基底部；当皮瓣向肛管推移时，这种方式可降低皮瓣缺血的发生风险。

切除肛瘘内口，包括少量内口周围的内括约肌，但不切断远端括约肌。内括约肌缺损可用单股可吸收缝线纵向缝合关闭。切除外括约肌复合体以外的瘘道。对内口和外口之间的瘢痕组织给予常规切开或切除，也可以刮除。

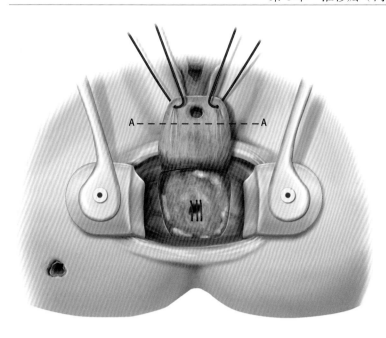

图 6-7　游离组织瓣时可缝合 2 针牵拉，防止组织瓣回缩。沿 A-A 线切除内口。括约肌缺损间断缝合（示意图）

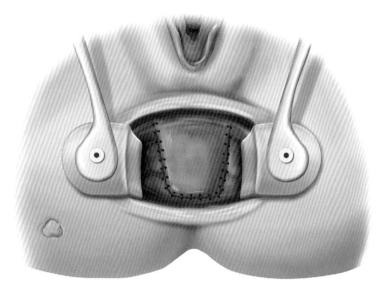

图 6-8　经直肠缝合推移瓣（示意图）

游离开皮瓣头侧部是非常重要的，因为该处皮下组织附着于括约肌上，游离后可给皮瓣提供足够的活动性。随后将可移动的皮瓣推移到肛管（图 6-11，覆盖内口。由于同侧瘢痕形成，通常需要从对侧旋转皮瓣，以覆盖中线缺损皮瓣采用 2-0、3-0 单股可吸收缝线（Polyglactin）间断缝合（图 6-12）。皮瓣外侧的臀部缺损，也可用 2-0 的编织可吸收缝线给予线性闭合。用编织吸收缝线缝合，患者更为舒适。

可将较小的引流管，如一个小的 De Pezzer 管或蘑菇引流管，通过外口置入较大的瘘道予以引流。

注：有些人也喜欢使用广基的 U 形倒置皮瓣。皮瓣的顶端宽度应为 2~2.5cm，且位于内口近端，使基底部大约是顶端宽度的 2 倍。基底部可以做成房形皮瓣或在臀部作为一个舌状皮瓣，在近侧，皮瓣应包括内括约肌下部的部分肌纤维，游离长度应确

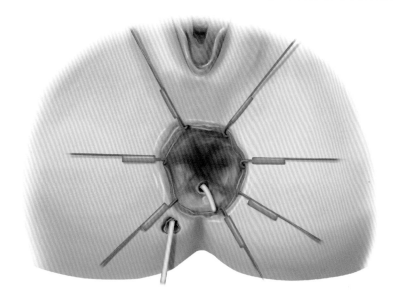

图 6-9　探针瘘道内探查（示意图）

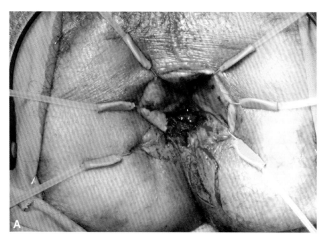

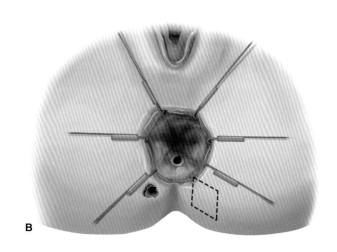

图 6-10　菱形推移皮瓣切口：（A）实体图。（B）示意图

保能够无张力缝合，皮瓣远端包括肛周皮肤和皮下脂肪。如果需要，可以从邻近的组织游离 Burrow 三角皮瓣来进一步修补缺损。与岛状皮瓣相比，以上推移皮瓣的缺点是活动度有限，而岛状皮瓣在需要时可推移到肛管直肠交界处，例如，经直肠推移瓣治疗失败后的括约肌上肛瘘。

在皮瓣修复过程中避免使用局部麻醉剂，以防止皮瓣水肿和 / 或缺血。当患者合并有复杂的难以解决的脓肿时，或为既往多次修复失败者，可给予暂时性造瘘。

术后管理

推移瓣手术因会阴部没有切口，术后不适感很少，口服止痛药通常就足够了。建议患者适当淋浴，避免坐浴，尤其是推移皮瓣，应避免皮瓣被浸湿。用吹风机彻底吹干切口，用干敷料分开臀部。患者可以正常饮食，但应给予大便软化剂。术后连续 5 天给予小剂量甲硝唑。

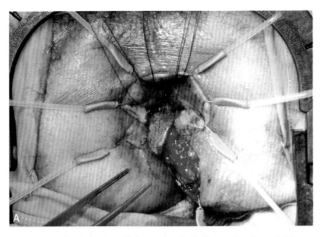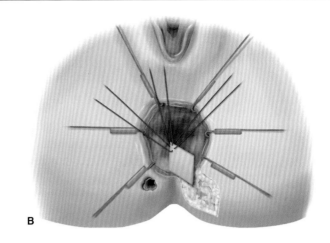

图 6-11　推移皮瓣覆盖内口：（A）实体图。（B）示意图

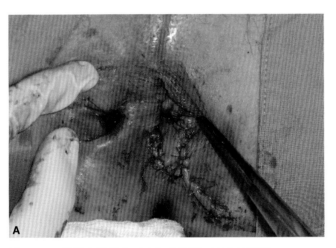

图 6-12　推移皮瓣缝合：（A）实体图。（B）示意图

患者出院 4~6 周后门诊复查，应避免在此期间进行剧烈运动。有高达 50% 的患者会出现切口部分裂开，因此，如果发现推移瓣切口部分裂开，也建议患者不要担心。会阴区切口平均愈合时间大约为 6 周。根据作者的经验，在最初的几周内，患者喜欢用镜子定期查看会阴部切口外观，以让自己放心。

并发症

推移瓣的并发症包括：

- 失败 / 复发。成功率会随着时间的推移而下降，因此定期对患者进行随访评估是很重要的。复发的原因似乎既有手术因素也有患者因素。
- 推移瓣裂开。
- 括约肌损伤和大便失禁。原因包括：肛门牵开器过度牵拉；推移瓣游离部分内括约肌纤维导致括约肌复合体损伤；直肠黏膜远端的感觉破坏。
- 肛门直肠脓肿。
- 血肿形成。
- 医源性肛瘘形成，包括前侧推移瓣修复引起的直肠阴道瘘。
- 黏膜外翻（MAFS）。

结果

既往文献显示，对肛瘘瘘道的处理方式不同，其成功率差别很大。有关肛瘘治疗的随机对照试验（RCT）较少，而且大多数关于肛瘘治疗的研究规模较小，且就肛瘘分型、手术方法、随访时间等方面而言，存在较大异质性，因此很难进行比较。

简单的原位闭合

少数文献报告只进行单独切除并关闭内口，而没有使用推移瓣技术。2004年，Thomson和Fowler报道了44例患者不使用推移瓣直接缝合内口的经验。28例患者中，有26例在2~5个月愈合，长时间随访发现，有41%的患者瘘口修复失败。Athanasiadis等采用三层闭合技术，在这项研究中，90例患者共进行了106次手术，随访时间为6个月至6年（中位数为2.6年）。复发率为18%（19例肛瘘），失败的主要原因是缝线裂开。术后94%的患者排便控制良好，6%的患者出现轻度失禁。

经肛门/直肠推移瓣

文献报道这种推移瓣的成功率差异很大，为37%~93%。最近的研究表明，随着患者数量的增加和随访时间的延长，成功率一般为60%~70%。俄亥俄州克利夫兰医学中心的一个外科医生报道了75例患者直肠推移瓣治疗的结果，其中31例患有克罗恩病。平均随访（7±3）年，72%的患者一期愈合。推移瓣修复后的功能结果良好，但有7%~38%的患者出现轻度至中度肛门失禁，这与术后的静息压和收缩压下降有关。

经肛推移瓣术后复发率高与脓肿未引流、克罗恩病、直肠阴道瘘及既往手术史有关，且成功率随着时间推移而下降。一项随机对照试验对照了MAF与全厚推移瓣，结果显示后者有较低的复发率（40% vs 10%；$P < 0.05$）。

很多研究探讨了推移瓣联合其他技术（包括纤维蛋白胶、肛瘘栓或LIFT手术）是否优于单独使用推移瓣，结果喜忧参半。

关于手术技术的随机对照试验很少。一项荟萃分析纳入了3项RCT研究，对照了MAF与肛瘘栓的效果，结果显示，两种技术在术后并发症的发生率、术后控便能力或生活质量方面均未有显著差异。一项关于MAF和LIFT手术的小的RCT结果显示，尽管LIFT手术具有更高的满意度、更少的术后疼痛和更短的恢复正常活动的时间，但两者在术后复发、手术前后控便能力方面没有显著差异。

推移皮瓣

作者在2005年发表了他们使用推移皮瓣对16例复杂性、复发性或括约肌上肛瘘患者的治疗结果。平均随访20个月（范围1.5~43个月），15例（94%）患者完全愈合。2例患者行临时性造口。仅11例（近70%）患者大便失禁得到改善，2例患者大便失禁程度无变化，3例（19%）大便失禁加重。

其他已发表的文献显示，非炎症性肠病（IBD）患者的完全愈合率为46%~100%。Nelson等开展的研究之一，纳入了IBD和非IBD相关瘘管的患者，65例患者中共应用了73个泪滴切口的岛状皮瓣。平均随访28.4个月（范围4~63个月），他们报道患者失败率为20%，手术失败率为23%。

结论

尽管要熟练掌握专科技术和专业知识，但肛肠外科医生都意识到，我们时刻面临着复杂性肛瘘带来的挑战，以及治疗失败和复发带来的挫败感。更重要的是，复杂性肛瘘会给年轻健康患者带来很大的压力，他们很难理解这种病竟然还需要分期手术和多次手术。良好的治疗结果不仅取决于对肛瘘发病原因、解剖结构的掌握，也取决于对推移瓣修复之前脓肿的控制情况，以及细节的把握，如确保游离无张力、使用血运良好的皮瓣。

参考文献

[1] Athanasiadis S, Helmes C, Yazigi R, Köhler A. The direct closure of the internal fistula opening without advancement flap for transsphincteric fistulas-in-ano. Dis Colon Rectum 2004;47:1174–1180.

[2] De Groof EJ, Cabral VN, Buskens CJ, et al. Systematic review of evidence and consensus on perianal fistula: an analysis of national and international guidelines. Colorectal Dis 2016;18:O119–134.

[3] Elting AW. The treatment of fistula-in-ano. Ann Surg 1912;56:744–752.

[4] Golub RW, Wise WE Jr, Kerner BA, Khanduja KS, Aguilar PS. Endorectal mucosal advancement flap: the preferred method for complex cryptoglandular fistula-in-ano. J Gastrointest Surg 1997;1:487–491.

[5] Gottgens KW, Smeets RR, Stassen LP, et al. Systematic review and meta-analysis of surgical interventions for high cryptoglandular perianal fistula. Int J Colorectal Dis 2015;30:583–593.

[6] Hossack T, Solomon MJ, Young JM. Ano-cutaneous flap repair for complex and recurrent supra-sphincteric anal fistula. Colorectal Dis 2005;7:187–192.

[7] Jarrar A, Church J. Advancement flap repair: a good option for complex Anorectal Fistulas. Dis Colon Rectum 2011;54:1537–1541.

[8] Laird DR. Procedures used in the treatment of complicated fistulas. Am J Surg 1948;76:701–708.

[9] Nelson RL, Cintron J, Abcarian H. Dermal island-flap anoplasty for transsphincteric fistula-in-ano: assessment of treatment failures. Dis Colon Rectum 2000;43:681–684.

[10] Rickard MJ. Anal abscesses and fistulas. ANZ J Surg 2005;75:64–72.

[11] Rieger N, Tjandra J, Solomon M. Endoanal and endorectal ultrasound: applications in colorectal surgery. ANZ J Surg 2004;74:671–675.

[12] Steele SR, Kumar R, Feingold DL, et al. Practice parameters for the management of perianal abscess and fistula-in-ano. Dis Colon Rectum 2011;54:1465–1474.

[13] Thomson WH, Fowler AL. Direct appositional (no flap) closure of deep anal fistula. Colorectal Dis 2004;6:32–36.

[14] Williams JG, Farrands PA, Williams AB, et al. The treatment of anal fistula: ACPGBI position statement. Colorectal Dis 2007;9(4):18–50.

[15] Wong S, Solomon M, Crowe P, Ooi K. Cure, continence and quality of life after treatment for fistula-in-ano. ANZ J Surg 2008;78:675–682.

第 7 章　肛瘘切开术和肛瘘切除术

Shota Takano, Marylise Boutros

适应证与禁忌证

如果患者反复发生肛周脓肿，或肛周区域持续性或间歇性流脓，则应考虑进行手术治疗以治愈肛瘘。

手术的目标是消除瘘管组织，在最短的时间内达到最低的复发率，且对肛门功能影响最小。确定最适合患者的手术方案，需考虑以下 3 方面因素：①肛瘘的病因；②瘘道和括约肌之间的关系；③患者发病前的括约肌功能。

肛瘘的病因可通过病史和体格检查来确定，必要时可进行影像学检查，具体将会在下面进行讨论。肛瘘大多以腺源性感染为主，而外伤、克罗恩病、既往肛裂史及结核等少见病因也可造成肛瘘。

Parks 等详细描述了瘘道与括约肌之间的关系，明确了肛瘘的分类（表 7-1），目前被广泛接受和使用。括约肌间型肛瘘的瘘道仅局限于括约肌间平面，不穿过外括约肌（图 7-1）。尽管有多种亚型的描述，但最常见的为括约肌间向高位拓展的盲道，因肛瘘沿括约肌间向上拓展而形成。经括约肌型肛瘘为瘘道穿过耻骨直肠肌水平以下的外括约肌复合体，在不同水平部位进入坐骨直肠窝（图 7-2）。括约肌上型肛瘘和括约肌外型肛瘘较为少见。括约肌上型肛瘘的瘘道环绕耻骨直肠肌走行，然后向下穿过肛提肌进入坐骨直肠窝，最后穿透皮肤（图 7-3）。括约肌外型肛瘘的瘘道走行于外括约

表 7-1　肛瘘的分类
黏膜下瘘
括约肌间型肛瘘
● 低位单纯性
● 伴有向高位拓展的盲道
● 伴有向高位拓展且有直肠开口
● 有直肠开口但无会阴开口
● 直肠外拓展
● 继发于盆腔疾病
经括约肌型肛瘘
● 单纯性
● 伴高位盲道
括约肌上型肛瘘
● 单纯性
● 伴马蹄形拓展
括约肌外型肛瘘
● 继发于腺源性肛瘘
● 外伤所致
● 继发于盆腔感染
● 继发于炎性肠病或其他肛门疾病

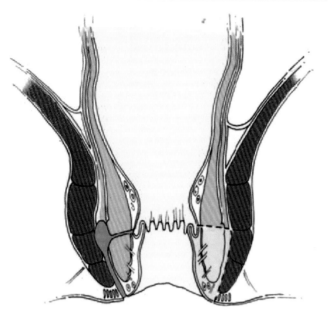

图7-1 低位单纯性括约肌间型肛瘘（经授权引自：Gordon PH, Nivatvongs S. Anorectal abscesses and fistula-in-ano. In：Principles and Practice of Surgery for the Colon, Rectum, and Anus. CRC Press, 2007:191 - 234. ）

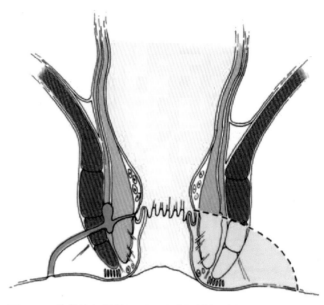

图7-2 单纯性经括约肌型肛瘘（经授权引自：Gordon PH, Nivatvongs S. Anorectal abscesses and fistula-in-ano. In：Principles and Practice of Surgery for the Colon, Rectum, and Anus. CRC Press, 2007:191 - 234. ）

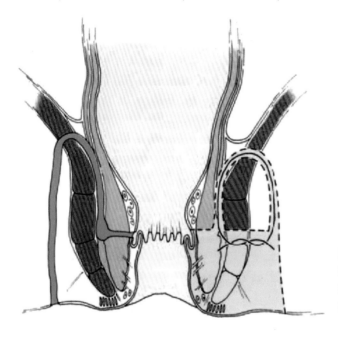

图7-3 括约肌上型肛瘘（经授权引自：Gordon PH, Nivatvongs S. Anorectal abscesses and fistula-in-ano. In：Principles and Practice of Surgery for the Colon, Rectum, and Anus. CRC Press, 2007:191 - 234. ）

肌复合体以外，穿过肛提肌形成高位瘘（图7-4A），其病因可能为非腺源性，如外伤或克罗恩病（图7-4B）。黏膜下瘘的瘘道位于黏膜下层，与括约肌无关。根据临床体格检查或术前影像学检查可明确患者瘘道与括约肌之间的关系。无论怎样，在最终确定手术方案以前，肛瘘的走行都应该被明确。此外，肛瘘还可分为单纯性肛瘘及复杂性肛瘘。复杂性肛瘘的定义尚未标准化，但大多数外科医生认为，如果符合以下情况，则可以认为是复杂性肛瘘：高位经括约肌型肛瘘（瘘道累及超过一半的括约肌复合体）；括约肌上型肛瘘；括约肌外型肛瘘；有高位盲道的肛瘘；或行瘘管切开术会引起失禁的肛瘘。然而经过回顾分析发现，许多原本认为的单纯性肛瘘其实是复杂性肛瘘，因为其有反复发作的顽固本性和 / 或经多次手术修复均复发的特点。

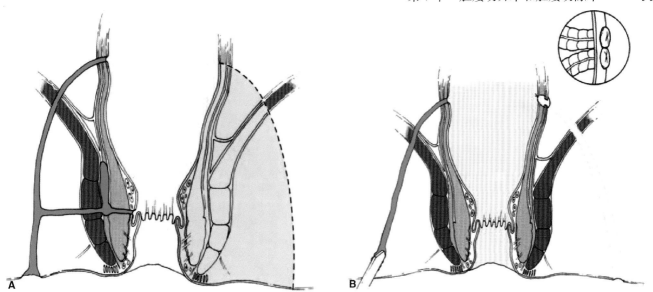

图 7-4 （A）腺源性括约肌外型肛瘘。（B）继发于创伤或盆腔疾病的括约肌外型肛瘘（经授权引自：Gordon PH，NivatvongsS. Anorectal abscesses and fistula-in-ano. In：Principles and Practice of Surgery for the Colon，Rectum，and Anus. CRC Press，2007:191 - 234.）

　　患者的括约肌功能对其治疗方案的选择至关重要。括约肌功能状态通过详细的病史来掌握，包括粪便的黏稠度，是否有急便感，是否有固体、液体或气体溢出等情况。采用经过验证的失禁评分量表记录患者的失禁情况。此外，体格检查时应评估患者的括约肌张力，具体将在下文中讲述。

　　肛瘘手术可大致分为：①肛瘘切开手术或非保留括约肌手术；②括约肌保留手术。通常非保留括约肌手术与保留括约肌手术相比，在更短的时间内手术成功率更高（将在其他章节讨论）。然而，非保留括约肌手术需要切断或破坏一定程度的括约肌，因此，选择最适合患者的手术方式就显得尤为重要。

　　肛瘘切开术指沿纵轴将整个瘘道连同其表面的肌肉或组织分离，通常认为，肛瘘切开术是肛瘘治疗的"金标准"，也是单纯性肛瘘最常用的手术方式，肛瘘切开术的最佳适应证为括约肌间型肛瘘和低位经括约肌型肛瘘（累及范围不超过括约肌复合体的1/3）。在作者的临床实践中，对于女性低位经括约肌型肛瘘，尤其是瘘管位于括约肌复合体前部者，因为这一位置括约肌复合体最短，宜采用保留括约肌术式而非肛瘘切开术。中高位经括约肌型肛瘘和括约肌上型肛瘘最好采用保留括约肌术式，以避免切断或破坏任何括约肌。然而，由于保留括约肌的术式有较高的失败率，因此，这些复发性的复杂性肛瘘可通过分期或部分肛瘘切开术来处理。

　　肛瘘切除术为完整切除瘘道，包括周围的管壁组织。尽管这种技术还没有得到广泛的应用，但它也是外科医生比较感兴趣的手术方式。因为它可以在不探查瘘道的情况下进行肛瘘切除，同时也能够充分明确瘘道与括约肌之间的关系。由于切除瘘管及其周围组织所造成的切口较大，该手术适用于低位经括约肌型肛瘘，对于高位经括约肌型肛瘘和括约肌上型肛瘘，通过保留括约肌术式处理较好。

特殊类型肛瘘

克罗恩病肛瘘

克罗恩病肛瘘属于复杂性肛瘘，克罗恩病肛瘘的瘘道通常不同于正常解剖分类部位。这些瘘道通常已经纤维化，且可伴有皮肤刺激症状。

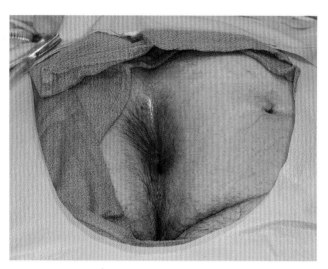

图 7-5　肛瘘外口（注意瘘管的内外口之间的距离很长，提示合并克罗恩病的括约肌上型肛瘘的复杂性）

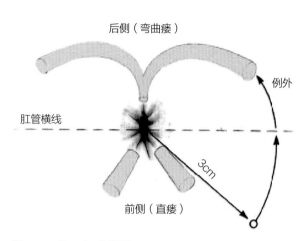

图 7-6　Goodsall 规则

克罗恩病肛瘘通常有高位直肠开口，当然也有低位瘘。克罗恩病肛瘘治疗的关键首先是评估症状，然后用药物控制全身炎症。肛瘘切开术与切除术很少用于克罗恩病肛瘘。这些患者有较高的未来肛瘘复发的风险。因此，当采用手术治疗时，建议采用非切开的保留括约肌术式，可采用松弛挂线引流以控制脓肿，并保持瘘道开放，直至行进一步的确定性手术。

术前准备

临床评估

评估从详细询问病史开始，包括询问患者反复发生肛周脓肿时的症状，以及肛周的溃口情况。通过询问克罗恩病患者的胃肠道和肠外症状，以及炎症性肠病的家族史、既往结核病史、既往肛裂史、既往手术和创伤史来探究其病因。对于女性患者，对其分娩史的询问极其重要，包括有无产程延长、会阴撕裂和会阴切开史等。关于患者发病前肛门括约肌功能的评估可以通过询问其大便黏稠度，有无急便感，是否有固体、液体或气体外溢来确定。此外，应采用经过验证的失禁评分系统记录并计算其失禁评分。

临床体格检查包括视诊、触诊、肛门直肠指检（DRE）、肛门镜检查、乙状结肠镜检查，而其余的检查可在手术室麻醉下完成。

视诊和触诊

视诊：观察肛周区域的外口，外口通常表现为颗粒状组织的小隆起，按压时伴有脓血性分泌物溢出。有时，外口是以前引流手术部位的瘢痕或皱褶区域，或者可能非常隐蔽，当肛门周围触诊有脓液溢出时才能被发现（图 7-5）。仔细观察肛缘也可发现一些关于内口位置的提示、瘘道与括约肌的关系、是否存在瘘管分支等情况。

根据 Goodsall 规则通过外口的位置可以推断内口的位置。Goodsall 规则指出，如果外口位于肛门横线的后方，则肛瘘内口可能起源于后正中线。然而，如果外口位于肛门横线的前方，则瘘管可能呈放射状延伸至对应的肛隐窝（图 7-6）。在对 213 例患

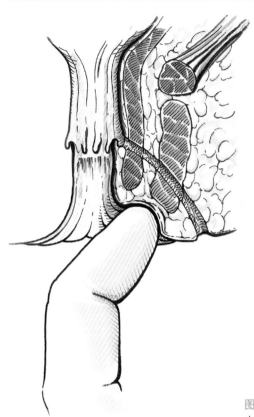

图 7-7　指诊表明为直瘘（食指指诊，瘘道可触及为直线走行）

者的回顾性分析中，Goodsall 规则通过后位外口准确地预测了 90% 肛瘘患者的瘘管走行，但是通过前位外口仅有 49% 的预测准确率。肛瘘的走行可根据外口距肛缘的距离来推断，外口距肛缘越远，发生潜在高位瘘的概率就越大。因此，远离肛缘的外口可能继发于经括约肌型肛瘘，而靠近肛缘的外口可能是括约肌间型肛瘘。Goodsall 规则还预测，距肛缘大于 3cm 的前位外口，其内口源于后正中线的可能性大，瘘管多为向前位延伸的半马蹄形瘘。位于双侧前位的外口应考虑源于后正中线的马蹄形肛瘘。此外，外口数量越多，瘘管可能越复杂。一个以上的外口提示该肛瘘有分支瘘管的存在，术中也必须进行处理，因为每个外口都是由原发主管道的分支所产生的。最后，如果从外口到肛缘可触及管道，则可将其视为单纯性肛瘘（图 7-7）。外口的触诊也很重要，通过触诊可以明确它是否为复发性脓肿（需要立即引流）的急性硬结。

直肠指诊

将食指置于直肠内，拇指放于肛缘，双指合诊可触及继发脓肿的硬结（图 7-8）。在某些情况下，直肠指诊还可准确触诊和定位肛瘘内口。此外，直肠指诊可以评估骨盆中有无触痛、波动及肿块，这可能提示提肌上脓肿的存在。最后，通过指诊过程中患者肛门括约肌收缩及放松的情况，可评估肛门括约肌功能。

探针探查

一些外科医生可能会选择在门诊进行探针探查，以确定内口并评估瘘管与括约肌的关系。探针检查可能用到不同型号的金属探针（图 7-9）。然而，由于探针探查时患者的不适感，以及检查要求务必轻柔操作以避免人为产生假道，故本检查难度较高。作者倾向于患者在麻醉情况下完成此检查。

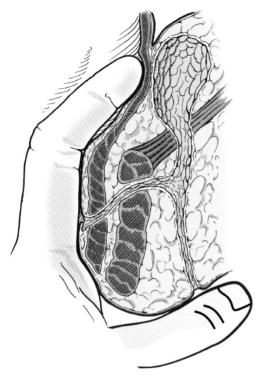

图7-8　指诊触及硬结

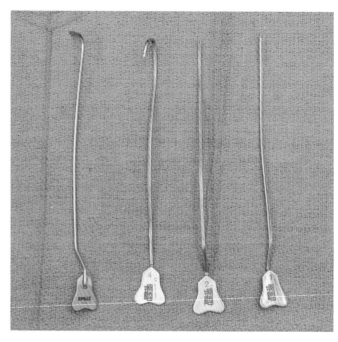

图7-9　一套带有开口的金属瘘管探针

肛门镜检查和乙状结肠镜检查

肛门镜检查可显示位于肛管的内口，而乙状结肠镜检查有助于同时识别直肠和肛管的内口。如果怀疑为克罗恩病，应进行乙状结肠镜检查以确定是否存在潜在的直肠炎症。

影像学检查

广泛应用的影像学检查是经肛门直肠超声内镜（EUS）检查和磁共振成像（MRI）检查。

经肛门直肠腔内超声可提供肛管的360°视角，可明确瘘道与括约肌以及内口的关系。它可提供极佳的直肠壁、内外括约肌和括约肌间平面的图像。在外口注入双氧水有助于辅助疑难病例的检查，准确性可达90%。因为三维经肛门直肠腔内超声（3D-EUS）的出现，使检查结果的准确性得到了进一步的提高。在最近的一项研究中，3D-EUS与术中探查结果在描述主管道（84%）、查找内口（84%）以及描述瘘管分支（82%）上表现出极高的一致性。在仅有的一项比较3D-EUS和MRI对肛瘘检查的前瞻性研究中，两种检查方法显示出相同的准确性。EUS优势在于它是一项低成本、快速、简单的检查。然而，EUS也存在一些局限性：EUS是一项高度操作者依赖型检查；其对提肌上间隙脓肿和肛瘘探查能力有限；在没有麻醉的情况下患者可能无法耐受；并且无法明确区分感染和纤维化（图7-10）。

磁共振成像具有极佳软组织分辨优势，可在周围组织结构下描绘出瘘管走行。可清晰显示括约肌和肛提肌，使用矢状位、轴位和冠状位的重建可准确地显示瘘管或脓肿的走行轨迹（图7-11）。MRI更适用于评估复杂的有分支的瘘管、向侧方延伸至肛管周围间隙的瘘管，以及向肛提肌上方延伸的瘘管。MRI在鉴别括约肌上、括约肌外瘘方面优于EUS。MRI的另一个优点是可以准确地区分感染和纤维化。因此，它对肛

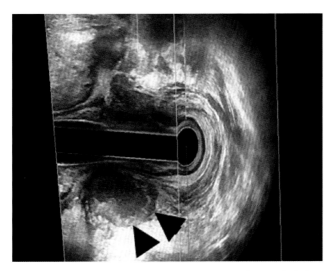

图 7-10　肛周脓肿的三维经肛门直肠腔内超声图像（箭头所示为坐骨直肠窝脓肿）

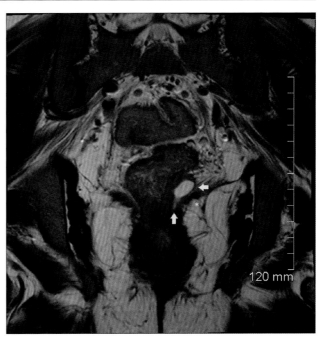

图 7-11　磁共振冠状位成像显示提肌上脓肿（箭头指向脓肿，星号表示肛提肌）

瘘是否复发的评估具有巨大的帮助。肛门直肠深部脓肿在 EUS 的图像中表现为低回声，可能难以将其与周围组织相区分。然而，MRI 可以清楚地识别这些肛门直肠脓肿，即在 T2 加权像中显示为脂肪信号包围的高信号病变。

当临床诊断或术中解剖结构不清楚时，应参考影像学检查结果。此外，对于多个外口的复杂性肛瘘病例，影像学检查有助于判断瘘管与括约肌的关系。

手术

手术原则

肛瘘手术的目标很简单，为最小的复发率、最少的括约肌功能损伤、最短的愈合时间。为达到这些目的，应遵循以下原则：应明确肛瘘的内口；应明确瘘道与括约肌的关系；应最少地离断损伤括约肌；应在处理好主管道的同时识别和处理好分支瘘道；在制订手术计划时，应明确有无合并其他慢性疾病（如克罗恩病、结核病等）；应充分了解发病前括约肌的功能状态。

术前准备

手术前应给予膦酸盐灌肠。肛瘘切开术和切除术可在脊髓麻醉、麻醉监护或全身麻醉下进行。手术体位方面，作者偏爱于采用俯卧折刀位。肛周手术区域备皮、消毒、铺巾。Pratt 分叶式肛门镜和 Hill-Ferguson 肛门镜可用于识别内口，手术中也会用到不同型号的槽形金属探针（图 7-9、图 7-12）。

肛瘘切开术

瘘道敞开技术

对于男性单纯性括约肌间型肛瘘和低位经括约肌型肛瘘，如果术前肛门括约肌功

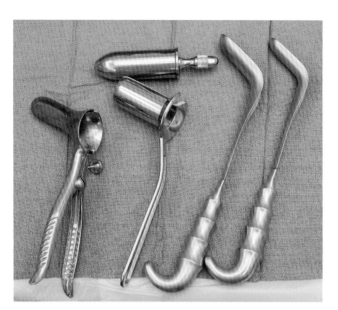

图 7-12 肛瘘术中检查使用的肛门镜。从左到右分别为：Pratt 分叶式肛门镜、Fansler 肛门镜、Hill-Ferguson 肛门镜

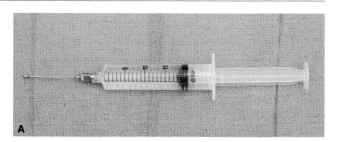

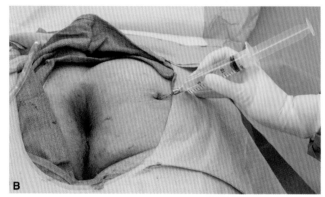

图 7-13 （A）用于探入肛瘘外口的球头金属管。（B）球头金属导管探入瘘管中，注入过氧化氢溶液

能正常，可以采用瘘道敞开的肛瘘切开术。对于女性患者，该术式可用于相同的适应证。然而，作者倾向于对女性低位经括约肌型肛瘘采用保留括约肌术式，尤其是对于那些瘘道位于前侧和未来可能经阴道分娩且存在括约肌意外损伤风险的女性。瘘道敞开技术可用于所有黏膜下瘘，因为其未累及任何括约肌。

敞开式瘘管切开术的原则是对确定的整个瘘管进行切开，以便在最短时间内获得最高的成功率。确定内口是手术的关键。术前应对所有的外口进行确定和评估。外口的位置、与肛缘的距离和瘘管触诊都应对外科医生识别内口提供帮助。一旦这些体征得到确认，便可通过探针探入瘘道以定位内口。通过外口轻轻插入一个钝头、略微弯曲的探针，缓慢温柔地操作，准确寻找到内口。务必注意轻柔操作，以免形成假道。

如果通过轻柔的探针探查无法找到内口，可以采用以下几种方法来辅助确定内口。可通过球头金属导管将稀释的过氧化氢溶液自外口注入（图 7-13），作者偏爱于此方法，因为过氧化氢不易向周围浸润，注射过程也不容易受阻。其他的方法包括应用低浓度亚甲蓝（1∶10）和牛奶混合液。亚甲蓝溶液的缺点是会使周围组织染色。

有些情况下，很容易识别和确认肛瘘的内口和外口，但探针无法从一个开口顺利到达另一个开口，这通常是由于瘘道的弯曲和分支所致。在这种情况下，通过对两个开口的轻柔探查可确定主管道。

完全明确瘘道走行后，将探针从外口轻轻插入，自内口进入肛管，即可明确瘘道与括约肌的关系（图 7-14、图 7-15）。如果认为瘘管适合进行肛瘘切开术，则使用手术刀或电刀以逐层切开皮肤、皮下组织和受累的括约肌纤维，将整个瘘管壁完全敞开。术中应破坏感染的肛隐窝，瘘管内的肉芽组织也应予以刮除。如果可疑非腺源性病因（如克罗恩病或结核病），需将刮除的肉芽组织送病理活检。切除肛瘘外口的陈旧性瘢痕，直至达到健康组织，以便促进创面的正常愈合。

应仔细检查和探查以明确有无任何分支瘘道。如果累及肌肉数量较少，则这些肌肉可采用与主管道相同的敞开技术予以处理。如果肌肉受累较大，则应考虑采用保留

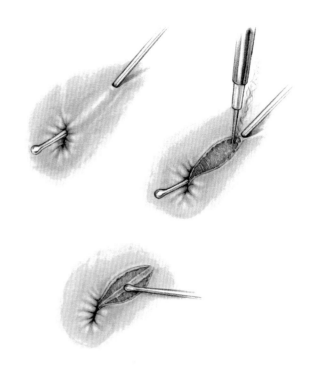

图 7-14　低位经括约肌型肛瘘的瘘管切开术

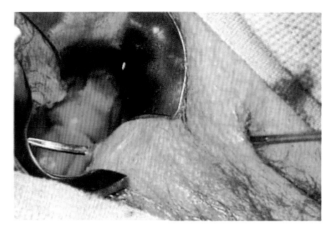

图 7-15　探针自瘘管外口插入内口（经许可引自：Gordon PH，NivatvongsS. Anorectal abscesses and fistula-in-ano. In：Principles and Practice of Surgery for the Colon，Rectum，and Anus. CRC Press，2007:191 - 234. ）

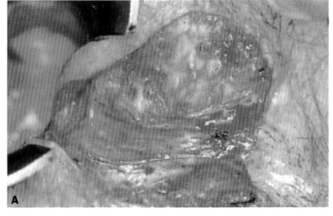

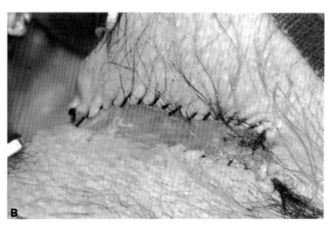

图 7-16　（A）切开整个瘘管、搔刮瘘道。（B）创面袋形缝合（经许可引自：Gordon PH，NivatvongsS. Anorectal abscesses and fistula-in-ano. In：Principles and Practice of Surgery for the Colon，Rectum，and Anus. CRC Press，2007:191 - 234. ）

括约肌术式。

　　一些外科医生选择使用可吸收缝线将切口边缘进行连续袋状缝合，使皮肤边缘与瘘管边缘相接近（图 7-16）。该方法可明显减少原始切口内未上皮化组织的面积，从而加快切口愈合。但是，该方法在肛门外观美容或功能改善方面并没有任何帮助。

特殊情况

括约肌间型肛瘘伴高位盲道

　　多数括约肌间型肛瘘为低位，仅累及小部分内括约肌。但有些患者会出现括约肌间型肛瘘伴高位盲道（图 7-17），在这种情况下，应采用瘘道敞开技术切开整个瘘道。对于大多数患者来说，可采用瘘管敞开技术，放心地切开齿状线以上拓展的脓肿和瘘道。偶尔也会出现瘘管在括约肌间自齿状线水平向上拓展而没有外口的情况，这种情况的处理方法同上，确保脓肿得到充分引流。

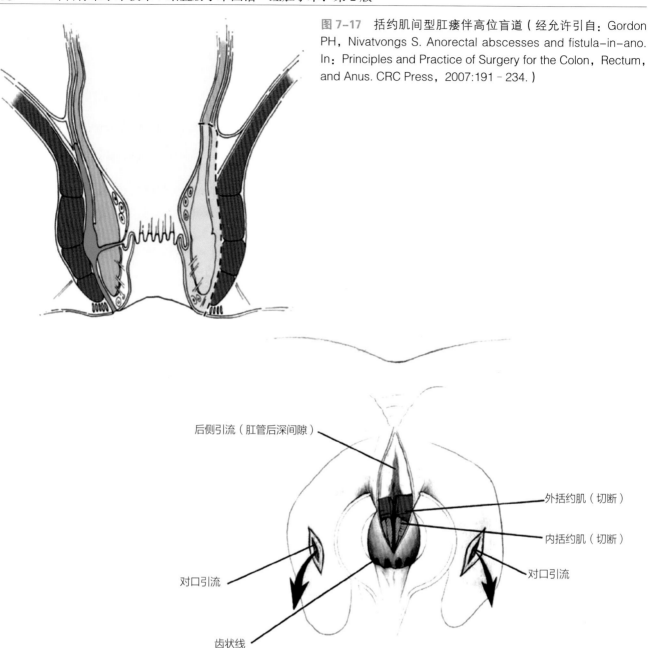

图 7-17　括约肌间型肛瘘伴高位盲道（经允许引自：Gordon PH，Nivatvongs S. Anorectal abscesses and fistula-in-ano. In：Principles and Practice of Surgery for the Colon，Rectum，and Anus. CRC Press，2007:191 - 234. ）

后侧引流（肛管后深间隙）

外括约肌（切断）

内括约肌（切断）

对口引流

对口引流

齿状线

图 7-18　Hanley 术式切开引流马蹄形脓肿的切口（仅允许引自：Gordon PH，Nivatvongs S. Anorectal abscesses and fistula-in-ano. In：Principles and Practice of Surgery for the Colon，Rectum，and Anus. CRC Press，2007:191 - 234. ）

马蹄形肛瘘

　　双侧外口多见于马蹄形肛瘘，瘘道可在括约肌间间隙或穿经括约肌复合体至双侧坐骨直肠窝。内口最常见于后正中线，开口于前正中线者则较为少见。源于后正中线肛腺的瘘管向前呈 U 形拓展，在两侧穿透皮肤。多年来，关于马蹄形肛瘘的手术方式朝着更为保守的方向发展。传统的 Hanley 术式需要明确并切开所有的瘘道，多数情况下会导致肌肉、软组织以及皮肤的广泛损伤（图 7-18）。此类术式术后恢复时间延长，并可能存在长期肛门功能缺陷。

　　目前，当患者出现马蹄形脓肿时，多采用较为保守的术式。改良的 Hanley 术式，包括通过肛尾韧带的后引流，后正中切开内括约肌和病变肛腺，以及双侧坐骨直肠窝

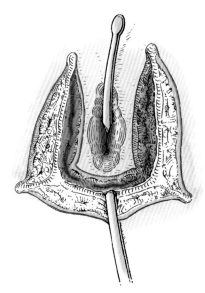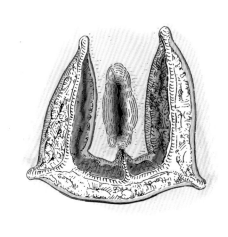

A　　　　　　　　　　　　　　　　　　　　B

图 7-19　（A）马蹄形肛瘘的内口探查。（B）内口切开和最小限度的括约肌离断

做切口引流。也可通过切开内括约肌和病变肛腺进行有限的引流，随后切开引流双侧坐骨直肠窝的脓肿。如果是反复发作性的马蹄形脓肿，可在后正中线切口处放置切割或非切割挂线，后续再行肛瘘的确定性手术。最后，有人提出一种更加保守的术式，后正中线切口，在括约肌间间隙确定感染肛腺，随后切开肛管后深间隙，给予搔刮引流（图 7-19）。后者术式的优点是学习曲线短，通过一次性手术来处理肛瘘，不影响肛门功能。

切割挂线技术

　　当不适合采用一期瘘道敞开技术时，可采用挂线技术来治疗肛瘘。切割挂线技术的原理是允许括约肌逐渐缓慢地切割离断，从而在进一步切割的同时逐渐愈合。如果瘘管包绕更多的括约肌复合体，超过了直接切开的安全范围，并且认为非括约肌保留术式是最佳的治疗策略，则可以考虑切割挂线技术。这种预防措施适用于低位经括约肌瘘和一些保留括约肌手术失败的复发性肛瘘。

　　一旦瘘道明确且已成功探查（如上所述），用电刀切开皮肤和皮下组织。使用带有眼孔和缝线材料（如 3-0 Vicryl）的探针。一旦缝线置于瘘道内，则将其系于所选的挂线材料上。用于切割挂线的材料很多，最常用的是不可吸收缝线（如丝线）。一旦挂线穿过整条瘘管，就将以上牵引用的缝线（如 3-0 Vicryl）切断。随后固定切割挂线，使其紧密环绕累及肌肉，并保留部分切割挂线材料悬挂于外，以便在临床中紧线（图 7-20~ 图 7-22）。作者倾向于选择橡皮筋为切割挂线材料，每月紧线 1 次，确保 2 次紧线期间有足够的时间允许组织愈合。

肛瘘分期切开术

　　肛瘘分期切开术是瘘管敞开技术的替代方法。一旦内口、外口探查明确，就可以如上所述放置挂线。挂线材料在瘘道周围松弛固定。通常认为挂线技术可促进组织纤维化，从而可使肌纤维维黏合固定在原位。挂线技术的另一个优点是允许外科医生更好地评估瘘道下方的肌肉量。在患者被麻醉的情况下，外科医生不可能完全判定瘘道下方的肌肉量。待患者清醒后再行复查可发现在瘘道水平以上有足够的肌肉得到保留。

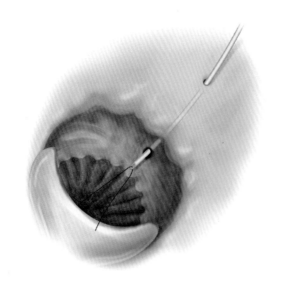

图 7-20 在瘘管内插入带有眼孔的金属探针，眼孔内引 3.0 可吸收缝线

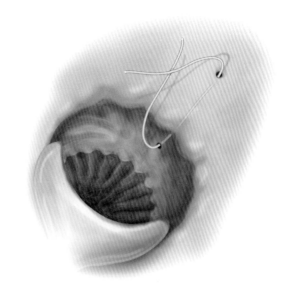

图 7-21 将切割挂线材料（例如 O-silk）固定到 3-0 可吸收缝线上，穿过瘘道

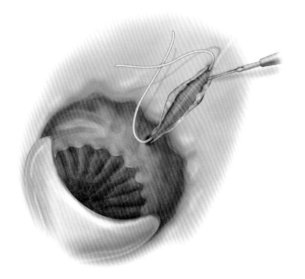

图 7-22 用电刀切开覆盖在瘘管上的皮肤和皮下组织，将切割挂线紧贴并固定在括约肌周围

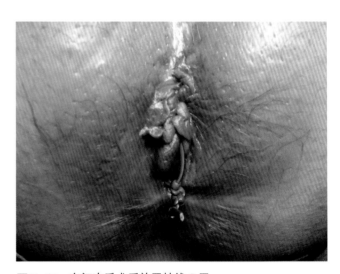

图 7-23 在初次手术后放置挂线 2 周

此外，挂线技术的另一个优点是它可以起到引流作用。4~6 周后，如果认为累及的肌肉量较少或合适，则可行肛瘘切开术。此时，因挂线导致的肌肉组织纤维化，因此肛瘘切开后，肌肉断端不会回缩。然而，这种术式应在累及少量肌肉时使用。研究结果表明，肛瘘分期切开术与常规肛瘘切开术相比，在术后功能方面没有差异（图 7-23）。

分离挂线技术

为了改善术后畸形、延迟愈合和切割挂线引起的失禁风险，Akagi 等改良了 Park 肛瘘切除术（将在下文中描述）。

Akagi 等报道了针对经括约肌型肛瘘的改良切割挂线术式，一旦瘘道探查明确且已置入探针（如上所述），在括约肌间沟做一小切口，将瘘道横断成两部分。在内口和括约肌间沟之间放置切割挂线，括约肌间沟和外口之间放置松弛挂线。在放置切割挂线之前，应切开表面的皮肤及皮下组织，减少术后疼痛不适。随后定期紧线。当切割挂线完全离断内括约肌后，移除外部松弛挂线（图 7-24~ 图 7-26），紧线可在门诊使用橡皮筋结扎器完成。

肛瘘切除术

肛瘘切除术是指从外口到内口完整切除瘘道。与肛瘘切开术相比，肛瘘切除术的要求略高，对周围括约肌的破坏较大，特别是当瘘管壁不清晰时。因此，肛瘘切除术尚未获得广泛普及。然而，它仍然是外科医生治疗肛瘘的工具之一，多用于低位经括约肌型肛瘘的治疗。

肛瘘切除一期闭合术

肛瘘切除术无须探查瘘管，因为可以在直视下观察和追踪瘘道。经过全面检查后，用组织钳钳夹外口周围皮肤，用电刀或手术刀锐性分离瘘管。逐渐向内口方向分离，逐层切开皮肤和皮下组织，直视下观察瘘道与括约肌的关系。穿经括约肌处及进入肛管部的残余瘘道予以剔除，在穿经括约肌处形成一条隧道。如果肛瘘位置较低，符合低位经括约肌型肛瘘，并判断累及的肛门外括约肌可以离断且不影响肛门功能，则可将皮肤、皮下组织以及瘘道下方的肌肉进行切断（图 7-27~ 图 7-30）。

但是，如果是中位或高位经括约肌型肛瘘，则将瘘道从肌肉中去除后，其产生的隧道可以通过以下几种方式处理：隧道和由此产生的缺损可以简单地通过自行二期愈

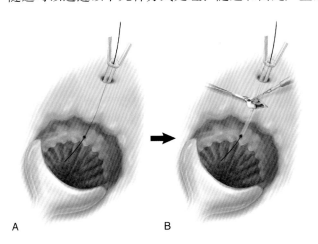

图 7-24　（A）明确瘘道。（B）将其在括约肌间平面离断

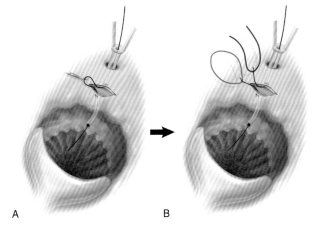

图 7-25　分别将挂线材料置入瘘管的（A）内侧部分和（B）外侧部分

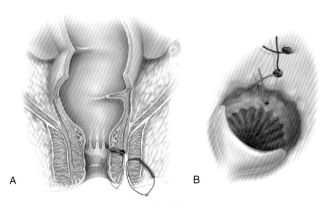

图 7-26　（A、B）分隔挂线术完成

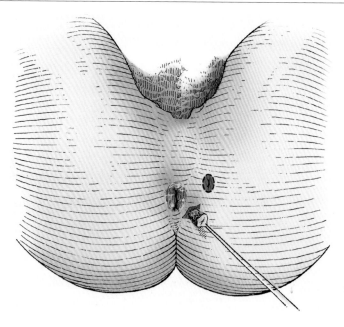

图 7-27　肛瘘切除术。可见 2 个外口，牵拉外口周围小范围的皮肤并切除

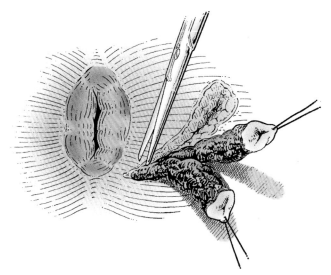

图 7-28　用手术剪分离瘘道

合达到恢复；其次，内口缺损可采用一期闭合，或使用推移瓣闭合，最终，隧道会被改道进入括约肌间平面。

注意事项

用于高位经括约肌瘘或术前括约肌功能差的肛瘘剔除术

此术式可用于高位经括约肌型肛瘘和括约肌上型肛瘘，或有产伤史的低位经括约肌型肛瘘，或术前括约肌功能差的患者。

沿外口周围做小切口，用蚊式钳牵拉瘘管，以便剥离。术中紧贴瘘管壁游离，以避免对肌肉、皮下组织或皮肤造成损伤。当剔除至括约肌间隙外侧时，止血钳牵拉内口，自肛管内向外侧游离，小心剔除主管道，最终将整个管道完整剔除，同时没有对括约肌造成任何损伤（图 7-31~ 图 7-34）。通常情况下，瘘管剔除后，一般采用简单关闭内口或推移瓣的方式。推移瓣手术见第 40 章。

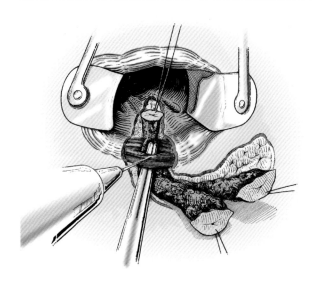

图 7-29　识别内口并仔细分离和保留外括约肌

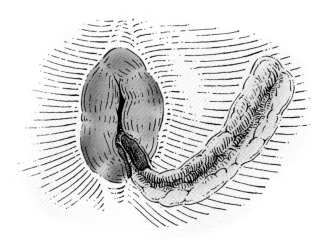

图 7-30　完成低位肛瘘切除术

术后管理

患者通常在手术当天出院。对于广泛肛瘘切开术且瘘道较长的患者，为了充分控制疼痛，可能需要短期住院。术后饮食不限制，必要时给予镇痛药。多数情况下，无须使用抗生素，只有在并发脓肿引起广泛的蜂窝织炎时才使用。指导患者保持高纤维饮食，并根据临床情况给予通便剂。要求患者术后 4~6 周门诊复查。

出院前，向患者提供切口护理的详细说明。每天无须用纱布填塞创面，避免因此带来的痛苦。并告知患者，理想愈合应是先从创面底部到浅部的生长过程，两侧皮肤边缘不会过早愈合。建议每次排便后温水坐浴或淋浴头温水清洗创面，每天 3 次，以保持创面清洁。

并发症

早期并发症

肛瘘切开术和肛瘘切除术早期并发症并不常见。假性愈合可引起局部肿胀或创面分泌物积聚。如果发生这种情况，必须重新打开创面。因此，应告知患者术后创面可能需要 1 个月左右才能愈合，如果创面过早闭合，建议患者及时前往门诊检查处理。

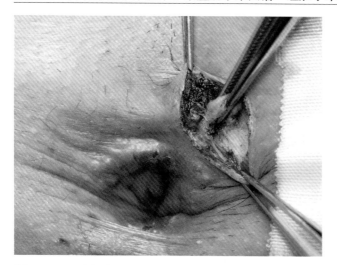

图 7-31　肛瘘切除术，在外口周围做小切口

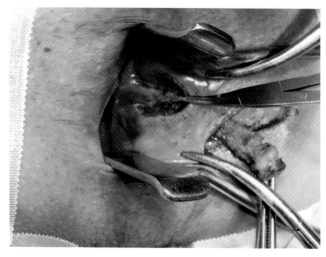

图 7-32　解剖肛瘘内口

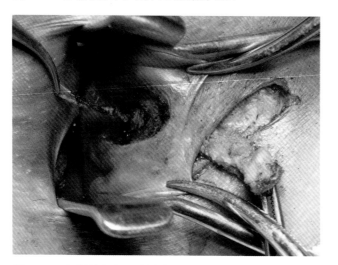

图 7-33　解剖并保留内外括约肌和其上被覆的皮肤

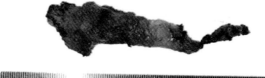
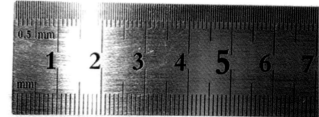

图 7-34　完整剔除的瘘道

　　术后出血是肛瘘手术的另一个早期并发症。肛瘘切开术袋形缝合可尽可能减少原始创面的暴露，临床实践证明可降低出血风险并缩短恢复时间。

　　尽管罕见，但尿潴留和粪嵌塞也在术后早期并发症中有所描述。

晚期并发症

　　术后可能发生的两个最重要的晚期并发症是肛瘘的复发和肛门失禁。幸运的是，该术式术后复发率低，因此应尽可能首选肛瘘切开术或肛瘘切除术。术后复发的原因可能是术中未能明确真正的内口，或者是未能明确分支瘘管。肛瘘切开术或肛瘘切除术的主要缺陷是由于括约肌的离断可能导致肛门功能的受损。受损程度与离断括约肌数量相关，范围为轻微和暂时性的功能障碍至永久性功能障碍。因此，在进行肛瘘切开术或肛瘘切除术之前，应充分了解瘘道与括约肌之间的关系。肛瘘复杂、内口较高、前侧内口、瘘管分支较多的患者，若施行肛瘘切开术或肛瘘切除术，发生失禁的风险极高。除了上述肛瘘的病理学因素，患者本身的特点也可增加术后失禁的发生风险，如女性生产时易损伤括约肌以及高龄等因素。

结果

对于单纯性肛瘘，包括括约肌间型肛瘘和低位经括约肌型肛瘘，肛瘘切开术是非常有效的治疗方法。通常术后愈合时间需要 6~8 周，但袋形缝合可使愈合时间缩短。复发和失禁是肛瘘手术的两大并发症。对于肛瘘切开术，其复发率较低且处于可接受范围内。复发率因报道而异，范围为 0%~2%（表 7-2）。在作者的临床实践中，对 156 例患者进行随访，平均随访时间为 9.1 年，肛瘘切开术治疗括约肌间型肛瘘和低位经括约肌型肛瘘的复发率为 19.3%。有幸的是，对于术前符合适应证选择的患者，肛瘘切开术对其肛门功能仅造成轻微改变或无改变。文献对于失禁率的报道不尽相同，为 0%~39%，且文献对失禁和随访的定义也各不相同。根据作者肛瘘切开术的经验来看，患者平均随访时间 9.1 年，其中 17.6% 的患者肛门功能发生改变（Wexner 评分中位数为 0，范围为 0~15）；仅 2 例患者（1.7%）有中重度症状。此外，对于这些肛门功能发生改变的患者，其大便失禁生活质量评分中位数（范围 1~4；4 代表未受影响）为 4.0（2.0~4.0），耐受度评分为 4.0（1.33~4.0），抑郁评分为 4.0（1.30~4.0），以及尴尬度评分为 4.0（1.33~4.0）。在最近一项权威的多中心前瞻性研究中，133 例低位经括约肌型肛瘘患者采用敞开性肛瘘切开术，62 例高位经括约肌型肛瘘患者采用肛瘘分期切开术，88% 的患者对手术疗效表示满意。

在本研究中，低位肛瘘患者术前和术后 Wexner 评分中位数分别为 1.0（0~11）和 2.0（1~18），对于高位瘘患者，术前和术后 Wexner 评分中位数分别为 2.0（0~13）和 3.0（0~21）。该研究强调了肛瘘切开术更适合低位经括约肌型肛瘘，对经括约肌型肛瘘术后肛门控便功能是有影响的。

最近的一项对 37 项切割挂线术研究的回顾性报道称，采用挂线术式的失禁发生率为 20.5%~67%，平均失禁率为 12%，失禁程度随瘘管的复杂性增加。经括约肌型肛瘘失禁率为 20.5%（18 项研究，n=348 例患者），括约肌上型肛瘘为 67%（5 项研究，n=15 例患者），括约肌外型肛瘘为 37%（5 项研究，n=25 例患者）。因此，即使采取肛

表 7-2　肛瘘切开术治疗经验					
作者	年份	患者数目（例）	复发率(%)	失禁率(%)	随访
Kronborg	1985	26	11		12 个月
Hebjorn	1987	20	10	8.3	12 个月
Schouten	1991	36	3	39	42.5 个月
Tang	1996	24	0	0	12 个月
Ho Y	1997	24	0	0	15.5 个月
Ho	1998	52		11	9 周
Belmonte Montes	1999	24		5	12 个月
Oliver	2003	100	5	6	12 个月
Pescatori	2006	52	8.3	8.3	10 个月
Atkin	2011	180			
Arroyo	2012	64	32	16	
Tozer	2013	50	7	20	11 个月
Hall	2014	146	6		3 个月
Felt-Bersma	2015	116		34	7.8 年
DeMarco	2017	156	19.3	2	9.1 年

瘘分期切开术或肛瘘切割挂线术，由于它们为非括约肌保留术式，故也会有失禁的发生风险。前文讲述的分离挂线技术试图保留所有外括约肌组织，在这项研究报告中，结果为术后复发率极低，为 2.4%；但没有对术后失禁情况进行描述。

肛瘘切除术与肛瘘切开术相比会切除更多的组织。在一项随机试验中，通过将肛瘘切开术与开放性肛瘘切除术相比，作者发现行肛瘘切开术的患者术后愈合时间明显更短，且 1 年后肛瘘切除术组肛门失禁率略高于行肛瘘切开术组（17.6% vs 5%）。在最近的一项荟萃分析中，来自 6 项随机对照试验的 565 例患者被纳入研究，通过对肛瘘切除术和肛瘘切开术治疗低位经括约肌型肛瘘的疗效进行对比，结果表明两者间总体复发率及失禁率无明显统计学差异，两者在愈合时间上也无差异。因此，对经验丰富的医生来说，肛瘘切除术的治愈率极高，且低位肛瘘术后并发症发生率极低。

结论

肛瘘的治疗重点是要在降低复发风险和保护肛门功能之间取得平衡。因此，治疗方法的选择取决于瘘道所累及的括约肌数量。切除术较适用于括约肌间型肛瘘和低位经括约肌型肛瘘，而非切除术式则适用于除此以外的其他类型肛瘘。患者的倾向也会影响手术选择，若患者希望采用保守的方式，以及更长的恢复时间，则应采取保留括约肌术式，而非切除术式；若患者希望术后能够尽快愈合，则应选择切除术式。总之，外科医生应根据其临床判断能力、临床经验和他们对于各种肛瘘手术的熟练程度，来决定最适合患者的手术方式。

参考文献

[1] Akagi K, Tsujinaka H, Hmasaka K. Seton method for low intersphinchteric fistula. J Coloproctol 2010;63:488–493.

[2] Buchanan GN, Halligan S, Bartram CI, Williams AB, Tarroni D, Cohen CR. Clinical examination, endosonography, and MR imaging in preoperative assessment of fistula in ano: comparison with outcome-based reference standard. Radiology 2004;233(3):674–681.

[3] Cirocco WC, Reilly JC. Challenging the predictive accuracy of Goodsall's rule for anal fistulas. Dis Colon Rectum 1992;35:537–542.

[4] Davis BR, Kasten KR. Anorectal abscess and fistula. In: The ASCRS Manual of Colon and Rectal Surgery. New York, NY: Springer, 2009:215–244.

[5] De Marco C, Abou-Khalil M, Morin, N, et al. Should we be quick to dismiss non-sphincter-sparing surgery for fistula-in-ano? An analysis of long-term outcomes. Seattle, WA: American Society of Colon and Rectal Surgery, 2017.

[6] Gordon PH. Anorectal abscesses and fistula-in-ano. In: Gordon PH, Nivatvongs S, eds. Principles and Practice of Surgery for the Colon, Rectum, and Anus. Boca Raton, FL: CRC Press, 2007:191–234.

[7] Jorge JM, Wexner SD. Etiology and management of fecal incontinence. Dis Colon Rectum 1993;36:77–97.

[8] Kim Y, Park YJ. Three-dimensional endoanal ultrasonographic assessment of an anal fistula with and without H2O2 enhancement. World J Gastroenterol 2009;15(38):4810–4815.

[9] Kronberg O. To lay open or excise a fistula-in-ano: a randomized trial. Br J Surg 1985;72:970.

[10] Parks AG, Gordon PH, Hardcastle JD. A classification of fistula-in-ano. Br J Surg 1976;63(1):1–12.

[11] Ritchie,RD, Sackier JM, Hodde JP. Incontinence rates after cutting seton treatment for anal fistula. Colorectal Dis 2009;111(6):564–571.

[12] Siddiqui MR, Ashrafian H, Tozer P, et al. A diagnostic accuracy meta-analysis of endoanal ultrasound and MRI for perianal fistula assessment. Dis Colon Rectum 2012;55(5):576–585.

[13] Tan KK, Koh DC, Tsang CB. Managing deep postanal space sepsis via an intersphincteric approach: our early experience. Ann Coloproctol 2013;29(2):55–59.

[14] Xu Y, Liang S, Tang W. Meta-analysis of randomized clinical trials comparing fistulectomy versus fistulotomy for low anal fistula. SpringerPlus 2016;5:1722.

第8章　肛瘘栓

Bruce W. Robb, Marc A. Singer

适应证与禁忌证

　　肛瘘治疗的失败会给医患都带来很强的挫折感。肛瘘切开术是治疗简单肛瘘常用的非常有效的术式，对于复杂性肛瘘的治疗则另当别论。肛瘘切除术或切割挂线术虽然可有效治疗肛瘘，但有引起肛门失禁的风险。目前，肛瘘治疗中能保护肛门自主功能的有效手段包括：使用纤维蛋白胶、括约肌间瘘管结扎术（LIFT）、直肠黏膜瓣推移，以及使用生物材料肛瘘栓。Brad Sklow 最早提出和详细介绍了使用肛瘘栓治疗肛瘘的方法，其灵感源自 Schultz 等在 *JACS*（*Journal of the American College of Surgeons*）的个案报道。该报道介绍将猪小肠黏膜下层卷紧填塞在肠外瘘中，该技术针对肛瘘的治疗进行了改进。随后，Cook Medical 公司专门研究设计出了肛瘘栓（Bloomington，IN；Surgisis Anal Fistula Plug）。治疗原理很简单，即：肛瘘栓提供一种基质，组织可以在其上生长，从而使瘘道闭合，理论上没有失禁风险。

适应证

　　（1）腺源性经括约肌型肛瘘。

　　（2）括约肌间型肛瘘（可行肛瘘切开术时禁用）。

禁忌证

　　（1）持续存在的脓肿或感染。

　　（2）括约肌间型肛瘘（无肛瘘切开术禁忌证时）。

　　（3）内口或外口识别困难。

　　（4）对填塞材料过敏。

　　目前有一种经 FDA 批准的商用肛瘘栓：Cook Biodesign Anal Fistula Plug（Cook Medical Inc 制造）

术前准备

　　患者应该先进行肛周脓肿的外科引流，在置入肛瘘栓前需行挂线引流 6~12 周。对于没有感染迹象且瘘管形成良好的患者，可以使用肛瘘栓。建议术前使用一次广谱抗生素。对于肠道准备至今仍无共识，有研究者强调机械性全肠道准备，而另一些研究者则建议在术前一天的早上简单地使用灌肠剂灌肠即可。应强调的是，手术时不应存在活动性感染，并且已形成明显成熟的瘘管。

手术

因为肛瘘栓在保护肛门功能方面具有良好的安全性并且技术上操作容易，因此已被广泛用于复杂性肛瘘的治疗。文献显示其治疗结果差异很大，那些报道成功率很高的研究者将这些差异归因于患者的选择和技术细节。

2007 年，具有丰富的肛瘘栓使用经验的外科医生们共同讨论，并发布了一套更为有效的推荐共识。

体位

外科医生会针对不同的肛门直肠手术采用不同的体位和麻醉方式。可选择阴部神经阻滞或腰麻，患者取俯卧折刀位，通常无须再改变体位。不过，许多文献报道采用全身麻醉，取截石位进行手术。

操作方法

术前的引流挂线在位（图 8-1）。再次检查会阴和肛管，确认内口和外口。在使用肛瘘栓之前还应彻底检查确认没有活动性感染。将 2-0 缝线固定在挂线材料上，然后将挂线材料切断并从瘘管中拉出，这样就使缝线贯穿整个瘘道，将针头留在瘘管的"内口"侧（图 8-2）。通过输液器用稀释的双氧水冲洗瘘道，或者用肛瘘刷或小刮匙轻柔搔刮瘘道壁（图 8-3、图 8-4），最后用生理盐水冲洗瘘道。将肛瘘栓完全浸没在无菌生理盐水中不超过 2min，可以用手术器械如止血钳按压确保肛瘘栓完全浸没在生理盐水中。将肛瘘栓的"外口"端固定在之前留置的缝线上，牵拉缝线，使肛瘘栓自内口贯穿整个瘘道。随后用 2-0 可吸收缝线将肛瘘栓固定在内口处，缝线应锚定在括约肌复合体上，同时覆盖肛瘘栓。建议将两针缝合呈直角，缝线穿过括约肌，然后分别穿过肛瘘栓，以便"堵塞"肛瘘栓。如有必要，可适当修剪肛瘘栓。一些外科医生选择制作小的黏膜瓣以更好地覆盖内口处的肛瘘栓。

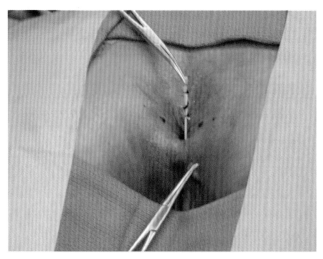

图 8-1　剪断先前放置的挂线材料。仔细检查确认没有炎症或感染

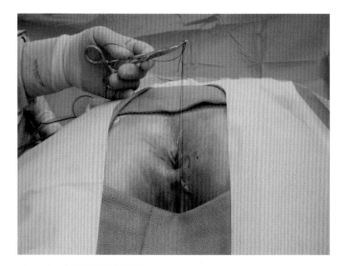

图 8-2　将缝线贯穿瘘道

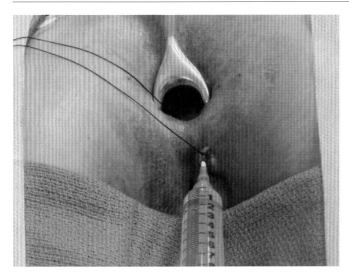

图 8-3　用双氧水冲洗瘘道

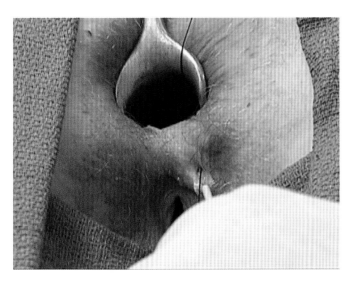

图 8-4　用瘘道刷轻轻搔刮瘘道

　　Gore Bio-A（R）肛瘘栓被设计成大小与瘘道一致，附在底盘上的可活动臂上。Gore Bio-A（R）的放置方式与上述肛瘘栓类似，缝线穿过瘘道，然后将其固定到先前已经润湿的"特定大小"的肛瘘栓上。缝线应在离肛瘘栓末端约 3mm 处，以便有足够的强度将肛瘘栓拉入管道，但不要过度折叠，避免难以拉入管道（图 8-5、图 8-6）。2-0 可吸收缝线将底盘与周围组织缝合固定，不少于 3 针。根据外科医生的偏好，可以将底盘埋入黏膜"袋"中或者简单地将其牢固地缝合到周围组织上。外口处多余的材料予以修剪。外口的处理方法有两种，外部开口要么保持开放，要么松散地闭合，不要将肛瘘栓与外口固定（图 8-7）。

　　步骤：

　　识别内口和外口。

　　确认无活动性感染。

　　轻轻清除瘘道。

　　将肛瘘栓置入瘘道。

　　将肛瘘栓固定于内口。

　　外口开放以通畅引流。

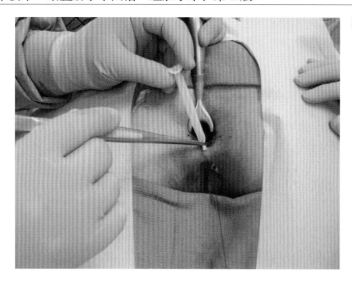

图 8-5　将特定大小的肛瘘栓自内口拖入瘘道

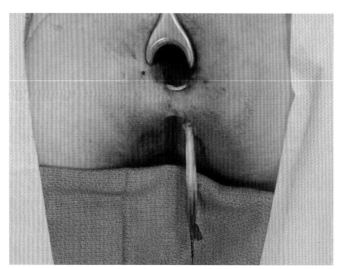

图 8-6　将肛瘘栓从瘘道中拉出，使底盘平放在黏膜上或黏膜"袋"中

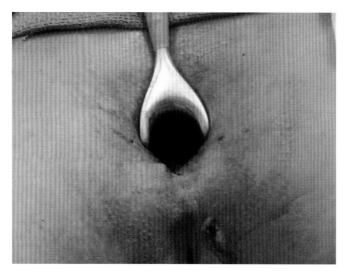

图 8-7　底盘固定，外口开放

术后管理

术后护理在门诊进行，患者术后 2 周内应避免进行任何形式的剧烈活动。

每天局部使用 10% 甲硝唑软膏 2 次，也可使用院内自制制剂，用白色凡士林配制，简单经济。告知患者在术后数月内仍会有持续的渗液，肛瘘栓可能会脱落排出。除预防便秘之外，共识声明没有限制饮食或改变排便习惯的建议。如果术后 1 周发生肛瘘栓脱落，则定义为技术性失败。在判定肛瘘栓治疗失败之前，应至少观察 3 个月。

并发症

　　肛瘘栓的并发症包括肛肠手术的所有并发症，但发生率很小。除瘘管未能闭合外，最常见的并发症是脓肿，但通常很少发生。感染可通过口服抗生素进行治疗，有时可能需要在诊室或手术室进行引流。可通过挂线或经外口换药处理感染。疼痛通常很少发生，口服止痛药物即能控制。肛瘘栓脱落是常见的并发症，也是该手术失败的原因。

结果

　　从已发表的结果来看，不同研究中显示的肛瘘栓治疗成功率差异很大（表 8-1）。尽管早期使用肛瘘栓的热情已经趋缓，早先的手术成功率也无法重复，但肛瘘栓的确对一些选择性的患者治疗是有效的。结果上的巨大差异部分是因选择患者的不同所导致的，一些研究者将多次手术闭合失败和首次手术闭合失败的患者纳入研究。肛瘘栓脱落是一种常见的并发症，主要是与技术操作或与术后护理有关。在一项连续病例研究中，25% 的患者发生感染性并发症，可以预见其总体结果不会很好。大多数早期研究中没有考虑到瘘管长度对结果的影响，McGee 等已证明了这一点并将其列为预测肛瘘栓治疗结局的预测指标（表 8-2）。

　　大多数结果来自针对 Surgisis（R）Cook Medical 肛瘘栓的研究。只有 Buchberg 等进行比较两种市售肛瘘栓的研究。结果显示，Gore Bio-A（R）瘘管栓的手术成功率（54.5%）比 Surgisis（R）肛瘘栓的手术成功率（12.5%）有所提高。长期多中心前瞻性研究表明，Gore Bio-A 瘘管栓 1 年期瘘管闭合率为 49%。

　　与直肠推移瓣相比，肛瘘栓的使用是划算的，即便将保守估计的肛瘘栓疗效与大体估算的推移瓣疗效相比，结果也是如此。同时，几乎所有研究都指出，使用肛瘘栓后的并发症发生率较低。因此，以上两个特点也确保了肛瘘栓会在一定限度内继续被用以治疗复杂性肛瘘。

表 8-1　已报道的肛瘘栓使用结果			
作者	病例数（例）	瘘管闭合（%）	随访（月）
Cook Surgisis/Biodesign FiStula Plug			
Champagne 等	46	83	12
O'Connor 等	20	80	10
van Koperen 等	17	41	7
Lawes 等	17	24	7
Ky 等	37	55	12
Christoforidis 等	47	43	5
Safar 等	35	14	4
Wang 等	29	34	9
Schwander 等	60	62	12
Ellis 等	63	81	> 12
van Koperen 等	31	29	11
Gore Bio-A FiStula Plug Stamos 等	74	49	12

作者	病例数（例）	瘘管长度（cm）	瘘管闭合（%）	随访（月）
表 8-2 瘘管长度预测肛瘘栓闭合瘘管				
McGee 等	23	> 4	61	24
	19	< 4	21	24

结论

复杂性肛瘘的治疗无论对患者还是对外科医生来说都是非常棘手的问题。因为使用的便捷性及良好的安全性，使用肛瘘栓在过去一直是一种很受欢迎的疗法。尽管针对肛瘘栓的不同研究公布的疗效存在很大差异，但它们的安全性很少受到质疑。肛瘘栓为外科医生提供了一种治疗复杂肛瘘的选择。

参考文献

[1] Adamina M, Hoch JS, Burnstein MJ. To plug or not to plug: a cost-effectiveness analysis for complex anal fistula. Surgery 2010;147:72–78.

[2] Buchberg B, Masoomi H, Choi J, Bergman H, Mills S, Stamos MJ. A tale of two (Anal fistula) plugs: is there a difference in short-term outcomes? Am Surg 2010;76:1150–1153.

[3] Champagne BJ, O'Connor LM, Ferguson M, Orangio GR, Schertzer ME, Armstrong DN. Efficacy of anal fistula plug in closure of cryptoglandular fistulas: long-term follow-up. Dis Colon Rectum 2006;49:1817–1821.

[4] Christoforidis D, Etzioni DA, Goldberg SM, Madoff RD, Mellgren A. Treatment of complex anal fistulas with the collagen fistula plug. Dis Colon Rectum 2008;51:1482–1487.

[5] Corman M, Abcarian H, Bailey HR, et al. The surgisis AFP anal fistula plug: report of a consensus conference. Colorectal Dis 2008;10:17–22.

[6] Ellis CN, Rostas JW, Greiner FG. Long-term outcomes with the use of bioprosthetic plugs for the management of complex anal fistulas. Dis Colon Rectum 2010;53:798–802.

[7] Ky AJ, Sylla P, Steinhagen R, Steinhagen E, Khaitov S, Ly EK. Collagen fistula plug for the treatment of anal fistulas. Dis Colon Rectum 2008;51:838–843.

[8] Lawes DA, Efron JE, Abbas M, Heppell J, Young-Fadok TM. Early experience with the bioabsorbable anal fistula plug. World J Surg 2008;32:1157–1159.

[9] McGee MF, Champagne BJ, Stulberg JJ, Reynolds H, Marderstein E, Delaney CP. Tract length predicts successful closure with anal fistula in cryptoglandular fistulas. Dis Colon Rectum 2010;53:1116–1120.

[10] O'Connor LM, Champagne BJ, Ferguson M, Orangio GR, Schertzer ME, Armstrong DN. Efficacy of anal fistula plug in closure of Crohn's anorectal fistulas. Dis Colon Rectum 2006;49:1569–1573.

[11] Robb BW, Vogler SA, Nussbaum MN, Sklow B. Early experience using porcine small intestinal submucosa to repair fistula-in-ano. Dis Colon Rectum 2004;47:609.

[12] Safar B, Jobanputra S, Sands D, Weiss EG, Nogueras JJ, Wexner SD. Anal fistula plug: initial experience and outcomes. Dis Colon Rectum 2009;52:248–252.

[13] Schultz DJ, Brasel KJ, Spinelli KS, Rasmussen J, Weigelt JA. Porcine small intestine submucosa as a treatment for enterocutaneous fistulas. J Am Coll Surg 2002;194(4):541–543.

[14] Schwandner T, Roblick MH, Kierer W, Brom A, Padberg W, Hirschburger M. Surgical treatment of complex anal fistulas with the anal fistula plug: a prospective, multicenter study. Dis Colon Rectum 2009;52:1578–1583.

[15] Stamos M J, Snyder M, Robb BW, et al. Prospective multicenter study of a synthetic bioabsorbable anal fistula plug to treat cryptoglandular transsphincteric anal fistulas. Dis Colon Rectum 2015;58:344–351.

[16] van Koperen PJ, Bemelman WA, Gerhards MF, et al. The anal fistula plug treatment compared with the mucosal advancement flap for cryptoglandular high transsphincteric perianal fistula: a double-blinded multicenter randomized trial. Dis Colon Rectum 2011;54:387–393.

[17] van Koperen PJ, D'Hoore A, Wolthuis AM, Bemelman WA, Slors JF. Anal fistula plug for closure of difficult anorectal fistula: a prospective study. Dis Colon Rectum 2007;50:2168–2172.

[18] Wang JY, Garcia-Aguilar J, Sternberg JA, Abel ME, Varma MG. Treatment of transsphincteric anal fistulas: are fistula plugs an acceptable alternative? Dis Colon Rectum 2009;52:692–697.

第 9 章　括约肌间瘘道结扎术（LIFT）：应用补片

Marc C. Osborne

适应证与禁忌证

2007 年，最早由 Rojanasakul 等报道，括约肌间瘘道结扎术（LIFT）是一种用于治疗肛瘘的保护肛门括约肌的手术。LIFT 手术中的关键步骤是确认括约肌间平面内的瘘管并进行结扎，而不损伤括约肌。该技术已被用于包括低位和高位经括约肌型肛瘘，以及括约肌上型肛瘘和括约肌外型肛瘘的治疗。

目前，为了避免肛瘘切开术引发的并发症，LIFT 手术主要用于经括约肌型肛瘘的治疗。手术适应证包括：

- 低位经括约肌型肛瘘。
- 高位经括约肌型肛瘘。
- 瘘管穿经括约肌间隙的括约肌上型肛瘘 / 括约肌外型肛瘘。
- 复发性肛瘘。
- 既往有肛门失禁问题。
- 多发性肛瘘。

LIFT 手术禁忌证很少，但可能包括：

- 会阴活动性感染。
- 炎症性肠病活动期。
- 恶性肿瘤。

既往内括约肌的离断或损伤也是相对禁忌证，因为括约肌间隙可能消失。内口与外口在括约肌间沟附近的患者也不太适合该手术，因为此种情况，要从括约肌间沟游离肛瘘开口并进行瘘道结扎，面临着巨大的技术挑战。当然，有些瘘管可能更难治疗，失败率更高，包括克罗恩病肛瘘、放疗之后的肛瘘和直肠阴道瘘等。LIFT 手术是一种新术式，因此该术式在这些瘘管亚型中进行的研究相对较少。

术前准备

复杂性肛瘘的 LIFT 手术是分阶段进行的，术前明确瘘管解剖结构并充分引流任何肛周感染。作者通常在 LIFT 术前至少持续 8 周挂线来促使瘘管的形成。挂线引流可以消除肛周感染并促进瘘管纤维化，有利于括约肌间隙的解剖以及结扎。作者采用直肠腔内超声辅助明确瘘管，通常将双氧水从外口注入。超声检查有助于决策肛瘘的治疗，以及有助于鉴别高盲道或未引流的脓肿。

LIFT 作为门诊手术进行，肠道准备仅用灌肠。但是，是否进行完整的肠道准备可以由外科医生自行决定。术前无须使用抗生素。

手术

体位

全身麻醉下取俯卧折刀位，用宽胶带分开臀部。肛周区域常规消毒铺巾，肛周组织局部浸润麻醉，并进行双侧阴部神经阻滞。在麻醉下进行彻底检查以排除可能存在的感染，并确认肛瘘的解剖学特点。

操作方法

1. 识别瘘道

- Lockhart–Mummery 探针穿过瘘管道并识别内口。
- 如果内口寻找困难，可将双氧水自外口注入有助于识别。

2. 在括约肌间沟表面皮肤做弧形标记（图 9-1）

- 括约肌间沟可通过术中肛门镜轻轻牵拉括约肌来显示，并用分离钳的背部明确定位。
- 做 3~4cm 的切口以保证手术显露和操作。
- 为了充分显露术野，可以使用 Lone Star 牵开器（CooperSurgical，Inc.，Trumbull，CT）。Rojanasakul 还发明了自己使用的 LIFT 肌间拉钩。

3. 括约肌间隙的解剖

- 括约肌间隙向头侧（深部）进行充分游离直至瘘道水平。
- 用电刀游离时，注意止血并避免损伤括约肌。
- 头侧游离时，Lone Star 拉钩更有利于显露括约肌间隙。

4. 瘘道的解剖（图 9-2）

- 在括约肌间隙可用钝性和锐性解剖相结合的方法来明确瘘道。
- 瘘道探针可用于引导瘘道的解剖。
- 如果使用了挂线引流，瘘道形成的纤维化更容易明确定位。
- 还可用小的直角钳从瘘道深部游离出瘘道，以便清楚显露。

5. 瘘道的结扎和离断（图 9-3）

- 为了瘘道结扎离断后识别两侧瘘道的断端，可以先在瘘道断端的任一侧引线标记，一般首选简单的离断，也可以切除一部分肌间的瘘道。

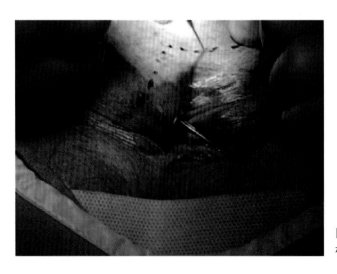

图 9-1 在括约肌间沟处做手术切口标记。探针通过瘘道自内口探出

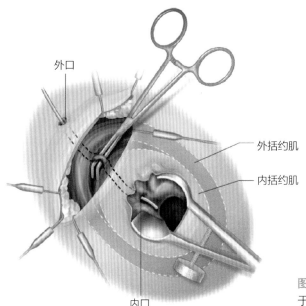

图 9-2　充分游离括约肌间瘘道，为了便于识别，探针穿过瘘道予以标记

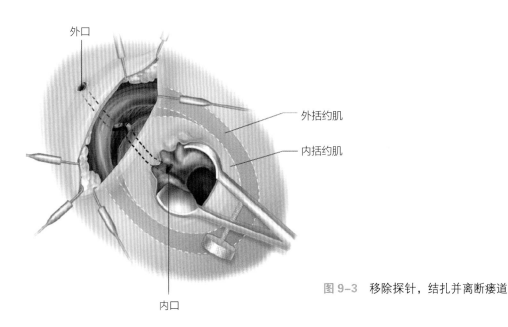

图 9-3　移除探针，结扎并离断瘘道

- 然后在两侧分别缝扎，即在括约肌间隙内两侧瘘道分别进入外括约肌和内括约肌的入口处。选择可吸收缝线完成操作。
- 通过外口注入过氧化氢，以确保肌间瘘道的外括约肌部分是否结扎牢固。
- 在括约肌间隙注入过氧化氢，以确保肌间瘘道穿过内括约肌部分结扎牢固。

6. 瘘道内外口的处理
- 轻轻搔刮内口，确保没有感染源，内口可用 "8" 字缝线封闭或保持开放。
- 保持外口开放，通常扩大外口；刮除瘘道的肉芽组织和上皮化组织。

7. 切口闭合
- 冲洗括约肌间隙。
- 用可吸收缝线间断缝合括约肌间隙。
- 用可吸收缝线间断缝合皮肤。

有很多关于 LIFT 原创式改良的报道。这些改良包括：瘘道的简单结扎、括约肌间部分瘘道的切除、一并切开内括约肌和内口、穿经内括约肌处瘘道填塞生物补片、括约肌间隙放置生物补片等。也有 LIFT 手术同时使用生物栓（LIFT-Plug）或生物补片（BioLIFT）的报道。

在 LIFT-Plug 中，同样是在括约肌间平面上进行游离解剖。

- 内括约肌侧的瘘道予以结扎。
- 贯穿外括约肌的瘘道部分予以清除干净。
- 然后将生物栓自括约肌间隙穿过瘘道至外口，将肛瘘栓缝合固定在外括约肌上。
- 关闭括约肌间隙和创面。

与 BioLIFT 同样的方式进行如下操作：

- 游离至瘘管深部 1~2cm 处，其宽度要足以放置一小块生物补片。
- 在括约肌间隙离断瘘道。
- 结扎内括约肌侧的瘘道。
- 将一小块生物补片裁剪成一定尺寸的大小，放置在括约肌间隙内。补片覆盖瘘道 1~2cm，并用可吸收缝合线固定在外括约肌上。
- 将生物补片修剪成适合于括约肌间隙大小后，在括约肌间沟外缘处缝合切口。

术后管理

患者出院时给予适当的镇痛，包括口服对乙酰氨基酚、扑热息痛、非甾体类抗炎药或阿片类镇痛药，以及外用局部麻醉药。指导患者使用纤维补充剂和泻药预防便秘。

患者通常在手术后大约 1 个月复诊，并根据患者的恢复情况，约在 2 个月后进行第 2 次随访。

并发症

LIFT 手术后的并发症可包括出血、脓肿形成、不愈合、肛瘘复发、切口裂开和尿潴留。幸运的是，急需再次手术和肛门失禁是罕见的。

结果

自 2007 年 LIFT 手术报道以来，许多学者也发表了他们的研究结果。表 9-1 总结了这些研究的结果。大多数研究是病例报道，代表了各种不同的技术。尽管一些研究指出随访时间超过 1 年，但随访时间差异较大。报道的成功率为 47%~94%。虽然成功率有差异，但与手术相关的肛门功能几乎没有变化。

3 项研究阐述了 BioLIFT 的结果：Ellis 最初的文章指出，31 例患者，随访 1 年成功率为 94%，Tan 和 Chew 的后续报道分别指出成功率为 69%~63%，随访时间为 5~6 个月。

Han 在 2016 年进行的一项随机对照试验研究了 LIFT-Plug 技术的结果，研究者将 235 例患者随机分为两组，一组采用 LIFT 手术，另一组采用 LIFT-Plug 手术。所有患者均进行了为期 6 个月的随访。研究者观察到 LIFT-Plug 组的一期愈合率为 94%，而 LIFT 组仅为 84%。通过 Wexner 评分测量，两组肛门功能没有显著的差异。

主要作者	年份	研究类型	样本数量（例）	一期愈合（%）	随访时间（月）
			表 9-1 LIFT 手术结果		
Pathasarathi	2016	P	167	94	12.8
Khadia	2016	R	52	71	6
Chen	2016	R	43	83.7	2.5
Han	2016	RCT	235	94~84	6
Hall	2015	P	43	79	3
Schultze	2015	R	75	88	14.6
Ye	2015	R	43	87	15
Bastawrous	2015	R	66	71	5.25
Madbouly	2014	P	70	94.2	12
Tan	2014	R	13	68.8	6.5
Gingold	2014	P	15	60	11.2
Sirikurnpboon	2013	P	41	81~85	5
Liu	2013	R	38	61	26
Sharma	2013	R	18	83	3
van Onkelen	2013	P	22	82	19.5
Lehmann	2013	P	15	47	4
Campbell	2013	R	20	80	3
Han	2013	P	21	95	14
Tsunoda	2013	P	20	95	18
Abcarian	2012	P	39	74	4.6
Ooi	2012	P	25	68	5.5
Tan	2012	R	55	62.5	13
Lo	2012	R	25	89	9.8
Mushaya	2012	RCT	39	68	19.2
van Onkelen	2012	P	41	51	15
Sileri	2011	P	18	83	6
Tan	2011	R	93	83	5
Shanwani	2010	P	45	82.2	9
Bleier	2010	R	35	57	5
Ellis	2010	R	31	94	15
Rojanasakul	2007	P	18	94.4	6.5

P：前瞻性研究；R，回顾性研究；RCT：随机对照试验

结论

　　LIFT 手术是一种治疗复杂性肛瘘相对较新的技术。该手术简单易行，可以作为推移瓣、肛瘘栓或纤维蛋白胶的替代式。此外，研究人员还在 LIFT 术中联合了肛瘘栓和生物补片的应用，并初步取得了满意的结果。虽然 LIFT 手术报道的成功率差异很大，但最近的研究让作者注意到该术式令人信服的结果。重要的是，LIFT 手术中充分保护了肛门功能，该手术可作为复杂性肛瘘治疗中保护括约肌的重要术式。

参考文献

[1] Bleir JI, Moloo H, Goldberg SM. Ligation of the intersphincteric fistula tract (LIFT): an effective new technique for complex fistulas. Dis Colon Rectum 2010;53:43–46.

[2] Ellis CN. Outcomes with the use of bioprosthetic grafts to reinforce the ligation of the intersphincteric fistula tract (BioLIFT procedure) for the management of complex anal fistulas. Dis Colon Rectum 2010;53:1361–1364.

[3] Hall JF, Bordeianou L, Hyman N, et al. Outcomes after operations for anal fistula: results of a prospective, multicenter, regional study. Dis Colon Rectum 2014;57:1304–1308.

[4] Han JG, Wang ZJ, Zheng Y, et al. Ligation of intersphincteric fistula tract vs ligation of the intersphincteric fistula tract plus a bioprosthetic anal fistula plug procedure in patients with transsphincteric anal fistula: early results of a multicenter prospective randomized trial. Ann Surg 2016;264:917–922.

[5] Kontovounisios C, Tekkis P, Tan E, Rasheed S, Darzi A, Wexner SD. Adoption and success rates of perineal procedures for fistula-in-ano: a systematic review. Colorectal Dis 2016;18:441–458.

[6] Rojanasakul A, Pattanaarun J, Sahakitrungruang C, Tantiphlachiva K. Total anal sphincter saving technique for fistula-in-ano; the ligation of Intersphincteric fistula tract. J Med Assoc Thai 2007;90:581–586.

[7] Santoro GA, Abbas MA. Complex anorectal fistulas. In: Steele SR, Hull TL, Read, TE, et al., eds. The ASCRS Textbook of Colon and Rectal Surgery. Berlin, Germany: Springer, 2016:245–274.

[8] Sirany AM, Nygaard RM, Morken JJ. The ligation of the intersphincteric fistula tract procedure for anal fistula: a mixed bag of results. Dis Colon Rectum 2015;58:604–612.

[9] Vogel JD, Johnson EK, Morris AM, et al. Clinical practice guideline for the management of anorectal abscess, fistula-in-ano, and rectovaginal fistula. Dis Colon Rectum 2016;59:1117–1133.

第 10 章　括约肌间瘘道结扎术（LIFT）：不用补片

Syed G. Husain, Alan E. Harzman

适应证与禁忌证

　　一期瘘管切开术是一种有效治疗肛瘘的方法，临床实践证实成功率高达 90%。然而，这项技术因需要瘘道的"敞开"，有造成大便失禁的风险，所以并不适用于高位经括约型肌瘘的治疗。肛瘘若累及较多的括约肌，多采用直肠推移瓣或肛瘘栓治疗。自 2007 年人们首次提出括约肌间瘘道结扎术（LIFT）以来，此术式在世界各地的结肠直肠外科医生中越来越受欢迎。现有文献表明，对于复杂的肛瘘，LIFT 是一种有效的治疗方法，并能够成为一项替代直肠黏膜推移瓣和肛瘘栓的肛瘘治疗手段。

　　在我们看来，这个手术没有绝对的禁忌证。相对禁忌证包括持续化脓伴脓肿形成和克罗恩病活动期。虽然有文献报道 LIFT 对克罗恩病肛瘘患者的治疗是有效的，但我们并不将此术式作为克罗恩病肛瘘的常规手段。我们将业已存在的大便失禁也纳入为此术式的相对禁忌证。虽然 LIFT 是一种括约肌保留术式，但手术本身仍有加重术前大便失禁的风险。

术前准备

　　年轻、健康的患者通常无须进行过多的术前检查。但是，高龄或严重并发症的患者需要根据其存在病情的严重程度进行必要的心肺功能评估。

　　手术可在门诊手术室进行。患者需要在术前 2h 到门诊手术中心进行输液及术前准备。

　　我们通常不做术前肠道准备或灌肠，肛周备皮也不是必需的。根据麻醉要求，患者术前应禁食、禁水。患者家庭用药的围术期管理是根据患者的身体状况而定。高血压患者降压药应按通常剂量在手术当天早晨用少量水服用；胰岛素的剂量通常减半，患者在手术当天的早晨服用口服降糖药；手术前 2 周尽量避免使用非甾体类抗炎药（NSAIDs）。可根据个体情况对抗血小板和抗凝血治疗方案进行调整。一般情况下，这些药物应该在术前服用；当然，最终的药物使用应该由医生根据患者情况来决定。

　　一般不预防性使用抗生素。我们的经验是，对于免疫功能严重抑制的患者，如不受控制的艾滋病病毒、长期使用类固醇、血液恶性肿瘤或接受化疗的患者，可预防性静脉注射环丙沙星、甲硝唑或厄他培南等抗生素。

术前挂线

　　虽然该技术的初始设计不要求术前瘘道挂线，但作者认为它是 LIFT 术前准备的关键要素。作者倾向于在进行确定性手术之前将放置挂线引流 8~10 周，作者认为，通过挂线引起瘘道壁的纤维化有助于瘘道的识别和术中游离。在留置挂线时，作者建议对瘘道进行最小限度的解剖：挂线部位部分切开或皮肤切开都是不可取的。作者发现，这些操作造成的瘢痕可导致括约肌间平面的解剖不清，增加游离难度，并可增加失败风险。

手术

体位

患者取折刀位，俯卧于乳胶垫上，以减少悬垂区域的压力。乳胶垫可沿着身体长轴放置在乳房外侧，也可以横向放置在锁骨下，并穿过髂前上棘。上肢放在臂板上的外展位置。双手保持后旋，掌心朝向地面。通常在肘下放置衬垫用以保护尺神经。当患者摆好体位后，用胶带将臀部分开，充分暴露肛门。

操作方法

肛门手术区域常规无菌消毒、铺无菌手术单。虽然大部分肛肠手术可以在局部麻醉浸润下进行，但作者建议在此手术中采用全麻，以最大限度地暴露和放松括约肌复合体。

首先对肛周皮肤和肛管进行检查，排除肛管内任何可能改变手术方案的并发疾病，挂线引流是可以接受的。如果出现明显的肛周感染，则应推迟手术。作者首选 Hill Ferguson 牵开器进行肛管检查。

在瘘管所在的括约肌间沟处做一长 2~3cm 的弧形切口（图 10-1）。随后在括约肌间进行逐层分离，直达瘘道。术中轻柔牵引挂线或用金属瘘管探针替换挂线，有助于识别瘘道。沿瘘道的两侧继续分离，直至瘘道近侧 0.5cm 处。此时，使用一个小的直角钳在其瘘道下面分离瘘道组织（图 10-2）。括约肌间沟的暴露可通过 S 形牵开器或自动牵开器来完成。瘘道环周组织弯曲裸化后，肌间予以冲洗结扎。将瘘管的外括约肌的内侧端和内括约肌的外侧端分别用可吸收缝线缝合。在结扎处将瘘道离断（图 10-3），在游离过程中，如果不小心将瘘道断开，则在瘘道的两端用可吸收缝线行 "8" 字

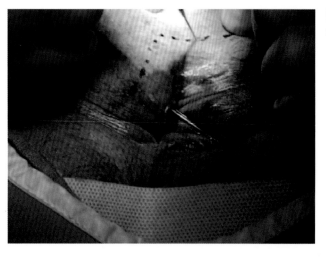

图 10-1 在括约肌间沟处做手术切口标记。探针自瘘道内口探出

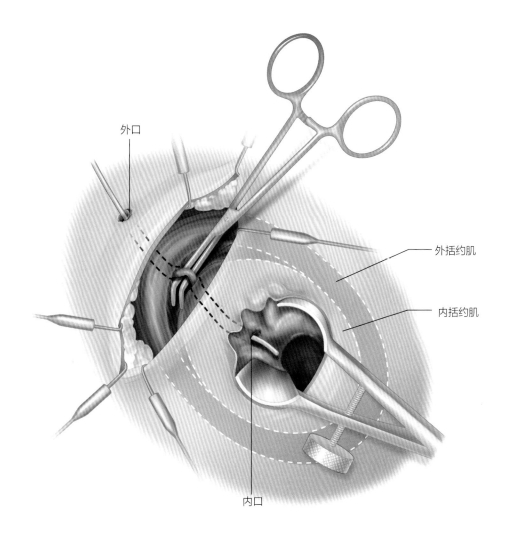

外口

外括约肌

内括约肌

内口

图 10-2　在括约肌间隙内进行瘘道游离，探针贯穿瘘道便于识别瘘道

缝合。对瘘管内口（在肛管内）进行轻轻的搔刮。作者通常不关闭内口。扩大外口，刮除瘘道至结扎点，以便于引流和二期闭合。

在最初的 LIFT 手术经验中，作者通常会用可吸收缝线闭合括约肌间皮肤切口。作者认为皮肤切口闭合增加了括约肌间感染和瘘道形成的并发症发生率。因此，最近，作者已经对括约肌间沟的皮肤切口给予开放引流。

手术结束时，局部应用长效局麻药浸润，并覆盖无菌敷料。

术后管理

在麻醉苏醒区观察患者，密切监测血流动力学，直到患者清醒并能自由走动。患者自行排尿后可回家，作者通常术后联合使用麻醉性镇痛药和非甾体类抗炎药（NSAIDs）来控制术后疼痛，告知患者在术后前 3 周使用粪便软化剂。随访一般安排在术后 3~4 周。由于许多 LIFT 术后并发症出现较晚，我们建议术后随访至少 6 个月。

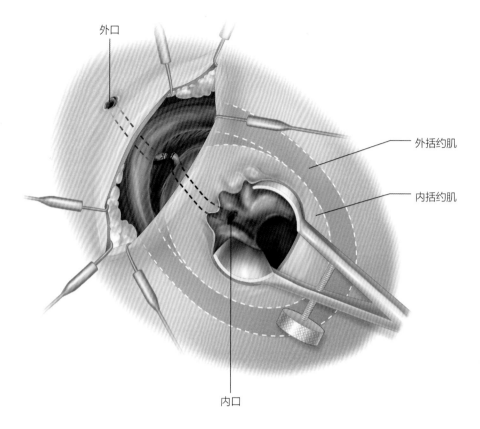

外口

外括约肌

内括约肌

内口

图 10–3 移出探针，结扎并离断瘘道

并发症

有多篇文献报道提示，在括约肌间沟有继发感染形成瘘道的可能。作者认为通过保持皮肤切口的开放，保证括约肌间的引流，可减少这种并发症。也有文献报道在 LIFT 手术时进行内括约肌切开，也算是该手术的一种改良。

结果

虽然这项技术最早报道了 90% 以上的成功率，但随后的报道表明成功率与推移瓣的成功率均为 60%~70%。在我们的经验中，大多数复发患者为括约肌间型肛瘘，即所谓的"降级"，这种情况通过内括约肌切开很容易处理，而且不会有大便失禁的风险。

据作者所知，没有记录关于 LIFT 手术后大便失禁的报道。

结论

LIFT 术是治疗经括约肌型肛瘘的有效方法，报道的成功率大概与推移瓣相当，但优于肛瘘栓。该术式的优点是保留了外括约肌，最大限度地降低了大便失禁的风险。其缺点是可能在 LIFT 术后导致括约肌间型肛瘘的发生，还需要再次手术来处理。由于其成功率较高，且可避免大便失禁的发生，因此，LIFT 已成为近 10 年来经括约肌型肛瘘的首选治疗术式。

参考文献

[1] Bastawrous A, Hawkins M, Kratz R, et al. Results from a novel modification to the ligation intersphincteric fistula tract. Am J Surg 2015;209(5):793–8; discussion 798.

[2] Bleier JI, Moloo H, Goldberg SM. Ligation of the intersphincteric fistula tract: an effective new technique for complex fistulas. Dis Colon Rectum 2010;53(1):43–46.

[3] Lange EO, Ferrari L, Krane M, Fichera A. Ligation of intersphincteric fistula tract: a sphincter-sparing option for complex fistula-in-ano. J Gastrointest Surg 2016;20(2):439–444.

[4] Liu WY, Aboulian A, Kaji AH, Kumar RR. Long-term results of ligation of intersphincteric fistula tract (LIFT) for fistula-in-ano. Dis Colon Rectum 2013;56(3):343–347.

[5] Mushaya C, Bartlett L, Schulze B, Ho YH. Ligation of intersphincteric fistula tract compared with advancement flap for complex anorectal fistulas requiring initial seton drainage. Am J Surg 2012;204(3):283–289.

[6] Rojanasakul A, Pattanaarun J, Sahakitrungruang C, Tantiphlachiva K. Total anal sphincter saving technique for fistula-in-ano; the ligation of intersphincteric fistula tract. J Med Assoc Thai 2007;90(3):581–586.

[7] Rojanasakul A. LIFT procedure: a simplified technique for fistula-in-ano. Tech Coloproctol 2009;13(3):237–240. doi:10.1007/s10151-009-0522-2.

[8] Shanwani A, Nor AM, Amri N. Ligation of the intersphincteric fistula tract (LIFT): a sphincter-saving technique for fistula-in-ano. Dis Colon Rectum 2010;53(1):39–42.

[9] Tan KK, Tan IJ, Lim FS, Koh DC, Tsang CB. The anatomy of failures following the ligation of intersphincteric tract technique for anal fistula: a review of 93 patients over 4 years. Dis Colon Rectum 2011;54(11):1368–1372.

第三部分
直肠阴道瘘

第 11 章　经会阴入路

G. Willy Davila

　　直肠阴道瘘（RVF）的成功修复对于盆底重建外科医生来说极具挑战。女性会阴体由软组织（肌肉和胶原组织）组成，在阴道分娩过程中容易损伤。另外，损伤修复过程中产生的瘢痕组织因为血运较差、神经分布较少，所以二次损伤更易发生。同样，炎症过程（如克罗恩病）的波及，也对会阴体的组织结构产生负面影响。由于会阴体的组织并没有一个明确的层面界线，因此瘘道的位置可能无法准确预测，也可能非常曲折，所以手术入路应考虑多种因素，选择个体化方案。这些因素包括 RVF 相对于会阴、肛门括约肌和直肠阴道隔的位置，之前的修复手术史，以及局部的炎症情况等。其他需要考虑的个体因素包括患者活动量、性功能状况以及麻醉风险因素等。

　　选择手术入路（经阴道、经直肠或经会阴）时，应重点评估 RVF 的位置和瘘道周围组织的质量。例如，针对会阴侧切术后感染而引起的 4 度会阴撕裂，通常需要更大范围的会阴成形来纠正由此产生的较大泄殖腔缺损，这种情况应首选经会阴入路。同样，妇科医生（他们对产科会阴撕裂伤的修复很熟悉，通常偏爱截石位经阴道入路）和结肠直肠外科医生（他们可能更偏爱俯卧折刀位经肛门入路）可能会选择不同的方式来修复 RVF。无论偏爱的手术入路和体位是什么，经会阴入路更适合于低位、括约肌下方（肛门括约肌末端）和复杂的多瘘道 RVF。括约肌上 RVF（肛门括约肌近心端）如果要行经会阴修补，则需切断肛门括约肌，因此，如果括约肌是完整的，则强烈反对使用该入路。如果括约肌已被破坏，如经括约肌型 RVF，则 RVF 的手术入路也应遵循外科医生修复括约肌复合体的方法。

　　RVF 的修补在其他章节中也会进行讨论，读者可阅读相关章节。联合入路：在肛肠外科医生采用其偏爱的体位进行括约肌修补后，由泌尿妇科医生继续完成瘘道切除和经会阴修补（阴道后壁缝合伴会阴成形术），这种同时进行括约肌断裂修补和会阴重建的联合入路使患者获益最大。在缺乏熟练的泌尿妇科医生的情况下，肛肠科医生可请妇产科医生会诊，因为他们具有更多的阴道后壁缝合和会阴成形的经验。

适应证与禁忌证

适应证

炎症、感染、创伤（如产伤）或放射损伤均可导致直肠阴道瘘。尽管直肠阴道瘘可能会自行闭合，但自行闭合的概率非常小，考虑到其对人的社会心理、个人形象和性活动等均会产生负面影响，因此，对于能够耐受手术的患者，都应行手术治疗。

术式选择

目前还没有任何一种技术和方法是治疗直肠阴道瘘的"金标准"。外科技术的选择更多依赖于外科医生所受的训练和临床经验、瘘道的病理学和解剖学特点、会阴体的完整性，以及是否存在括约肌缺损、肛门失禁等因素。手术方法包括：

（1）经肛推移瓣。

（2）瘘道切除、会阴体和括约肌修补。

（3）经阴道修补直肠阴道瘘和 / 或括约肌缺损。

（4）经会阴修补。

（5）大阴唇组织瓣或股薄肌瓣的组织植入。

经肛推移瓣：经肛制作组织瓣覆盖直肠侧（高压侧）瘘道，可能存在的并发症包括推移瓣裂开、瘘道复发、黏膜外翻、肛门溢液和直肠出血（黏膜瓣）等，该方法因其损伤小的特点而受到众多结直肠外科医生的青睐，但对于克罗恩病及放射性直肠阴道瘘患者的修复，其复发率较高。

瘘道切除联合经会阴直肠切开术：首先使其形成 4 度会阴撕裂，有利于瘘道的识别与切除，同时有利于肛门括约肌复合体、阴道、直肠壁，以及会阴体的逐层关闭。该术式可在闭合瘘道的同时，对括约肌进行端 – 端重叠修补，最常用于 RVF 合并括约肌缺损和大便失禁的患者。横断括约肌复合体可能导致术后大便失禁，进而影响后续生活质量，因此该术式不适合于括约肌完整的患者。

经阴道修补 RVF 和 / 或 EAS 缺损：该术式是妇科医生的首选方法，常用截石位，可充分暴露术野，在阴道壁多层修补瘘道缺损。这种术式尤其适合于瘘道位于括约肌上和经括约肌型的 RVF，该术式可多层（3+ 层，黏膜、直肠肌层、肛提肌层面、阴道纤维肌层和阴道上皮）关闭瘘道，据报道成功率很高。

经会阴修补：修补较大的、复杂的和复发性瘘管，也可作为简单 RVF 的基本修复。该术式暴露良好，可对组织层面进行精细解剖和闭合，也可视为括约肌间瘘道结扎术（LIFT）的衍生技术，也可以利用生物材料来覆盖瘘道的闭合处。然而，通常情况下并无生物材料植入的必要，除非之前有放疗、多次修补失败或有局部炎症性疾病病史。很多 RVF 患者因为之前的局部创伤导致会阴体薄弱和直肠阴道隔狭窄，经会阴入路可在瘘道修补的同时进行会阴体重建，本章主要讲述经会阴入路 RVF 修补相关技术，以及围术期管理。

禁忌证

大多数 RVF 患者均可行经会阴修补术，麻醉方面可选择全麻、区域麻醉甚至局部麻醉。相关禁忌证包括与创伤相关的急性炎症性 RVF 或与克罗恩病等相关的急性炎症期 RVF。一旦炎症消退，即可进行修补。

　　肛管直肠克罗恩病活动期是 RVF 外科修补的禁忌证。对于这些患者，在考虑手术修复之前，应进行以稳定疾病进程为目标的内科治疗。

术前准备

病史和查体

　　怀疑 RVF 者，详细的评估是其诊治过程中关键的第一步：包括炎症性肠病病史、憩室病史、结直肠或会阴部癌症病史、严重的产科会阴损伤史、之前的盆底外科手术史和放疗史等。

　　随后需要评估失禁程度，总体来说，RVF 修复成功率更多地与潜在的病因和患者相关因素有关，而不是与管理技巧有关。

　　查体包括阴道、肛门、会阴视诊。会阴体厚度可采用双指合诊米测量，同时也可触摸到末段肛管直肠的黏膜缺损情况。借助窥阴器或牵开器仔细检查阴道后下部，可明确阴道后壁黏膜缺损情况。肛门镜或直肠镜检查通常可为 RVF 的病因学和瘘道解剖学提供有用的信息。探针可用于识别瘘道的存在（图 11-1），探针探查也可发现复杂性、多发性和有分泌物溢出的窦道。

影像学评估

　　影像学评估包括经口或经肛注入造影剂后行 CT 或 MRI 扫描，但对于在盆底体格检查中没有发现瘘道的患者可能没有帮助。肛管腔内超声可为 RVF 患者提供重要信息，特别是将双氧水注入可疑的瘘口时。超声也可用于识别内外括约肌缺损，这对于产伤相关 RVF 的评估特别重要。

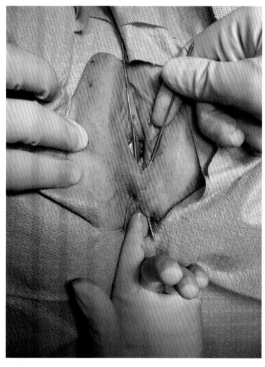

图 11-1　探针可明确瘘道，术中可有助于瘘道的完整切除

手术时机

产伤相关 RVF 可出现在产后，也可出现在产后 7~10 天，也可见于产伤一期修补裂开或失败后。非常小的急性 RVF，有自行闭合的可能。

对于其他原因引起的直肠阴道瘘，先进行一段时间的内科治疗（包括抗生素和免疫调节剂的使用、放置挂线等）非常关键，这有助于控制任何急性 RVF 的炎症，以及改善局部组织条件。

手术

为什么选择经会阴入路

手术入路的选择很大程度上基于外科医生所受的培训。肛肠科医生习惯于采用折刀位，通常偏爱经肛入路，相对于经阴道和经会阴入路，其手术视野可能面临很大的挑战。而妇科医生更偏爱于经阴道或经会阴入路。我们认为，经会阴入路可很好地显露完整瘘道，有利于瘘道的完整切除和组织的分层缝合。最近一项对泌尿妇科培训中心的调查显示，10% 的患者采用经会阴入路作为主要入路，59% 的患者采用简单的瘘管切除联合或不联合 Martius 组织瓣植入，23% 的患者采用经括约肌间入路修补。

体位

经会阴修补可采用截石位或俯卧折刀位。泌尿妇科医生通常偏爱截石位，这种体位可为手术游离提供良好的视野。俯卧折刀位更适合于 LIFT 手术或经肛推移瓣术。

麻醉

麻醉技术的选择应由患者、外科医生和麻醉师共同决定。对于任何盆底重建手术，围术期应给予抗生素。

麻醉下检查

在切开前，应在麻醉下仔细探查，以确认之前的检查结果和潜在瘘道的存在，进而确定手术方案。探针探查是非常有益的（图 11-1），术中可将探针置于瘘道中，这对于整个瘘道的完整切除非常有帮助。一旦完成瘘道定位，游离区域可给予止血剂浸润，如 1% 利多卡因和肾上腺素（1∶200000）溶液以减少出血和血肿的发生。

切开游离

经会阴体中部做横向或纵向切口，向两侧约 2cm 游离皮下组织，继续在阴道纤维肌层和黏膜之间向上游离，至瘘道上方和两侧至少 1cm 的位置。随后裸化瘘道，用 Allis 钳牵拉瘘道，自阴道侧置入探针（图 11-2），术者可将食指置入直肠内，以识别直肠末端瘘道，切开直肠黏膜，手指探查可使切缘适合，有助于无张力闭合和术后愈合（图 11-3）。

如采用 LIFT，会阴部游离应在括约肌间平面进行，游离内括约肌和后侧的直肠黏膜，游离范围大约为肛门和直肠的 1/3 圆周，当遇到瘘道时，在该平面内予以横断。继续向近心端游离至少 2cm，同时向外侧游离至可见肛提肌。

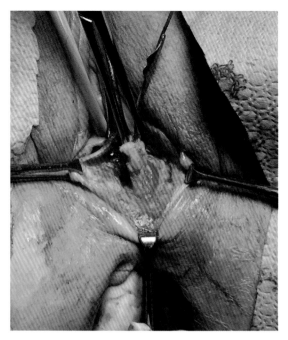

图 11-2　用 Allis 钳牵开，自阴道侧置入探针以方便瘘道完整切除

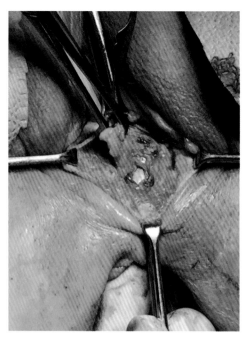

图 11-3　术者食指置于直肠侧有助于识别直肠黏膜边缘

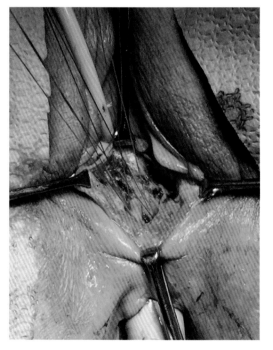

图 11-4　直肠黏膜层（第一层）缝合

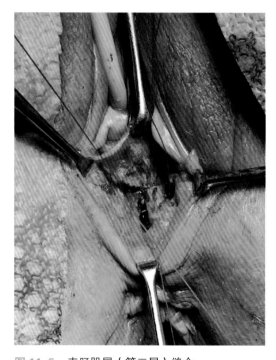

图 11-5　直肠肌层（第二层）缝合

关闭切口

瘘道完全切除后，直肠侧黏膜开口用 3-0 可吸收缝线间断缝合（图 11-4）。然后用相同的缝线，连续或间断缝合直肠肌层（图 11-5）。如果有括约肌损伤，可采用端-端缝合或重叠缝合。会阴体肌在中线处用 2-0 或 1 号可吸收缝线缝合。如果阴道肌纤维缺乏，可用生物组织补片植入重建直肠阴道隔（图 11-6）。3-0 可吸收缝线在补片近心端、两侧和末段间断缝合以防止滑动。补片植入对于复发性 RVF 的修补尤其必要。

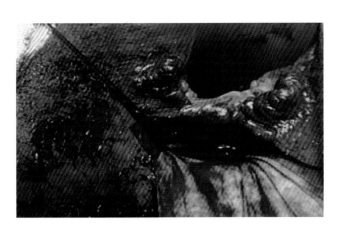

图 11-6　植入生物补片并缝合，覆盖瘘道闭合两端，且至少 > 1cm

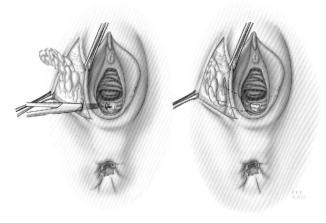

图 11-7　Martius 脂肪垫植入，可加强组织厚度和提高局部血管密度，以提高 RVF 修补成功率

可选用不同的生物材料，包括：人体真皮基质、小肠黏膜下基质（SIS）和其他胶原基质生物材料（图 11-6）。该部位的修补应避免使用合成聚丙烯补片。如果要使用生物组织移植，我们首选非交联胶原基质，如牛心包、猪真皮或 SIS，这些补片可在 9 个月内完全融入宿主组织。

有一种替代生物组织移植的方法是使用大阴唇旁的 Martius 组织瓣，尤其适合于放疗后或口径较大的瘘道。在大阴唇旁做一切口，游离带血管蒂的脂肪垫，然后在阴唇旁切口和瘘道修复部位之间制作隧道，进而增加修复部位的体积和血管密度（图 11-7）。这种方法可提高修复成功率，但供体部位的疼痛和性交痛的情况也有报道。

阴道 / 会阴部闭合

阴道壁肌纤维（筋膜）使用 2-0 可吸收缝线缝合，随后会阴肌肉组织（球海绵体肌和会阴横肌）就会再被拉向中线位置，进而增加瘘道修补的深度，类似于会阴体成形术（图 11-8）。

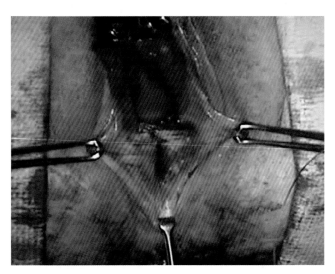

图 11-8　会阴成形术拉近了会阴肌肉组织，可进一步增加 RVF 闭合位置的组织厚度

　　阴道 / 会阴皮肤用 2-0 可吸收缝线松弛缝合。通常不需要引流。如果游离过程中出现明显出血，可在阴道侧填充加压。如果患者出现会阴绞痛，应怀疑会阴肌肉痉挛，可给予肌肉松弛剂（如环苯扎林）。

术后管理

　　术后，患者通常在手术当天出院回家，可给予麻醉性镇痛药、粪便软化剂和缓泻剂，一般术后无须使用抗生素。若患者无法在留观室排尿，则需要放置导尿管予以导尿。建议患者术后 2 周内进流质无渣饮食，尤其是术中直肠切口大于 1cm 时。可从事适度的体力活动，如散步和做少量的家务劳动，但在 6 周内不要进行性行为。便后或必要时，每天可坐浴 3~4 次，可达到安慰作用。临床随访可安排在术后 2 周和 6 周，随访至会阴部切口和直肠切口痊愈。

并发症

　　该手术最常见的并发症是肛肠手术相关并发症，如尿潴留和局部感染。确保手术部位充分引流，可减少直肠阴道隔脓肿的发生率。如果会阴切口在第 2 周的随访中没有得到很好的愈合，或者注意到任何手术部位感染的证据，则应进一步鼓励坐浴，必要时给予口服抗生素。

结果

　　经会阴修补具有很高的成功率，根据所使用的技术不同，成功率也不尽相同。会阴切开 – 瘘道切除 – 分层闭合的成功率为 71%~78%，会阴横向切开 – 瘘管切除 – 分层缝合的成功率为 70%~100%。克罗恩病的存在可增加复发率，但一旦疾病进入静止期，可以进行重复修复。一项已发布的病例序列采用经会阴 LIFT 联合生物补片（Surgisis ES，Cook Surgical Inc.，Bloomington，IN）植入修补 RVF，报道显示有 5 例（19%）复发，首次手术复发率较低（8%），而那些有过至少 2 次修补失败史的患者，采用该术式术后复发率较高（29%）。

结论

　　经会阴入路是治疗直肠阴道瘘的一种有效技术，该入路手术部位暴露清晰，可完整切除瘘道。直肠阴道缺损的多层缝合可提高手术成功率，生物补片植入可用于加强局部组织缺损。新技术如 LIFT 联合生物补片植入的早期经验显示：即使不比其他管理方法优越，似乎也能产生同样的效果。

参考文献

[1]　Akiba RT, Rodrigues FG, DaSilva G. Management of complex perineal fistula disease. Clin Colon Rectal Surg 2016;29:92–100.
[2]　Chew SS, Rieger NA. Transperineal repair of obsteric-related anovaginal fistula. Aust N Z Obstet Gynaecol 2004;44:68–71.
[3]　Devesa JM, Devesa M, Velasco GR, et al. Benign rectovaginal fistulas: management and results of a personal series. Tech Coloproctol 2007;11:128–134.
[4]　Ellis CN. Outcomes after repair of rectovaginal fistulas using bioprosthetics. Dis Colon Rectum 2008;51:1084–1088.

[5] Goldaber KG, Wendel PJ, McIntire DD, Wendel GD Jr. Postpartum perineal morbidity after fourth-degree perineal repair. Am J Obstet Gynecol 1993;168:489–493.

[6] Gottgens KW, Heemskerk J, vanGemert W, et al. Rectovaginal fistula: a new technique and preliminary results using collagen matrix biomesh. Tech Coloproctol 2014;18:817–823.

[7] Michelassi F, Melis M, Rubin M, Hurst RD. Surgical treatment of anorectal complications in Crohn's disease. Surgery 2000;128:597–603.

[8] Oakley SH, Brown HW, Yurteri-Kaplan L, et al. Practice patterns regarding management of rectovaginal fistulae: A multicenter review from the Fellows' Pelvic Research Network. Female Pelvic Med Reconstr Surg 2015;21:123–128.

[9] Petrou SP, Jones J, Parra RO. Martius flap harvest site: patient self-perception. J Urol 2002;167:2098–2099.

[10] Pinto RA, Peterson TV, Shawki S, Davila GW, Wexner SD. Are there predictors of outcome following rectovaginal fistula repair? Dis Colon Rectum 2010;53:1240–1247.

[11] Pitel S, Lefevre JH, Parc Y, Chafai N, Shields C, Tiret E. Martius advancement flap for low rectovaginal fistula: short- and long-term results. Colorectal Dis 2011;13:e112–115.

[12] Shelton AA, Welton ML. Transperineal repair of persistent rectovaginal fistulas using an acellular cadaveric dermal graft (Alloderm). Dis Colon Rectum 2006;49:1454–1457.

[13] Wiskind AK, Thompson JD. Transverse perineal repair of rectovaginal fistulas in the lower vagina. Am J Obstet Gynecol 1992;22:694–699.

[14] Yee LF, Birnbaum EH, Read TE, Kodner IJ, Fleshman JW. Use of endoanal ultrasound in patients with rectovaginal fistulas. Dis Colon Rectum 1999;42:1057–1064.

[15] Zimmerman DD, Gosselink MP, Briel JW, Schouten WR. The outcome of transanal advancement flap repair is not improved by an additional labial fat flap transposition. Tech Coloprocto 2002;6:37–42.

第 12 章　直肠阴道瘘：经阴道入路生物补片修补

H. David Vargas

引言

直肠阴道瘘是直肠和阴道之间的异常通道，临床表现为气体和粪便自阴道排出。引起这种复杂性瘘道的原因很多，包括分娩过程中的损伤和术后并发症、暴力及性交损伤、肿瘤性疾病和／或放疗、炎症性肠病、肛腺感染或巴氏腺感染等。

直肠阴道瘘通常需手术修复，多个专科的医生均可完成此类修复，如普外科和结直肠外科医生、妇科医生和泌尿科医生等，这也导致了修补方法和技术的多样性。通常有经肛、经阴道、经会阴和经腹手术入路，各种手术方法适合于不同大小的瘘口，采取不同的游离范围，同时也会带来不同的并发症。外科医生最常用的是局部修补，如推移瓣技术和分层修补。更复杂的修补是采用组织瓣如 Martius 组织瓣或股薄肌成形术，用于复发或复杂性直肠阴道瘘。最复杂的修补是采用直肠切除－直肠袖状游离肛管吻合术，或根治性切除包括直肠切除－结肠肛管吻合术，此类修补在复发性和复杂性直肠阴道瘘的治疗中具有非常重要的意义。

是否选择粪便转流通常有很大争议，但一般只适用于复杂的病例，如低位前切除术或回肠储袋肛管吻合术后复发性瘘、放疗后及与克罗恩病相关的直肠阴道瘘等。直肠阴道瘘手术治疗的结果差异较大，令人绝望的是，通过重复式而获得成功的概率越往后越低。因此，在这种情况下可采用补片植入手术。由于病因的异质性、解剖缺陷的多样性，以及疾病的相对罕见性，对该病及其管理的严格研究仍然受到限制。因此，最好的手术方法仍然难以界定。

2004 年，Pye 等报道了经阴道入路植入生物补片治疗直肠阴道瘘，研究者成功地修复了复发性瘘管，并建议使用生物补片来增强修复效果。下面的讨论将介绍经阴道入路补片植入技术，以及在处理这种具有挑战性的疾病中可能发挥的作用。

适应证

通常，有关经阴道入路生物补片置入修复技术的文献主要来自小的单中心的病例序列，而读者更希望了解关于该技术的普遍共识。由于缺乏精心设计的前瞻性对照研究，因此没有证据表明一种技术比另一种更具优越性。所选手术方法更多地反映了外科医生的专业擅长和对局部解剖的熟悉程度。经阴道入路的报道多源自妇科专业研究，而经肛门入路多源自结直肠肛门专业的研究。

与经肛入路相比较，作者认为经阴道入路有以下潜在的优势：对于复发或持续存在的瘘管，经阴道手术可以对组织进行更精细的解剖游离，从而减少瘢痕和纤维化；此外，阴道入路可提供更大的操作空间以方便暴露和操作。而作为一名结肠直肠外科医生，通常不太熟悉经阴道入路的解剖层面；阴道壁复杂而粗大的血管可导致令人讨厌的术中出血；虽然经阴道入路能更好地显示阴道缺损，但所采用的截石位可能会限制直肠黏膜缺损的暴露和修复。

生物补片的基本原理有两方面。首先，在各器官组织层次间进行游离，植入的补片可提供一种物理屏障。而以往的组织间移植物通常来自球海绵体（如 Martius 皮瓣）或股薄肌的肌肉，在黏膜的修补中起着增强修复、组织隔离的作用。此外，这种自体组织旋转移植物提供了额外的、良好的组织血供，可以预防瘘管处理区域的感染。

生物补片并不能提供类似的组织填充效果或良好血供，但这种植入物可无限取材，无须游离肌肉和另做切口，从而减少潜在的疼痛和切口并发症。生物补片包含胶原基质、糖蛋白和葡萄糖胺，可促进组织的新生血管形成、细胞聚集和向内生长。网状基质作为"支架"刺激组织的生长，大多数情况下，补片会随着时间的推移而降解，最终被人体吸收。

从人尸体真皮、自体颊黏膜、猪真皮、猪肠黏膜下层、猪膀胱黏膜下层和交联胶原基质中可提取多种生物补片材料。

禁忌证

除了那些出于伦理或宗教原因而反对非自体组织移植的人之外，生物补片的植入没有绝对禁忌证。早前对猪组织过敏反应的文献也表明了植入的可行性。

患者准备

局部感染的诊断与控制

建议在麻醉下初步检查，以确定瘘道的解剖结构，并处理任何存在的局部感染。若脓肿则给予引流，如果存在脓腔和 / 或瘘道分支可放置引流挂线，挂线有助于促进组织收缩或空腔的继发性愈合。由于直肠阴道隔非常薄弱，缺乏结缔组织，所以瘘道容易上皮化。

如果瘘道继发于产伤或外伤，应进行肛门腔内超声或盆腔 MRI 检查，以评估肛门括约肌的完整性。如果存在缺陷就必须进行括约肌成形术。从整体考虑，或采用经会阴入路，或采用经肛门入路。通过阴道入路修复肛门括约肌，包括肛提肌成形术也有文献报道，但作者没有这方面的经验，因此更倾向于采用经会阴入路处理合并前侧括约肌缺损的直肠阴道瘘。

转流性造口的应用仍存在争议。如果选择，建议采用腔镜下回肠袢式造口。有几点因素决定是否采用造口，首先，如果患者有严重的个人卫生问题和粪便污染引起的阴道炎，造口可以明显减轻此类症状。其次，与克罗恩病和活动性直肠炎相关的直肠阴道瘘，粪便转流可有效减轻黏膜炎症。有报道称直肠阴道瘘可通过粪便转流自行愈合，但作者认为这不是一种根治性治疗。

大多数关于粪便转流的争议是转流能否提高修补的成功率。从理论上讲，粪便转流可减轻粪便微生物感染和减少排便过程中肛门直肠壁所受的机械张力，这可能有利于直肠阴道瘘等复杂软组织切口的愈合。

然而，粪便转流对修复的作用尚无前瞻性研究，大多数研究者拒绝就此论点发表明确的声明。先前的失败修复已被确定为后续再次修复失败的预测因素，因此最佳的成功修复机会是在最初的阶段。有鉴于此，就应该考虑利用一切可能的手段来确保第一次修复的成功，包括粪便转流。但没有证据支持一定要常规行粪便转流。

当然，患者对这个建议会感到沮丧，因为造口也有相关并发症，同时也需要再次手术回纳。作者越来越倾向于早期粪便转流，尤其是克罗恩病相关的直肠阴道瘘和 / 或初次修复失败的患者。

组织的愈合和炎症的减少可以改善手术中的组织解剖层次。理想情况下，建议在尝试修复之前 3 个月造瘘。除了考虑粪便分流和修复间隔问题，其他相关问题应在直肠阴道瘘手术修复前进行处理。强烈建议戒烟，吸烟已被证实是直肠阴道瘘修复失败的预测因素。同时应纠正营养不良，并对克罗恩病的药物治疗进行优化。

没有进行粪便转流的患者应进行肠道准备，包括口服抗生素和泻药。直肠远端冲洗可使用抗生素盐水溶液；即使患者有转流性造口，作者仍坚持行直肠远端冲洗，以减少残余粪便和黏液刺激。推荐静脉注射抗生素，首选全身麻醉。

手术

体位

背部加垫的截石位更适合于经阴道入路修补。如果患者肥胖，可用宽胶带来帮助牵拉暴露臀部和会阴。留置导尿管，常规消毒手术区域（图 12-1、图 12-2）。

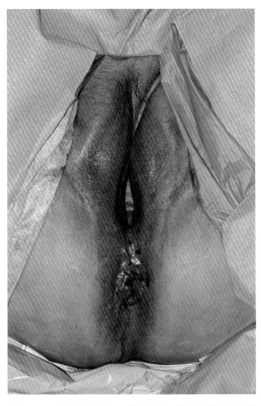

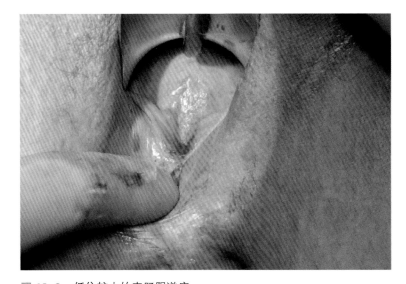

图 12-1　取截石位，臀部用宽胶带牵拉暴露（未显示胶带）

图 12-2　低位较小的直肠阴道瘘

操作技术

可用头灯照明，用Sawyer牵开器暴露，麻醉下进行阴道穹隆部检查（图12-3）。识别阴道黏膜缺损，插入探针来识别直肠内开口。然后将Fanssler或Chelsea-Eaton肛门牵开器插入肛管，以确认直肠黏膜缺损情况，并注意直肠开口位置与齿状线的关系，以及局部黏膜情况（有无炎症等）。然后组装Lone Star牵开器，暴露阴道入口（图12-4），然后重新置入Sawyer牵开器。

用局部麻醉剂（1%利多卡因和0.25%布比卡因加1%肾上腺素）浸润阴道黏膜和阴道壁（图12-5、图12-6），切除瘘道上皮组织，而去除环绕瘘道的瘢痕组织尤为重要。

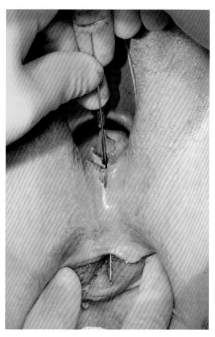

图12-3　用探针探查直肠阴道瘘

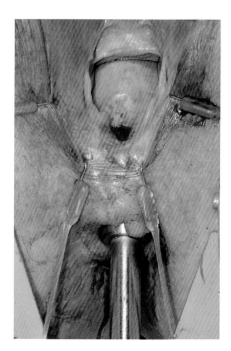

图12-4　Lone Star牵开器和肠道识别器

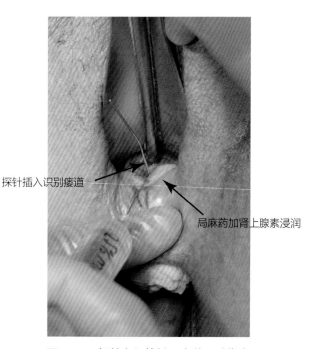

探针插入识别瘘道

局麻药加肾上腺素浸润

图12-5　探针自肛管插入瘘道，手指直肠内加压，显示瘘道

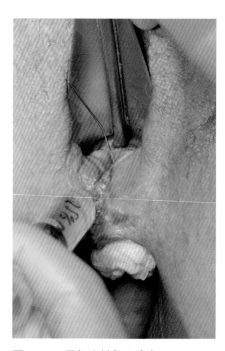

图12-6　局部注射肾上腺素

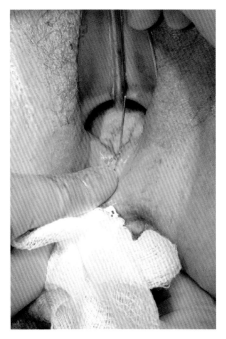

图 12-7　探针插入瘘道

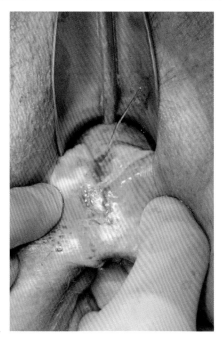

图 12-8　手指肛管内按压，暴露术野

　　切除瘢痕，松解粘连，利于识别和修复解剖分层，肛管内置入肠道识别器显示瘘道正面（图 12-7、图 12-8）。肠道识别器也可在切除垂直平面时起到稳定局部组织位置的作用。术者应预料到切除先前的瘢痕组织后瘘道缺损会扩大，然而这样的松解对于各个组织层面的分离和修复至关重要。

　　如果瘘道较小，另一种简单而方便的瘘管切除技术是钻孔组织活检（图 12-9、图 12-10）。探针插入湿润的海绵。然后将探针经肛门插入瘘管缺损处和阴道，海绵保护直肠黏膜。将食指插入肛门内海绵的后方，起到稳定直肠阴道间隔、显露阴道黏膜及瘘管的作用。然后沿探针引导插入钻孔活检器，钻取组织，活检器将瘘道以甜甜圈的

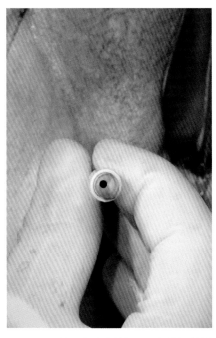

图 12-9　钻取组织活检——瘘道探针插入管腔引导切除

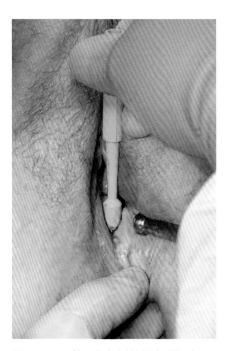

图 12-10　钻取组织活检器瘘道切除

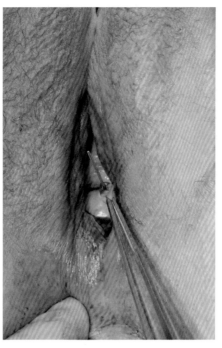

图 12-11　瘘道切除标本

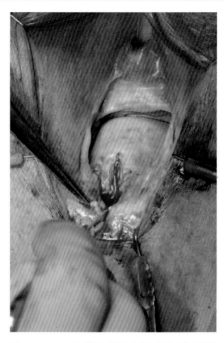

图 12-12　瘘道缺损远侧和近侧分别做
垂直切口切开阴道壁

形式切除（图 12-11）。观察切除组织，确保瘘道组织完全切除后送病理学检查。检查局部缺损情况，确定瘢痕切除完整。

　　沿瘘口上下分别做 1~1.5cm 的垂直切口，进入阴道黏膜和黏膜下层（图 12-12）。向各个方向锐性游离黏膜瓣（图 12-13）。Lone Star 拉钩牵拉阴道黏膜瓣，充分显露术野，暴露直肠缺损（图 12-14），以便于处理任何可能由锐性游离引起的出血。精准地使用电灼法止血，尽量防止对修复层（特别是黏膜层）造成热损伤。吸引器持续进行术野吸引是精准止血的关键。用抗生素盐水溶液（50 000U 杆菌肽加入 1L 生理盐水）持续冲洗手术区域。

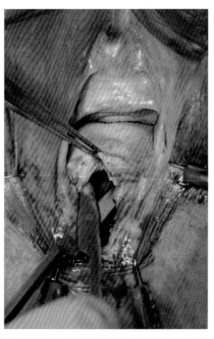

图 12-13　向周围锐性游离至少 2cm 阴
道黏膜瓣暴露直肠壁缺损

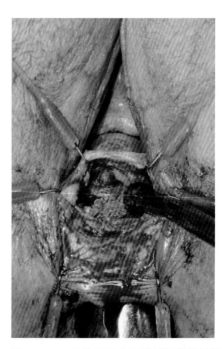

图 12-14　拉钩暴露直肠壁以便修补缺损

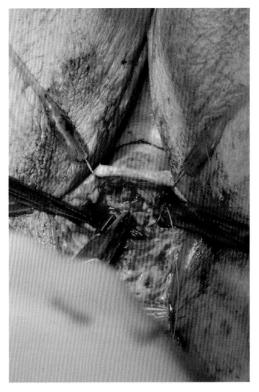

图 12-15　直肠黏膜层使用 3-0 薇乔线修补

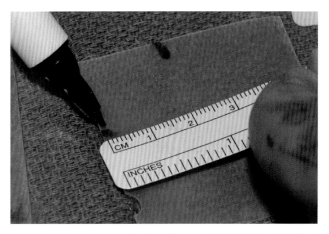

图 12-16　2cm×2cm 生物补片——猪膀胱黏膜下层基质（双层）

直肠黏膜缺损用可吸收的 3-0 薇乔线分层缝合，并采用外翻缝合法（图 12-15）。直肠肌层用 2-0 薇乔线边缘重叠缝合。

直肠壁修复后，置入补片，通常采用 2cm×2cm 生物补片覆盖直肠壁缝合线（图 12-16）。作者首选的生物补片是双层结构的猪膀胱黏膜下层基质。用 2-0 薇乔线将补片缝合固定在直肠肌层上（图 12-17、图 12-18），随后直肠阴道筋膜横向修补，阴道黏膜层用 2-0 薇乔线横向间断缝合（图 12-19、图 12-20）。最后仔细检查肛管黏膜确保修补确切并止血，阴道或肛管无须加压。

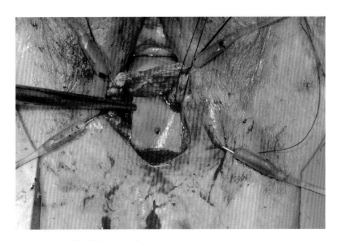

图 12-17　补片缝合固定

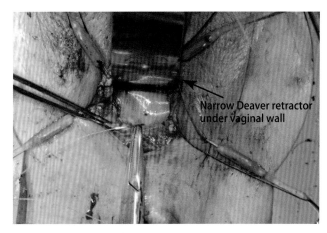

图 12-18　补片缝合放置

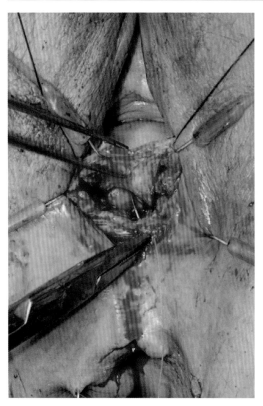

图 12-19　补片上缝合关闭直肠阴道筋膜

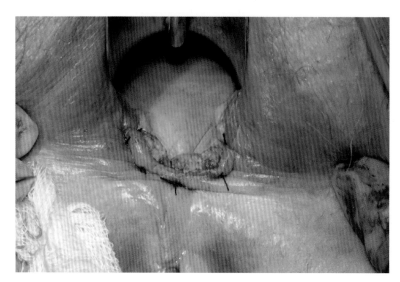

图 12-20　阴道壁横向缝合关闭

术后管理

患者住院观察并留置导尿管 2 天，术后即可恢复正常饮食。当患者能自行走动并通过口服药物能缓解疼痛时，即可出院。术后 48h 可淋浴。

患者需严格限制性生活，6 周内禁止经阴道或直肠性交。马步 / 坐位时需控制在 15min 以内，坚持 14 天。虽然没有证据支持这一建议，但还是有必要减少作用于会阴和已修复的直肠阴道隔的任何外力，作者建议白天采用斜倚位或侧卧位。6 周内禁止剧烈活动，术后 6~12 周建议在麻醉下检查、评估修复情况。

结果

Pye 等报道了首例经阴道入路分层修复和植入生物补片（猪肠黏膜下）治疗复发性直肠阴道瘘的成功经验，该例患者是由于直肠阴道隔肿瘤术后引起了直肠阴道瘘。当初始修复失败后采用粪便转流，随后经阴道入路以生物补片修复。几乎同时，Moore 等发表了另一份报告，同样经阴道入路使用生物补片进行了直肠阴道瘘的初始修复。在这份报告中，研究者描述了 2 例组织缺损、无法实现多层闭合的病例，揭示了创新的必要性。这 2 例患者均由产伤引起，在分层修复中均接受了生物补片植入，瘘管成功治愈。研究者借鉴了之前使用人类尸体异体真皮补片修复直肠前突的经验。

Ellis 报道了采用生物补片和瘘管栓治疗直肠阴道瘘的系列病例。经会阴入路切开括约肌间平面修复瘘口，植入补片，行肛提肌成形术。27 例患者接受了修复，治愈率为 81%。研究者报道说，最初该补片只用于既往有 2 次修复失败史的患者。14 例患者中 4 例复发，治愈率为 71%。根据这一经验，Ellis 提出将补片用于初始修复，13 例患者中有 12 例（92%）获得愈合。这些结果是否适用于目前的情况尚不清楚，因为 Ellis 的手术方法采用经会阴入路，在操作细节上加上了肛提肌成形术，而这很可能是导致高成功率的一个重要技术特征。同时 Ellis 的报告表明该技术很少有并发症发生。

Schwander 随后报道了 21 例复发性瘘管患者（平均 2.3 次先前的修复），通过经阴道入路采用了猪真皮基质补片植入。队列中直肠阴道瘘形成的原因包括：克罗恩病相关、医源性、放疗后、产后和先天性。技术细节包括完整的瘘管切除术、经直肠推移瓣修复，以及插入补片的分层修复，成功率为 71%。其中 38% 的患者在修复前有粪便转流。4 例患者出现并发症：2 例尿路感染，1 例直肠推移瓣裂开，1 例阴道"疼痛"。没有性交困难的报道。

在另一项研究中，同一团队报道了直肠阴道瘘合并克罗恩病患者的修复。队列中包括经阴道生物补片植入或生物瘘管栓插入治疗的患者。在补片组中，6 例（66%）患者中有 4 例获得成功。

最近的一篇文献发表于 2014 年，文章报道了 12 例患者使用交联蛋白补片：10 例经会阴入路，2 例经阴道入路，治愈率为 64%。研究者之所以使用这种特殊的补片，是因为胶原蛋白的交联特性，从理论上具有更高的耐用性和更长的降解时间。研究者认为，作为修复层之间的屏障，比其他降解较快的网状移植物更好。同样，这项研究的不同之处在于，12 例患者中有 10 例接受了经会阴入路，而不是经阴道入路，不同的显露方式对分层修复和网片植入的影响尚待研究。

鉴于到目前为止发表文献的技术差异和异质性，仍很难确定生物补片对经阴道入路直肠阴道瘘修复的效果和影响。总的来说，直肠阴道瘘手术结果的不确定性使得补片植入增强修复的潜在益处引人注目，值得进一步研究，以确定其潜在应用的适应证和安全性。这项技术尚未得到充分的研究，但这并不是关于直肠阴道瘘手术的文献所独有的。总的来说，由于直肠阴道瘘管的异质性、解剖缺陷的差异性、病因的多样性以及修复技术多样性，目前关于直肠阴道瘘治疗的研究尤具挑战性。目前匮乏设计严密的多中心前瞻性研究，迫切需要此类研究为我们治疗提供更好的依据，减轻本病患者的痛苦。

参考文献

[1] Adelwo A, Ellerkmann R, Rosenblatt P. Rectovaginal fistula repair using a disposable biopsy punch. Female Pelvic Med Reconstr Surg 2014;20:52–55.

[2] Byrnes JN, Schmitt JJ, Faustich BM, et al. Outcomes of rectovaginal fistula repair. Female Pelvic Med Reconstr Surg 2017;23:124–130.

[3] Corte H, Maggiori L, Treton X, Lefevre JH, Ferron M, Panis Y. Rectovaginal fistula: what is the optimal strategy? An analysis of 79 patients undergoing 286 procedures. Ann Surg 2015;262:855–861.

[4] El-Gazzaz G, Hull T, Mignanelli E, Hammel J, Gurland B, Zutshi M. Analysis of function and predictors of failure in women undergoing repair of Crohn's related rectovaginal fistula. J Gastroint Surg 2010;14:824–829.

[5] El-Gazzaz G, Hull T, Mignanelli E, Zutshi M. Obstetric and cryptoglandular rectovaginal fistulas: long-term surgical outcomes; quality of life; and sexual function. J Gastroint Surg 2010;14:1758–1763.

[6] Ellis CN. Outcomes after repair of rectovaginal fistulas using bioprosthetics. Dis Colon Rectum 2008;51:1084–1088.

[7] Gazala MA, Wexner SD. Management of rectovaginal fistulas and patient outcome. Expert Rev Gastroenterol Hepatol 2017;11:461–471.

[8] Gottgens KW, Smeets RR, Stassen LP, Beets G, Breukink SO. The disappointing quality of published studies on operative techniques for rectovaginal fistulas: a blueprint for a prospective multi-institutional study. Dis Colon Rectum 2014;57:888–898.

[9] Lowry AC, Thorson AG, Rothenberger DA, Goldberg SM. Repair of simple rectovaginal fistulas. Influence of previous repairs. Dis Colon Rectum 1988;31:676–678.

[10] MacRae HM, McLeod RS, Cohen Z, Stern H, Reznick R. Treatment of rectovaginal fistulas that has failed previous repair attempts. Dis Colon Rectum 1995;38:921–925.

[11] Narang R, Hull T, Perrins S, Garcia JS, Wexner SD. Should immunomodulation therapy alter the surgical management in patients with rectovaginal fistula and Crohn's disease? Dis Colon Rectum 2016;59:670–676.

[12] Pinto RA, Peterson TV, Shawki S, Davila GW, Wexner SD. Are there predictors of outcome following rectovaginal fistula repair. Dis Colon Rectum 2010;53:1240–1247.

[13] Pye P, Dada T, Duthie G, Phillips K. Surgisis mesh: a novel approach to repair of a recurrent rectovaginal fistula. Dis Colon Rectum 2004;47:1554–1556.

[14] Schwander O, Fuerst A, Kunstrich K, Scherer R. Innovative technique for the closure of rectovaginal fistula using Surgisis mesh. Tech Coloproctol 2009;13:135–140.

第 13 章　直肠阴道瘘：经阴道入路无生物补片修补

Alice Frontali, Yves Panis

尽管有许多手术选择，但直肠阴道瘘（RVF）的治疗仍然面临挑战，无论选择何种手术，其失败率都很高。

本章阐述 RVF 经阴道入路无生物补片修补技术。虽然这项技术不是最常用的，但作为一种相对保守的手术，它可作为经肛入路的替代方法，在更激进的手术（如临时造口和股薄肌成形术）之前进行。

适应证与禁忌证

适应证

RVF 是一种毁坏性和弱消耗性的疾病，对女性生活质量有负面影响。然而并不是所有的 RVF 都需要进行手术治疗，只有那些有症状的患者才考虑手术治疗。对于那些有较小瘘管和微小症状的 RVF，手术需要商榷，至少初期只需要药物治疗。RVF 合并克罗恩病的患者尤其如此，对她们来说，手术治疗可能比单纯的药物治疗更糟。此外，对于克罗恩病患者，只有通过药物治疗，包括使用抗肿瘤坏死因子（anti-TNF）药物控制病情后，才能考虑进行外科治疗。

因此，无补片的经阴道入路手术可用于有症状患者的局部治疗。根据我们和许多其他中心的经验，这种"微小"的局部治疗可以通过无补片的经阴道入路或经肛推移瓣修复等来完成。如果失败，作者的处理策略是进入第二步，可在局部小的治疗基础上配合临时性造瘘。如果这种联合粪便转流的重复修补仍然失败，则需要考虑更进一步的治疗，如经会阴入路联合股薄肌或 Martius 组织瓣植入。

小的局部修补（如经阴道入路）的禁忌证

- 活动性克罗恩病伴持续性直肠黏膜炎症。
- RVF 并发盆腔肿瘤。
- 放疗引起的 RVF。
- 严重的大便失禁，永久性造口可能是最好的选择。
- 高位 RVF，经腹修补可能是最好的选择。

术前准备

经临床查体，明确 RVF 位于阴道和直肠的中下部，这是经阴道修补的适应证，术前内镜检查和 / 或影像学检查视 RVF 的病因而定。

如果是术后或产伤引起的 RVF，没有其他病变，一般不需要进行瘘道造影和 / 或

MRI 检查等特殊检查，因为在修复时全身麻醉下即可检查。

在 RVF 合并活动性克罗恩病的患者中，需要进行结肠镜检查和小肠评估。此外，由于克罗恩病患者有并发复杂会阴瘘的风险，因此建议做肛周 MRI 检查。

手术

患者在手术前一天接受机械性肠道准备，并在手术当天上午再次进行肠道清洁。按抗生素使用原则，所有患者均接受围术期预防性应用抗生素。

有两种经阴道无补片修补技术：

- 直接 RVF 闭合。
- 阴道推移瓣。

体位

所有手术均在全麻下进行，患者取截石位，留置尿管，会阴部位消毒铺巾。

初步查体时发现阴道和直肠相通就可确定 RVF 的存在，如有必要，可通过肛门注射亚甲蓝和 / 或用探针经肛探查瘘道。然而，大多数情况下，RVF 很容易确诊。

为了达到经阴道修补的最佳显露效果，我们采用肛门牵开器如 Pratt 直肠镜插入阴道，也可选择常规的窥阴器。

RVF 直接闭合技术

该技术与 Burke 等描述的治疗溃疡性结肠炎的回肠储袋 – 肛管吻合术后储袋 – 阴道瘘的处理技术非常相似。

在 RVF 水平沿着阴道后壁纵轴中线做阴道切口，然后沿直肠壁表面切开阴道壁（图 13-1）。切除直肠开口，用 3-0 薇乔线（Ethicon）横向间断缝合直肠缺损。阴道壁用 2-0 薇乔线纵向间断缝合。阴道内放置止血纱布（Algosteril，Brothier，Nanterre，法国）24h。

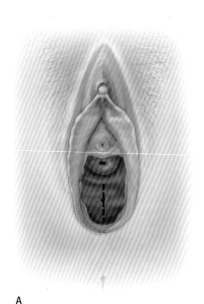
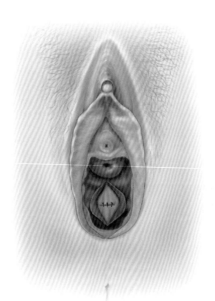
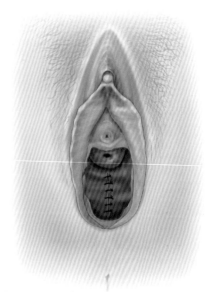

A   B   C

图 13-1 （A）在 RVF 水平沿阴道后壁中线纵向做阴道切口。（B）经阴道游离直肠壁，切除直肠开口，其缺损用 3-0 薇乔线（Ethicon）横向间断缝合。（C）阴道壁用 2-0 薇乔线纵向间断缝合

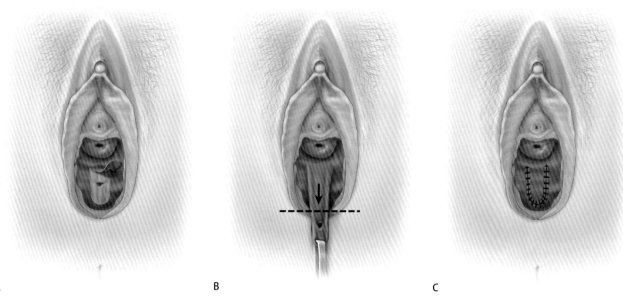

A　　　　　　　　　　**B**　　　　　　　　　　**C**

图 13-2　（A）在阴道口附近阴道后壁做切口，以获取 U 形皮瓣。（B）抬高皮瓣以保持足够的活动度，并于平齐阴道口处切断。（C）用阴道皮瓣推移覆盖修补，用 3-0 可吸收缝线缝合

阴道推移瓣技术

该技术与前面描述的技术非常相似，唯一不同之处是需要游离健康的阴道组织来制作组织瓣关闭缺损。

阴道瓣推移技术特别适合于克罗恩病相关 RVF，因为使用柔软和柔韧的生理性组织是很有意义的。该技术对于那些合并肛门狭窄或之前经肛修复失败的病例也是一种很好的手术选择。

在靠近阴道口的阴道后壁做切口制作 U 形皮瓣，向近心端和侧方充分游离皮瓣，以确保有足够的活动度（图 13-2）。

识别直肠和阴道开口，用可吸收缝线（3-0 Vicryl）进行修补。部分外科医生也在肛提肌中线处用 2-0 薇乔线间断缝合。将阴道皮瓣向远侧推移覆盖缝合（用 3-0 可吸收缝线缝合）。

术后管理

尽管术后前 3 天留置导尿管，但仍鼓励患者术后早期进食。

对于术后几天内是否需要预防性使用抗生素尚无共识。根据我们的经验，只有术中使用抗生素。

并发症

血肿形成、切口裂开是 RVF 经阴道修补最常见的并发症。严格止血和避免对组织的牵拉，可在一定程度上将风险降至最低。

一旦术后血肿形成，即使可能导致 RVF 复发，也建议全身麻醉下检查，以清除缺陷，促进局部组织愈合。然而，即使观察到 RVF 复发，此时也不要尝试 RVF 修补。

大多数时候，RVF 的复发可在术后的最初几周内观察到。在这种情况下，如果没有观察到感染迹象，最好等待 8~10 周再讨论二次手术。3 个月内再次手术的患者愈合率较低。

以前经阴道修补失败后的再手术可能包括另一种经肛局部修补，或者如果以前已经做过尝试，在经肛门或经阴道修补失败之后可选择临时造瘘。在两次失败后，股薄肌植入则是首选。

结果

如果患者症状消失则认为 RVF 治愈。很少有专门致力于此类手术的研究，此外，大多数此类研究纳入的患者数量都较少。

RVF 直接闭合

在 14 例因溃疡性结肠炎而施行回肠储袋 – 肛门吻合术并发回肠阴道瘘的患者中，Burke 等报道了一次手术的成功率为 43%，2~3 次手术的总成功率为 79%。

阴道推移瓣

Göttgens 等最近发表的系统性回顾，纳入了总共 41 例采用阴道推移瓣治疗的患者，结果差异很大，闭合率为 0% ~93%，41 例患者中总体治愈率为 55%（表 13–1）。研究者认为，不管是否合并克罗恩病，其治愈率只有 10%。在已发表文献中关于愈合和随访的报道差异很大。

来自于佛罗里达克利夫兰临床中心的 Perez 等报道了一项大型 RVF 病例序列，所有经阴道入路的治愈率为 60%。

最后，Ruffolo 等系统回顾了采用推移瓣治疗克罗恩病相关 RVF，结果表明经阴道推移瓣术后瘘道一期闭合率为 69%。同时发现经直肠推移瓣和经阴道推移瓣的复发率无明显差异。

表 13-1 经阴道入路无补片植入治疗直肠阴道瘘的近期报道								
作者	出版年份	病例数量（例）	研究类型	随访	愈合率（%）	病因	瘘道解剖特点	粪便转流	次要结果报道
Radclife	1988	4	回顾性	未阐述	50	CD	未阐述	未阐述	无
Sher	1991	14	回顾性	55 个月	93	CD	未阐述	所有患者	无
Wise	1991	40	回顾性	未阐述	95	T	低位	未阐述	失禁
O'Leary	1998	1	回顾性	38 个月	0	CD	未阐述	部分患者	失禁
Windsor	2000	4	回顾性	30 个月	75	CD	低位高位	部分患者	无
Penninckx	2001	13	回顾性	40 个月	54	CD	低位 + 高位	部分患者	失禁
Queralto	2012	5	回顾性	30 个月	60	CD	低位 + 高位	部分患者	性功能失禁
Total		41			55				

CD：克罗恩病；T：外伤 / 产伤 / 医源性损伤

结论

经阴道入路治疗 RVF 可采用直接瘘道闭合或经阴道推移瓣技术。很少有关于此类技术的研究，报道的治愈率为 0%~90%，这使得不同的技术之间的比较非常困难。最大的病例序列报道其治愈率为 40%~60%，这使得这一方法成为可能替代经肛门入路治疗 RVF 的主要手术选择。

参考文献

[1] Allan RN, Rhodes JM, Hanauer SB, Keighley MRB, Alexander-Williams J, Fazio V. Inflammatory Bowel Diseases. 3rd ed. London, UK: Churchill Livingstone, 1997:304, 343–347, 477–478, 713–716, 863–869, 873–874.

[2] Burke D, van Laarhoven CJ, Herbst F, Nicholls RJ. Transvaginal repair of pouch-vaginal fistula. Br J Surg 2001;88:241–245.

[3] Corte H, Maggiori L, Treton X, Lefevre JH, Ferron M, Panis Y. Rectovaginal fistula: what is the optimal strategy? Ann Surg 2015;262:855–861.

[4] Etzioni DA, Lowry AC. Benign anorectal and rectovaginal fistulas. In: Steele SR, Hull TL, Read E, Saclarides TJ, Senagore AJ, Whitlow CB, eds. The ASCRS Textbook of Colon and Rectal Surgery. 2nd ed. Berlin, Germany: Springer, 2011:245–255.

[5] Göttgens KW, Smeets RR, Stassen LP, Beets G, Breukink SO. The disappointing quality of published studies on operative techniques for rectovaginal fistulas: a blueprint for a prospective multi-institutional study. Dis Colon Rectum 2014;57:888–898.

[6] Keighley MRB, Williams NS. Radiation injury to colon and rectum. In: Surgery of the Anus Rectum & Colon. 2nd ed. 1993;2:2313–2331.

[7] Ommer A, Herold A, Berg E, Fürst A, Schiedeck T, Sailer M. German S-3 guideline: rectovaginal fistula. Ger Med Sci 2012;10:1–10.

[8] Pinto RA, Peterson TV, Shawki S, Davila GW, Wexner SD. Are there predictors of outcome following rectovaginal fistula repair? Dis Colon Rectum 2010;53:1240–1247.

[9] Ruffolo C, Scarpa M, Bassi N, Angrimani I. A systematic review on advancement flaps for rectovaginal fistula in Crohn's disease: transrectal vs transvaginal approach. Colorectal Dis 2010;12:1183–1191.

[10] Sagar RC, Thornton M, Herd A, Brayshaw I, Sagar PM. Transvaginal repair of recurrent pouch-vaginal fistula. Colorectal Dis 2014;16:O440–442.

[11] Valente MA, Hull TL. Contemporary surgical management of rectovaginal fistula in Crohn's disease. World J Gastrointest Pathophysiol 2014;5:487–495.

第 14 章　直肠阴道瘘：经肛修补

Sherief Shawki, Massarat Zutshi

引言

肛门—直肠阴道瘘是指肛门前侧、直肠远端或直肠上段与阴道后壁的异常连接通道。

直肠阴道瘘，特别是复发性直肠阴道瘘，对患者是灾难性的，对外科医生也极具挑战。

多种病因可导致直肠阴道瘘（RVF），产伤最为常见，约占 85%，包括Ⅲ度、Ⅳ度会阴撕裂伤和会阴切开术。难产导致分娩时间延长，胎儿头部挤压骨盆侧壁引起缺血性损伤，最终可能导致 RVF。克罗恩病是 RVF 的第二大常见病因，据报道发病率约为10%。其他原因包括感染、放疗、恶性肿瘤、医源性损伤或术后并发症。

了解 RVF 的病因很重要，因为病因影响着术前评估和术式的选择。例如，产伤相关性 RVF，在决定术式之前，询问失禁情况和评估肛门括约肌完整性至关重要；对于克罗恩病 RVF，需重点了解疾病的病变范围（小肠或结肠）、肛管和直肠的情况以及局部炎症的严重程度（会阴、肛门和直肠），这些因素将影响 RVF 修复的成败，因此在RVF 修复之前应先给予相应的治疗或干预；有盆腔肿瘤和 / 或放疗史的患者，应排除局部和全身的恶性肿瘤，治疗方案宜选择使用带血管蒂的组织进行移植。

直肠阴道瘘可根据瘘管的位置与肛门括约肌的关系进行分类。低位瘘位于直肠或肛管远端括约肌水平或以下，而高位瘘更靠近近心端。简单瘘通常位置低，瘘口< 2.5cm，通常由外伤和 / 或感染所引起。复杂瘘通常位置较高，瘘口更大，常由克罗恩病、肿瘤、放疗等其他病因引起。瘘管的位置影响手术入路的选择，即根据瘘管位置选择经腹或经会阴入路。本章重点讲述经肛 / 会阴修补，该入路更适合于低位直肠阴道瘘。

治疗原则

（1）详细了解病史，详细的体格检查，包括患者的心理预期。

（2）术前治疗和控制感染。

（3）根据患者的病史、检查和之前的修补史等综合制定个体化手术方案。

（4）若预期要进行复杂的修复或之前有过多次修复史，则需考虑粪便转流。

术前准备

最佳治疗计划的影响因素包括：病因学、症状严重程度、是否存在感染 / 炎症以及范围、组织质量、括约肌完整性以及肛门自制状态、之前的肛肠手术史以及修补史等。这些要素可通过完整的病史询问和详细的查体来获得。当然，仔细回顾既往病史也是必要的。

查体包括视诊、触诊以及直肠和阴道的指诊，辅助检查包括影像学和内镜检查。会阴检查应评估局部感染的迹象、皮肤刺激性损害、IBD 相关的病理改变和 / 或手术瘢痕。描绘 RVF 的解剖关系是必需的，阴道和直肠指诊时应明确瘘管的位置、水平、大小，并排除肿瘤。双指合诊有助于评估直肠阴道隔和组织顺应性（硬化和瘢痕组织 vs 柔软和弹性组织）。评估括约肌复合体和括约肌张力的完整性很重要。阴道内放置棉塞、肛门直肠内注入亚甲蓝稀释液后，嘱患者随意活动有助于观察瘘管。或者患者取头低脚高位，经内镜直肠充气并同时在阴道内注入生理盐水，也有助于证实 RVF 的存在。也可在麻醉辅助下检查以明确诊断。

虽然肛门生理检查通常不需要，但进一步的术前检查应根据 RVF 的病因量身定制，特别是在患者存在失禁症状时。产伤引起的失禁可用肛内超声来评价括约肌的完整性和指导解剖修复。内镜和 CT 检查可用于评估克罗恩病患者的并发疾病，对既往有恶性肿瘤病史和放疗史的患者，可筛查多发与复发性肿瘤。

外科修复的目的包括闭合 RVF 和保持肛门自制。感染的控制和炎症的减少可改善局部组织硬化状态，使其变得柔软、坚韧且血供良好。修复失败后局部组织会发生变化，如反复发作的炎症、纤维化、组织僵硬、血供受损、顺应性丧失等，这使得进一步的修复更具挑战性，可能导致失败。

任何可疑有隐匿性感染和 / 或引流不畅的感染存在时，应在麻醉下进行检查，以进行客观的评估和适当的引流。若存在明显的炎症和皮肤剥脱等严重情况，可能需要暂时的粪便转流。同样，近期产科损伤或近期修复失败的患者应推迟 3~6 个月再进行手术修复，以待炎症消退和恢复组织顺应性。在这些情况下，放置软橡皮筋挂线可能是有益的。

病因学各异、外科医生偏好不同、治疗方案众多以及随机试验的欠缺，导致本病的外科治疗仍缺乏以证据为基础的指南和规范。此外，患者通常在多次求医失败后转到三级中心。因此，熟悉不同的术式、熟练把握适应证及其结果是为患者选择适宜手术的必要条件。

一旦患者满足了成功修复的先决条件，应根据病因学、瘘管特征、组织质量、括约肌完整性和如前所述的失禁状态，对手术入路进行个体化量身定制。

治疗选择

等待观察

有时，一些患者表现为非常小的 RVF，仅有轻微或细小的症状，如轻微的漏气、漏液。与产科创伤相关的小瘘管通常在分娩后 6~9 个月自行愈合。只要症状轻微，无活动性感染的证据，且患者在密切随访后依从性良好，可给予观察等待。

单纯挂线

对于某些患者，挂线引流可能是一种选择。在一些因放疗或克罗恩病导致的严重炎症的女性患者中，症状的严重程度与修复后病情加重的可能性密切相关。在修复失败并永久性造瘘的最坏情况和旷置瘘管、阴道排气的较轻症状之间权衡利弊，修复可能不是最好的选择。因此，在开始确定性修复之前，设定现实的治疗目标很重要。当没有修补可能性时，患者应接受不完美的挂线生活方式，而不是面临造瘘的风险仍执意修复。引流挂线也可用于修复之前的处置。

瘘管闭塞

生物可降解瘘管栓（国内学术圈通常称其"肛瘘栓"）

该方法采用生物材料来消除瘘管。理想情况下，瘘管栓不应诱导异物反应，应吸引宿主细胞填充栓塞支架，促进组织再生。理想的患者应具有较长的瘘管（＞1cm），无感染迹象，无活动性疾病。放置瘘管栓之前需放置引流挂线至少 6 周。

手术中采用全麻，对瘘管进行轻柔的清洁和冲洗，可将稀释的过氧化氢注入瘘管进行进一步清洁。瘘管栓应按照制造商的使用说明进行准备。瘘管探针自阴道插入直肠，将探针与缝线一起取出，然后将瘘管栓从直肠侧轻轻送入阴道侧，直到瘘管栓圆盘紧贴直肠黏膜（图 14-1）。圆盘位于直肠内，有 4 个孔，用 2-0 可吸收缝线缝合固定 4 针，缝合时应包括黏膜、黏膜下肌层和圆盘（图 14-2）。修剪阴道侧冗余的瘘管栓，与阴道壁平齐，阴道侧不予固定。该术式无可争辩的优势是保护了肛门自制和组织完整性，因此对后续的组织修复不会造成任何影响。

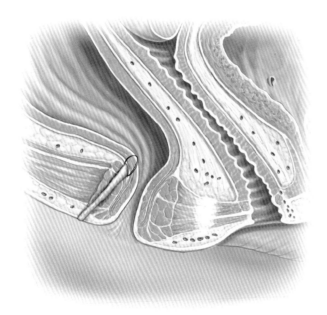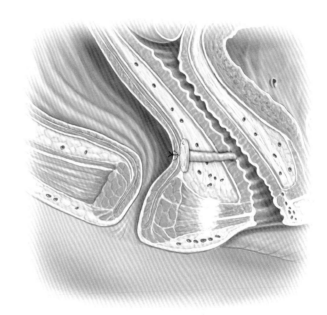

图 14-1　瘘管内放置瘘管栓。肛瘘栓末端系缝线，从内口拖入阴道

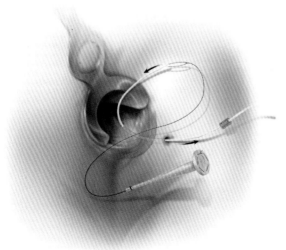

图 14-2　瘘管栓的圆盘固定在直肠壁，阴道侧冗余的瘘管栓予以修剪

术后注意事项包括 2 周内不活动，2 周后轻度活动，6 周内禁止性活动，并发症包括肛瘘栓脱落以及圆盘位置疼痛。

局部推移瓣

经直肠推移瓣的支持者认为该术式解决了瘘管的高压侧问题。

直肠推移瓣

患者取俯卧折刀位，良好的光线和暴露有助于制作一个好的组织瓣，使用肛门外翻缝合或 Lone Star 拉钩可获得良好的暴露。

做一个 1/3~1/2 圆周的弧形切口，内口包括在内。黏膜下注射生理盐水以抬高黏膜，在内括约肌下方游离黏膜和黏膜下层，继续向头侧游离，直到黏膜瓣可无张力推移到未来缝线处。越向头侧游离，组织瓣越厚，以确保推移瓣有良好的血供。锐性游离以避免"锁洞"畸形。止血可用无炭化作用的止血设备，肉芽或上皮组织可能已经长入瘘管，应予以切除，直肠侧内口适当推移至较深的组织中，用可吸收缝线（Vicryl）予以缝合。闭合的方向取决于组织的排列方式。随后，切除包括内口在内的黏膜瓣远端。黏膜瓣向下推移，用 UR-6 针 2-0 薇乔线缝合至新的齿状线上。应在撤除牵开器前予以缝合，随后，原位打结，将肛膜推向黏膜瓣，而不是相反的方向，以避免任何可能的撕裂。将带光源的 Hill Ferguson 拉钩重新插入肛管并评估缝合效果，轻轻冲走推移瓣下的血块，任何漏针处予以补充缝合，虽然缝线处可能会有损伤，但皮瓣的其他部分应该是平坦有活力的。

一些外科医生喜欢做水平切口，制作头侧皮瓣和尾侧皮瓣，后者可避免黏膜外翻和黏液渗漏。有人认为，括约肌薄弱、肛管瘢痕明显、直肠阴道隔薄等因素可能会降低手术成功率，从而限制直肠推移瓣（RAF）的使用。

虽然使用无张力瓣是首选术式，但应防止冗余，避免顶端缺血和无效腔也很重要，这两者都会导致失败。术后管理包括卧床休息 1~2 周、控制疼痛和软化粪便。

直肠袖状推移瓣

该术式适用于多次修补失败的患者，应该由经验丰富的外科医生在粪便转流后进行。

该术式的最终结果是形成一个手工吻合的直肠肛门吻合口。除了环形切开直肠壁向上游离之外，几乎所有的步骤都与 RAF 类似。齿状线水平做切口，环形切开肛管，切除纤维化和病变黏膜。自肛管直肠交界处，游离全层直肠壁至肛提肌以上，并继续向头侧游离至一定长度确保无张力吻合。

关于张力、止血、防止炭化以及直肠瓣冗余等问题，与 RAF 的操作要点类似。瘘管清除，内口关闭，随后进行手工吻合，同样是先缝合，随后撤除牵开器，将缝线推向直肠瓣。

外科医生应该意识到存在这种可能性：无法继续再向上游离，做到无张力缝合。在这种情况下，需采用经腹入路游离，向下脱出。这需要告知患者并征得其同意。

重建与分层闭合

括约肌折叠修补

RVF 合并括约肌缺损的患者，修补瘘管的同时进行括约肌修补可使患者获益。括约肌修补技术在本书其他章节有详细介绍，但基本上需要一个经会阴体的弧形切口。

向头侧游离越过瘘管，随后括约肌进行折叠修补，闭合直肠侧瘘管。

也有人倡导推移瓣联合括约肌成形术。

外阴直肠切开术

该术式适合于那些位置较低、瘘口较大、括约肌缺损以及有便失禁的患者。泄殖腔缺损的患者也可从该术式中获益。

术前准备与如前所述的经会阴入路相同，我们选择俯卧折刀位，通过瘘管放置探针，所有远端到内口的组织，包括会阴皮肤、括约肌、直肠和阴道，均使用电刀切开，人为造成泄殖腔缺损（图 14-3）。

从前外侧开始，仔细分离肛管直肠黏膜，识别两侧括约肌复合体，通常用锐性分离，以避免"锁洞"畸形。为了避免热损伤，电凝止血是明智的选择。同法切开阴道侧，在瘘管上方的直肠阴道隔拓展游离平面。所有的感染和 / 或肉芽组织的清除都在重建之前完成。向两侧分别游离整块括约肌复合体，通常需游离至坐骨直肠窝，直到有足够的活动度可完成括约肌折叠修补。彻底止血后，从直肠侧开始分层缝合。如果选择先行括约肌修补，则直肠顶端的手术视野就会受到影响，且再次进行直肠缝合时也会增加括约肌修补缝线的张力，增加潜在裂开的风险。用 2-0 薇乔线进行直肠黏膜缝合，注意两侧齿状线对齐。随后，用 2-0 PDS 褥式缝合括约肌，通常缝合 2~4 针。最后，用 2-0 薇乔线缝合阴道黏膜，注意对齐处女膜线（图 14-4、图 14-5）。会阴部皮肤采用部分垂直褥式缝合，保留一个小缺损以便引流，是否放置引流管由手术医生决定。是否造瘘应视术前局部组织的状况而定，如果局部组织纤维化且既往有多次修补史的病例则应考虑粪便转流。

这种重建性的分层修复可以根除瘘管，由于该技术采用多层闭合，可同时起到修复括约肌缺损、为组织闭合提供新的血供及加厚会阴体的作用。

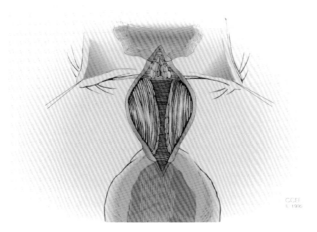

图 14-3　外阴直肠切开术：切开瘘管形成泄殖腔缺损

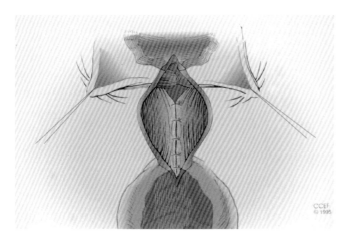

图 14-4　外阴直肠切开术：从直肠黏膜层开始分层修补，包括肌层

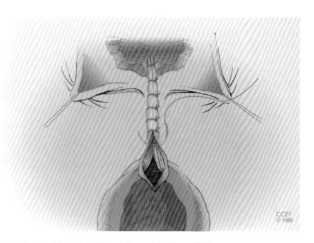

图 14-5　外阴直肠切开术：关闭阴道黏膜

组织转移与植入

Martius 组织瓣

Martius 组织瓣由球海绵体肌和脂肪组成，植入肛管直肠与阴道之间，以治疗复杂性阴道瘘。

游离直肠阴道隔以准备接受组织瓣，切开阴道后壁至瘘管远端，全层游离，将阴道与下段的肛管直肠分隔。这种游离需在头侧、尾侧和侧方进行，以游离出足够的空间来容纳球海绵体肌脂肪垫，并避免形成无效腔。了解潜在的解剖标志是获取组织瓣的关键。

大阴唇旁做纵向切口，随后将组织瓣从皮肤和周围组织中游离出来（图 14-6）。游离边界：旁侧为阴唇褶皱，中间为小阴唇，后方为覆盖泌尿生殖膈的 Colles 氏筋膜。组织瓣血供来源于阴部内动脉、闭孔动脉和阴部外动脉分支，分别位于下方、侧方和上方。侧方血供在游离过程中会有损伤，上支在游离最上段时向上离断，留下以下段

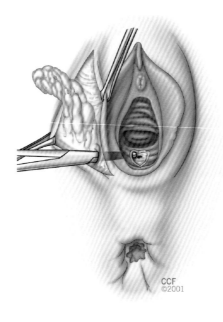

图 14-6　Martius 组织瓣。组织瓣与修补点制作隧道

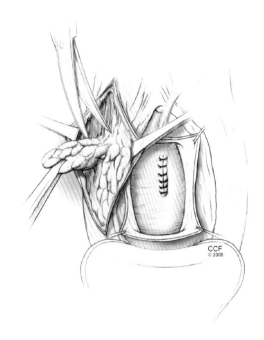

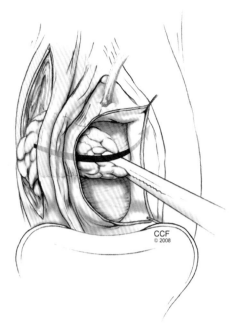

图 14-7　Martius 组织瓣：制作唇状组织瓣。纵行切开阴唇旁皮肤，游离脂肪垫，保持下方血管蒂完整

图 14-8　Martius 组织瓣。旋转组织瓣覆盖缺损

血供为基础的组织瓣。组织瓣轻度牵拉，向上游离，直到确保获得足够长度的组织瓣后予以离断。直肠侧瘘管用可吸收缝线分两侧缝合，阴道侧予以修剪。在组织瓣切口与瘘管切口之间潜行游离隧道，通过隧道旋转组织瓣（图 14-7）。组织瓣松弛固定于瘘口闭合部位上方，将肛管直肠与阴道分隔，封闭无效腔（图 14-8），阴唇侧方切口分层缝合消灭无效腔，皮肤切口予以关闭，切口放置烟卷引流管。

瘘管修补处的切口在括约肌修补或解剖学修补后予以关闭，局部放置引流管以预防血肿。

转流性造瘘

暂时性造瘘并不能确保成功，然而，是否需要粪便转流要根据症状的严重程度、感染范围、炎症进程而定；一般认为粪便转流可使局部组织变得柔韧。决定造瘘类型需考虑的因素包括：周围组织的情况、瘘管的复杂程度、病因学和之前修补次数等。如果考虑将来要做直肠袖状拖出或结肠拖出，那么回肠造瘘可能是最佳选择。

术后管理

对于患者的术后指导并没有相应的指南或共识。大多数建议来自专家经验和传承总结。排便会导致肛门直肠区域的拉伸，会对修补点造成压力。我们更倾向于为患者做好肠道准备，以减少术后前几天的粪便污染。

术后抗生素、住院、卧床休息和经口进食均由外科医生自行决定，且均基于外科医生的个人经验和偏好。

患者通常需要口服抗生素 7 天才能出院，为了避免组织浸渍，患者不能坐浴浸泡。

并发症

即使再精细的技术，感染和血肿都是术后的主要问题。围术期抗生素、造口和肠道准备不能保证消除感染的风险。一旦怀疑感染，应引起重视并要求患者在诊室中进行检查。若考虑感染可能，如果需要引流则应在麻醉下进行，及时引流可防止复发。同时应酌情考虑抗生素，口服或静脉注射均可。另一个危险因素是粪嵌塞，当出现便秘迹象时可提前使用通便药物，这对于没有进行粪便转流的患者是有益的。该计划要求患者在术前和出院时接受宣教。

不同治疗方法的结果

瘘管闭塞

Ellis 等（2008）报道了采用瘘管栓治疗 12 例 RVF 患者的有效性。经过总共 20 次手术后，5 例 RVF 中 3 例获得治愈，7 例袋形阴道瘘（pouch vaginal fistulae）中 4 例获得治愈。手术成功率 35%，总成功率 58%。一项类似的研究报告显示成功率为 44%。然而，重复手术并未获得成功。

组织推移瓣

RAF 的成功率为 43%~88%（表 14-1）。尽管首次手术成功的机会最大，但 Lowry 等的研究表明重做 RAF 仍然有 85% 的相似成功率。然而，在 2 次修复失败后，成功率即下降到 55%。因此，组织评估至关重要，替代的手术方案可能较为合理。该技术也可用于静止期的克罗恩病或无活动性疾病的患者群体。虽然短期成功率高达 75%，但复发率较高，整体成功率较低。

Hull 和 Fazio 报道 35 例接受 3 种不同皮瓣修复的患者：弧形、线形和袖状推移瓣，治疗 RVF 和合并克罗恩病的 RVF，最初的成功率是 54%。失败患者采用另外一种手术在 5 例患者中获得成功，总成功率为 68%。

Marchesa 等（1998）报道了 13 例合并克罗恩病的 RVF 患者接受袖状推移瓣修复：其中包括 4 例复发性 RVF，7 例同时存在 RVF 和会阴瘘。13 例患者中有 8 例患者瘘管愈合，因此作者推荐这种技术用于特定的病例。

表 14-1 不同术式成功率总结					
作者	出版年份	手术术式	病例数量（例）	愈合率（%）	注
Joo	1988	RAF	20	75	RVF 在合并克罗恩病的患者中
Lowry	1998	RAF	81	83	成功率：88%；85% 经过 1 次修补，55% 经过 2 次修补
Marchesa	1998	袖状推移瓣	13	61.5	3 例需要其他额外手术
Ellis	2008	瘘管栓	12	58	3/5 RVF 和 4/7 PVF 治愈
Hull	2011	外阴直肠切开术	50	78	外阴直肠切开术有较好的控便功能和性功能
Pitel	2011	Martius 组织瓣	20	65	8 例患者有 CD
RVF：直肠阴道瘘					

重建与分层闭合技术

当局部组织不能用作皮瓣修复时，重建与分层修复是有价值的。Tsang 等（1998）发现并发括约肌缺损的 RVF 患者，采用括约肌折叠修补可使 RVF 患者获益，成功率达 80%，而类似患者单纯行 RAF，其成功率仅为 41%。另有报道称，括约肌修补联合RAF 成功率高达 88%，相比之下，单独接受 RAF 治疗的患者成功率为 78%。

Hull 等（2007）评估了 42 例外阴直肠切开术的疗效，9 例患者有泄殖腔缺损，其余患者为 RVF 合并括约肌缺损。总计有 11 例复发，泄殖腔缺损患者无一例复发。他们报告的总体成功率为 74%。

Hull 等（2011）也报道了 50 例外阴直肠切开术和 37 例 RAF 治疗的对比，成功率分别为 78% 和 62%。在便失禁和性功能恢复方面前者也优于后者。

组织植入

Martius 组织瓣成功率为 60%~94%；然而，据 Pitel 等（2011）报道，在 23 例接受Martius 组织瓣的患者中，成功率为 65%。

结论

RVF 是一种病因各异的具有破坏性的疾病。RVF 的管理需要了解病因学起源、瘘管解剖学的定义、括约肌完整性的保证、周围组织的优化，以及局部感染 / 炎症的解决等问题。多样化的临床表现、大量可用的手术方式、外科医生的个人选择偏好，以及缺乏随机试验等因素都导致了 RVF 缺乏一致的外科治疗方案。然而，外科医生应该了解这些可用的手术方法，以便能够为患者量身定制适宜的技术。

参考文献

[1] Ellis CN. Outcomes after repair of rectovaginal fistulas using bioprosthetics. Dis Colon Rectum 2008;51:1084–8. Ellis CN. Rectovaginal fistula. Semin Colon Rectal Surg 2009;20:58–62.

[2] Hull TL, Bartus C, Bast J, Floruta C, Lopez R. Multimedia article. Success of episioproctotomy for cloaca and rectovaginal fistula. Dis Colon Rectum 2007;50(1):97–101.

[3] Hull TL, El-Gazzaz G, Gurland B, Church J, Zutshi M. Surgeons should not hesitate to perform episioproctotomy for rectovaginal fistula secondary to cryptoglandular or obstetrical origin. Dis Colon Rectum 2011;54:54–59.

[4] Hull TL, Fazio VW. Surgical approaches to low anovaginal fistula in Crohn's disease. Am J Surg 1997;173(2):95–98.

[5] Hull TL. Anorectal vaginal fistula. In: Hull TL, ed. Posterior Pelvic Floor Abnormality. Philadelphia, PA: Elsevier Saunders, 2011:69–79.

[6] Joo JS, Weiss EG, Nogueras JJ, Wexner SD. Endorectal advancement flap in perianal Crohn's disease. Am Surg 1998;64:147–150.

[7] Joyce MR, Hull TL. Endoanal advancement flaps in the management of complex anorectal fistulas. Semin Colon Rectal Surg 2009;20:24–31.

[8] Lowry AC, Thorson AG, Rothenberger DA, Goldberg SM. Repair of simple rectovaginal fistulas. Influence of previous repair. Dis Colon Rectum 1988;31:676–678.

[9] Marchesa P, Hull TL, Fazio VW. Advancement sleeve flaps for treatment of severe perianal Crohn's disease. Br J Surg 1998;85(12):1695–1698.

[10] Pitel S, Lefevre JH, Parc Y, et al. Martius advancement flap for low rectovaginal fistula: short- and long-term results. Colorectal Dis. 2011;13(6):e112–115.

[11] Santoro GA, Abbas MA. Complex anorectal fistulas. In: Steele SR, Hull TL, Read TE, Saclarides TJ, Senagore AJ, Whitlow CB, eds. The ASCRS Textbook of Colon and Rectal Surgery. New York, NY: Springer Science Business Media LLC, 2016:275–288.

[12] Tsang CB, Madoff RD, Wong WD, et al. Anal sphincter integrity and function influences outcome in rectovaginal fistula repair. Dis Colon Rectum 1998;41(9):1141–1146.

第四部分
大便失禁手术

第 15 章　重叠修补术

Lauren R. Wilson, Tracy L. Hull, Brooke Gurland

适应证与禁忌证

健康年轻女性在阴道分娩过程中发生的括约肌直接损伤或神经性损伤是大便失禁的主要致病因素。使用肛门超声的前瞻性研究表明，9%~38%的患者在阴道分娩后可发生肛门括约肌损伤，但没有明显的会阴损伤迹象。最近一项基于人口的大型研究显示：健康成年女性大便失禁的发生率约20%。也可出现延迟性大便失禁，因为年龄老化的影响导致直肠紧迫感和激素变化等并发症，加上先前的盆底肌和神经的损伤，产生尿失禁、盆腔脏器脱垂和大便失禁等症状。

鉴于许多女性大便失禁的延迟表现以及影响因素的多样性，其治疗方案也多种多样，从非侵入性措施到侵入性手术。失禁患者的治疗选择包括非手术干预，例如改善粪便黏稠度的药物、生物反馈，治疗包括注射填充剂和可控的射频治疗（Secca；Mederi Therapeutics，Norwalk，CT），手术干预包括肛门括约肌成形术、骶神经刺激（SNS）、肛后修补术、股薄肌成形术、经闭孔后侧肛门吊带（TOPAS；American Medical Systems，Minnetonka，MN）和Fenix（Johnson and Johnson，Somerville，NJ），或应用人工磁性括约肌。目前人工肛门括约肌还未在美国生产使用，动态股薄肌成形术联合电刺激也已不再使用。

外科医生对大便失禁患者可采用的治疗方法有很多种，但对于括约肌损伤引起的大便失禁，括约肌成形术是最常见的治疗方法。括约肌重叠修补术适用于外括约肌解剖学损伤导致的大便失禁，特别是患者不希望植入设备或生活的社区无法获得术后护理。任何原因导致的括约肌复合体损伤都适用于该术式，最常见的是产科损伤。

评估大便失禁的方法包括经肛腔内超声、肛门直肠压力测定和阴部神经潜伏期测定。这些检测有助于发现导致大便失禁的原因，并且可以对临床无法发现的肛门神经肌肉功能进行客观评价。肛门括约肌损伤在2D或3D经肛腔内超声上表现为肌肉环的缺损。缺损可能为外括约肌、内括约肌或联合损伤。

已有大量研究通过阴部神经潜伏期测定（PNTML）评估了阴部神经病变对排便失禁及前方括约肌折叠成形术的影响。如Goetz和Lowry总结的，PNTML延长可预测接受前方括约肌折叠成形术的患者术后功能较差，而其他人未能证实这种相关性。因此，虽然一些中心使用PNTML作为排便失禁评估的一部分，但其他中心却没有使用。

术前准备

详细询问肠道病史评估粪便质地和排便频率（BM）。即使在括约肌功能正常的情况下，松散、水样的粪便也可能难以控制，在考虑括约肌修补之前应评估腹泻情况。建议使用大便膨胀剂和止泻药物作为减少排便次数的一线治疗，从而减少大便失禁的发作次数。Markland 等比较了车前子与洛哌丁胺治疗排便失禁的疗效，这两种药物都能有效改善排便失禁和生活质量（QoL），但洛哌丁胺有更多的副作用，特别是对于便秘。

在采用外科手术干预之前，应确定并改善合并的慢性疾病，如神经系统疾病、肥胖症、慢性阻塞性肺病、糖尿病，以及其他容易诱发腹泻的疾病，如胆囊切除术或减肥手术。应询问患者其他盆腔器官问题的症状，包括尿失禁和盆腔脏器脱垂。

应收集大便失禁相关的以下信息：急便感还是被动性失禁，失禁类型（气体、液体、固体或黏液），频率，大便失禁（FI）的定量以及 FI 如何影响生活质量。建议讨论与 FI 相关的特定 QoL 指标，包括饮食习惯的改变、日常行为的改变以及患者焦虑和尴尬等情绪问题。应始终使用经过验证的失禁评分系统来比较 FI 在干预前后的严重程度，包括失禁的类型和频率以及 QoL 的测量。有几个经过验证的评分系统，大多数医生使用克利夫兰诊所（Wexner）或圣马克（Vaizey）评分来评估 FI 的严重程度和某种程度的 QoL。这些评分可以与其他对 QoL 更具特异性的量表相结合，例如排便失禁生活质量评分量表（FIQoL），以便对 FI 和 QoL 进行更详细地评估。FIQoL 亚项分数包括生活方式、应对和行为方式，抑郁和自我认知，以及窘迫。使用评分系统的一致性可以在个体水平对患者的改善程度进行客观评估，也可以使括约肌重叠成形术和其他治疗 FI 的方法在不同研究人群中的研究具有可比性。重要的是要了解 FI 的哪些方面对每个患者来说最烦恼，因为严重程度低的评分患者也可能会有较差的生活质量。设定患者对手术修复改善其功能的期望是成功的关键。

会阴的体格检查应评估括约肌的收缩情况，有没有直肠脱垂的证据。在会阴检查时无括约肌收缩可能是不良的预后指标。完整评估应包括阴道检查以评估盆腔器官脱垂，因为可能需要与妇科医生合作。肛管直肠测压，直肠腔内超声和某些情况下的阴部神经检查，可以帮助指导干预措施。

对术后实际效果进行讨论非常重要。对于先前有大便失禁的患者来说，在括约肌成形术或任何其他失禁手术后很少能恢复完全的控便能力。应该预期会有一定程度的气体和大便失禁。重要的是，尽管 FI 发生率很高，许多女性认为她们手术是成功的。对固体大便失禁的女性比伴有气体失禁的女性更易获得术后改善，后者通常不能通过括约肌修补获得纠正。使用评分系统可以帮助患者确定术后排便失禁的哪些方面可以改善。如仅有气体失禁的患者通过手术难以解决。虽然严重程度评分较低，但可能会对 QoL 产生严重影响，并且不太可能通过手术干预改善 QoL。

括约肌重叠修补术通常不行转流性造口，除非是合并泄殖腔缺损或复杂直肠阴道瘘的复杂性损伤。Hasegawa 等的研究随机分成括约肌成形术伴或不伴转流性造口组，显示两组间括约肌相关结果相同，而造口组出现了造口相关并发症。

作者单位术前准备包括术前 24h 行机械性肠道准备，以及术前 30min 单次静脉注射抗生素。

手术

手术技巧

已有大量关于括约肌成形术不同手术方式的描述，手术方式的选择取决于术者。有两种不同的括约肌重叠修补术：一种是整体括约肌重叠成形术，避免分离内外括约肌；另一种技术先分离内外括约肌，再行前侧肛提肌成形术、内括约肌折叠和外括约肌重叠修补。

手术操作

- 无论何种手术入路，患者均行俯卧折刀位，下面垫 Kraske 垫。
- 手术一般采用全麻或腰麻。
- 我们喜欢俯卧折刀位，若患者需要同时行泌尿前盆脱垂手术，则可采用截石位。
- 若采用俯卧折刀位，用宽胶带分开臀部以暴露肛门，也可以使用 Lone Star 牵开器。
- 对肛周区域、阴道和会阴进行无菌准备。
- 放置尿管。
- 整个手术过程中用杆菌肽冲洗溶液对手术区域进行冲洗。
- 整个手术过程中用电凝止血。
- 用手术刀在会阴做一个前侧 120° 的曲线形切口（图 15-1）。
- 用 Allis 钳抓持皮肤边缘进行暴露，向肛缘和阴道侧锐性游离拓展皮瓣。注意不要使皮肤出现"纽扣孔"。
- 进行侧方游离，该处括约肌解剖完整，可以帮助确定正确的解剖平面。外括约肌是坐骨直肠窝的内侧边界，坐骨直肠窝脂肪是确定侧方分离边界的标志。注意侧方游离不宜过远，可能会有破坏阴部神经支配的风险。

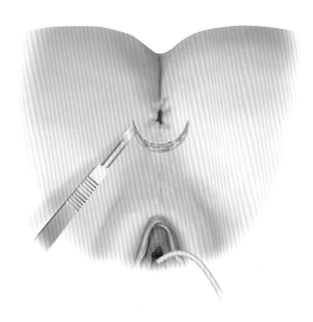

图 15-1　沿会阴体做弧形切口

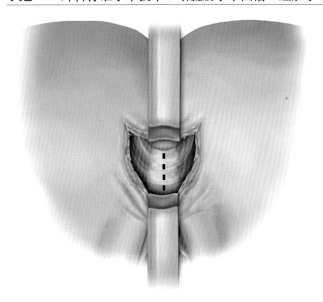

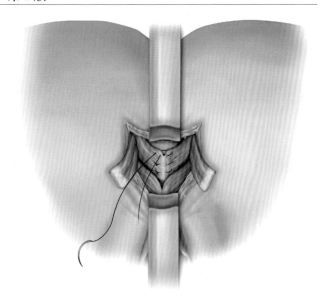

图 15-2 分离但不切除括约肌瘢痕

图 15-3 当进行分层修补时，将肛门内括约肌折叠缝合

- 若括约肌通过对称的瘢痕相连接，则沿中线切开瘢痕组织。保留所有瘢痕组织对固定缝线是非常重要的。如果早期进行修复，在瘢痕组织形成之前，肌肉边缘会横向挛缩。用 Allis 钳抓住边缘。易活动侧为外层，不易活动侧为内层（图 15-2）。
- 在充分游离后，外括约肌 – 内括约肌复合体的整体重叠修补用 2-0 聚二噁烷酮单丝延迟吸收缝线（PDS）进行垂直褥式缝合。虽然我们更喜欢这种缝线，但一些外科医生更喜欢使用不可吸收缝线（图 15-3）。如果外科医生更喜欢采用前侧肛提肌成形、内括约肌折叠和外括约肌重叠修补术，手术切口及游离和上述相同。
- 自侧方至中线瘢痕处对括约肌间沟进行游离，并将内外括约肌分开。
- 开始修补，将肛提肌用 2-0 PDS 间断缝合 3 针。
- 找到内括约肌纤维，用 3-0 PDS 褥式缝合 3 针行折叠修补（图 15-4）。
- 将外括约肌重叠，用 2-0 PDS 行褥式缝合使肌肉断端靠在一起（图 15-5）。

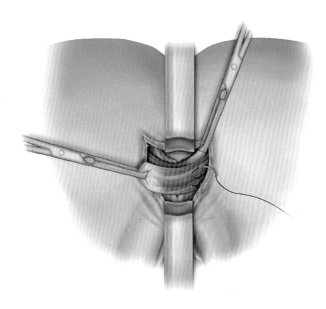

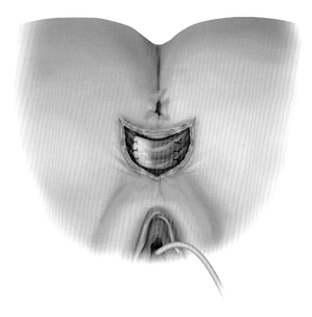

图 15-4 用褥式缝合对肛门括约肌进行重叠修补

图 15-5 肛门外括约肌重叠

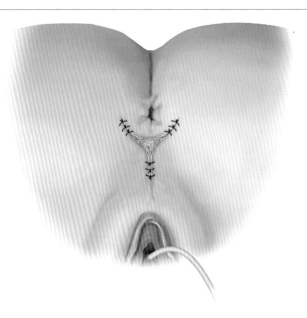

图 15-6　用 3-0 可吸收缝线间断褥式缝合，使切口呈 V 形或纵向。切口中心开放引流。会阴体比术前更宽大

- 缝合皮肤前松开胶带。
- 用 3-0 可吸收缝线间断褥式缝合，切口呈 V 形或纵向。
- 切口中心可以开放并放置一个小引流管，或直接关闭（图 15-6）。

术后管理

术后管理，需要保持大便质软、局部清洁，并且可以忍受疼痛。患者留院观察 1~2 天。对出院时术后口服抗生素的常规给药尚未达成共识。两项小型随机对照试验，一项针对肛门括约肌损伤的一期修复，另一项针对延迟修复，表明术后通过禁食及让患者控制排便没有任何益处。然而，我们认为确保患者术后早期排便质地不干至关重要，因为这可能会使切口裂开。因此，关注患者排便习惯非常重要，通常让患者出院时服用大便软化剂。一项随机对照试验显示术后限制肠道活动没有优势。

并发症

文献报道术后并发症的发生率为 8%~31%。早期并发症包括血肿形成或积液，可通过敞开切口引流血肿和积液，以及粪便嵌塞，会导致修补裂开。晚期并发症包括脓肿形成、瘘管和切口裂开。脓肿需要引流，裂开的切口通常会二期愈合，很少需要再次缝合。术后患者的主诉不适是会阴部切口疼痛。文献报道的其他并发症包括尿路感染（UTI）、尿潴留、出血和其他罕见并发症如深静脉血栓（DVT）和肺炎。

结果

括约肌成形术后早期症状改善（高达 90%）。然而，5 年和 10 年随访显示控便能力下降和排便失禁增加，甚至恢复到基线水平。由于很多研究是回顾性的，手术技术各不相同，且患者群体具有差异性，因此很难进行病例系列间的比较，如表 15-1 所示。

表 15-1 括约肌成形术系列研究			
文献	病例数量（例）	手术时年龄（岁）平均值（范围）	随访时间（月），平均值（范围）	长期结果
Gibbs 和 Hooks（1993）	33	47（20~74）	43（4~114）	好 / 极好（73%） 10/33 可靠控制液体和固体粪便 14/33 偶尔流出液体粪便或气体
Karoui 等（2000）	74	52.9（21~85）	40	21/74（28%）完全自制 17/74（23%）气体失禁 36/74（49%）粪便失禁
Malouf 等（2000）	46	43（26~67）	77（60~96）	23/46（50%）没有或每月或不太频繁的急迫大便失禁 4 人可控制固体和液体大便 没有患者完全自制
Buie 等（2001）	158	36（20~74）	43（6~120）	97/158（61%）效果极好或好 36/158 完全自制 61/158 气体失禁或轻微污渍 42/158（27%）衬垫或失禁少于每月 1 次 19/158（12%）失禁超过每月 1 次
Halverson 和 Hull（2002）	44	38.5（22~80）*	62.5（47~141）*	6/44（14%）完全自控 18/44（41%）控制液体和固体大便 16/44（36%）最佳生活质量得分
Barisic 等（2006）	56	35.9（18~64）	80.1（26~154）	27/56（48%）效果极好或好 7/56（13%）效果一般 22/56（39%）效果不佳
Bravo Gutierrez 等（2004）	130	37	120（84~192）	8/130（6%）完全自制 21/130（16%）仅有气体失禁 25/130（19%）遗粪 74/130（57%）液体大便失禁
Zorcolo 等（2005）	73	56（27~80）*	73（48~112）	2/73（3%）完全自制 50/73（68%）气体失禁 21/73（29%）液体失禁 18/73（25%）固体大便失禁 注意，一些患者有多种形式的失禁 11/73（22%）失败后需要股薄肌移植或结肠造口术
Grey 等（2007）	47	46（22~80）	60+	28/47（60%）自制功能改善 7/47（36%）最初有所改善，但之后恶化 2/47（4%）无变化
Zutshi（2009）	31	44（22~80）	129（113~208）	没有患者完全自制 没有患者能够控制液体和固体大便
Oom 等（2009）	120	58（30~85）*+	111（12~207）	44/120（37%）效果极好或好 7/120 效果极好 37/120 效果好 28/120（23%）效果中等 48/120（40%）结果不佳——失禁发作减少不到 50% 以及不满意自己的情况
Johnson 等（2010）	33	36（22~75）*	103（62~162）*	19/33（58%）效果极好或好 3/33（9%）完全自制 16/33（49%）改善 14/33（42%）失禁无变化或更严重
Lehto 等（2013）	34	51.6（30~79）++	89.3（74.6~104.2）	中位数 Wexner 评分 术前 11.8 短期 9.5 长期 12.0 不到 30% 的患者报告固体、液体和排气失禁症状有所改善
Lamblin 等（2014）	20	52（36~67）*	87（54.2~117.8）	没有患者能够控制气体 初步结果： 85% 患者固体大便可自控 70% 患者液体大便可自控 只有 48% 的患者在 84 个月时能维持自制

*：结果报告为中位数
+：随访年龄
++：手术或随访时年龄未知

结论

对于外括约肌缺损的患者，括约肌重叠修补术仍然是首选治疗方法。重要的是要告知患者，包括括约肌重叠修补和排便失禁的所有其他干预措施，很少能达到完美的控便功能。此外，随着时间的推移，由于正常老化或修复断裂导致的肌肉功能减弱，控便功能可能会出现下降。当患者在初次成功修复后出现排便失禁的复发症状时，重新评估是有益的，可行的治疗方法包括再次行括约肌成形术和 SNS 或射频组织重塑。

参考文献

[1] Barisic GI, Krivokapic ZV, Markovic VA, Popovic MA. Outcome of overlapping anal sphincter repair after 3 months and after a mean of 80 months. Int J Colorectal Dis 2006;21(1):52–56.

[2] Bharucha AE, Fletcher JG, Melton LJ III, Zinsmeister AR. Obstetric trauma, pelvic floor injury and fecal incontinence: a population-based case-control study. Am J Gastroenterol 2012;107(6):902–911.

[3] Bharucha AE, Zinsmeister AR, Locke GR, et al. Risk factors for fecal incontinence: a population-based study in women. Am J Gastroenterol 2006;101(6):1305–1312.

[4] Bravo Gutierrez A, Madoff RD, Lowry AC, Parker SC, Buie WD, Baxter NN. Long-term results of anterior sphincteroplasty. Dis Colon Rectum 2004;47(5):727–731; discussion 731-732.

[5] Brown HW, Wexner SD, Segall MM, Brezoczky KL, Lukacz ES. Accidental bowel leakage in the mature women's health study: prevalence and predictors. Int J Clin Pract 2012;66(11):1101–1108.

[6] Buie WD, Lowry AC, Rothenberger DA, Madoff RD. Clinical rather than laboratory assessment predicts continence after anterior sphincteroplasty. Dis Colon Rectum 2001;44(9):1255–1260.

[7] Forte ML, Andrade KE, Lowry AC, Butler M, Bliss DZ, Kane RL. Systematic review of surgical treatments for fecal incontinence. Dis Colon Rectum 2016;59(5):443–469.

[8] Galandiuk S, Roth LA, Greene QJ. Anal incontinence-sphincter ani repair: indications, techniques, outcome. Langenbecks Arch Surg 2009;394(3):425–433.

[9] Gibbs DH, Hooks VH III. Overlapping sphincteroplasty for acquired anal incontinence. South Med J 1993;86(12):1376–1380.

[10] Goetz LH, Lowry AC. Overlapping sphincteroplasty: is it the standard of care? Clin Colon Rectal Surg 2005;18(1):22–31.

[11] Grey BR, Sheldon RR, Telford KJ, Kiff ES. Anterior anal sphincter repair can be of long term benefit: a 12-year case cohort from a single surgeon. BMC Surg 2007;7:1.

[12] Halverson AL, Hull TL. Long-term outcome of overlapping anal sphincter repair. Dis Colon Rectum 2002;45(3):345–348.

[13] Hasegawa H, Yoshioka K, Keighley MR. Randomized trial of fecal diversion for sphincter repair. Dis Colon Rectum 2000;43(7):961–964; discussion 964-965.

[14] Johnson E, Carlsen E, Steen TB, Backer Hjorthaug JO, Eriksen MT, Johannessen HO. Short- and long-term results of secondary anterior sphincteroplasty in 33 patients with obstetric injury. Acta Obstet Gynecol Scand 2010;89(11):1466–1472.

[15] Jorge JM, Wexner SD. Etiology and management of fecal incontinence. Dis Colon Rectum 1993;36(1):77–97.

[16] Karoui S, Leroi AM, Koning E, Menard JF, Michot F, Denis P. Results of sphincteroplasty in 86 patients with anal incontinence. Dis Colon Rectum 2000;43(6):813–820.

[17] Lamblin G, Bouvier P, Damon H, et al. Long-term outcome after overlapping anterior anal sphincter repair for fecal incontinence. Int J Colorectal Dis 2014;29(11):1377–1383.

[18] Lehto K, Hyoty M, Collin P, Huhtala H, Aitola P. Seven-year follow-up after anterior sphincter reconstruction for faecal incontinence. Int J Colorectal Dis 2013;28(5):653–658.

[19] Mahony R, Behan M, O'Herlihy C, O'Connell PR. Randomized, clinical trial of bowel confinement vs. laxative use after primary repair of a third-degree obstetric anal sphincter tear. Dis Colon Rectum 2004;47(1):12–17.

[20] Malouf AJ, Norton CS, Engel AF, Nicholls RJ, Kamm MA. Long-term results of overlapping anterior anal-sphincter repair for obstetric trauma. Lancet 2000;355(9200):260–265.

[21] Markland AD, Burgio KL, Whitehead WE, et al. Loperamide versus psyllium fiber for treatment of fecal incontinence: the fecal incontinence prescription (Rx) management (FIRM) randomized clinical trial. Dis Colon Rectum 2015;58(10):983–993.

[22] Nessim A, Wexner SD, Agachan F, et al. Is bowel confinement necessary after anorectal reconstructive surgery? A prospective, randomized, surgeon-blinded trial. Dis Colon Rectum 1999;42(1):16–23.

[23] Oom DM, Gosselink MP, Schouten WR. Anterior sphincteroplasty for fecal incontinence: a single center experience in the era of sacral neuromodulation. Dis Colon Rectum 2009;52(10):1681–1687.

[24] Ricciardi R, Mellgren AF, Madoff RD, Baxter NN, Karulf RE, Parker SC. The utility of pudendal nerve terminal motor latencies in idiopathic incontinence. Dis Colon Rectum 2006;49(6):852–857.

[25] Rockwood TH, Church JM, Fleshman JW, et al. Fecal Incontinence Quality of Life Scale: quality of life instrument for patients with fecal incontinence. Dis Colon Rectum 2000;43(1):9–16; discussion 16-17.

[26] Rothbarth J, Bemelman WA, Meijerink WJ, et al. What is the impact of fecal incontinence on quality of life? Dis Colon Rectum 2001;44(1):67–71.

[27] Rusavy Z, Jansova M, Kalis V. Anal incontinence severity assessment tools used worldwide. Int J Gynaecol Obstet 2014;126(2):146–150.

[28] Sultan AH, Kamm MA, Hudson CN, Thomas JM, Bartram CI. Anal-sphincter disruption during vaginal delivery. N Engl J Med 1993;329(26):1905–1911.

[29] Vaizey CJ, Carapeti E, Cahill JA, Kamm MA. Prospective comparison of faecal incontinence grading systems. Gut

1999;44(1):77–80.

[30] Varma A, Gunn J, Gardiner A, Lindow SW, Duthie GS. Obstetric anal sphincter injury: prospective evaluation of incidence. Dis Colon Rectum 1999;42(12):1537–1543.

[31] Varma MG, Brown JS, Creasman JM, et al. Fecal incontinence in females older than aged 40 years: who is at risk? Dis Colon Rectum 2006;49(6):841–851.

[32] Wexner SD, Marchetti F, Jagelman DG. The role of sphincteroplasty for fecal incontinence reevaluated: a prospective physiologic and functional review. Dis Colon Rectum 1991;34(1):22–30.

第 16 章 磁性肛门括约肌

Paul A. Lehur, Mia Kim

适应证与禁忌证

磁性肛门括约肌（Magnetic anal sphincter，MAS）增强装置是针对大便失禁（fecal incontinence，FI）患者的一种新的治疗选择，这些患者无法从其他治疗方法中获得改善。MAS 增强装置（FENIX；Torax 医疗公司，Shoreview，MN）是一种磁珠环，通过外科手术植入肛管周围，旨在加强薄弱的肛门括约肌。它于 2011 年获得欧洲委员会的批准，并于 2015 年 12 月由美国食品药品监督管理局（FDA）批准为人道主义应用设备。该设备于 2017 年被强生（Somerville，NJ）从 Torax 医疗公司（Shoreview，MN）收购后迅速退出了市场。

MAS 目前适用于患有严重 FI（每周 1 次或多次漏粪）的患者，他们无法从保守治疗中获得满意的症状缓解（表 16-1）。MAS 是一种很有前途的创新产品，因其植入比目前无法获得的人工肛门括约肌（ABS）侵入性小且操作简单。虽然都是包绕肛管的人工植入物，但 MAS 和 ABS 在治疗理念和适应证方面明显不同。

设备说明

MAS 是一种动态的环形植入物，围绕于肛管直肠交界处，旨在借助磁吸引力加强原来肛门括约功能：在排便期间变宽，随后磁性自动回缩。MAS 的概念源于一种用于治疗胃食管反流病的类似装置，即 FDA 批准的 LINX 反流治疗系统。设计这些装置（Linx and Fenix，强生，Somerville，NJ）的机制是基于"反向支架"的概念：该装置对

表 16-1 适应证和禁忌证（已发表的 MAS 相关研究和正在进行的比较骶神经刺激和 MAS 的临床试验所推荐）

适应证
- 成人患者
- 预期寿命 ≥ 3 年
- 明确的 FI 至少 6 个月
- 严重的 FI（在 3 周的基线肠道日记中平均每周的 FI 发生次数 ≥ 1）

禁忌证
- 有显著的慢性排便动力障碍病史
- FI 源于潜在的系统性疾病（如神经系统疾病、硬皮病、慢性腹泻、炎症性肠病或肠易激综合征）
- 肛门直肠后盆手术史
- 直肠切除
- 直肠或阴道外脱垂
- 复杂的肛门或直肠阴道瘘
- 活动性盆腔感染
- 盆腔放疗史
- 2 年内有肛门、直肠或结肠癌病史
- 在装置拟植入区域 10cm 范围内有电子或金属植入物
- 怀孕、哺乳或计划怀孕

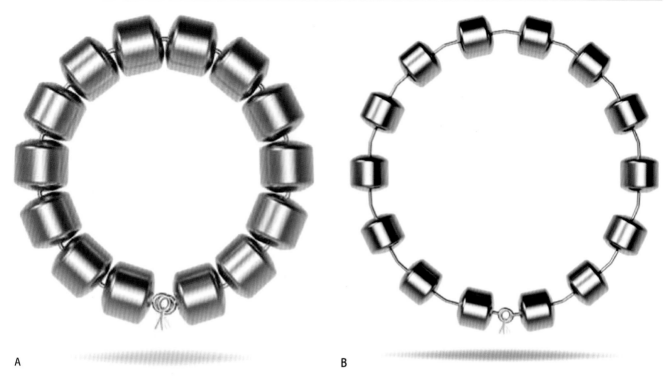

A   B

图 16-1 磁性肛门括约肌增强装置。（A）MAS 关闭。（B）MAS 开放。钛线将彼此独立的磁珠连接起来形成一个弹性环，环形包绕上部肛管

包绕肛管的管道传递低水平压力，以恢复其功能；磁力作用可被暂时中断，以有意让内容物（食物 - 粪便）通过，并随后立即恢复。

MAS 植入物由一串内含磁芯的钛珠所组成，这些磁珠通过独立的钛线连接在一起形成环形（图 16-1）。该设备根据磁珠的数量（14~20 个磁珠）组装成不同的长度，以适应不同个体间肛管周长的差异。该装置植入后立即起作用。排便时患者以正常方式用力，所产生的力量将磁珠分开以打开肛管，该动作使粪便能够通过 MAS 装置增强的肛管。打开相邻磁珠所需的分离力约为 100g。

术前准备

因为需要患者手术后尽快恢复排便来促进磁珠运动，因此 MAS 植入前不需要进行完整的肠道准备。只在术前一天或术晨用 2 次小的灌肠清空远端肠道。术前鼓励患者正常饮食。通常不需要备皮，如果需要备皮，必须是局限性的并在手术台上完成。

遵循根据不同环境细菌压力和 / 或医疗机构或国家的一般推荐，建议在麻醉诱导时仅用一剂静脉预防性抗生素。推荐药物包括头孢唑啉 2g 缓慢静滴，在过敏的情况下：万古霉素 15mg/（kg·60min）或克林霉素 600mg 缓慢静滴 + 甲硝唑 1g 静滴。

可选择全麻或腰麻，预计手术时间少于 1h，取截石位来显露会阴部。

通常不需要放置导尿管。

患者置于手术台，首先评估阴道和直肠壶腹的清洁度，如需要则在开始铺单之前完成直肠灌洗。

在直肠不是特别干净的情况下，塞入聚维酮碘浸泡的海绵或敷料是避免手术过程中粪便渗漏的方法之一。

除了特定的贯通工具和测量所需磁珠数量的测量工具之外，对器械没有特殊要求。标准手术器械包括电凝设备、吸引器和 X 线透视检查设备。

手术

概述

在全身麻醉下通过一个前侧的肛周切口进行 MAS 植入。通过紧密接触将 MAS 安装在肛管周围，在测量工具的帮助下调整植入物的大小以适应肛周组织直径，最后通过 X 线检查确认已有效选择了正确的植入。通过穿过 MAS 末端两个孔眼的双股不可吸收缝线闭合磁圈。

手术技巧

手术过程中必须保持细致的无菌原则，包括多次更换手套。推荐大量使用 10% 聚维酮碘（必妥碘）。手术室团队必须懂得其与其他肛肠手术不同，完美的无菌操作对取得手术成功至关重要。应对手术室里的人员数量进行限制。

患者的体位和术前准备

麻醉成功后，将患者置于截石位，臀部略微超过手术台边缘以便于肛门区域的显露。用碘溶液充分消毒会阴区域。仔细为患者腿部和会阴部铺手术单，必要时分开并用胶布固定臀部。

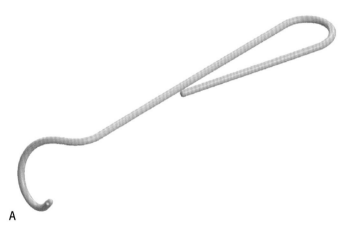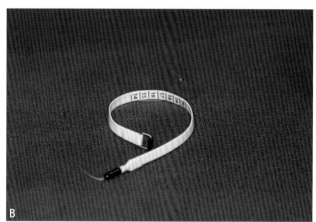

图 16-2　用于植入 MAS 的附件。（A）MAS 导引（插入）工具。（B）MAS 尺寸测量工具

建立肛周隧道

在阴道口和肛缘中间做一个长 6~7cm 的水平会阴切口（图 16-3）。这个切口需要足够宽，以便使 MAS 的导引工具能够轻松通过（图 16-2A）。隧道可以从肛管外围开始向下，通过坐骨肛管间隙的脂肪朝向尾骨尖。

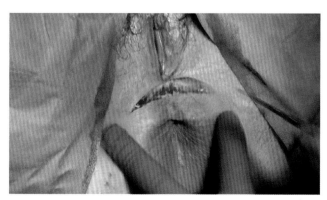

图 16-3　在阴道口和肛缘中间做一个长 6~7cm 的水平会阴切口

小心分离直肠阴道隔至距离肛缘头侧 3~5cm 处。从会阴切口的两端向侧方和背侧进行钝性分离以建立肛周隧道。一旦隧道成功建立，导引工具在手指的导引下环绕肛管，通过另一只手与工具 "会师" 来穿过肛尾韧带（图 16-4）。

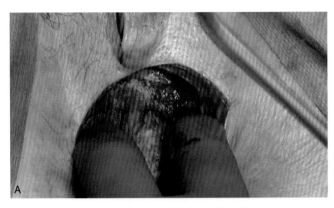
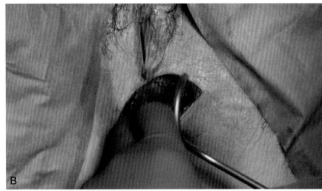

图 16-4 （A）小心分离直肠阴道隔至距离肛缘头侧 3~5cm 处。（B）导引工具在手指的导引下环绕肛管，通过另一只手与工具 "会师" 来穿过肛尾韧带

确定设备尺

通过把牵引线穿过导引器的针眼，将测量工具（图 16-2B）放置到位。逆时针旋转导引器以使测量工具穿过隧道（图 16-5）。

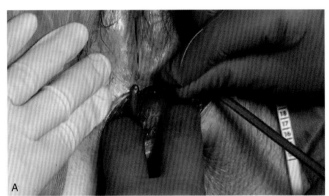
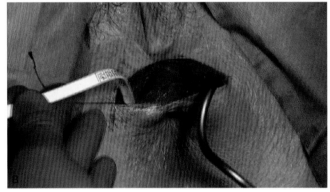

图 16-5 （A）通过把牵引线穿过导引器的针眼，将测量工具放置到位。（B）逆时针旋转导引器以使测量工具穿过隧道

为了准确评估设备尺寸，拉动测量工具以紧贴肛管。测量工具上刻度线下方显示的数字表示所需设备的尺寸。图中患者使用 17 粒磁珠装置（图 16-6）。

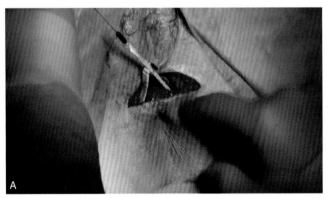
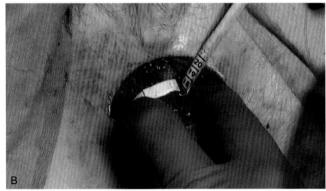

图 16-6 （A）拉动测量工具以紧贴肛管。（B）测量工具上刻度线下方显示的数字表示所需设备的尺寸

植入装置（图 16-7）

更换手套并用稀释碘溶液冲洗切口后，从无菌包装中取出选定的 MAS，并用重新置入的导引工具将其穿过隧道。在做透视检查以确保尺寸合适之前，将 MAS 的连接线暂时系在一起。X 线检查显示 1~3 颗珠子处于开放状态是比较理想的，这意味着设备与肛管贴合得很好。如果不是这样，则必须重新植入尺寸更小的设备。

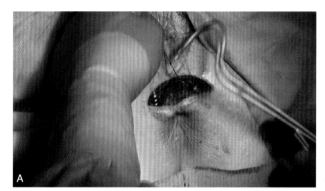
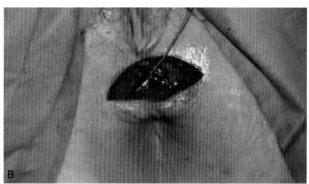
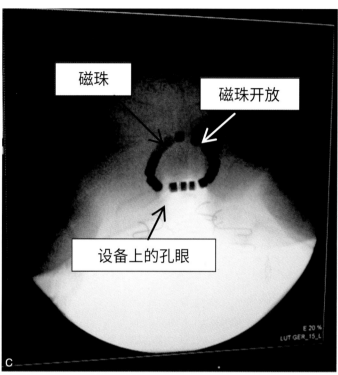

磁珠

磁珠开放

设备上的孔眼

图 16-7 （A）用重新置入的导引工具将 MAS 穿过隧道。（B）在做透视检查以确保尺寸合适之前，将 MAS 的连接线暂时系在一起。（C）X 线检查显示 1~3 颗珠子处于开放状态是比较理想的

然后仔细地将 MAS 末端的缝线圈打结以固定设备。最后一次碘溶液冲洗后，用 3-0 缓慢吸收的编织缝线关闭覆盖在设备上的皮下组织，不放置引流管。皮肤切口用类似的方法关闭。

术后管理

该装置在无须外科医生或患者干预的情况下即刻起效。患者可以立即恢复正常饮食，术后不需要应用抗生素，术后疼痛非常轻。植入后很快有排便非常重要，可以形成足够大的胶囊样形状，将包绕的 MAS 设备完全打开。因此鼓励患者术后定期排便，可能需要泻药或栓剂。

并发症

在大多数研究中，因为感染、侵蚀和挤压等需要移除设备的并发症的发生率为 6%~21%。在最近的一项随访 5 年的研究中，1 年后出现器械相关的新并发症很罕见，提示长期应用该装置是安全的。

其他登记的不良事件通常较轻而无须再次手术，包括排便功能障碍和疼痛。MAS植入后需要造口通常是患者因为其无法恢复控便能力而非感染原因。

结果

最新发表的文献中 MAS 治疗严重 FI 的随访成功率为 53% ~66%。始于 2008 年的国际可行性研究报道了 14 例患者，随访 6 个月时，设备仍在位患者的成功率为 80%，将 3 例接受设备移除的患者纳入后的成功率为 50%。在最近一项来自德国的单中心研究中，6 个月的治疗成功率为 76%，克利夫兰排便失禁评分（CCIS）从 17.5 分降至 7.3 分，大便失禁生活质量问卷的 4 个领域均有改善。在 76% 的植入患者中，肠道日记结果显示每周 FI 发生次数减少超过 50%。一项来自法国包含 23 例患者的系列研究也观察到相似的中期结果（表 16-2）。在大部分病例系列研究中，当设备仍然在位时，MAS 可以在长达 2 年的随访中显著改善通过 CCIS 评估的 FI 症状。

表 16-2　23 例患者行 MAS 植入的系列研究结果	
研究内容	单中心、前瞻性、非随机
女性患者（例）	23
中位年龄（岁）（范围）	64（35~78）
FI 的中位数持续时间（年）（范围）	8.8（1~40）
CCF-IS 得分，基线	15.2
CCF-IS 得分，第 6、12、24 和 36 个月	6.9，7.7，7.8，5.3
FIQoL 问卷，基线	1.97
FIQoL 问卷，第 6、12、24 和 36 个月	3.19，3.11，2.92，2.93
移除设备	2
满意的患者	16
愿意推荐给其他患者	14

结论

MAS 似乎是一项有前景的创新产品，毫无疑问这项技术存在一定的学习曲线，尤其在患者选择方面。MAS 在 FI 治疗流程中的重要性尚有待确定。由于治疗患者数量有限，且只有中期随访结果，因此 MAS 是否能够经受住时间的考验，尚有待观察。我们希望该装置能够再次提供给那些可能从 MAS 植入中获益的患者。

参考文献

[1] Barussaud ML, Mantoo S, Wyart V, Meurette G, Lehur PA. The magnetic anal sphincter in faecal incontinence: is initial success sustained over time? Colorectal Dis 2013;15:1499–1503.

[2] Lehur PA, McNevin S, Buntzen S, Mellgren AF, Laurberg S, Madoff RD. Magnetic anal sphincter augmentation for the treatment of fecal incontinence: a preliminary report from a feasibility study. Dis Colon Rectum 2010;53:1604–1610.

[3] Lehur PA, Wyart V, Riche VP. SaFaRI: sacral nerve stimulation versus the Fenix magnetic sphincter augmentation for adult faecal incontinence: a randomised investigation. Int J Colorectal Dis 2016;31:1505.

[4] Mantoo S, Meurette G, Podevin J, Lehur PA. The magnetic anal sphincter: a new device in the management of severe fecal incontinence. Expert Rev Med Devices 2012;9:483–490.

[5] Pakravan F, Helmes C. Magnetic anal sphincter augmentation in patients with severe fecal incontinence. Dis Colon Rectum 2015;58:109–114.

[6] Williams AE, Croft J, Napp V, Corrigan N, et al. SaFaRI: sacral nerve stimulation versus the FENIX magnetic sphincter augmentation for adult faecal incontinence: a randomised investigation. Int J Colorectal Dis 2016;31:465–472.

[7] Wong MT, Meurette G, Stangherlin P, Lehur PA. The magnetic anal sphincter versus the artificial bowel sphincter: a comparison of 2 treatments for fecal incontinence. Dis Colon Rectum 2011;54:773–779.

[8] Wong MT, Meurette G, Wyart V, Lehur PA. Does the magnetic anal sphincter device compare favourably with sacral nerve stimulation in the management of faecal incontinence? Colorectal Dis 2012;14:e323–329.

第 17 章　骶神经刺激

Klaus E. Matzel

适应证与禁忌证

大便失禁只有在保守治疗无法达到充分缓解症状的情况下，才应考虑进行手术干预。

骶神经刺激（SNS）/骶神经调节的适应证范围不断发展。自 1994 年首次用于治疗大便失禁以来，其应用和接受范围已经扩大。最初的适应证局限于一个非常独特的群体：患者表现为大便失禁和残留功能减弱，但肛门括约肌和盆底横纹肌结构完整。以下发现扩大了适应证的范围：

- SNS 的作用并不局限于与控便相关的肌肉。
- 临时的试验性刺激风险低。
- 试验性刺激结果阳性可以高度预测长期治疗刺激的临床结果。

目前试验性刺激不仅被广泛应用于已确立的适应证，还应用于对潜在新适应证的探索，包括针对导致失禁的特定病因，以及针对结直肠其他病理状况所导致的功能障碍。是否行永久性刺激由试验性刺激的临床有效性所决定。

试验性刺激是基于实用的试错法，该技术虽然具有临床有效性且微创，但目前没有任何其他可靠的临床或生理预测指标可以显示永久性刺激器植入后长期 SNS 刺激的有效性。

- 如果患者存在自主性肛门括约肌功能或反射性括约肌活动，即使仅有残留功能，提示患者有神经—肌肉连接（可通过完整的肛门皮肤反射、打喷嚏或咳嗽时反射性收缩，或用圣马克电极行阴部刺激时有肌肉应答所证实），均适合行测试性刺激。
- 如果皮质—脊髓—神经轴被完全破坏，SNS 临床有效的可能性很低；但皮质脊髓轴的部分破坏并非禁忌证。

通常以每个观察周期内失禁发生次数或失禁持续天数来衡量疗效，如果测试性刺激可以使症状改善 > 50%，则通常提示适合行完全植入设备的永久性刺激。

除了一般禁忌证外（不适合手术或俯卧位、出血倾向），试验性刺激和永久性设备植入的禁忌证包括：

- 骶骨病变阻碍电极的充分植入（如先天性畸形）。
- 植入区域的皮肤病变（尤其是感染性）。
- 被认为是 SNS 禁忌证的排尿障碍。
- 怀孕（如果 SNS 设备已在位且已启动，则应将其停用）。
- 会妨碍患者理解和操作程控仪的精神不稳定、心理不稳定或智力障碍。
- 存在与植入的神经刺激器不相容的设备（心脏起搏器或植入式除颤器）。

• 需要磁共振成像（MRI）诊断或治疗的任何其他医疗状况 [当前一代的刺激系统（特指美敦力 Interstim）仅被归类为对 1.5T 头部线圈 MRI 的"有条件安全"]。

术前准备

术前计划必须务实且流程化。临床决策完全依赖于对治疗前排便模式及临时刺激期间变化情况的记录。了解患者是否还有自主括约肌 / 盆底肌收缩，或者是否可通过针刺试验或咳嗽或打喷嚏引起反射性收缩将非常有帮助。这些措施还可以作为在整个电极放置过程中明确可能由目标神经刺激引起的肌肉活动的有用参考。如果自主和反射功能均缺失，那么 SNS 将很难达到满意的效果。

成功的治疗（包括试验性刺激）取决于合适的电极放置；术前两个平面的骶骨成像可识别骨性解剖和骶骨孔结构的个体差异，尤其适用于怀疑有畸形的病例。无须行术前肠道清洗，但直肠灌洗有助于减少直肠内的气体，气体可能会妨碍术中透视定位相关的骨性结构和电极放置。

对永久性设备的植入，应该与患者讨论可植入式脉冲发生器（Implantable Pulse Generator，INS）的植入位置并在术前进行标记。患者应该能够通过手持程控仪来激活和关闭它，或在预设范围内改变刺激幅度。应避免干扰患者的生活及着装习惯。

手术

相关概念

如果试验性刺激可以缓解症状，则提示可以行永久性 SNS。通常失禁发生次数或天数减少 50%，或 CCF- 排便失禁评分（Cleveland Clinic Florida–Fecal Incontinence Score，CCF-FIS）减少 50% 被认为是有效的。应该有足够长的测试时间来确定这些改变，通常需要 2 周。

SNS 手术包括以下 3 个步骤：

• 在第一诊断阶段，即临时经皮神经评估（Percutaneous Nerve Evaluation，PNE），确定通过骶孔到达神经，以及放置电极的可行性。
• PNE 评估每个骶神经与肛门括约肌收缩，以及肛管闭合 / 盆底肌收缩的相关性，此信息有助于进行以下操作：
  • 区分肛门括约肌的真实功能，以及患者完全自主控制它们的能力。
  • 确定外周神经支配的个体模式，并显示躯体运动 / 体感神经支配的个体差异。
  • 检测并确定肛门括约肌周围神经支配的可能病变部位。
  • 确定未来长期治疗性刺激的最佳位置。
• 在第二诊断阶段中，通过暂时刺激在临时测试期确定的骶神经来评估骶神经刺激的治疗潜力。作为一项治疗性测试，被用于选择可能从永久性神经刺激中获益的患者。有两种技术：一种用临时电极，需在测试刺激结束后移除；另一种使用的电极在测试刺激能够临床获益时用作永久性刺激。
• 第三阶段的目的是通过持续性低频刺激永久地改善症状。

PNE 和永久性植入可以在局部或全身麻醉下进行。

• 如果使用全身麻醉，应避免使用肌松剂，因其会抑制骶神经刺激引起的运动应答，使辨识电极最佳放置位置变得复杂化。

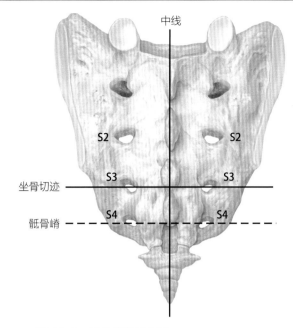

中线

S2　　S2

坐骨切迹　S3　　S3

骶骨嵴　S4　　S4

图 17–1　骶骨及触诊标记

- 如果使用局部麻醉，应避免意外阻滞相关的骶神经，因为电极放置技术依赖于传导神经。

解剖

从技术上讲，手术操作过程中最重要的部分是电极的正确放置，包括临时测试、亚长期测试刺激和永久性植入在内的所有阶段。目的是将电极放置在目标神经附近，应靠近骶神经从骶前孔开口穿出处，即神经进入盆腔并邻近骶丛形成的位置，应平行于目标神经放置。

特有的可触及的骨性解剖标志有助于识别骶骨孔。S3 神经最常用于刺激；在操作过程中，S3 神经还可用作标志来定位 S4 或 S2 神经的电极放置部位。

以下标志有助于识别骶孔（图 17–1）：

- 脊柱走行标志着中线可能会发生变异，主要是远端。
- S3 骶骨孔水平位于坐骨大切迹上缘的内侧。
- S3 骶骨孔水平（上缘）对应于骶骨上缘（腰 – 骶交界处）与尾骨尖距离的一半。
- S4 水平与骶骨棘相对应。覆盖在 S4 水平的软组织最薄弱。
- 骶骨孔位于中线旁开 1~2cm，中线以可触及的棘突走行为标记（骶骨孔相对于中线的排列可以从相平行变为更加 V 形的模式）。

骶骨孔水平间相距约为 1.5cm。电极植入技术随着时间的推移不断发展。目前这一操作借助透视检查（美敦力公司，Minneapolis，MN）来完成。

用于 SNS 的神经刺激设备：主要组件

- **测试刺激电极，美敦力 3057 型**：为植入骶神经附近行临时性刺激而设计的单极电极。
- **InterStim 自固定电极，美敦力 3889 型**：一条 4 触点同轴电极，含有 4 个长度和间距相等触点的圆柱形电极。电极有倒刺和标识带，倒刺可以固定电极，标识带可以在通过电极导入器进行经皮植入时指示电极深度和倒刺分布。电极附带一个单独的弯头的、更柔软的导丝，手术时应该用弯头导丝替换自固定电极包装中较硬的直头导丝。

- InterStim 可植入式神经刺激器，美敦力 3058 型：一种可产生电脉冲的神经刺激器，用于不同参数、模式和极性的刺激。可植入式神经刺激器通过一个螺钉直接与电极连接。
- N'Vision 医用程控仪，美敦力 8840 型：由医生使用 8870 专用卡（软件）通过遥控技术对 InterStim 或 InterStim II 神经刺激器进行编程和通信。
- iCon 患者程控仪，美敦力 3037 型：与 InterStim II（3058）神经刺激器一起使用。该手持设备允许患者打开或关闭神经刺激器，更改预设程序，在预设限制内调整振幅，并检查神经刺激器和程控仪的电池状态。

体位

患者取俯卧位（如果在具有 X 线功能的手术台上，可使用透视检查对骶骨进行侧方成像）。

- 抬高并支撑骨盆；应尽可能减少腰椎前凸。
- 腿和脚是固定的，但能够移动，刺激期间同时移动同侧的腿和脚有助于电极的放置（图 17-2）。
- 用胶带牵开臀部使得可以直视暴露肛门和会阴部。胶带不应该拉得太紧，以免抵消刺激引起的肛门和盆底的细微收缩。
- 手术区域（骶骨和臀部）消毒和铺单。
- 应保证可以观察到肛门、会阴区域，以及脚的运动应答。

植入永久性设备时建议围术期预防性使用抗生素。

治疗前的成像和标记

在皮肤上标记解剖学参考标志：两侧骶骨孔的内侧缘用透视检查、确认并在皮肤上用垂直线标记，髂骶关节的下缘用水平线进行标记，形成一个 H 形符号（图 17-3）。

临时经皮神经评估

用于临时经皮神经评估（APNE），将尖端和顶端未分离的穿刺针（美敦力 041828 型或 041829 型骶骨孔针）插入潜在相关神经的骶后孔——最常用 S3，也可以用 S4。通过骶骨骨性标志和"H"标记来对置入进行引导，并通过透视来确认。

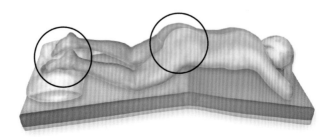

图 17-2 患者体位摆放：应该可以看见骨盆、肛门和足部，应使脊柱前凸变平

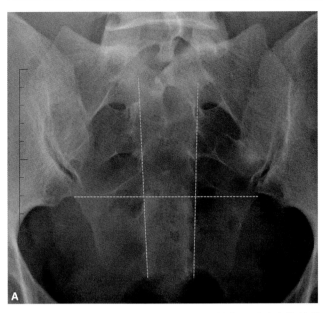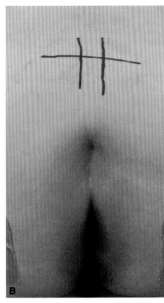

图 17-3　骶骨的成像：标记骶骨孔的内侧缘和骶髂连接处的下缘形成 H 形符号。（A）X 线影像和（B）皮肤上

- **骶骨孔的识别**：和刺中骶骨骨膜相比，穿透坚硬韧带进入骶后孔会有明显的独特的感觉。
- **穿刺针的定位**：插入角度应为与皮肤水平成 60° 的锐角，以尽量减少神经或血管损伤的风险（图 17-4）。因为穿刺针在进入骶骨孔前必须穿过软组织，故其穿入点应为骶骨孔位置的头侧。理想情况下，穿刺针应以骶骨融合平面的角度插入并严格保持在身体中轴的垂直线上（"H"标志的右上）。骶骨孔的进入点应该位于骶骨孔的上内侧角。
- **优化定位**：一旦进入骶骨孔，穿刺针应沿腹侧方向（或背侧）移动，以渐变幅度进行间歇性刺激（从低幅度开始）。以毫米间隔小心移动并行间歇刺激有助于优化定位。穿刺针上的标识表示放置的深度。
- **对刺激的应答**：盆底和肛门的运动应答（如果是全身麻醉）或感觉应答（如果是局部麻醉）可以优化穿刺针的定位。虽然刺激对盆底和下肢活动的影响可能因人而异，但以下的运动应答通常是具有典型性的：
  - 刺激 S2 神经会引起会阴肌肉的夹紧样收缩和同侧腿部的外旋。

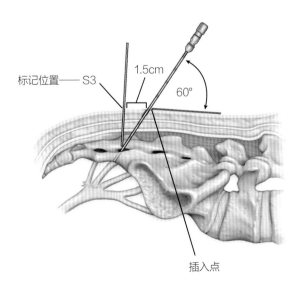

标记位置—— S3

1.5cm

60°

插入点

图 17-4　临时电极针的插入：斜行进入骶骨孔内，尖端位于骶前孔的开口处

- 刺激 S3 神经会引起肛提肌和肛门外括约肌收缩，导致肛门风箱样运动和环形收缩，以及第一和第二脚趾的跖屈运动。
- 刺激 S4 神经会产生肛提肌的风箱样收缩和肛门的环形收缩，而无任何腿、脚或脚趾的运动。
- 可以观察到腿 / 脚 / 脚趾的伴随应答，但不是必需的。它们的出现并不代表电极的放置位置更佳或临床效果更好。当骶骨孔电极处于理想位置，脚趾的伴随运动应答仅在比盆底肌应答更高的刺激强度下发生。

如果使用感觉应答来指导电极的放置，它可以是针刺般的感觉，也可以是肛周、肛门、会阴或阴道区域肌肉收缩的感觉。

当运动 / 感觉应答最明显且施加电流最低时，电极的放置位置为最佳。

如果临时 PNE 成功诱发所需应答，则置入电极用于亚长期 PNE。在移除穿刺针内导引针的同时将穿刺针护套仍保留在位。

亚长期 PNE

有两种技术可选择用于评估永久性植入前临时刺激的临床效果：

（1）一个临时的经皮放置的测试刺激电极（或多个电极）（美敦力 041830 型，临时筛选电极），在测试结束时移除。

（2）所谓的自固定电极是一种借助透视通过手术操作放置（Seldinger 技术）的 4 触点电极。如果测试临床有效，则该电极保留在位以进行永久性刺激。该操作是"两阶段植入"的第一阶段。在临时 PNE 之后，拔除穿刺导引针，而穿刺针护套留在原位。

- 对于临时电极，将它通过已放置的穿刺针护套插入并调整至合适的骶神经。用间歇刺激确认定位，然后取出护套，用黏合敷料固定电极，并通过刺激和放射成像（术中透视检查或术后两层面骶骨放射成像或透视检查）再次确认其位置。
- 如果选择"两阶段"植入，在通过穿刺针的护套放置导引针后，将一个导入器导丝放入并移除护套，来引导 4 触点自固定电极的放置（详情如下）。

为了进行筛选，两种类型的电极都通过延长电缆连接到外部脉冲发生器（美敦力 Verify）（图 17-5、图 17-6）。"两阶段植入"方法可以用一条延长电线将电极连接到将

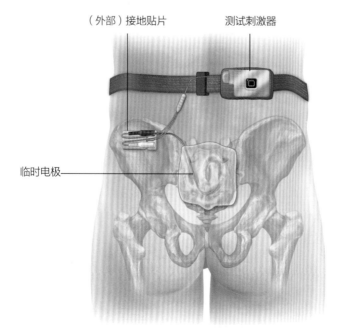

（外部）接地贴片　　测试刺激器

临时电极

图 17-5 使用连接到带接地贴片的外部脉冲发生器的临时电极进行测试刺激

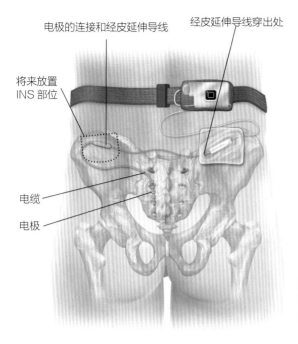

电极的连接和经皮延伸导线　　经皮延伸导线穿出处

将来放置
INS 部位

电缆

电极

图 17-6　将自固定电极通过延长电缆连接
到外部脉冲发生器进行测试刺激,不需要
接地垫

来放置 INS 的位置,并经皮下形成隧道,通常到达远离将来放置 INS 的部位(最常见
的是对侧)(图 17-6)。无菌敷料用于降低在测试刺激过程中皮肤感染或延长线贯穿的
风险。

刺激设置

对于临时电极,只能使用外部刺激器进行单极测试刺激。使用的参数与永久性刺
激相同(参见下文)。如果放置了多个临时电极,则选择具有最佳感觉 / 运动应答和最
低阈值的电极。在筛选阶段结束时,移除经皮放置的临时测试刺激电极,并植入由电
极和 INS 组成的永久系统。该步骤通常在筛选后数周进行,以确保皮肤状况完好。

如果自固定电极在"两阶段植入"操作中的第一阶段已经放置,则可以通过相应
地设置体外脉冲发生器来施加单极或双极刺激;双极刺激是首选。

如果测试成功,则移除经皮延伸导线,仅增加 INS("两阶段植入"的第二阶段)。
如果测试失败,则通过手术移去自固定电极:在皮肤做一切口暴露电极在骶骨背侧软
组织的入口后将其拔出。建议进行透视检查以确保电极已完全去除。

在测试刺激期间,指导患者仅在排便和排尿时中断刺激。用标准化的肠道日记记
录排便习惯,并与用相似方法记录的治疗前水平进行比较。

永久性植入

当通过日记或失禁评分显示测试刺激使症状改善超过 50% 时,通常可以考虑永久
性 SNS。

- 采用微创 Seldinger 技术插入电极。术中运用神经刺激和透视检查来引导置入。
  电极配有弯曲的导引针,形成略微弯曲的弯头电极。
- 将电极针放置在目标神经进入骨盆处附近后,取出导引针,将护套留在原位;
  通过这个置入导引针来引导导入器。为了使导入器进入皮肤,通常需做一皮肤
  切口,这个切口应足够长以充分覆盖和埋入弯曲在此处的电极。通过刺激和透
  视来引导导入器放置的深度。导入器的尖端不应该超过骶骨的腹侧缘,靠近尖

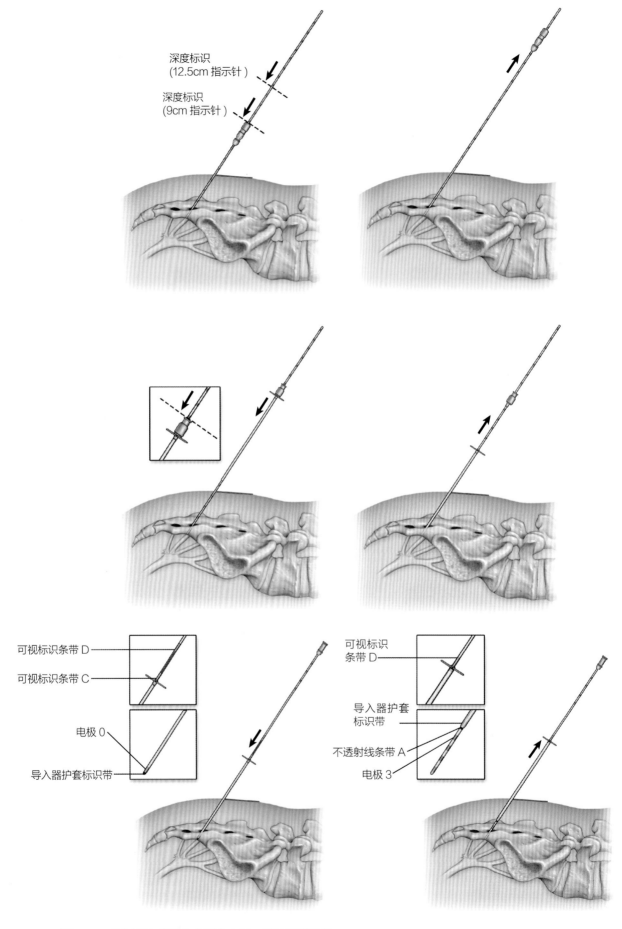

深度标识
（12.5cm 指示针）

深度标识
（9cm 指示针）

可视标识条带 D

可视标识条带 C

电极 0

导入器护套标识带

可视标识
条带 D

导入器护套
标识带

不透射线条带 A

电极 3

图 17-7　通过导入器插入自固定电极，通过透视进行

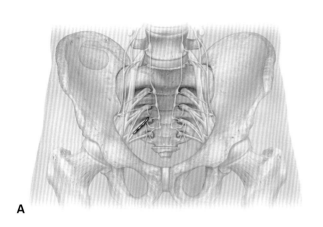
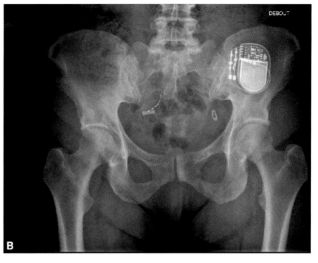
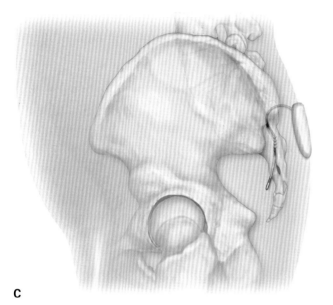
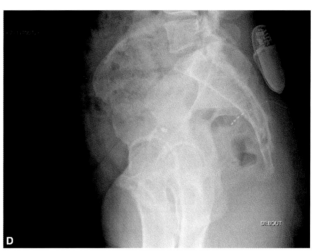

图 17-8　（A）电极位置：示意图。（B）X 线片，前后位观。（C）电极的位置：示意图。（D）X 线片，侧位观

端的不透射线标识位于骶孔内（图 17-7）。

- 一旦导入器位于所需位置（导入器的尖端位于骶骨的腹侧缘，不透射线标识位于骶骨孔内），就可以移除导引针，并将自固定 4 触点电极推入（图 17-7）。为了将电极插入导入器中，电极的弯头应指向骶神经穿出骶孔后自然走行的方向：尾侧方。建议在持续透视下插入和移动电极，以监测其置入过程及在骨盆中的位置。最佳放置的电极在骶骨侧方成像时具有特定的表现：基于电极与中线的横向偏离，更远侧电极触点之间的距离看起来小于更靠近腹侧电极之间的距离，这可以是由 AP（前后位）观来进行确认。
- 电极具有 4 个电极触点，每个触点可以进行单独刺激。间歇性刺激和成像可以优化定位。理想情况下，电极的全部 4 个触点应在尾侧方位与神经平行（图 17-8），使在低振幅刺激下产生足够的运动 / 感觉应答。导入器仅允许向腹侧或背侧运动，电极可以旋转以适应不同方向的需要。如果需要，可以重新手术将穿刺针放置于不同角度。
- 当定位最佳时固定电极：轻柔地退出导入器，电极倒刺展开将电极和周围组织固定（图 17-9）。在退出导入器的过程中进行连续透视检查有助于避免电极被无意间向内推动。

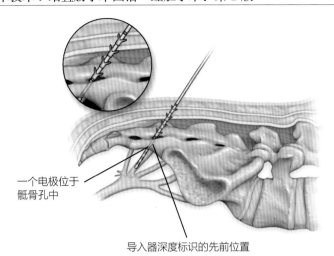

一个电极位于
骶骨孔中

导入器深度标识的先前位置

图 17-9 自固定导线的固定

- 然后将脉冲发生器（INS）置于皮下囊袋中，最常位于臀部，腋后线的内侧，远离髂嵴等骨性凸起。应在术前与患者讨论放置位置并进行标记。囊袋的皮肤切口和皮下组织切开应足够大到能覆盖 INS 的程度，但不能太宽使植入装置能够旋转，建议囊袋应位于 Scarpa 筋膜之上。对无法触及臀部来安置位于 INS 上方手持式程控仪的患者，可将囊袋放置在腹壁内。
- 用隧道器建立电极或连接电缆和 INS 放置部位间的隧道。应注意避免电极 / 连接电缆的通道靠近骨性结构。如果已经使用自固定电极进行测试刺激，将其保留在原位，并在移除经皮延伸导线后将其连接到外部脉冲发生器。
- 在与电极 / 连接电缆连接后，将 INS 埋在囊袋中但不缝合到肌肉上。冗余的连接电缆 / 电极应放置在 INS 周围或后方，不能放在 INS 前面以免对程控形成干扰。皮下和皮肤分层缝合关闭 INS 囊袋。

在手术放置电极和 INS 的过程中，任何操作都可能会意外改变电极的位置。建议重复刺激以确保没有发生移位并确认植入设备各部件的功能。

双侧植入电极很少见；证据表明双侧刺激的效果并不优于单侧刺激。

术后管理

- 应永久保留 INS 和电极的成像，以便在出现并发症或怀疑可能发生移位时作为参考。
- 脉冲发生器在术后早期激活，通常在手术当天。需要患者能够配合，因为程控主要基于他们对刺激效果的感觉。
- 对于筛选阶段，如前所述，如果使用临时电极，则应用单极刺激：通常频率为 14Hz，脉冲宽度为 210μs 的连续刺激。强度根据患者感觉来控制：最常见的是肛门、肛周或阴道区域（或混合）的刺痛和抽搐感。
- 当用自固定电极进行筛选时，可用外部脉冲发生器施加双极刺激，并对自固定电极上的电极触点进行相应的程控。对于永久治疗性 SNS，程控基于下列原理：
- 自固定电极 4 个电极触点中的每一个都可设置为正极、负极或中性（关闭）。此外，脉冲发生器可以设置为正极或中性。

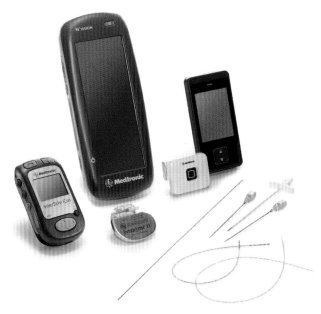

图 17-10　系统组件（由美敦力公司提供）

- 双极刺激优于单极刺激。
- 应根据选择最佳参数的计算程序对程控进行构建和记录。
- 用于永久性刺激的最有效电极是由所需强度和患者对会阴和肛门括约肌感觉或收缩的感知联合决定的，通常为：脉冲宽度，210μs；频率，15Hz；循环（例如开：关；5：1s）或连续刺激。参数设置由程控仪通过遥控完成（图 17-10）。
- 通常将刺激的强度调整至高于患者对肌肉收缩或肛周感觉的程度，并在必要时进行调整。亚感觉阈值刺激也已被证明也是有效的。
- 指导患者仅在排便和排尿时用手持式程控仪来中断刺激。有报道称，不间断刺激时出现诸如尿潴留和肾积水等泌尿系统的副作用。
- 患者可以在预设范围内增加或减少刺激强度。这种调整通常是为了确保设备正常工作（可以观察到对刺激的感知的变化），并使刺激适应身体体位的变化，例如在夜间处于睡姿时减少强度并调节到低效的状态。
- SNS 治疗需要维护。相当一部分患者需要重新调整刺激参数，以确保随访期间持续获得最佳治疗效果。

并发症

- INS 的电池寿命有限；电池寿命主要由电池尺寸、电流幅度和刺激的使用决定，为 4~7 年。循环程序（一段时间内交替打开和关闭）或定期关闭发射器（如在睡眠期间）有助于延长电池寿命。由于当前版本的 INS 不包括可充电电池，因此 INS 一旦电池耗尽，需要通过手术进行更换。
- INS 和电极对磁场敏感，如果需要做 MRI，制造商建议将设备移除。目前这一代的刺激系统对 1.5T 头部线圈 MRI 是安全的。
- 该装置对单极电凝也很敏感，因此建议手术干预时使用双极电凝。
- 与长期 SNS 相关的最常见并发症是失去疗效（或缺乏：无法再现 PNE 期间获得的治疗效果，约为 12%），疼痛（13%），感染（4%），以及不良刺激反应。

- 一般来说，必须确定并发症是否是治疗引起的——无论是机械性的还是功能性的，后者通常可以通过重新调整程序来纠正。即使是和电极的轻微移动有关，触点在电极尖端的分布允许形成不同尺寸和形状的刺激区域来补偿轻度的移位。应始终以结构化方式完成参数的重新调整。如果发生不良的或令人不适的刺激效果，则使用相同的重新程控流程。
- 如果电极发生移位并且重新程控无效，则不可避免地需要通过手术来重新放置。如果怀疑治疗失效是由于其他（非机械）原因所导致，建议重新植入一个新电极至未被刺激过的骶神经。
- 治疗期间的疼痛可能是由设备本身或由刺激所导致。为了排除刺激所引起疼痛，应该关闭 INS 一段时间来验证疼痛是否是由电流引起的。
- 迟发性感染较为罕见且通常临床症状较为明显，如红热及有分泌物等。如果通过充分的抗生素治疗（覆盖金黄色葡萄球菌）无法解决，则需要移除该设备，通常是移除整个设备。一旦感染得到控制，就可以考虑重新植入新的系统。
- 一般而言，需要移除设备的严重并发症很罕见（＜ 5%），主要由感染或设备故障引起。

结果

自首次用于治疗排便失禁以来，SNS 的临床疗效已被多项研究的可重复结果所证实。这些研究在疗效标准方面有所区别，但通常会使用不自主性肠内容物流出的频率或 CCF–FIS 等判定指标。无论疗效判定指标如何，大多数研究结果显示短期和中期的症状得到显著改善（表 17–1）。随着症状的改善，患者生活质量也会提高。越来越多的证据表明 SNS 能够维持稳定的作用：显示出可持续长达 20 年的临床获益。

进行永久性刺激的患者选择标准是统一的，由临时性试验性刺激的疗效来指导，这具有高度的可预测性。

SNS 在排便失禁治疗中的适应证范围稳步发展。早期应用仅限于一组特殊的患者群体，即表现为薄弱但形态完整的肛门括约肌和盆底肌。基于测试刺激阳性结果的高度预测价值且风险很小，此外越来越多地认识到 SNS 的作用不局限于肌肉，还涉及促进控便能力的各种生理功能，因此 PNE 的使用范围被扩大了。这种扩展使得永久性 SNS 被更广泛应用，甚至应用于肛门内外括约肌有结构缺陷的患者。现如今，SNS 是排便失禁外科治疗设备的重要组成部分，也具备对并发排便和排尿失禁患者的治疗潜力。

基于现有证据水平，通过与其他外科技术进行系统比较，产生了现有的国际失禁咨询联盟指南。建议在保守治疗不能缓解排便失禁症状的情况下进行手术治疗。如果排除继发于其他潜在疾病的排便失禁（如高度直肠内脱垂），则根据腔内超声的结果决定治疗的方法。SNS 是治疗流程的核心：建议用于没有括约肌损伤的患者，以及作为手术修复的替代方案用于括约肌缺损超过 180° 的患者。虽然后一种适应证的研究结果比较新，但最新的研究发现是一致的。

结论

SNS 已经发展成为一种治疗大便失禁的方法。
- 该疗法具有微创性且风险相对较低。

表 17-1 SNS 治疗排便失禁的中期和长期疗效（按方案分析）

作者	发表年份	患者（例）（随访）	中位随访（月）	失禁发作次数 / 周中位数（范围） 基线	终次随访（单位）	中位得分 基线（范围）	中位得分 随访（范围）
随访 12~36 个月							
Uludag	2004	50	24*	8（n.a.）	1（n.a.）	n.a.	n.a.
Melenhorst	2007	100	36*	10（n.c.）	2（n.c.）	n.a.	n.a.
Dudding	2008	51	24	6（0~81）	1（0~59）	n.a.	n.a.
Brouwer	2010	55	36*	n.a.	n.a.	15（13~18）	7（5~8）
Michelsen	2010	126	24	n.a.	n.a.	16（6~20）	10（0~20）
Gallas	2011	200	24*	n.a.	n.a.	14（2~20）	7（0~19）
Hollingshead	2011	86	33	9（7）†	1（2）†	15 ± 3	9 ± 5
Mellgren	2011	120	36*	9（n.a.）†	2（n.a.）†	n.a.	n.a.
Wong	2011	61	31	n.a.	n.a.	14（n.a.）	8（n.a.）
随访 > 36 个月							
Melenhorst	2007	100	48*	10（n.a.）†	2（n.c.）†	Nr	Nr
			60*	10（n.a.）†	2（n.c.）†		
Altomare	2009	60	74†	4（n.a.）†	1（n.c.）†	15 ± 4	5 ± 5
Brouwer	2010	55	48*	n.a.	n.a.	15（13~18）	6（2~8）
Faucheron	2010	87	45	n.a.	n.a.	13（6~19）†	8（1~17）†
Michelsen	2010	126	72*	n.a.	n.a.	20（12~20）	7（2~11）
Uludag	2011	50	60	8（n.a.）	n.a.		
Lim	2011	53	51†	n.a.	n.a.	12（9~15）	8（5~11）
Duelund-Jakobsen	2012	147	46	6（n.c.）	1（n.c.）	Nr	Nr
Faucheron	2012	57	63	n.a.	n.a.	14（4~19）	7（1~16）
Damon	2013	119	48†	n.a.	n.a.	14 ± 3	9 ± 1
Mellgren	2013	120	> 60	9（n.a.）	2（n.a.）		
Maeda	2014	108	60*	n.a.	n.a.	16（6~20）	8（0~19）
Altomare	2015	272	84	7（4~11）	0.3（0~3）	16（13~18）	7（4~12）
Mellgren	2011	120	36	9.4	1.7	*FISI 39.9	FISI 28.7
Hull	2013	76	60	9.1	1.7	FISI 37.95	FISI 28.33

*：特定时间的值
†：平均值，标准差
FISI：排便失禁严重程度评分；n.a.：数据不可用；n.c.：不可计算
修改自：O' Connell 和 Knowles，2017

- 根据试验性治疗阶段选择患者，如果临床有效，则可以高度预测永久性刺激的效果。
- SNS 的结果是可重复的，越来越多的证据表明其疗效有可持久性。
- 治疗是可逆的。
- 治疗需要维持。

参考文献

[1] Altomare DF, Giuratrabocchetta S, Knowles CH, Muñoz Duyos A, Robert-Yap J, Matzel KE; European SNS Outcome Study Group. Long-term outcomes of sacral nerve stimulation for faecal incontinence. Br J Surg 2015;102:407–415.

[2] Hull T, Giese C, Wexner SD, et al; SNS Study Group. Long-term durability of sacral nerve stimulation therapy for chronic fecal incontinence. Dis Colon Rectum 2013;56(2):234–245.

[3] Jorge JM, Wexner SD. Etiology and management of fecal incontinence. Dis Colon Rectum 1993;36(1):77–97.

[4] Maeda Y, Lundby L, Buntzen S, Laurberg S. Suboptimal outcome following sacral nerve stimulation for faecal incontinence. Br J Surg 2011;98:140–147.

[5] Maeda Y, Matzel K, Lundby L, Buntzen S, Laurberg S. Postoperative issues of sacral nerve stimulation for faecal incontinence and constipation: a systematic literature review and treatment guideline. Dis Colon Rectum 2011;54:1443–1460.

[6] Matzel KE, Kamm MA, Stösser M, et al. Sacral nerve stimulation for faecal incontinence: a multicenter study. Lancet 2004;363:1270–1276.

[7] Matzel KE, Stadelmaier U, Hohenfellner M, Gall FP. Electrical stimulation of sacral spinal nerves for treatment of faecal incontinence. Lancet 1995;346:1124–1127.

[8] Melenhorst J, Koch SM, Uludag O, van Gemert WG, Baeten CG. Sacral neuromodulation in patients with faecal incontinence: results of the first 100 permanent implantations. Colorectal Dis 2007;9:725–730.

[9] Mellgren A, Wexner SD, Coller JA, et al; SNS Study Group. Long-term efficacy and safety of sacral nerve stimulation for fecal incontinence. Dis Colon Rectum 2011;54(9):1065–1075.

[10] O'Connell R, Knowles C. Surgery for fecal incontinence. In: Abrams P, Cardozo L, Wagg A, Wein A, eds. Incontinence. 6th ed. Bristol, UK: International Continence Society, 2017:2087–2142.

[11] Tan JJ, Chan M, Tjandra JJ. Evolving therapy for faecal incontinence. Dis Colon Rectum 2007;50:1950–1956.

[12] Wexner SD, Coller JA, Devroede G, et al. Sacral nerve stimulation for faecal incontinence: results of a 120-patient prospective multicenter study. Ann Surg 2010;251:441–449.

第五部分
直肠脱垂经会阴修补

第 18 章　Delorme 手术

Deborah S. Keller, Heman M. Joshi, C. Richard Cohen

引言

直肠脱垂是一种会影响患者盆底解剖结构、功能和生活质量的疾病。直肠脱垂常与进展性的大便失禁、便秘，以及其他盆底疾病，比如多脏器脱垂和尿失禁等疾病有关。直肠脱垂症状包括坠胀感、黏液分泌、里急后重、直肠疼痛及压迫感，以及直肠出血等。手术是唯一能治愈直肠脱垂的方法，直肠脱垂有多种手术方式。

Delorme 手术是一种经会阴入路袖套状切除黏膜的治疗直肠外脱垂的术式。手术时，将脱垂肠段拖出肛外，剥离并切除脱垂肠段的直肠黏膜，折叠肌层使脱垂部分内翻，并重新对合直肠黏膜。

适应证与禁忌证

当决定施行某一种术式时，患者的并发症、虚弱程度、直肠脱垂的既往手术史，以及每一种术式的复发率都应认真权衡考虑。经腹手术复发率较低，但是经会阴手术——比如 Delorme 手术——对患者来说风险更小、并发症更少，恢复更快。

Delorme 的手术适应证包括短段的直肠全层脱垂、不适合或不愿意接受全麻及腹部手术。Delorme 手术的相对禁忌证包括直肠内脱垂、肠套叠、脱垂远端距离齿状线超过4cm，以及因既往肛门直肠手术、放疗、苯酚注射，或其他低位直肠或肛门病变导致脱垂远端和齿线固定的患者。同时患有 IBD 也是相对禁忌证，针对这种情况应做个体化决策。此术式治疗脱垂长度过长的直肠脱垂会非常困难，在这些情况下，Altemeier 术式可能更为合适。

应让患者了解手术的复发率、必要时需再次手术的可能性，以及无法保证能改善控便能力等。

术前准备

拟行 Delorme 手术的直肠脱垂患者应接受全面检查，以排除可能导致直肠脱垂假象的其他病理因素，如低位乙状结肠或直肠肿瘤。除除询问病史和体格检查（包括肛门指检、硬式乙状结肠镜和直肠镜检查）外，患者还应该行合适的内镜检查（软式乙状结肠镜或结肠镜）或钡灌肠检查。肛门生理学检测和经肛超声检查并不是常规术前评估的必需项目。

"知情同意书"应该包括术式、风险以及获益等项目，并重点告知手术有较高的复发风险。

术前 2h 给予两次磷酸盐灌肠行肠道准备，必要时可加用灌肠剂。在诱导气管内全麻时给予预防性抗生素（作者使用环丙沙星和甲硝唑）。对所有患者常规行血栓栓塞预防。常规使用弹力袜，如果没有药物禁忌，可适当使用肝素或低分子肝素。

手术

麻醉

Delorme 术式适用不同的麻醉方式，尽管全麻是首选麻醉方式，腰麻也是安全可接受的。高风险的患者可以在骶管阻滞麻醉甚至局部麻醉下进行手术，无论是否联合使用静脉镇静。

体位

作者通常采用俯卧位行 Delorme 手术，手术同样可以在截石位下进行。手术体位的选择应该取决于患者术中对体位的耐受力、手术入路，以及患者的心肺功能。

在无菌环境下导尿。作者倾向于在患者麻醉苏醒前行无菌一次性导尿术（不留置导尿管）。

技术

（1）使用 Lone Star 环形拉钩，牵开肛缘，暴露全部脱垂肠段。使用 Allis 钳或大棉签。黏膜下间隙注射 1∶100 000 肾上腺素生理盐水使黏膜与直肠肌层分离。用组织镊夹住黏膜的边缘，电刀环形切开。环切缘位于齿线近端约 1cm。可以用电刀或组织剪，在这个过程遇到的任何血管都可以用电刀或双极电凝止血（图 18-1）。

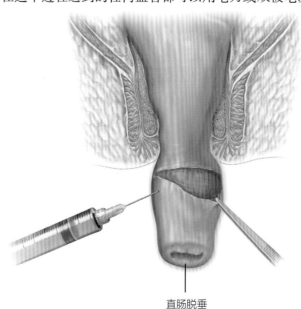

（2）因为在间隙内注射了肾上腺素盐水，所以黏膜层和黏膜下层之间的层面很容易辨认。轻轻牵拉黏膜边缘保持张力以利于游离。游离时尽量保证黏膜完整、避免损伤肌层。手术过程中较小的环肌层损伤，可在折叠缝合时一并带入。

直肠脱垂

图 18-1　黏膜下注射稀释的肾上腺素有利于将直肠黏膜从肌层分离

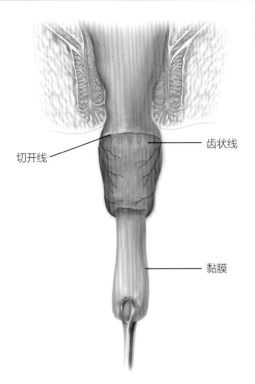

图 18-2　黏膜层从肌层剥离，目标长度是脱垂长度的 2 倍

切开线

齿状线

黏膜

如果出现较大的缺损，如重做 Delorme 手术的病例，外科医生可能会放弃该术式并改行 Altemeier 手术。剥离的黏膜长度应该是脱垂肌层长度的 2 倍。

（3）继续在黏膜下层注射肾上腺素生理盐水，分离至与肌层固定的脱垂黏膜顶端（图 18-2）。

（4）在脱垂的顶端，游离黏膜的前正中做一切口，开始肌层折叠缝合。作者喜欢用 2-0 的 PDS 缝线。从齿状线处向脱垂顶端做折叠缝合，两端包括齿状线黏膜及近端直肠黏膜。折叠缝合时每针带入 1cm 的肌肉，下一针沿肌层垂直进针并间隔 1cm。缝线用血管钳标记并悬于环形拉钩上；在后正中、左侧及右侧方重复这一操作。然后切除黏膜并送病理检查。在 1—3 点、3—6 点、6—9 点、9—12 点之间进行折叠缝合，使垂直折叠缝合的总数达到 8 针。随后收紧缝线并注意确认肌层已经内翻折叠，并在打结前用血管钳固定（图 18-3）。脱垂部分完全缩短，折叠的肠管于括约肌水平。

（5）用 2-0 薇乔线间断缝合直肠肛管吻合处的黏膜空隙，使黏膜与黏膜对齐。

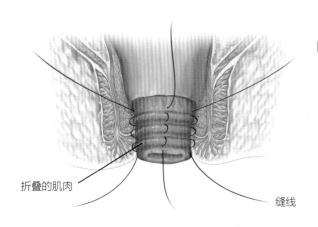

图 18-3　从齿状线到脱垂顶端做折叠缝合

折叠的肌肉

缝线

术后管理

术后治疗计划

术后治疗计划如下：

- **镇痛**：如果患者是全麻，在手术结束时可做阴部神经阻滞。尽早使用口服镇痛药，如对乙酰氨基酚和非甾体类镇痛药。
- **预防性抗生素**：术后无需使用抗生素。
- **血栓栓塞的预防**：所有患者在出院前都应使用防血栓栓塞弹力袜，以及肝素或低分子肝素，除非有禁忌证。
- **正常活动**：患者应尽早开始普通饮食，并鼓励早期活动。如果患者情况良好，拔除尿管后能够排尿，且肠道功能恢复，可考虑出院。

并发症

尽管有发生出血和血肿的风险，Delorme 手术并发症并不常见。这些并发症通常是自限性的，可以在肛管内放置可降解的止血材料进行预处理。对于持续或显著的出血，行麻醉下探查并对出血点进行缝合可取得满意的止血效果。尿潴留可发生于任何肛门部手术，导尿可解决这个问题。如果患者在拔除尿管后仍不能自主排尿，则需要直接尿管或更换留置尿管。盆腔脓肿是罕见并发症，但在出现发热和疼痛时需尽早进行鉴别诊断。如果怀疑出现盆腔脓肿，需开始经验性抗生素治疗，并行 CT 或 MRI 检查，并考虑手术干预。如果病情没有改善，建议麻醉下探查并经肛门引流感染。

结果

尽管 Delorme 手术相关的并发症发生率较低，但脱垂复发率较高，为 16%~30% 之间，术前的"知情同意书"应该充分告知这点。由于控便能力及生活质量都得到显著改善，术后患者满意度较高。

结论

Delorme 手术是一种简单且安全的术式，是外科医生应该掌握的直肠脱垂手术方式。该手术能改善脱垂患者的症状和功能，显著提高生活质量。患者满意度高、满足了高风险患者行低风险手术的需求，以及必要时可重复手术等因素抵消了该术式复发率高的不足。

致谢

作者在此对本章节做出贡献的 Abdel Rahman A. Omer，以及 Ian K.H. Scot 表示感谢。

参考文献

[1]　Agachan F, Pfeifer J, Joo JS, Nogueras JJ, Weiss EG, Wexner SD. Results of perineal procedures for the treatment of rectal prolapse. Am Surg 1997;63(1):9–12.

[2]　Agachan F, Reissman P, Pfeifer J, Weiss EG, Nogueras JJ, Wexner SD. Comparison of three perineal procedures for the treatment of rectal prolapse. South Med J 1997;90(9):925–932.

[3]　Marchal F, Bresler L, Ayav A, et al. Long-term results of Delorme's procedure and Orr-Loygue rectopexy to treat complete rectal prolapse. Dis Colon Rectum 2005;48(9):1785–1790.

[4]　Pescatori M, Interisano A, Stolfi VM, Zoffoli M. Delorme's operation and sphincteroplasty for rectal prolapse and fecal incontinence. Int J Colorectal Dis 1998;13(5–6):223–227.

[5]　Plusa SM, Charig JA, Balaji V, Watts A, Thompson MR. Physiological changes after Delorme's procedure for full-thickness rectal prolapse. Br J Surg 1995;82:1475–1478.

[6]　Senapati A, Nicholls RJ, Thomson JP, Phillips RK. Results of Delorme's procedure for rectal prolapse. Dis Colon Rectum 1994;37(5):456–460.

[7]　Sielezneff I, Malouf A, Cesari J, Brunet C, Sarles JC, Sastre B. Selection criteria for internal rectal prolapse repair by Delorme's transrectal excision. Dis Colon Rectum 1999;42(3):367–373.

[8]　Tsunoda A, Yasuda N, Yokoyama N, Kamiyama G, Kusano M. Delorme's procedure for rectal prolapse: clinical and physiological analysis. Dis Colon Rectum 2003;46(9):1260–1265.

[9]　Watkins BP, Landercasper J, Belzer GE, et al. Long-term follow-up of the modified Delorme procedure for rectal prolapse. Arch Surg 2003;138:498–503.

[10]　Watts AM, Thompson MR. Evaluation of Delorme's procedure as a treatment for full-thickness rectal prolapse. Br J Surg 2000;87(2):218–222.

第 19 章　老年人直肠脱垂的肛门环缩术

Warren E. Lichliter, Deborah S. Keller

引言

当直肠失去其正常附着结构时则会发生脱垂，通过肛门向外脱出。直肠脱垂的危险因素包括高龄、多次分娩、骨盆外伤以及慢性便秘。50 岁以上女性发生直肠脱垂的几率是男性的 6 倍。直肠脱垂是少见病，发病率约为 2.5/100 000，会给患者带来生活上的不便并严重影响生活质量。直肠脱垂会随着大便失禁、便秘、肛门括约肌及盆神经损伤而逐渐加重。虽然并不总是需要进行手术，但是确定性治疗仍以手术为主。

直肠脱垂有多种手术方式。复发风险最低的手术是经腹直肠固定术，可以联合或不联合乙状结肠切除术。然而当患者体弱，或有明显合并症，或既往有直肠脱垂手术史，应该优先考虑最简单且创伤最小的手术方式。

1891 年，Thiersch 报道了一种治疗直肠脱垂的简单方法，即用银线环绕肛门。自首次报道以来，该技术在手术步骤及用于环绕肛门的材料方面均有所改进。肛门环缩术仍然是一种相对安全且简单的手术，可以作为老年直肠脱垂患者的首选手术。尽管最新的文献报道该手术相对安全，但肛门环缩术几乎被视为历史手术。

适应证与禁忌证

适应证

肛门环缩术适用于年老体虚的患者，或伴有其他严重疾病而不能耐受经腹手术或全麻的直肠全层脱垂患者。肛门环缩术同样适应于有过多次腹部或盆腔手术史而不适合行经腹手术的患者。

禁忌证

脱垂的直肠黏膜嵌顿于肛门外是该术式的禁忌证。虽然不是绝对禁忌证，如果患者可以耐受手术，则应采用其他能更持久修复直肠脱垂的术式。肛门环缩术不适用于预期寿命较长的患者。另一个相对禁忌证是患者有会阴手术史并留下广泛疤痕或曾接受 Altemeier 手术的患者。

术前准备

患者应该明白手术治疗并不总是有效的，可能出现脱垂复发。所有患者均可通过改变直肠脱垂的危险因素而获益。通过改变饮食习惯和纤维素饮食来治疗大便失禁和便秘，指导患者避免如厕时间过长和排便努挣，可以降低患者出现症状或术后复发的几率。术前应优化会阴部皮肤护理，以减轻与脱垂相关的皮肤剥脱。

143

许多拟行肛门环缩术的患者住在养老院或预期寿命有限，所以术前评估应考虑到这些因素。患者应行结肠镜检查以排除近端结肠病变，如果不能行结肠镜检查，可以用造影检查代替。应评估患者的合并症和虚弱程度，必要时请内科医生和麻醉科医生术前干预。

对于需长期接受治疗的患者，不停用治疗性抗凝药、非甾体抗炎药，以及预防性阿司匹林，或无法做好止血。术前一天予流质饮食及口服和机械性肠道准备。如果患者过于虚弱或无法完成肠道准备，可在术晨行局部灌肠。术前肠道准备有助于避免术后粪便嵌塞。

手术

手术过程简短：所有患者在切皮前 30~60min 予预防性静脉注射抗生素，覆盖皮肤菌群、厌氧菌及革兰氏阴性菌。持续加压设备以预防深静脉血栓形成。最常用的麻醉方式是局麻或腰麻，可联合或不联合静脉镇静，有利于老年高风险患者。病情稳定的患者必要时也可以采用全麻。全麻病例不需要插胃管。

体位

没有内科合并症的患者可以采用俯卧位，否则取截石位进行手术，用胶带拉开患者臀部暴露肛门（图 19-1）。

设备

手术必备设备包括：肛肠手术包、吸引器、电刀、局麻药以及制作紧缩环的材料。笔者喜欢用硅胶产品（厂家信息是否需要？按照全文统一格式）来制作紧缩环（型号需要采用公制）。是否需要，需要与全文格式统一。

手术步骤

触诊外括约肌复合体并标记其外侧边缘；所有的游离均在括约肌外侧的坐骨直肠脂肪窝进行。在外括约肌上保留良好的组织垫，以防侵蚀。在标记区域，偏离中线在左后与右前象限做两个放射状切口，长 1~2cm，间隔 180°（图 19-2）。用中号 Kelly 钳

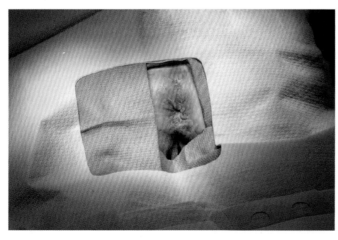

图 19-1 患者体位。患者取俯卧位，臀部用胶带分开固定到手术台以暴露肛门

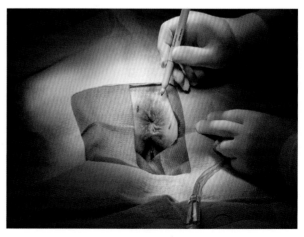

图 19-2 标记切口。在括约肌复合体外左后及右前象限做放射状切口，长 1~2cm，间隔 180°

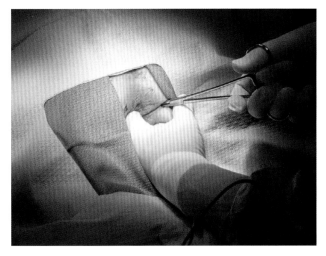

图 19-3　建立隧道。用一把 Kelly 钳在坐骨直肠窝建立一个包绕括约肌复合体的隧道

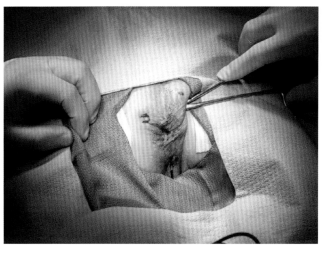

图 19-4　完成隧道的上半部分。贯通切口，血管钳留在原位

在坐骨直肠窝做一包绕低位括约肌复合体的隧道（图 19-3）。贯通切口，血管钳留在原位（图 19-4）。在器械台上制作硅胶带，顺着硅胶带的伸展方向剪一 1.5cm 宽的条片（图 19-5），长度应保证能够贯穿隧道，完全包绕肛门，并能充分重叠后缝合固定。随后用 Kelly 钳夹住硅胶带从前往后穿过隧道，将硅胶带的两端在后侧会师（图 19-6）。分离隧道时，术者应注意避免进入直肠壁，牵拉硅胶带时注意避免穿过薄弱的直肠阴道隔。然后通过对侧切口沿相反方向穿过 Kelly 钳，夹住硅胶带的另一端拉过隧道。通过这一操作使硅胶带环绕直肠，足以避免直肠再次脱垂（图 19-7）。当硅胶带的两端完全重叠后，用 2-0 Prolene 线在硅胶带上分两排缝 3~5 针，以交错的方式进行缝合固定，避免缝线太靠近硅胶带边缘，确保两端互相固定（图 19-8）。完成初始缝合后再决定理想的口径。如果感觉太松，可以加缝一排 2~3 针来收紧硅胶带。剪去缝线上方多余的硅胶带并将其置入切口内（图 19-9）。用抗生素溶液冲洗隧道，用 4-0 可吸收缝线皮下缝合切口（图 19-10），外敷抗生素软膏和无菌敷料。

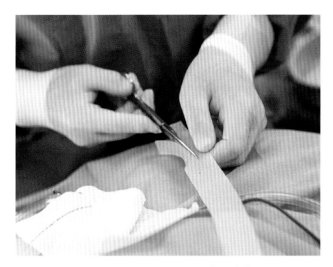

图 19-5　制作硅胶带。在器械台上制作硅胶带

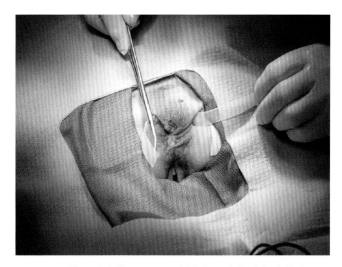

图 19-6　放置硅胶带。用 Kelly 钳夹住硅胶带并穿过隧道

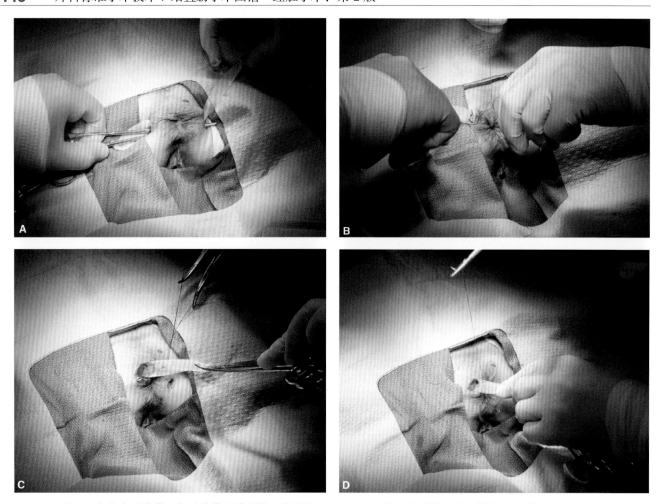

图 19-7 （A~D）缝合硅胶带。将硅胶带两端重叠，然后用 2-0 Prolene 线在硅胶带上分两排缝 3~5 针

术后管理

大部分患者可在手术当天或次日出院。住院期间应密切观察患者尿潴留和切口感染或血肿情况。每日 2~3 次或按需进行会阴伤口护理，更换敷料和外敷抗生素软膏，以保持伤口清洁干燥。

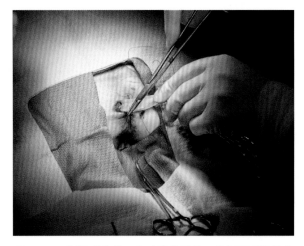

图 19-8 收紧硅胶带。将硅胶带重叠，收紧至可轻松容纳 1 指的程度并缝合固定

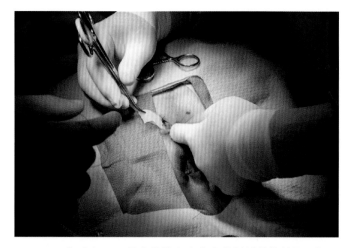

图 19-9 闭合切口。剪去缝线上方多余的材料并将其置入切口内。用抗生素溶液冲洗隧道，随后用可吸收缝线皮下缝合切口

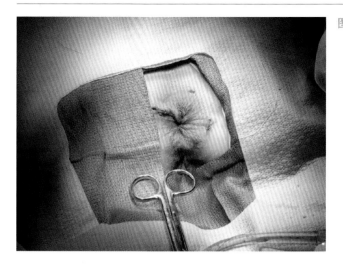

图 19-10　手术结束时的外观

患者可立即恢复正常饮食。必要时可服用膳食纤维及泻药以避免腹泻、便秘及粪便嵌塞。由于便秘或粪便嵌塞会影响硅胶带，而腹泻则会增加会阴切口护理的问题，故需记录排便功能恢复情况，并监测粪便质地。

并发症

硅胶带肛门环缩术的并发症较少，而且也都容易解决。术后早期的并发症包括尿潴留及出血，这些并不常见并且可以对症治疗。肛门环缩术固定了肛门开口的大小，如果吊带放置过紧，患者则可能无法排便并出现粪便嵌塞。在这种情况下，需要在镇静麻醉下解除嵌顿。如果吊带放置过松，病人可能会再次脱垂。如发生这种情况，只需通过再缝合一排缝线使硅胶带收紧。虽然罕见，有时硅胶带会自行断裂，通常发生于术后第 4~7 天那些无法排便的身上。这种情况可以在局麻下更换硅胶带。迟发性并发症包括皮肤侵蚀和局部感染。感染表现为切口部位的疼痛、红肿和 / 或流脓。侵蚀表现为局部皮肤改变和会阴部疼痛，常见于前侧直肠阴道隔。如果有侵蚀或感染，可在门诊或床边通过夹持和切断硅胶带，轻轻牵拉一端来取出。

结果

近期关于肛门环缩术疗效的报道较少。该术式最初使用的是金属线，后续出现侵蚀及取出率很高，限制了其广泛应用。随着改用硅胶或惰性材料，组织反应及感染减少。因此并发症较最初的研究明显减少。然而，由于该术式通常用于老年、有合并症及住在养老院的患者，因此难以进行随访和完整的疗效评估。我们医院进行了一项包含 55 例患者的 10 年回顾性研究，其中 87% 为直肠脱垂患者，13% 为大便失禁患者。早期并发症包括粪便嵌塞（n=4）以及感染（n=2）。研究期间，仅有 5 例患者出现感染或侵蚀。这些患者的硅胶带被直接取出。如果该硅胶带有效，患者通常不会再来就诊。对于不适合行更具侵入性手术的患者来说，硅胶带肛门环缩术是一种安全、可行、有效的手术方式。

结论

　　硅胶带肛门环缩术是一种经会阴修复直肠脱垂的术式。该术式最常用于老年体弱等经腹手术风险较高的患者。

　　该术式具有耗时短且无须全麻的特点，因此在我们医院比其他经会阴术式（如 Altemeier 或 Delorme 手术）更受青睐。由于手术简单，无需切除肠段及吻合，因此并发症很少且轻微。随着人口老龄化和有效的治疗方案，肛门环缩术是一种治疗直肠脱垂及其相关大便失禁症状的安全有效的方式。

参考文献

[1] Bachoo P, Brazzelli M, Grant A. Surgery for complete rectal prolapse in adults. Cochrane Database Syst Rev 2000;(2):CD001758.

[2] Horn HR, Schoetz DJ Jr, Coller JA, Veidenheimer MC. Sphincter repair with a Silastic sling for anal incontinence and rectal procidentia. Dis Colon Rectum 1985;28(11):868–872.

[3] Kuijpers HC. Treatment of complete rectal prolapse: to narrow, to wrap, to suspend, to fix, to encircle, to plicate or to resect? World J Surg 1992;16(5):826–830.

[4] Labow SB, Hoexter B, Moseson MD, Rubin RJ, Salvati EP, Eisenstat TE. Modification of silastic sling repair for rectal procidentia and anal incontinence. Dis Colon Rectum 1985;28(9):684–685.

[5] Larach SW, Vazquez B. Modified Thiersch procedure with silastic mesh implant: a simple solution for fecal incontinence and severe prolapse. South Med J 1986;79(3):307–309.

[6] Pikarsky AJ, Joo JS, Wexner SD, et al. Recurrent rectal prolapse: what is the next good option? Dis Colon Rectum 2000;43(9):1273–1276.

[7] Sainio AP, Halme LE, Husa AI. Anal encirclement with polypropylene mesh for rectal prolapse and incontinence. Dis Colon Rectum 1991;34(10):905–908.

第 20 章　经会阴直肠乙状结肠切除术

Julie Ann Van Koughnett

当 Miles 在 20 世纪初描述直肠脱垂时，他恰如其分地指出："当一个腔内器官持续脱出至腔外时，通常会引发许多问题。"全层直肠脱垂困扰着许多患者，造成严重的临床影响，导致肛门直肠疼痛、黏液渗出、出血、体力活动受限和大便失禁。许多直肠脱垂的患者因肿物脱出带来的不适感及尴尬而尽量避免社交及体育活动。一旦查体确诊为全层直肠脱垂，可以选择多种方法治疗有症状的患者。经会阴直肠乙状结肠切除术 (Altemeier 手术) 就是其中一种手术方式。

适应证与禁忌证

通常采用经腹或经会阴入路手术治疗直肠脱垂。经会阴入路对多数患者更具优势。经会阴直肠乙状结肠切除术可全层切除脱垂的直肠，还能同时行肛提肌成形术，本章稍后将对其优势进行详细讨论。该术式禁忌证相对较少，但在手术前应明确有环周的全层直肠脱垂，由于该术式的关键是经肛切除外脱垂的直肠，因此不适合直肠内套叠或疑诊的直肠脱垂。较短的直肠脱垂很难通过经会阴直肠乙状结肠切除术进行修复，因为麻醉状态和病人无法用力努挣的情况下很难再现脱垂。

基于患者的偏好及合并症决定采用经腹或经会阴入路修复直肠脱垂。过去认为与经腹入路手术相比，经会阴直肠乙状结肠切除术治疗直肠脱垂的围术期风险较低，但代价是更高的复发率。最新的研究表明两者复发率均可接受，且并没有过去认为的具有显著差异。对于有过腹部手术史的患者来说，经会阴直肠乙状结肠切除术比经腹固定术的手术时间更短，且术中损伤其他脏器（如小肠）的风险更低。经会阴乙状结肠切除术后住院时间通常为 1~2 天，比经腹入路手术尤其是行乙状结肠切除联合直肠固定术的住院时间更短。在腹腔镜及加速康复外科时代，所有病例的住院时间均在缩短。

经会阴直肠乙状结肠切除术后疼痛往往很轻微且容易控制，这显然对许多患者在决定经腹还是经会阴入路手术时非常重要。对于体弱患者，通常建议采用经会阴行直肠乙状结肠切除术，出于以下多种原因。避免经腹直肠固定术的腹部切口相关并发症对部分患者来说非常重要，特别是那些有手术部位感染风险、使用免疫抑制剂、糖尿病以及吸烟的患者。对于预期术后疼痛难以控制的患者，也希望避免腹腔镜或剖腹手术带来的不适。经会阴直肠乙状结肠切除术可在腰麻或者硬膜外麻醉下进行，从而避免全身麻醉。直肠脱垂患者中年老体弱患者占很大比例，经会阴直肠乙状结肠切除术是避免不良生理反应及并发症最理想和最符合医疗需求方法，经会阴直肠乙状结肠切除术对于希望避免恢复时间延长和盆腔游离的年轻直肠脱垂患者也有吸引力。例如一名年轻男性直肠脱垂患者在选择治疗方法时，会考虑盆腔游离时对神经及生育能力的潜在影响，以及需要休息恢复的时间。

149

嵌顿性直肠脱垂（无论有无肠管绞窄），如果不及时治疗都会造成危险，甚至危及生命，直肠可能无法存活而需要切除而经会阴直肠乙状结肠切除术可以提供比单纯复位和急诊经腹直肠切除术更安全、更快速的直肠切除术。如果麻醉下复位仍无法解除脱垂嵌顿，此时经会阴直肠乙状结肠切除术是唯一也是最安全的的手术选择，也是最安全的。对于这类患者，避免急诊经腹盆腔游离的重要性怎么强调都不为过。

直肠脱垂患者可能伴有便秘和排便费力，或大便失禁。对于这些有大便失禁，以及在查体时发现盆底薄弱或括约肌张力差的患者，应考虑行经会阴直肠乙状结肠切除术加肛提肌成形术。Delorme 手术因为不能暴露肛提肌，在修复直肠脱垂的同时无法行肛提肌成形术，所以大便失禁是经会阴直肠脱垂全层修复的相对适应证。以排便费力和便秘为主要症状的直肠脱垂患者并非仅能行经腹乙状结肠切除直肠固定术，经会阴直肠乙状结肠切除术也能完成同样的肠管切除。不过对于这类患者仍应优先考虑经腹入路而非经会阴入路手术。

术前准备

缺乏经验的临床医生常将直肠脱垂误诊为其他肛门直肠疾病，包括脱垂性内痔、外痔或皮赘，甚至是肛门直肠癌。因此，外科医生须在手术前亲自查体以明确带黏膜环形皱褶的全层脱垂直肠。检查时患者最好端坐在便桶或马桶上，身体前倾将脱垂的直肠暴露给检查者。左侧卧位时很难用力努挣，常常无法有效再现直肠脱垂，可能导致误诊。所有患者均应行结肠镜或至少乙状结肠镜检查，以明确直肠内没有其他病变，或任何需要同时处理或在脱垂手术前治疗的近端肠段病变。经会阴直肠乙状结肠切除术前，应行结直肠癌筛查。治疗直肠脱垂时一般不需要进行盆底检查。但在查体时应记录括约肌张力，这一步骤有助于确定手术时是否行肛提肌成形术，同时也对患者术后早期阶段的预期进行指导。也就是说，在纠正了直肠脱垂对肛门括约肌的慢性牵拉损伤之后，大便失禁需要一段时间才能改善，直肠可以起到"活塞"的作用。对于那些有明确的直肠脱垂主观病史的患者，即使在马桶上用力努挣也看不到明显脱垂，应考虑进行排粪造影。如果查体时可以看到直肠脱垂，则无需行术前排粪造影检查。

手术前对患者进行健康优化，以达到正常体型，戒烟、良好的血糖控制和其他指标。除非发生嵌顿，否则直肠脱垂应作为择期手术，术前应采取必要措施改善患者身体状态。考虑行经会阴直肠乙状结肠切除术的患者通常为年老体弱的患者，优化的终点可能有限。尽管如此，术前应进行合适的会诊以优化患者的状态。根据患者病史按需安排术前血液检查和心脏检查。术前麻醉访视对于制订麻醉计划非常有帮助。具体而言，对于年老体弱患者，应考虑全身麻醉的替代或辅助方法，包括腰麻和硬膜外麻醉，可以增加必要的麻醉深度或完全避免深度镇静。由于手术可以在截石位或俯卧位下进行，因此麻醉在决定合适的手术体位时起着重要作用。

手术

术前患者需接受清洁灌肠或机械性肠道准备。作者更倾向于术前灌肠，以避免机械性肠道准备给高龄患者造成的麻烦，以及频繁排便时直肠脱垂带来的不适感。根据当地医院的管理规范，术前需预防性使用覆盖革兰阴性菌及需氧菌的抗生素，并皮下注射预防静脉血栓药。

　　患者应取截石位或折刀位。作者首选俯卧位，以获得更好的术野和术者人体工学，当然还需要综合考虑预定的麻醉方案及患者的健康状况。截石位的主要注意事项包括使患者会阴超出手术台边缘，确保膝关节和髋关节以合适角度放置在脚架上，抬高双腿以显露会阴。取俯卧位时，患者髋下应放置垫子或枕头，将手术台调整为折刀状，以抬高手术部位并使其成一定角度，用胶带将臀部分开。手臂及肩部也应妥善垫衬。图 20-1 及图 20-2 分别展示了折刀位及截石位。

　　会阴部消毒铺巾后，用抓钳将脱垂直肠牵出肛外（图 20-3、图 20-4）。对于传统手工吻合的经会阴直肠乙状结肠切除术，用电刀在齿状线近端至少 1cm 处直肠黏膜标记环周切缘，以利于吻合（图 20-5）。沿环周切缘逐层切开，直到切开远端直肠全层。放置 Lone Star 拉钩（Cooper Surgical，Trumbull，CT）等自动拉钩暴露术野。全层切开后，可见内层直肠或乙状结肠白晃晃的浆膜，提示已环周切开远端直肠全层，抓钳轻柔牵拉直肠。用手持能量设备或钳夹结扎，在切开平面环周离断直肠系膜（图 20-6）。最后打开覆盖近端直肠的脏层腹膜，进入腹腔。对于道格拉斯窝较深的老年女性，如论从前侧或后侧都可以轻松完成这一步骤。须确保不损伤阴道后壁，这在子宫直肠陷凹深或直肠阴道隔薄弱的女性中比较容易做到，在进行前侧游离时，主刀或助手将食指放入阴道内帮助定位。在后侧，应从远端向近端逐层游离直肠系膜，应在脱垂直肠的平面而非更高的位置切开系膜，经肛门拖出直肠乙状结肠，并小心游离至有张力为

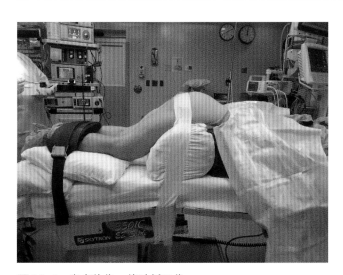

图 20-1　患者体位，俯卧折刀位

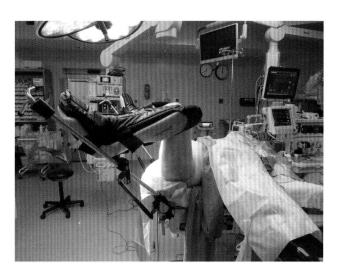

图 20-2　患者体位，截石位

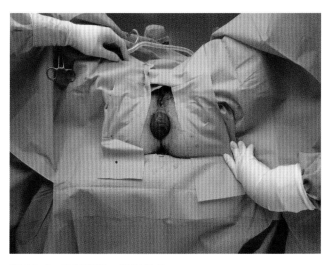

图 20-3　直肠脱垂，截石位观

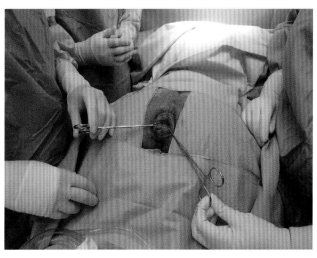

图 20-4　用 Babcock 钳将脱垂直肠牵出肛外，俯卧位观

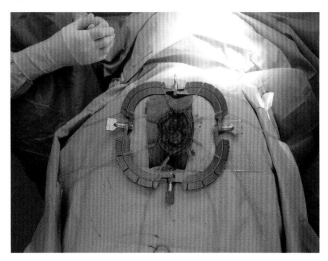

图 20-5 距齿状线近端 1cm 环周切开及放置拉钩，俯卧位观

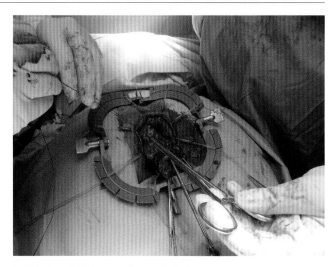

图 20-6 游离直肠系膜，俯卧位观

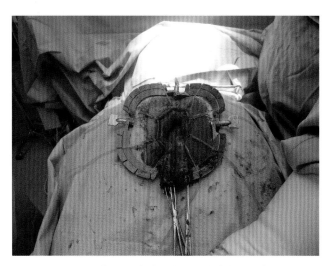

图 20-7 环周游离直肠并进入腹腔，俯卧位观

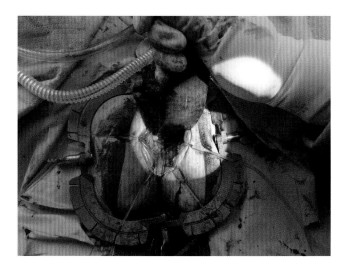

图 20-8 肛提肌成形术进行缝合的位置，截石位观

止（图 20-7）。一旦明确有张力且无更多冗余肠管可切除，应在肛缘平面确定近端切缘。

此时，在横断肠管前需考虑行肛提肌成形术，可在前侧或后侧行肛提肌成形术，但更推荐后侧入路。在直肠两侧明确 V 形肛提肌后行肛提肌修补术。老年女性肛提肌薄弱，很难观察及夹持。为了便于识别肛提肌，须用拉钩将直肠向前侧牵拉，括约肌向两侧牵拉以显露位于括约肌上方的肛提肌。用 Babcock 或 Allis 钳夹住肛提肌并拉向中线处缝合。用不可吸收或缓慢吸收缝线，作者喜欢用 Polydioxanone 线。单纯间断缝合或 "8" 字缝合使肛提肌向后正中线靠拢（图 20-8）。应注意避免将空隙收得太紧，使患者面临出口梗阻的风险。修补的肛提肌与直肠之间以轻松容纳 1 指为宜，而不应该过紧。

切除肠段前应考虑做结肠 J 形储袋。结肠 J 形储袋可以模拟直肠壶腹，给直肠切除术后缺乏原有直肠的患者带来额外获益。直肠及乙状结肠需经肛门拉出来做结肠 J 形储袋。切缘应选择在能用乙状结肠或左半结肠做一个 6~8cm 长的结肠储袋的地方。可用直线型切割吻合器切断肠管，然后将肠管沿对系膜缘反折形成结肠储袋。用剪刀或电刀切开结肠，用直线型切割吻合器沿对系膜缘形成储袋，排好牵引线有助于这一步骤。在选择横断切缘时应考虑储袋的长度，以避免吻合后有张力。如果直肠近端或乙

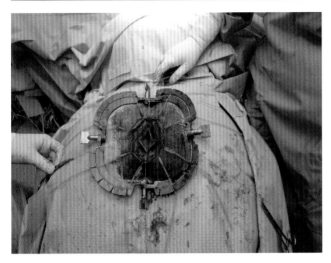

图 20-9　缝合 4 个象限行结直肠吻合，俯卧位观

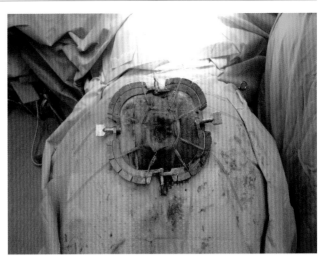

图 20-10　完成手工吻合，俯卧位观

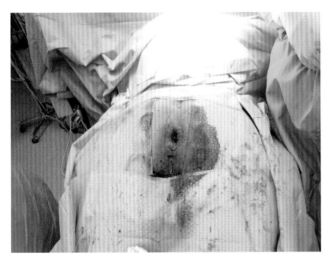

图 20-11　术毕时的肛门（吻合口不可见），俯卧位观

状结肠远端容量足够，也可以选择不做 J 型储袋，而直接做端 - 端吻合。

　　用可吸收缝线，如薇乔线，来做结直肠手工吻合。首先，在前后及两侧缝 4 针固定，见图 20-9，各象限间断缝合以完成吻合（图 20-10、图 20-11）。

　　用可吸收缝线（如薇乔线）来做手工结肠直肠吻合。如果外科医生考虑使用吻合器吻合，环周切缘应在齿状线上 2~3cm，因为吻合圈是吻合器吻合的一部分，会损失部分远端肠管长度，且在超低位吻合器吻合时有损伤括约肌的风险。经会阴直肠乙状结肠切除后，在近端切缘行荷包缝合，置入吻合器钉砧并收紧荷包。在在直肠远端切缘做第二个荷包，使吻合器钉砧与伸缩杆对接。完成圆形吻合器吻合，注意避开括约肌及阴道后壁，虽然吻合器吻合可能会更快，但是乙状结肠与直肠远端切缘之间往往存在直径差异。有时手工吻合能够更好地对合吻合线。对吻合方法的选择取决于外科医生的偏好。无论采用哪种吻合技术，都可以利用吲哚菁绿灌注评估来验证吻合前后的血供情况。

术后管理

　　患者行经会阴直肠乙状结肠切除术后应住院，住院时间通常为 1~2 晚。应鼓励患者术后尽早下床活动及进食，并遵守术后加速康复外科指南的其他规定。常规生命体征监测以及疼痛评估。应预防便秘以免干硬的大便撕裂吻合口。患者术后一般疼痛轻微，出院时通常仅需开具对乙酰氨基酚，少数患者需短期使用更强的止痛药。医生应对患者的预期加以说明，特别是关于短期排便失禁。鼓励患者进行括约肌强化锻炼。定期门诊随访，使用肛门镜或乙状结肠镜直接观察黏膜，并通过直肠指诊评估括约肌张力。作者术后并不常规对患者行内镜检查，而是通过直肠指检评估吻合口的完整性及括约肌的张力。

患者出现发热、粪便嵌顿、盆腔或直肠疼痛以及有臭味的直肠分泌物等令人担忧的症状时，应及时咨询医生。不能低估这些盆腔感染或吻合口漏的迹象，应紧急处理。

并发症

术后出血是经会阴直肠乙状结肠切除术后需要关注的问题，因为可能没有明显的直肠出血，一开始较难诊断。如果是术后直肠系膜出血，由于是腹腔内出血，可能仅表现为盆腔隐痛。连续全血细胞计数和术后早期血流动力学不稳定有助于诊断。如果怀疑术后出血，应将患者送回手术室进行探查，在切除吻合口前应考虑行诊断性腹腔镜探查经腹控制出血。如果怀疑是缓慢出血但患者情况稳定，可以考虑在血肿填塞的情况下输血并进行密切监测。应对任何凝血功能障碍疾病进行纠正。

如前所述，吻合口漏以及盆腔感染使患者面临严重并发症和潜在的死亡风险。经验丰富的外科医生进行轻柔的直肠指检有助于发现吻合口缺损。其他症状如盆腔疼痛、发热以及白细胞升高，应进一步怀疑吻合口漏。早期的吻合口裂开可经肛修补，自动拉钩可以帮助显露。已经控制或局限的吻合口漏，可以在介入放射的引导下经腹或经直肠引流。经会阴直肠乙状结肠切除术不常规行造口转流，但有明显临床症状的吻合口漏时需要造口。吻合口漏或裂开需要剖腹探查、完全切除吻合口并造口转流的病例虽有报道，但是极少发生。

乙状结肠缺血也很罕见，但如果患者未按预期恢复，应予以考虑。常见的症状包括血性或灰色分泌物伴盆腔或会阴或直肠疼痛。早期症状通常表现为恶臭的分泌物或排气。因为这些患者括约肌功能相对较差，通过简单擦拭肛门，或由经验丰富的外科医生进行轻柔的软式乙状结肠镜检查就能做出诊断，注意不要损伤吻合口。轻度的缺血可通过在医院行内镜检查来监测缓解情况，但是中度或重度的乙状结肠缺血需引起重视，必要时将患者送回手术室行乙状结肠切除术，可能需要结肠造口或重做吻合（较罕见）。在行经会阴直肠乙状结肠切除术时需特别注意确保吻合口无张力，并且在直肠切开平面离断直肠系膜而不能高于该平面。应避免在预设的近端直肠切缘平面继续游离直肠系膜。

术后仍有复发的可能性。当然，任何直肠脱垂的手术都存在复发风险。表现为类似经肛门的膨出感，尤其是在用力的时候。患者自主括约肌强化锻炼似乎有所帮助。应告知所有患者避免用力排便以及预防便秘，尤其是在术后早期。对于复发的直肠脱垂，可以重做经会阴直肠乙状结肠切除术加肛提肌成形术，或者经腹直肠固定术。大部分情况应避免做直肠切除固定术，因为在切除过程中离断系膜动脉分支，可能会使通向吻合口的盆腔结肠面临节段性缺血的风险。

结果

1933 年，Miles 首次在英文文献中描述这种方法，并命名为"直肠乙状结肠切除术"。他治疗了 31 例患者（包括 24 例女性），结果良好且并发症少，仅有 1 例复发。1971 年，Altemeier 以及 Culbertson 报道了 106 例患者的研究，他们积累了大量经验使得该术式最后命名为"Altemeier 手术"。研究结果表明经会阴直肠乙状结肠切除术是安全的，且耐受性非常好，出现脓肿或漏的概率很低。需要指出的是，他们的患者主要是老年人，与现今行经会阴直肠乙状结肠切除术的人群一致，仅有 3 例患者（2.8%）直肠脱垂复发。他们主张为年老体弱的患者实施该手术，并指出即使之前的修复手术失败，该手术也能取得成功。

直肠脱垂术后的复发问题历来备受关注，尤其是经会阴入路手术。已发表的回顾性研究中复发率各不相同，较大规模综述显示平均复发率约为 10%。2017 年，Wexner 及其同事对 39 项直肠脱垂经会阴入路手术的研究进行了系统性回顾，结果显示总体复发率是 16.6%，Altemeier 手术中位复发率是 11%。研究之间存在异质性，所以无法评估不同经会阴入路手术间的结果差异。这些研究和其他小型回顾性队列研究已充分证明，即使是年老体弱患者，经会阴直肠乙状结肠切除术也是安全的。并发症发生率及死亡率低使得该术式特别有吸引力。老年患者与年轻患者的复发率无显著差异。

在指导患者决定经腹修复还是经会阴直肠脱垂切除术时，确实很难提供历史性的对比数据。最近更新的 Cochrane 数据库综述表明，尽管有一些关于直肠脱垂的随机研究，但仅有一项比较了经腹及经会阴入路手术，其他大部分研究病例数很少。直肠脱垂手术的研究之间存在显著的异质性，因此，Cochrane 更新的意见指出，仍然缺乏足够的数据进行手术入路之间的比较或强有力的循证意见来指导患者。Ricciardi 及其同事研究了加利福尼为期 36 个月的住院患者数据，发现在比较经腹和经会阴手术时直肠脱垂的再手术率（主要是由于复发）没有统计学差异。根据再次手术的时间来推算经腹和经会阴入路的复发间隔时间也没有显著差异。期待已久的 PROSPER 试验结果于 2013 年发表，这项随机试验对比了经腹和经会阴入路手术，同时也比较了同一手术入路中不同术式的差异，即缝合直肠固定术与乙状结肠切除直肠固定术，以及经会阴直肠乙状结肠切除术与 Delorme 手术进行比较。应该指出的是，有些患者有明确的手术偏好，确实会选择特定的术式或入路，因此治疗组的分配并非完全随机化。总体而言，复发率约为 20%，出人意料地高于以往发表的研究，但经腹与经肛门两种入路之间并无显著差异。

选择经会阴直肠乙状结肠切除术还是 Delorme 手术，很大程度上取决于外科医生的偏好，不过短段脱垂肯定比长段脱垂更适合行单纯的黏膜切除术。PROSPER 试验比较了 213 例随机分配接受经会阴入路治疗直肠脱垂的患者，发现两种术式之间的复发率并无显著差异。此外，经会阴直肠乙状结肠切除术与 Delorme 手术之间的生活质量以及其他结果的改善似乎相似。一项对佛罗里达州克利夫兰诊所患者的回顾性队列研究发现，经会阴直肠乙状结肠切除术联合肛提肌成形术在许多方面优于 Delorme 手术及经会阴直肠乙状结肠切除术，包括脱垂复发和失禁评分等。尽管该研究和其他早期研究表明 Delorme 手术的复发率相对较高，但 PROSPER 试验研究促使外科医生重新思考这一经典术式。Delorme 手术在直肠脱垂中仍有一席之地，尤其是对于短段脱垂或有严重合并症的患者。

在经会阴直肠乙状结肠切除术的基础上增加提肛肌成形术，可以直观地改善盆底肌力，一旦脱垂被切除，也有可能改善患者的控便能力。目前没有随机试验可以证实有显著的受益，不过文献中有一些结果可以指导实践。Wexner 及其同事在一项回顾性综述中发现经会阴直肠乙状结肠切除术联合肛提肌成形术优于单纯的经会阴直肠乙状结肠切除术及 Delorme 手术。与此相反，对另外 60 例患者进行了回顾性研究，其中 21 例患者同时做了肛提肌成形术，发现两组间复发无显著差异。其他一些研究纳入了行脱垂手术加肛提肌成形术的患者，结果显示控便能力改善，复发率可接受，但没有直接评估肛提肌成形术的影响。还需要更多数据来明确肛提肌成形术的作用，这些回顾性研究显示肛提肌成形术似乎并无害处，也不会增加围术期的风险。

与肛提肌成形术的数据相似，在经会阴直肠乙状结肠切除术中做结肠 J 形储袋对直接吻合的优势并不充分。在接受经会阴直肠乙状结肠切除术的患者中，目前还没有关于其具体益处的详细报告。在接受经腹直肠切除低位直肠吻合术的患者中，随机研究发现增加结肠壶腹（J 形储袋或结肠成形术）可通过减少大便频次及急便感来改善肠道功能，甚至在术后 1 年随访仍在持续改善。这种潜在的获益同样适用于经会阴直肠乙状结肠切除术的患者。两个小型研究报道了同时行结肠 J 形储袋及经会阴直肠乙状结肠切除术的患者可以获得良好的功能，特别是在重度结直肠脱垂切除术中。如果有足够的肠段可以考虑储袋手术，虽然不是必需的，但可作为经会阴直肠乙状结肠切除术患者的一个选择。

结论

对于直肠全层脱垂的患者，经会阴直肠乙状结肠切除术是一种有效且持久的术式。经腹和经会阴手术方法的选择主要取决于患者的偏好和健康状况。经会阴直肠乙状结肠切除术提供了一种相对无创的手术方法，并且恢复期相对较短，术后疼痛相对较轻，对于老年患者或围术期风险较高的患者是一个特别好的选择。

本章概述了经会阴直肠乙状结肠切除术的关键步骤，手术医生应对此有充分了解，以避免给患者带来不必要的并发症。手术时可能损伤其他组织结构或出血，术后复发仍然是一个问题。对于大部分患者应考虑加做肛提肌成形术，尤其是伴有大便失禁以及盆底肌薄弱的患者。术前也应该与患者讨论结肠 J 形储袋，由于它增加了一个壶腹，可能会改善术后早期肛门功能。随着吻合器技术的改进，吻合的方法在未来可能发生改变，但是目前手工吻合仍然是最常用和接受度最高的吻合技术。考虑到所有手术因素后，对大部分全层直肠脱垂的患者强烈推荐该术式，且在多数情况下也确实是首选方法。

参考文献

[1] Agachan F, Pfeifer J, Joo JS, Nogueras JJ, Weiss EG, Wexner SD. Results of perineal procedures for the treatment of rectal prolapse. Am Surg 1997;63:9–12.

[2] Agachan F, Reissman P, Pfeifer J, Weiss EG, Nogueras JJ, Wexner SD. Comparison of three perineal procedures for the treatment of rectal prolapse. South Med J 1997;90:925–932.

[3] Altemeier WA, Culbertson WR, Schowengerdt C, Hunt J. Nineteen years' experience with the one-stage perineal repair of rectal prolapse. Ann Surg 1971;173:993–1006.

[4] Altomare DF, Binda G, Ganio E, De Nardi P, Giamundo P, Pescatori M; Rectal Prolapse Study Group. Long-term outcome of Altemeier's procedure for rectal prolapse. Dis Colon Rectum 2009;52:698–703.

[5] Baig MK, Galliano D, Larach JA, Weiss EG, Wexner SD, Nogueras JJ. Pouch perineal rectosigmoidectomy: a case report. Surg Innov 2005;12:373–375.

[6] Chun SW, Pikarsky AJ, You SY, et al. Perineal rectosigmoidectomy for rectal prolapse: role of levatorplasty. Tech Coloproctol

2004;8:3–8.

[7] Emile SH, Elfeki H, Shalaby M, Sakr A, Sileri P, Wexner SD. Perineal resectional procedures for the treatment of complete rectal prolapse: A systematic review of the literature. Int J Surg 2017;7:146–154.

[8] Furst A, Burghofer K, Hutzel L, Jauch KW. Neorectal reservoir is not the functional principle of the colonic J-pouch: the volume of a short colonic J-pouch does not differ from a straight coloanal anastomosis. Dis Colon Rectum 2002;45:660–667.

[9] Habr-Gama A, Jacob CE, Jorge JM, et al. Rectal procidentia treatment by perineal rectosigmoidectomy combined with levator ani repair. Hepatogastroenterology 2006;53:213–217.

[10] Ho YT, Tan M, Seow-Choen F. Prospective randomized controlled study of clinical function and physiology after low anterior resection: comparison of straight and colonic J pouch anastomosis. Br J Surg 1996;83:978–980.

[11] Kim DS, Tsang CB, Wong WD, Lowry AC, Goldberg SM, Madoff RD. Complete rectal prolapse: evolution of management and results. Dis Colon Rectum 1999;42:460–466.

[12] Kimmins MH, Evetts BK, Isler J, Billingham R. The Altemeier repair: outpatient treatment of rectal prolapse. Dis Colon Rectum 2001;44:565–570.

[13] Lazorthes F, Chiotasso P, Gamagami RA, Istvan G, Chevreau P. Late clinical outcome in a randomized prospective comparison of colonic J pouch and straight coloanal anastomosis. Br J Surg 1997;84:1449–1451.

[14] Liao C, Gao F, Cao Y, Tan A, Li X, Wu D. Meta-analysis of the colon J-pouch vs transverse coloplasty pouch after anterior resection for rectal cancer. Colorectal Dis 2010;12:624–631.

[15] Miles WE. Recto-sigmoidectomy as a method of treatment for procidentia recti. Proc R Soc Med 1933;26:1445–1448.

[16] Prasad ML, Pearl RK, Abcarian H, Orsay CP, Nelson RL. Perineal proctectomy, posterior rectopexy, and postanal levator repair for the treatment of rectal prolapse. Dis Colon Rectum 1986;29:547–552.

[17] Ramanujam PS, Venkatesh KS, Fietz MJ. Perineal excision of rectal procidentia in elderly high-risk patients. A ten-year experience. Dis Colon Rectum 1994;37:1027–1030.

[18] Ricciardi R, Roberts PL, Read TE, Hall JF, Marcello PW, Schoetz DJ. Which operative repair is associated with a higher likelihood of reoperation after rectal prolapse repair? Am Surg 2014;80:1128–1131.

[19] Ris F, Colin JF, Chilcott M, Remue C, Jamart J, Kartheuser A. Altemeier's procedure for rectal prolapse: analysis of long-term outcome in 60 patients. Colorectal Dis 2012;14:1106–1111.

[20] Senapati A, Gray RG, Middleton LJ, et al; PROSPER Collaborative Group. PROSPER: a randomised comparison of surgical treatments for rectal prolapse. Colorectal Dis 2013;15:858–868.

[21] Tobin SA, Scott IH. Delorme operation for rectal prolapse. Br J Surg 1994;81:1681–1684.

[22] Tou S, Brown SR, Nelson RL. Surgery for complete (full-thickness) rectal prolapse in adults. Cochrane Database Syst Rev 2015;(11):CD001758.

[23] Tsunoda A, Yasuda N, Yokoyama N, Kamiyama G, Kusano M. Delorme's procedure for rectal prolapse: clinical and physiological analysis. Dis Colon Rectum 2003;46:1260–1265.

[24] Watts AM, Thompson MR. Evaluation of Delorme's procedure as a treatment for full-thickness rectal prolapse. Br J Surg 2000;87:218–222.

[25] Williams JG, Rothenberger DA, Madoff RD, Goldberg SM. Treatment of rectal prolapse in the elderly by perineal rectosigmoidectomy. Dis Colon Rectum 1992;35:830–834.

[26] Yoshioka K, Ogunbiyi OA, Keighley MR. Pouch perineal rectosigmoidectomy gives better functional results than conventional rectosigmoidectomy in elderly patients with rectal prolapse. Br J Surg 1998;85:1525–1526.

[27] Zbar AP, Takashima S, Hasegawa T, Kitabayashi K. Perineal rectosigmoidectomy (Altemeier's procedure): a review of physiology, technique and outcome. Tech Coloproctol 2002;6:109–116.

第 21 章　开放式侧方内括约肌切开术

Suraj Alva, Bertram T. Chinn

适应证与禁忌证

适应证

- 保守治疗无效的慢性肛裂。
- 伴有剧烈疼痛的急性肛裂。

肛裂是一种会导致便血及排便疼痛的常见病，它通常与大便干结或便秘有关。肛裂时肛管皮肤可见一线性裂口，轻轻牵开臀部即可看到（图 21-1）。80%~90% 的肛裂位于肛管后正中，其余的位于前正中，偶尔在前后正中都能看到裂口。

通过增加膳食纤维摄入来软化大便，以及使用润滑性栓剂和温水坐浴，许多肛裂都能痊愈。最近 10 年，外用硝苯地平或硝酸甘油软膏以及向内括约肌注射肉毒杆菌毒素 A 可缓解括约肌痉挛，从而改善肛裂的愈合。

对于慢性肛裂，刺激、瘙痒、粘液以及不适感可能比疼痛及便血更明显。肛裂伴有基底瘢痕形成，边缘卷曲硬化，哨兵痔和 / 或肥大的肛乳头提示需要手术才能愈合。过去推荐的后方括约肌切断术会导致"钥匙孔"畸形，Eisenhammer 主张采用侧方内括约肌切断术（LIS）来治疗肛裂。

当急性肛裂出现无法忍受的疼痛时也需要行 LIS 手术。虽然 LIS 是治疗肛裂最有效、最彻底的方法，但是出于对术后大便失禁的担忧，临床医生不太愿意实施 LIS。

禁忌证

- 括约肌完整性减弱。
- 炎症性肠病。
- 感染（结核和梅毒）。
- 白血病及 HIV 感染。

当考虑行 LIS 时，对于括约肌张力减弱或大便失禁的患者，应该评估是否适合接受其他替代疗法。不典型的肛裂可能提示存在其他疾病。肛门侧方的肛裂应考虑炎症性肠病，特别是克罗恩病，以及结核、梅毒、白血病或 HIV 感染。这种情况下建议先

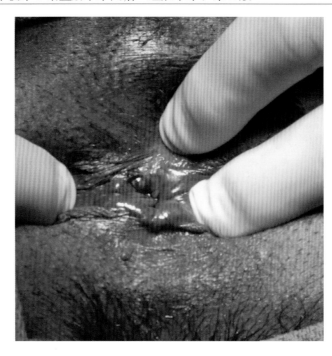

图 21-1 后侧肛裂

治疗基础疾病而非行括约肌切断术。

术前准备

术前常规评估与准备包括病史收集和对肛门直肠进行细致的查体。虽然推荐术前使用磷酸盐灌肠剂，但患者经常会因不适感而无法使用。如果怀疑括约肌张力减弱，或者患者有肛门直肠手术史，术前肛门直肠生理检查会有所帮助。

手术

体位

- 俯卧折刀位。

俯卧折刀位可将术野完整暴露给整个手术团队。用 3in（1in=2.54cm）丝质胶布将臀部拉开并将其固定在手术台两侧以暴露手术部位。也可以采用截石位、左侧卧位或改良 Sims 体位。

麻醉

- 监护下麻醉管理（MAC）。
- 0.25% 布比卡因和 1∶200 000 肾上腺素。

虽然可以在全麻或区域麻醉下行 LIS 手术，但我们更倾向于使用 MAC 加局部阻滞麻醉。在 MAC 下达到充分镇静和舒适后，用布比卡因及肾上腺素进行局部阻滞。局部阻滞可提供镇痛并使括约肌松弛，有利于手术实施。肾上腺素的血管收缩作用可降低手术过程中的血管流量，延长术后镇痛时间。

首先，用 5 号针头向肛周皮肤和皮下组织环周注射 10mL 局麻药，然后向肛门括约肌进行环形深部注射。完成手术通常需要 20-30mL 的局麻药。

无论选择哪种麻醉方式，患者都可能从使用含有肾上腺素的局部阻滞中获益。全麻手术使用布比卡因和肾上腺素后，括约肌会得到额外的松弛，止血效果也会更好。肾上腺素的血管收缩作用有助于抵消腰麻的血管扩张作用。

步骤

- 确认有肛裂和括约肌高张力 / 痉挛。
- 插入 35mm 的 Hill Ferguson 拉钩，确认内括约肌和括约肌间沟。
- 在括约肌间沟上方切开肛周皮肤。
- 直视下分离内括约肌并切断。
- 肛裂清创，切除哨兵痔和肥大肛乳头。
- 可吸收线间断缝合括约肌间切口。

摆放好体位和实施麻醉后，用 Hirschmann 肛门镜对肛管进行环周检查，确认裂口。用 35mm 的 Hill Ferguson 拉钩测量肛管直径。插入拉钩时的阻力可确认存在括约肌高张力 / 痉挛，并可看到绷紧的带状内括约肌（图 21-2）。如果未能发现高张力的括约肌，应该在行括约肌切开术前再次进行评估。

选择左侧还是右侧行内括约肌切开术取决于何处内括约肌最明显，以及痔核组织是否会干扰手术视野。在括约肌间沟做一切口，用精细的弯血管钳将肛管皮肤与内括约肌分离至齿线水平（21-3）。需谨慎操作以防止损伤肛管皮肤，因为医源性的损伤可能会导致肛瘘形成。进入括约肌间隙，用血管钳分离内括约肌至齿状线（图 21-4）。对小出血点进行电凝止血。

直视下用 Buie 剪刀切断内括约肌（图 21-5）。传统的做法是将内括约肌离断至齿状线。"量体裁衣"式的 LIS 离断内括约肌至裂口近端水平。如果插入 Hill Ferguson 拉钩仍有阻力，可能需要将内括约肌切断至齿线水平。将内括约肌切断至齿线以上是不必要，也是不可取的。

为促进肛裂愈合，可用刮匙搔刮或用刀片斜刮的方法，去除肛裂基底部纤维化组织。应切除肛裂隧道化或卷曲的边缘，并一并切除伴发的哨兵痔和肥大肛乳头。

确认创面止血后，用 3-0 薇乔线间断缝合 2~3 针关闭 LIS 手术切口。可在肛裂部位放置局部止血材料。

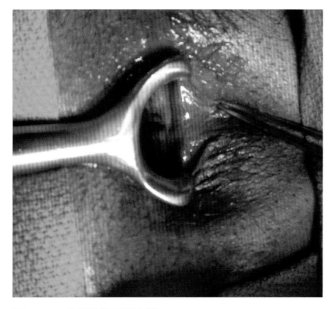

图 21-2 内括约肌高张力张

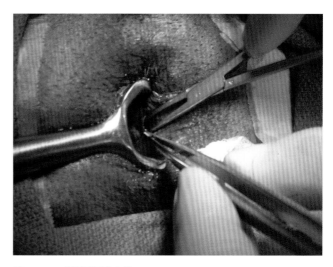

图 21-3 游离肛管皮肤

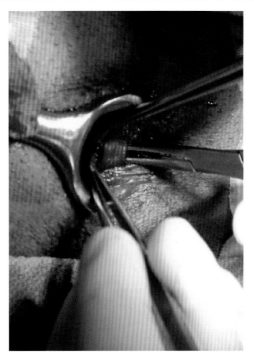
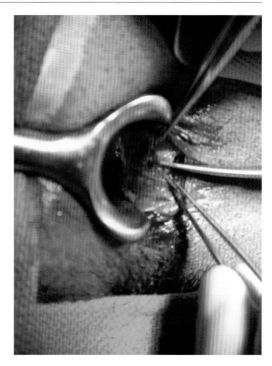

图 21-4　分离内括约肌　　　　　　　　　　图 21-5　切断内括约肌

术后管理

患者在手术当晚开始坐浴；推荐高纤维饮食或纤维补充剂保持成形软便。术后给予止痛药并告知患者疼痛会在 1 周内逐渐缓解。患者可适当下床活动并在 2 周内恢复正常功能；肛裂一般在在 4 周内愈合。

并发症

- 脓肿。
- 肛瘘。
- 大便失禁。
- 肛裂未愈合及复发。

术后肠道功能和控便能力的改变并不罕见，高纤维饮食会加重这种情况。控便能力的改变多见于对气体而不是粪便（表 21-1）。Garcia-Aguilar 等（表 21-1）报道气体及粪便失禁分别为 30% 和 12%。其他研究（表 21-1）报道的失禁比例则明显较低（0%~9%）。据报道，气体（31%）和粪便（23%）的控制能力会受到影响，漏粪的情况也会增加。肛门控便能力受损是暂时性的，而 LIS 的疗效毋庸置疑。除了 Garcia-Aguilard 报道的肛裂复发率为 10.9% 外，肛裂的总体复发率较低（0~5.6%）。不过在复发的患者中，只有 3.4% 需要再手术（表 17-1）。

一项随机对照试验将 " 量体裁衣 " 式 LIS 与传统的 LIS 进行了比较，结果显示"量体裁衣"式 LIS 降低了大便失禁的发生率，不过治疗失败率略有升高。

持续性和复发性肛裂并不常见，根据临床表现不同，可能需要在对侧加做一个有限的括约肌切开术或者推移瓣。最近的一项研究发现，再次行内括约肌切断术后仅有 4% 的患者出现轻微的肛门失禁，总体治愈率达 98%。

脓肿在开放式 LIS 术后并不常见，因为积液可通过手术切口进行减压。瘘管的形

				控便能力减退			
作者	年限		患者数量	排气（%）	排便（%）	漏粪（%）	持续性或复发性（%）
Abcarian	1980	回顾性	150	0	0	0	1.3
Marya 等	1980	回顾性	100	0	0	0	2
Ravikumar 等	1982	回顾性	60	0	0	5	3.3
Jensen 等	1984	RCT	30	0	0	0	3.3
Frezza 等	1992	回顾性	134	0	0	0	0.6
Leong 等	1994	回顾性	114	7.9	0	NR	2.6
Pernikoff、Salvati	1994	回顾性	500	2.8	0.4	4.4	3
Romano G 等	1994	前瞻性	44	9	4.5	4.5	0
Neufeld 等	1995	回顾性	112	12.5*	0.9	8.9	2.7
Oh 等	1995	回顾性	1313	1.5*	1.5	0	1.3
Usatoff 等	1995	回顾性	98	7	1	11	3
Garcia-Aguilar 等 等	1996	回顾性	324	30	12	27	10.9
Hananel、Gordon	1997	回顾性	265	0.4	0.4	0.4	1.1
Nyam、Pemberton	1999	回顾性 †	487	31*	23*	39*	8
Argov 等	2000	回顾性	2108	1.5*	0	1	2
Richard 等	2000	RCT	38	0	0	0	0
Casillas、Hull	2005	回顾性	298	30	2.8	0	5.6
Arroyo 等	2005	RCT	40	2.5	5	NR	2.5
Elsebae 等	2007	RCT	46⁺	0	2.17	0	0
			46⁺⁺	0	0	0	4.35
Mousav 等	2009	RCT	29	0	0	0	0
Siler 等	2010	前瞻性	72	0	0	0	0

表 21-1　开放式侧方内括约肌切开术后患者随访结果

*：暂时性控制力减弱。
†：对之前接受过手术患者的调查，反馈率不同。
⁺：传统 LIS；⁺⁺："量体裁衣" LIS；NR：未报道；RCT：随机对照试验。

成也不常见，可能和肛管皮肤的切口或损伤有关。

结论

开放式 LIS 是治疗肛裂的安全的手术方式。大多数 LIS 手术都是因保守治疗后慢性症状没有改善而实施的，偶尔伴有剧烈疼痛的急性肛裂也需要 LIS 手术。

参考文献

[1] Abcarian H. Surgical correction of chronic anal fissure: results of lateral internal sphincterotomy vs. fissurectomy–midline sphincterotomy. Dis Colon Rectum 1980;23:31–36.

[2] Argov S, Levandovsky O. Open lateral sphincterotomy is still the best treatment for chronic anal fissure. Am J Surg 2000;179:201–202.

[3] Arroyo A, Pérez F, Serrano P, Candela F, Lacueva J, Calpena R. Surgical versus chemical (botulinum toxin) sphincterotomy for chronic anal fissure: long-term results of a prospective randomized clinical and manometric study. Am J Surg 2005;189(4):429–434.

[4] Casillas S, Hull TL, Zutshi M, Trzcinski R, Bast JF, Xu M. Incontinence after a lateral internal sphincterotomy: are we underestimating it? Dis Colon Rectum 2005;48:1193–1199.

[5] Eisenhammer S. The surgical correction of chronic internal anal (sphincteric) contracture. S Afr Med J 1951;25:486–489.

[6] Elsebee MM. A study of fecal incontinence in patients with chronic anal fissure: prospective, randomized, controlled trial of the extent of internal anal sphincter division during lateral sphincterotomy. World J Surg 2007;31:2052–2057.

[7] Frezza EE, Sandei F, Leoni G, Biral M. Conservative and surgical treatment in acute and chronic anal fissure. A study on 308 patients. Int J Colorectal Dis 1992;7:188–191.

[8] Garcia-Aguilar J, Belmonte C, Wong WD, Lowry AC, Madoff RD. Open vs. closed sphincterotomy for chronic anal fissure: long-term results. Dis Colon Rectum 1996;39:440–443.

[9] Goligher JC, Duthie HL, Nixon HH. Surgery of the Anus, Rectum and Colon. 5th ed. London: Bailliere Tindall, 1984.

[10] Gorfine SR. Treatment of benign anal disease with topical nitroglycerin. Dis Colon Rectum 1995;38:453–6; discussion 6–7.

[11] Hananel N, Gordon PH. Lateral internal sphincterotomy for fissure-in-ano–revisited. Dis Colon Rectum 1997;40:597–602.

[12] Jensen SL, Lund F, Nielsen OV, Tange G. Lateral subcutaneous sphincterotomy versus anal dilatation in the treatment of fissure in ano in outpatients: a prospective randomised study. Br Med J (Clin Res Ed) 1984;289:528–530.

[13] Jonas M, Neal KR, Abercrombie JF, Scholefield JH. A randomized trial of oral vs. topical diltiazem for chronic anal fissures. Dis Colon Rectum 2001;44:1074–1078.

[14] Jost WH, Schimrigk K. Use of botulinum toxin in anal fissure. Dis Colon Rectum 1993;36:974.

[15] Leong AF, Husain MJ, Seow-Choen F, Goh HS. Performing internal sphincterotomy with other anorectal procedures. Dis Colon Rectum 1994;37:1130–1132.

[16] Liang J, Church JM. Lateral internal sphincterotomy for surgically recurrent chronic anal fissure. Am J Surg 2015;210:715–719.

[17] Littlejohn DR, Newstead GL. Tailored lateral sphincterotomy for anal fissure. Dis Colon Rectum 1997;40:1439–1442.

[18] Lock MR, Thomson JP. Fissure-in-ano: the initial management and prognosis. Br J Surg 1977;64:355–358.

[19] Marya SK, Mittal SS, Singla S. Lateral subcutaneous internal sphincterotomy for acute fissure in ano. Br J Surg 1980;67:299.

[20] Mousavi SR, Sharifi M, Mehdikhah Z. A comparison between the results of fissurectomy and lateral internal sphincterotomy in the surgical management of chronic anal fissure. J Gastrointest Surg 2009;13(7):1279–1282.

[21] Neufeld DM, Paran H, Bendahan J, Freund U. Outpatient surgical treatment of anal fissure. Eur J Surg 1995;161:435–438.

[22] Nyam DC, Pemberton JH, Ilstrup DM, Rath DM. Long-term results of surgery for chronic constipation. Dis Colon Rectum 1997;40:273–279.

[23] Oh C, Divino CM, Steinhagen RM. Anal fissure. 20-year experience. Dis Colon Rectum 1995;38:378–382.

[24] Pernikoff BJ, Eisenstat TE, Rubin RJ, Oliver GC, Salvati EP. Reappraisal of partial lateral internal sphincterotomy. Dis Colon Rectum 1994;37:1291–1295.

[25] Ravikumar TS, Sridhar S, Rao RN. Subcutaneous lateral internal sphincterotomy for chronic fissure-in-ano. Dis Colon Rectum 1982;25:798–801.

[26] Richard CS, Gregoire R, Plewes EA, et al. Internal sphincterotomy is superior to topical nitroglycerin in the treatment of chronic anal fissure: results of a randomized, controlled trial by the Canadian Colorectal Surgical Trials Group. Dis Colon Rectum 2000;43:1048–1057; discussion 57–58.

[27] Romano G, Rotondano G, Santangelo M, Esercizio L. A critical appraisal of pathogenesis and morbidity of surgical treatment of chronic anal fissure. J Am Coll Surg 1994;178:600–604.

[28] Sileri P, Stolfi VM, Franceschilli L, et al. Conservative and surgical treatment of chronic anal fissure: prospective longer term results. J Gastrointest Surg 2010;14(5):773–780.

[29] Sultan AH, Kamm MA, Nicholis RJ, Bartram CI. A prospective study of the extent of internal anal sphincter division during lateral sphincterotomy. Dis Colon Rectum 1994;37:1031–1033.

[30] Usatoff V, Polglase AL. The longer term results of internal anal sphincterotomy for anal fissure. Aust N Z J Surg 1995;65:576–578.

第 22 章　闭合式侧方内括约肌切开术

Sean J. Langenfeld, Joshua I. S. Bleier

引言

侧方内括约肌切开术（LIS）是治疗慢性肛裂一种安全有效的技术。传统的开放式 LIS 是在肛门内括约肌（IAS）上方做一个纵行切口，在直视下切断内括约肌。闭合式 LIS 手术（也称为皮下括约肌切开术）被认为是一种更微创的技术，其肛裂愈合率与传统方法相当。

适应证与禁忌证

适应证

闭合式 LIS 与开放式手术的适应证相似。LIS 通常用于对最大限度的药物治疗（包括大便软化剂、坐浴、局部血管扩张剂和肉毒杆菌毒素注射）无效的慢性肛裂。LIS 也适用于疼痛剧烈、难以忍受的急性肛裂患者。一旦选择了 LIS，外科医生仍应解决患者潜在的排便功能障碍，包括腹泻和 / 或便秘，以确保手术成功。

禁忌证

闭合式 LIS 的相对禁忌证包括低压性肛裂，已有大便失禁，控制不佳的出血性疾病，以及活动性肛门直肠克罗恩病。对之前曾接受过 LIS 的患者应该慎重，避免对远期肛门功能造成不良影响。对正在使用免疫抑制剂和 / 或肛裂位置不典型的患者也需要慎重对待，确保不要误诊。

术前准备

对肛裂患者正确的外科治疗应该从门诊开始，医生应该进行全面的病史和体格检查，病史方面包括深入了解患者的用药情况、既往史和手术史，以及可能导致当前疾病的生活习惯等。通过外部检查通常可以发现肛裂，肛裂导致的疼痛可能会使患者难以忍受详细的肛门直肠检查。但是，如果可能的话，应该行肛门指检、肛门镜以及硬质直肠镜检查，因为通过这些检查可以评估括约肌的高张力，排除感染和炎症等肛门直肠疾病。典型的肛裂位于后正中（最常见）或前正中（较少见）。发现位于侧方或外观不典型的 "非典型" 肛裂时，应立即检查其他病因，如人类免疫缺陷病毒和性传播疾病，并积极诊断和治疗原发疾病。

对于典型的肛裂如果一旦决定行 LIS 手术，就应该对患者进行适当的宣教，使其了解手术前后的注意事项，以及应该采取哪些措施来帮助愈合。对于大部分肛门直肠手术，术前可自行灌肠。然而肛裂患者常常无法忍受灌肠，必要时可以安全地省略这一操作。

手术

体位

在俯卧折刀位、截石位或左侧卧位下都可以安全的行闭合式 LIS 手术，而且效果相同，可以根据外科医生的偏好来决定。作者喜欢取截石位配合脚架，因为该体位通常比较快捷，也更受麻醉团队的欢迎。但需要指出的是，俯卧折刀位的视野更佳，助手配合也更方便。

操作技术

- 局部阻滞。
- 检查是否有合并的病理改变。
- 辨认括约肌间沟。
- 插入低剖面手术刀小心分离内括约肌。

通常使用全麻，使用监护下麻醉管理（MAC）也是安全的。使用聚维酮碘消毒肛门，然后铺无菌巾单（图 22-1）。使用局麻药行局部阻滞，通常使用 30~40mL 的 0.25% 布比卡因和肾上腺素。当使用 MAC 时，用 1% 利多卡因（含或不含肾上腺素）进行初始浸润，可以更快、更少痛苦地开始局部麻醉。

详细的外部视诊及直肠指检，可以了解肛裂的范围和内括约肌的高张力，以及伴发的哨兵痔。使用 Hill Ferguson 肛门拉钩观察肛裂全貌，同时仔细观察肛管有无并发脓肿、肛瘘及炎症性肠病等。常见的是肛裂基底部的皮下瘘，这可能会导致哨兵痔内的小感染灶。由于肛门内括约肌的痉挛性，往往只能安全地放入一个小号或中号的拉钩。

闭合式 LIS 可以在肛管左侧或右侧进行。作者更倾向于右侧，以避免痔相关的出血。用拉钩轻柔地拉伸括约肌复合体，肛门外括约肌（EAS）会从其覆盖内括约肌远端的自然解剖位置向后牵拉，可以很容易地触及括约肌间沟。如果无法清晰辨识括约肌间沟，可使用 Pratt 双叶拉钩进一步拉伸内括约肌（图 22-2）。

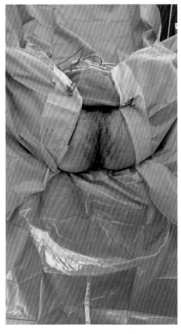

图 22-1 截石位行肛门直肠手术

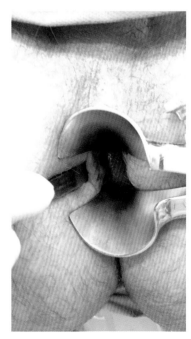

图 22-2 用 Pratt 双叶拉钩拉伸内括约肌，显露括约肌间沟

随后使用手术刀在手术部位小心分离内括约肌。虽然有多种刀片可供选择，但重要的是手术刀的刀刃要低，以确保精确移动，避免误损伤周围结构。通常使用 11 号窄刀片或类似的微型刀片，如眼科刀片或白内障刀片（图 22-3）。为避免术后并发症，可采用"量体裁衣"式 LIS，括约肌切开的近端与肛裂顶点（而非齿线）平齐。

将刀片插入括约肌间沟，直到刀尖与肛裂顶端平齐。手术医生的食指在肛管内引导手术刀片进行正确的内括约肌切断。刀片先平行进入括约肌间沟，随后转动面向内括约肌。在退刀过程中用浅切方式从外向内切断括约肌（图 22-3）。

有时，需要用手术刀片浅切 2~3 次。食指可以帮助确定是否已达到充分的括约肌切开，还可以通过对内括约肌施压来离断已部分分离的肌纤维。保持手术刀柄与肛管

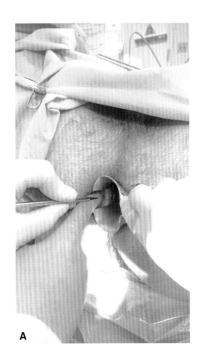

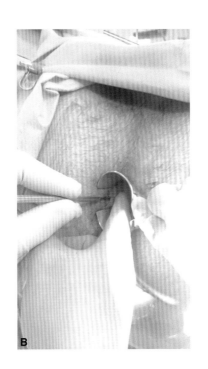

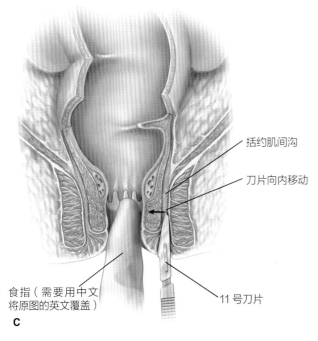

括约肌间沟

刀片向内移动

食指（需要用中文
将原图的英文覆盖）

11 号刀片

C

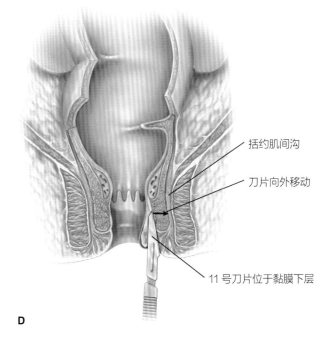

括约肌间沟

刀片向外移动

11 号刀片位于黏膜下层

D

图 22-3　闭合式侧方内括约肌切开术。（A）将窄刀片插入括约肌间沟。（B）在食指引导下切断内括约肌。（C）刀片插入括约肌间沟，从外向内切断内括约肌纤维。（D）将刀片插入粘膜下间隙，从内向外切断内括约肌纤维

平行，刀尖不要朝向肛管，可以避免伤及术者手指以及括约肌切开处表面的黏膜。

另外一种方法是手术刀在肛管黏膜下沿着内括约肌内侧滑动，然后以从内向外的方式向外括约肌施力，向括约肌间沟移动。注意用力不宜过大以免损伤外括约肌。持续用力直到感觉到"啪"的一声，表明拉伸状态下的内括约肌已成功切断。这种方法割伤手指的可能性较小，但黏膜损伤的可能性较高。

括约肌切开后，术者可以感觉到内括约肌张力的释放。出血不常见，如果出血，可以用手指按压 1~2min 即可。应仔细检查肛门皮肤和直肠粘膜，确保刀片没有造成意外损伤。由于肛管皮肤切口有限，一般不需要缝合。

虽然没必要行完全的肛裂切除术，但在行 LIS 手术时，手术医生通常会通过切除隆起的裂口边缘、清除哨兵痔，电刀灼烧肛裂基底部以清除慢性肉芽组织等方法来处理慢性肛裂。肛裂切口保持开放，不必缝合创面。对伴发的瘘管进行浅表切开也是安全且合适的。

杂交手术

对于希望采用微创方法，但对盲切内括约肌感到不适应的医生来说，可以采用开放式和闭合式 LIS 相结合的杂交手术方法。这种替代的方法包含在括约肌间沟做一个小于 5mm 的横切口。然后用精细剪刀或血管钳确定括约肌间隙，然后在内括约肌内侧将肛管皮肤和内括约肌钝性分离。直视下用剪刀切断内括约肌，一侧刀刃在括约肌间

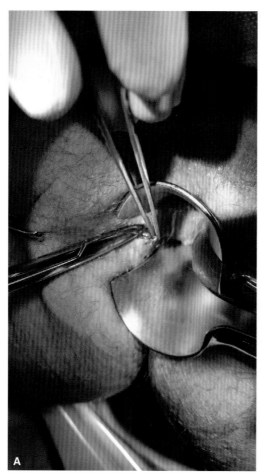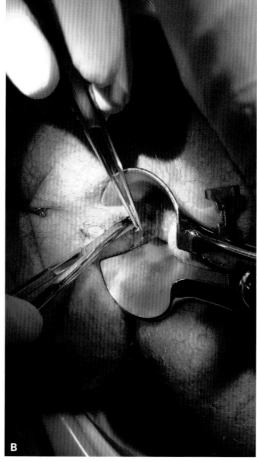

图 22-4　杂交技术。(A) 确定括约肌间隙。(B) 直视下锐性切断内括约肌

沟，另一侧刀刃在新形成的粘膜下间隙内（图 22-4）。用铬线一针缝合关闭肛管皮肤的小切口。

术后管理

闭合式 LIS 的术后护理与其他门诊肛肠手术相似，包括坐浴、软化大便、定时口服布洛芬或其他非麻醉性镇痛药。术后疼痛一般较轻，通常在术后 1~3 天内疼痛明显减轻。

并发症

- 出血。
- 尿潴留。
- 感染。
- 肛瘘。
- 大便失禁。

闭合式 LIS 术后并发症并不常见，发生率与开放术式相似。因大出血需要再手术的发生率小于 2%。肛门直肠术后的尿潴留较为常见，但可以通过减少切开和缝合、充分镇痛和限制静脉输液来避免。术后感染也不常见，可表现为括约肌切开处流脓。如果无意中损伤粘膜，尤其是术中没有发现，则有可能会发生肛瘘和脓肿。瘘管的范围取决于损伤的性质，大部分是皮下或括约肌间型肛瘘。已发表文献称，大便失禁发生率并不一致，但是当采用"量体裁衣"式手术时，控便能力的长期改变并不常见。

结果

闭合式 LIS 的疼痛缓解率和肛裂愈合率与开放式手术相当，从 90% 到 100% 不等。闭合式 LIS 的术后肛裂复发率小于 10%，优于保守治疗、肉毒杆菌毒素注射和扩肛治疗（目前已不再推荐使用）。闭合式 LIS 术后的长期生活质量和患者满意度评分非常高。。

结论

闭合式 LIS 是治疗慢性肛裂安全有效的术式。需注意避免误伤肛管皮肤和术者。不同的改良术式效果相当。

参考文献

[1]　Beaty JS, Shashidharan M. Anal fissure. Clin Colon Rectal Surg 2016;29(1):30–37.
[2]　Brown, CJ, Dubreuil D, Santoro L, Liu M, O'Connor BI, McLeod RS. Lateral internal sphincterotomy is superior to topical nitroglycerin for healing chronic anal fissure and does not compromise long-term fecal continence: six-year follow-up of a multicenter, randomized, controlled trial. Dis Colon Rectum 2007;50:442–448.
[3]　Cho DY. Controlled lateral sphincterotomy for chronic anal fissure. Dis Colon Rectum 2005;48:1037–1041.
[4]　Garcia-Aguilar K, Belmonte C, Wong WD, Lowry AC, Madoff RD. Open vs. closed sphincterotomy for chronic anal fissure: long-term results. Dis Colon Rectum 1996;39:440–443.
[5]　Garg P, Garg M, Menon GR. Long-term continence disturbance after lateral internal sphincterotomy for chronic anal fissure: a systematic review and meta-analysis. Colorectal Dis 2013;15:e104–117.

[6]   Khubchandani IT, Reed JF. Sequelae of internal sphincterotomy for chronic fissure in ano. Br J Surg 1989;76(5):431–434.

[7]   Mentes BB, Ege B, Leventoglu S, Oguz M, Karadag A. Extent of lateral internal sphincterotomy: up to the dentate line or up to the fissure apex? Dis Colon Rectum 2005;48:365–370.

[8]   Nelson RL, Chattopadhyay A, Brooks W, Platt I, Paavana T, Earl S. Operative procedures for fissure in ano. Cochrane Database Syst Rev 2011;11:CD002199.

[9]   Notaras MJ. Lateral subcutaneous sphincterotomy for anal fissure—a new technique. Proc R Soc Med 1969;62:713.

[10]   Perry WB, Dykes SL, Buie WD, Rafferty JF. Practice parameters for the management of anal fissures (3rd revision). Dis Colon Rectum 2010;53(8):1110–1115.

[11]   Wiley M, Day P, Rieger N, Stephens J, Moore J. Open vs. closed lateral internal sphincterotomy for idiopathic fissure-in-ano: a prospective, randomized, controlled trial. Dis Colon Rectum 2004;47:847–852.

第 23 章　骶前肿瘤外科治疗的技术考量

Skandan Shanmugan, Najjia N. Mahmoud

适应证与禁忌证

　　每年有 1~6 例患者被诊断在骶前间隙或直肠后间隙存在肿瘤。较早的回顾性研究显示其发生率较低，每 40 000 例住院患者中仅有 1 例确诊为骶前肿瘤。然而，大多数病例存在于大城市的三级医疗中心。这些罕见的肿瘤多为良性囊肿，但也可能是复杂的不均质的恶性病变。骶前肿瘤通常是不活跃的，不会产生任何显著的体征或症状。只有当肿瘤的体积足够大并侵犯盆腔周围组织才会引起症状，因此在确诊时其体积往往较大。骶前肿瘤的分类倾向于反映骶前间隙本身的组织学来源，主要由各种胚胎残留组成（表 23-1）。根据最常用的 Uhlig 和 Johnson 分类方法，骶前肿瘤可分为先天性、神经源性、骨性和混杂性肿瘤。这些肿物可以是囊性或实性，后者多见于儿童且常恶变。毋庸置疑，对外科医生而言，最具挑战性的问题是这些肿瘤的位置。低位盆腔狭小的空间内容纳了神经、血管、肌肉、泌尿生殖器和胃肠组织，这些组织间的距离都为毫米级。这个区域的侵袭性肿物对外科医生而言，意味着特殊的技术挑战，预示着手术或肿瘤本身会导致局部功能和结构的改变。显然，这些罕见的肿瘤需要仔细的术前规划，以获得最佳的短期和长期结果。此外，近年来在影像学、肿瘤生物学和辅助治疗方面的研究进展有助于多学科协作治疗这些肿瘤。本章将对这些肿瘤进行分类，讨论术前方案，并提供手术切除和重建的技术方法。

解剖

　　骨盆是由其骨性结构的边界所界定的——后侧的骶骨、前侧的耻骨和侧方的骶骨支（图 23-1）。它由骶骨前方的骨盆内筋膜或骶前筋膜所包绕。腹下神经沿着骶前筋膜走行，其分支在侧方和前方与相对应的副交感神经汇合形成骶丛。

　　外侧的髂内、外血管，以及输尿管沿着腹膜后间隙到达髂腰肌的前方。骶前肿物位于直肠后方固有筋膜和骶前筋膜之间。这个间隙是个潜在的空间，是由前方的直肠（和直肠系膜）、后方的骶前筋膜以及侧方的侧韧带组成。下界是覆盖在会阴肌肉上方的 Waldeyer 筋膜（骶骨后筋膜），上界是腹膜反折。直肠后间隙包含来自胚胎后肠和神

表 23-1 直肠后肿物的分类				
先天性	炎性	神经源性	骨性	混杂性
发育性囊肿	炎症性肠病	神经纤维瘤	骨肿瘤	转移性疾病
表皮样囊肿	肛管直肠脓肿（腺源性）	神经鞘瘤	骨肉瘤	淋巴管瘤
皮样囊肿	骨盆直肠脓肿（下行，例如憩室炎）	室管膜瘤	骶骨囊肿	硬纤维瘤
尾肠囊肿	结核病 /脊柱结核病	神经节瘤	尤文氏肉瘤	平滑肌瘤纤
畸胎瘤		神经纤维肉瘤	巨细胞瘤软骨肉瘤	维肉瘤内皮瘤
脊索瘤				
骶前脊膜膨出				
直肠重复畸形				
肾上腺残余瘤				

引自"Uhlig BE, Johnson RL. Presacral tumors and cysts in adults. Dis Colon Rectum 1975; 18:581"，并在此基础稍做修改

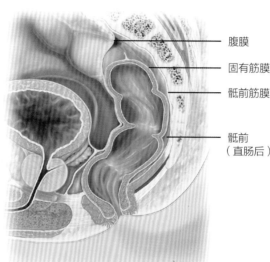

腹膜

固有筋膜

骶前筋膜

骶前（直肠后）间隙

图 23-1 直肠后骶前间隙的边界：前方是直肠系膜的固有筋膜，后方是骶前筋膜，上缘是腹膜反折，下缘是覆盖肛提肌表面的 Waldeyer 筋膜（摘自：Nicholls J, Dozios RR, eds. Surgery of the Colon and Rectum. Edinburgh：Churchill Livingstone, 1997.）

经外胚层融合的全能干细胞，导致骶前肿瘤具有多样性。此外，这些肿瘤也可能来源于位于后方的骶骨或尾骨。

先天性病变

先天性病变是最常见的骶前肿瘤，占骶前肿瘤的 2/3。来源于胚胎组织的残留，表现为囊性病变，例如发育性囊肿或脑膜前膨出。实性先天性病变包括畸胎瘤、骶尾部脊索瘤和肾上腺残余瘤。在成人中，囊性的先天性肿瘤通常是良性的，而实性的通常是恶性的。

发育性囊肿

发育性囊肿占先天性骶前肿瘤的 2/3，几乎都是良性的，好发于女性，女性与男性比例为 5∶1。它们可以起源于任意胚胎细胞层。表皮样囊肿、皮样囊肿（图 23-2）和畸胎瘤是 3 种最常见的类型，分别包含 1 层、2 层和 3 层的独特胚胎细胞学来源。尾

肠囊肿也属于发育性囊肿，尽管它们相当罕见，且来源于胚胎胃肠道细胞的中胚层组织，但也被认为是直肠后囊性错构瘤，是胚胎后肠退化失败所致。皮样囊肿和表皮样囊肿通常含有皮肤附件，囊肿内大多充满了囊壁内腺体分泌的皮脂样物质。皮样囊肿是临床上最常见的直肠后肿物。它们通常位于远端且易触及，可通过单纯骶尾旁切口切除病变。畸胎瘤通常由 3 个发育成熟的胚胎成分组成。其中可以发现牙齿、头发、皮脂腺物质，以及骨骼。它们的性质可以是囊性、实性，或两者都有。即使是良性的，也常与尾骨紧密黏附。与卵巢畸胎瘤类似，5%~10% 会发生癌变。对所有发育性囊肿推荐择期切除，尤其是畸胎瘤，其有癌变的可能，成功切除这些病变后的治愈率为100%。

脊索瘤

脊索瘤是骶前间隙中最常见的恶性病变，起源于胚胎时期的原始脊索，30%~50%发生在骶尾部（图 23-3）。这种生长缓慢、具有侵袭性的肿瘤好发于 40~60 岁的男性，发病的男女比例为 2∶1。患者出现特征性症状如疼痛、尿失禁或尿潴留、阳痿或勃起功能障碍，提示神经系统受累。下肢瘫痪一般不常见，除非肿瘤位于腰椎或胸椎。30%~50% 的脊索瘤位于骶尾部。脊索瘤对放化疗均不敏感，根治性切除术是治愈的唯一手段，但有时会导致运动和感觉功能障碍。脊索瘤切除术后的生存率明显上升。在20 世纪 70 年代，脊索瘤的复发率超过 90%，生存率不超过 20%。影像学、外科手术和重建技术的进步使生存率提高了 4 倍。即使如此，5 年复发率仍高达 40%~70%。局部复发后的生存率很低。

骶前脊膜膨出

骶前脊膜膨出是一种罕见的发育性病变，女性发病率略高，由先天性缺陷引起的，表现为骶骨发育不全导致骶前脊膜膨出形成疝囊。骶前脊膜膨出与 Currarino 综合征有

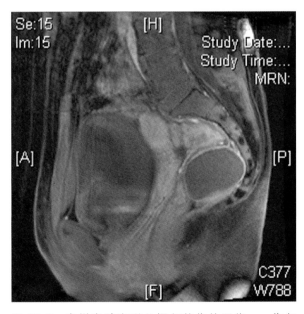

图 23-2　皮样囊肿在磁共振矢状位的图像。一位年轻女性患者的骶前皮样囊肿（Courtesy of Najjia N. Mahmoud，University of Pennsylvania.）

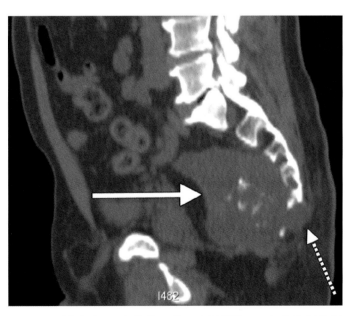

图 23-3　脊索瘤 CT 矢状位图像。多层螺旋 CT 矢状位图像显示肿物来源于骶骨，较大的骶前软组织（实线箭头）和较小的骶后软组织（虚线箭头）（经许可引自：Farsad K, Kattapuram SV, Sacknoff R, Ono J, Nielsen GP. Sacral chordoma. Radiographics 2009;29:1525–1530.）

关，这是一种常染色体显性疾病，包括骶前肿物、骶骨发育畸形、肛门直肠畸形。由于疝囊的形成和压迫脑脊液，患者常表现为排便时头痛、有压迫感、腰痛和排尿困难。其一般通过 CT 或 MRI 成像确诊，在 X 线片上则表现为典型的"弯刀征"（图 23-4）。活检是绝对禁忌的，因为会导致脑脊液漏和脑膜炎。外科治疗方法是结扎硬膜缺损。

其他先天性病变

其他罕见的直肠后肿物包括肾上腺残余瘤，这种疾病极为罕见，通常采取类似于切除其他部位嗜铬细胞瘤时所采用的预防措施进行切除。直肠重复畸形囊肿与直肠共用同一个肠壁，很难切除。它含有分泌性黏膜和完全由平滑肌构成的肠壁，以及独立的滋养血管。因此，它的腔内可能充满黏液，并施加压力于周围组织，引起疼痛和不适。尽管它的恶性潜能尚不清楚，但建议切除直肠重复畸形囊肿，因为很难对其进行监测随访。

骨性病变和神经源性病变

骨性病变很少见，占骶前病变的 5%~10%，起源于骨、软骨和纤维组织。良性肿瘤包括骨巨细胞瘤、成骨细胞瘤和动脉瘤性骨性囊肿。恶性骨质肿瘤包括成骨肉瘤、尤文氏肉瘤、骨髓瘤和软骨肉瘤。尽管恶性病变的预后总体较差，但无论是为了治愈恶性病变，还是为了防止良性病变的复发，均应提倡完整切除肿瘤。神经源性病变是第二常见的骶前病变，仅次于先天性病变。它们来源于周围神经，大多数是良性的，包括神经纤维瘤、神经鞘瘤和神经节细胞瘤。恶性病变包括神经母细胞瘤和各种外周神经鞘瘤。与所有的骶前肿瘤一样，完整切除是原则，为了避免活检或细针抽吸所导致的感染和肿瘤穿孔引起的播散种植，通常会延误确诊。

混杂性肿瘤

混杂性肿瘤占所有骶前肿瘤的 10%~25%，包括脂肪瘤、纤维瘤、平滑肌瘤、血管瘤、内皮瘤、硬纤维瘤（局部侵袭性）、脂肪肉瘤、纤维肉瘤、恶性组织细胞瘤、平滑肌肉瘤、血管外皮细胞瘤、转移性腺癌和炎性肿瘤。炎性病变通常累及直肠后间隙，

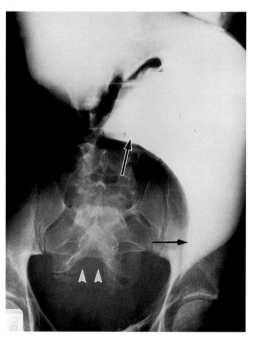

图 23-4　钡灌肠显示骶前脊膜膨出。一名 43 岁男子确诊骶前脊膜膨出，同时有头痛、脑膜炎以及慢性便秘的病史。钡灌肠检查的正面图像显示外源性压迫（箭矢）使得近端结肠扩张，导致直肠狭窄。注意骶骨受损（弯刀征；箭头）（Dahan H, Arrivé L, Wendum D, Docou le Pointe H, Djouhri H, Tubiana JM. Retrorectal developmental cysts in adults：clinical and radiologic-histopathologic review, differential diagnosis, and treatment. Radiographics 2001;21:575 - 584, with permission.）

是邻近组织感染蔓延所致。疼痛、发热、引流、肛瘘的病史、既往手术或克罗恩病，应高度怀疑局部感染或炎症。结核病很少表现为感染性骨性疾病导致的骶前窦道（波特氏病）。应针对潜在原因治疗这类疾病。

术前准备

骶前肿瘤通常是偶然被发现，除非发生感染或恶变。对骶前来源的诊断评估应该通过多种不同的高度可疑的症状：盆腔压迫、疼痛、神经传导功能障碍、发热、头痛、大肠梗阻、复发性藏毛窦，以及步态异常。直肠指检几乎能识别大多数低位病变，例如皮样囊肿。骶前肿瘤的影像学检查能了解肿瘤病变的大小、特征以及邻近组织的受累情况。CT 增强造影对于鉴别肿瘤是囊性还是实性非常有用。对诊断敏感性和特异性最高的检查是 MRI 成像，在术前评估中也是十分必要的。许多骶前肿瘤在 MRI 上有特征性表现，在缺乏组织诊断时也可以明确诊断。MRI 通过对软组织层面进行成像，可以精确地识别受累的区域，肿瘤对神经、血管、直肠以及骨骼的侵袭程度可以得到充分和准确地评估，从而有利于制订手术计划。对于骶前脊膜膨出的患者，可以特异性分辨囊肿和骶骨鞘膜之间相互联通的平面。在此基础上，可以进行术前多学科讨论和手术团队的预约。最后，应完成直肠黏膜的检查，例如：结肠镜检查、软质的乙状结肠镜检查或直肠镜检查，以排除瘘管性或浸润性的病变，有助于在手术之前对病变性质进行评估。

术前对骶前肿瘤进行活检目前尚有争议。过去是不鼓励为了明确诊断而进行活检或细针抽吸，因为存在感染和肿瘤播散的潜在可能性。对纯囊性病变的活检是不必要的，应避免对骶前脊膜膨出进行活检，因为活检并发脑膜炎导致的死亡率达 30%，是绝对禁忌。在最近 10 年中，随着影像学技术的进展、肿瘤生物学和新辅助治疗知识的不断改良，术前活检对实性肿瘤、异质性肿瘤的作用得以重新评估。最近的研究表明术前活检是安全的，包括 Messick 等的研究显示 24 例接受诊断性活检的骶前肿瘤患者没有出现复发。Merchea 等对 76 例实性骶前肿瘤患者进行了术前活检，结果显示灵敏性为 96%，特异性为 100%，结论是术前经皮穿刺活检在实性骶前肿瘤的研究中是必不可少的，有助于指导治疗，例如淋巴瘤、胃肠道间质瘤、尤文氏肉瘤和成骨肉瘤都可能通过新辅助治疗使肿瘤缩小。术前活检可以提示预后特征，可能改变原定的手术方式，并使外科医生意识到可能需要其他外科专家参与。尽管术前活检率越来越高，但仍应遵循适当的指导原则（如由 Dozois 等所描述的）：

（1）排除任何潜在的凝血功能障碍，避免术后血肿的发生。

（2）选择经会阴或骶前入路，或与外科医生讨论，以确保穿刺针道在未来的手术中被完整切除。

（3）应避免经腹膜、经阴道和经直肠进行活检，因为穿刺针道通常不能完整切除。

新辅助治疗的进展

新辅助化疗对于骶前肿瘤（如尤文氏肉瘤、成骨肉瘤）的治疗来说是至关重要的。酪氨酸激酶抑制剂也被证明可以有效提高脊索瘤和胃肠道间质瘤的无病生存率。此外，经导管动脉栓塞已作为体积较大、局部晚期骶骨脊索瘤切除的辅助治疗手段。目前放疗的作用尚不明确，因为大多数骶前肿瘤对放疗具有抵抗性。然而，诸如碳离子放射疗法和质子束辐射的新方法仍在研究中，已被证明具有一定的潜在疗效，这些新辅助治疗模式超出了本章的讨论范围。尽管如此，根据肿瘤的类型和周围邻近器官的情况，除了与其他外科亚专科（神经外科、妇科、泌尿外科和骨科）协作外，强调与介入性放射科、肿瘤内科、放射性肿瘤科的多学科协作也是十分重要的。

手术

骶前肿瘤的手术路径取决于几个关键因素：肿瘤的位置、邻近组织的受累情况、恶性的可能和患者的身体状况。术前应先行影像学检查，确定位置、大小、邻近组织的受累情况。术前影像学评估或术前活检可以为骶前肿瘤的恶性潜能提供线索，以及可能的新辅助治疗策略。恶性可能性低的肿瘤可以在保留器官的同时行根治性切除术，但恶性肿瘤可能需要切除邻近的组织，从而降低局部复发。术前影像学也指导了是否需要考虑其他方法，以及其他外科专家的参与的必要性。例如，骶前脊膜膨出的切除需要包含神经外科医生在内的医疗团队参加。骨性来源的骶前肿瘤涉及骶骨或其他骨结构的，几乎都需要在骶骨或腰椎切除、骨盆稳定、神经系统或硬脑膜手术方面经验丰富的骨科医生参与。推荐在手术前一天进行肠道准备。基于预期的切除范围，规划功能上的让步。并对患者提供是否需要造口、导尿以及下肢功能障碍发生的可能性等方面的咨询。

骶前肿瘤可通过3种入路进行手术治疗：前入路或经腹入路；后入路或经骶入路；或通过两种入路的联合。通常，高于骶3平面的肿瘤需要前入路或联合入路。如果通过直肠指诊可以触及肿瘤的上缘，且肿瘤未侵及周围结构，往往只需要后入路就可以切除肿瘤。

后入路

肿瘤（皮样囊肿、表皮样囊肿和畸胎瘤）不超过骶3平面，且直肠指诊可触及整个瘤体，通常可以通过自肛门括约肌上方向上延长的骶骨旁的小切口（纵向）肿瘤（皮样囊肿、表皮样囊肿和畸胎瘤）不超过骶3平面，且直肠指诊可触及整个瘤体，通常可以通过自肛门括约肌上方向上延长的骶骨旁的小切口（纵向）切除肿瘤（图23-5）。

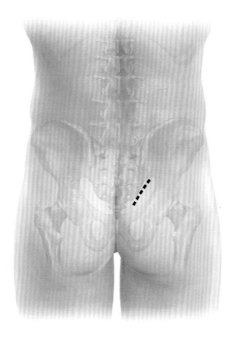

图23-5 骶前皮样囊肿切除术的近骶旁切口。切口（虚线）从肛门括约肌上方靠近骶骨的一侧至直肠后囊肿的头侧。切口应位于囊肿最接近的骶骨的一侧

另外，可以在尾骨上方做横向切口，这种入路会影响靠近近端、体积较大的肿瘤的暴露。解剖间隙从腰骶部筋膜向下延伸至肛提肌。一个手指在直肠内指示有助于显露肿物的边界。经常可以发现囊壁被肌肉组织推向上方，"覆盖"在囊壁表面的肌肉组织稍薄弱，可以将肌肉组织从囊壁表面分离或横断。然后，囊肿和直肠后壁就可暴露出来。在囊肿和直肠之间可以观察非常明显的间隙。横断肛尾韧带有利于尾骨的暴露，如果肿物与尾骨粘连固定，可以完整地将囊肿和尾骨一起切除。外科医生应避免损伤直肠或囊壁，从而减少瘘管和感染的发生率。完整切除囊壁可以最大限度减少复发。建议用可吸收缝线分层关闭原来骶前肿物所占据的腔隙，并盖住自侧方引出的小引流管。皮肤闭合可以用细的单股可吸收缝线。

前入路

如果骶前肿瘤的远端位于骶 3~4 平面以上，则应采用前侧经腹入路（图 23-6）。尽管下腹正中剖腹术是"金标准"，但最近的报道显示在有经验的专家手中，腹腔镜和机器人技术也是安全有效的选择。无论采用何种技术，都需要游离骶前肿瘤环周的直肠系膜。然后仔细地将病灶从骶前筋膜分离出来，注意辨别动脉血供（如果有的话），以免无意间结扎骶中动脉。恶性肿瘤或直肠重复畸形囊肿侵及直肠肠壁，可能需要将其整块切除后，采用结肠和直肠或者结肠和肛管的双吻合器吻合或手工吻合。侵及骶骨或来源于硬脑膜的病灶可能需要联合腹会阴入路将骶骨整块切除。

联合入路

骶 3 平面及以上或累及硬脑膜、骨骼等结构的较大肿瘤大多需要联合腹骶切除术。联合入路的优点在于可以较好地显示输尿管、神经等结构，且在手术过程中可以充分暴露血管。对于需要在骶 3 平面或骶 3 以上平面进行骶骨切除的侵袭性肿瘤如脊索瘤，必须进行一些技术的考量。手术体位很具有挑战性。在这个入路中，针对手术体位的各种技巧均有报道，最常见的体位被称为"醉汉体位"，便于两个手术团队同时进行操作。根据肿瘤累及其他器官的情况。

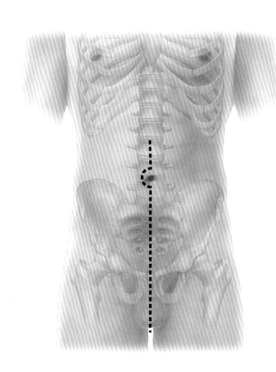

图 23-6　通过前入路或联合入路可以更好地切除高位的病变或累及需要切除腹腔内器官的病变（经许可引自：Zhang HY, Thangtrangan I, Balabhadra RS, et al. Surgical techniques for total sacrectomy and spinopelvic reconstruction. Neurosurg Focus 2003;15（2）:E5.）

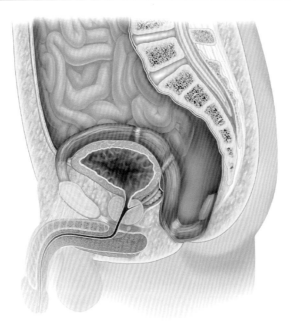

图 23-7 腹直肌皮瓣可能是填充盆腔和之前由骶骨和盆腔结构所占据空间的良好选择 [经许可引自：Zhang HY，Thangtrangan I, Balabhadra RS，et al. Surgical techniques for total sacrectomy and spinopelvic reconstruction. Neurosurg Focus 2003;15（2）:E5.]

切除可以从高位开始，开始先游离乙状结肠和直肠，并清楚地辨识双侧输尿管。如果可能的话，直接进入直肠和骶前肿物之间的间隙，远端游离至肿物朝向正常直肠黏膜或肛管直肠交接处。如果肿瘤似乎穿透了直肠，则必须整体切除直肠。只要直肠远端的袖套可以得到安全的保留，则做伴或不伴转流性祥式回肠造口的端端吻合。整体切除可能还涉及切除骶骨以及骶神经根，应保留至少一侧的骶 3 神经根以保证排便和排尿功能。如果不行，则应考虑行结肠造口。如果行整体切除和 / 或盆腔脏器切除术，最好用带血供的肌肉瓣关闭会阴部缺损（图 23-7）。在腹部手术期间，通过结扎直肠中动脉和骶中动脉以及两侧髂内动静脉可以使出血量最小化，虽然一些肌肉瓣的存活可能依赖于髂内动脉远端分支的动脉血供。在完成造口和关闭腹部切口后，可以将患者的体位转变为俯卧折刀位以完成部分或全部的骶骨切除术，这样能比侧卧位更好地暴露。在这种情况下，后位的暴露和视野是最佳的，可以将整个标本和骶骨一起整块切除（图 23-8、图 23-9）。预期用软组织皮瓣 [局部皮瓣（臀部）或腹部皮瓣（腹直肌）或背阔肌] 闭合骶骨的巨大缺损是术前计划的重要组成部分（图 23-10、图 23-11）。因为通常采用臀大肌皮瓣进行重建，一些作者主张可能的情况下，保留髂内血管，以保存这些皮瓣组织的血供。如果在手术切除中需要结扎这些血管，则应考虑制作其他类型的皮瓣。

切除在骶 3 平面以上的骶骨，涉及破坏骶髂关节，需要通过骨钉、异体材料和固定装置的固定来恢复骨盆的稳定性（图 23-12）。全骶骨切除术会导致脊柱和骨盆的不稳，需要重建和加固骨盆。基于生物力学和压力学的研究表明，骶髂关节的稳定性受骶 3 远端骶骨切除的影响最小，并可以保留骶髂关节。在骶 1 和骶 2 椎体之间分离骶骨，会使骨盆的稳定性下降 30%。当骶 1 椎体中部以下的尾侧段被切除后，骨盆环的稳定性下降 50%。然而，也有临床研究报道，保留至少 50% 骶 1 椎体的患者不会出现骨盆不稳，且通常不需要生物力学假体来进行稳定。许多文献报道了全骶骨切除术后骨盆环重建的各种技术。大多人采用加尔维斯顿型交叉骨盆技术，使用腰 5 椎弓根螺钉连接腰 5 椎体和髂骨。改良的方法使用经骶骨杆来连接这些结构，被认为可以改善生物力学稳定性（图 23-13）。

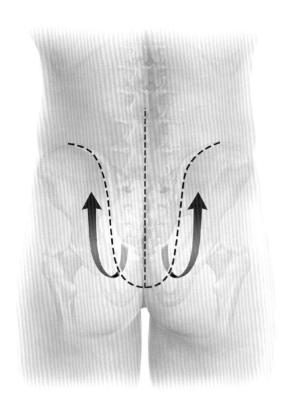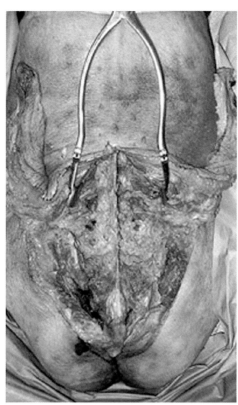

图 23-8 后侧骶骨切除，后入路。此处展示的后侧入路中，患者的体位是俯卧位。切口位于中线，将骶骨、骶骨两侧皮肤以及可能的活检部位一起整块切除（经许可引自：Zhang HY，Thangtrangan I，Balabhadra RS，et al. Surgical techniques for total sacrectomy and spinopelvic reconstruction. Neurosurg Focus 2003;15（2）:E5. ）

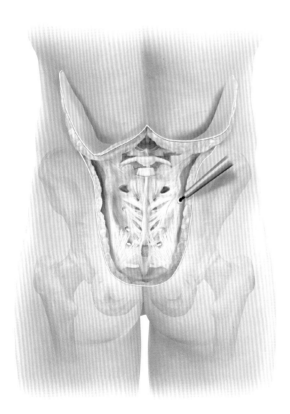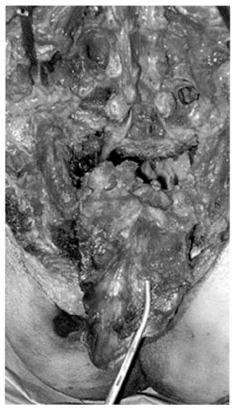

图 23-9 分离骶棘肌和侧方的韧带有利于骶骨的切除（经许可引自：Zhang HY，Thangtrangan I，Balabhadra RS，et al. Surgical techniques for total sacrectomy and spinopelvic reconstruction. Neurosurg Focus 2003;15（2）:E5. ）

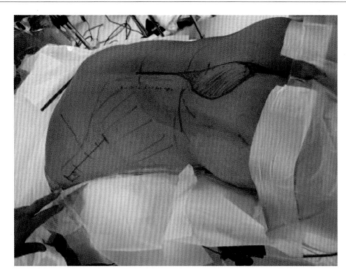

图 23-10 采用俯卧位进行骶骨的整块切除。俯卧位有利于后侧入路整块切除骶骨。预先对可能需要做皮瓣（在该示例中为背阔肌）的部位进行标记（经许可引自：Newman CB，Keshavarzi S，Aryan HE. En bloc sacrectomy and reconstruction：technique modification for pelvic stabilization. Surg Neurol 2009;72:752-756.）

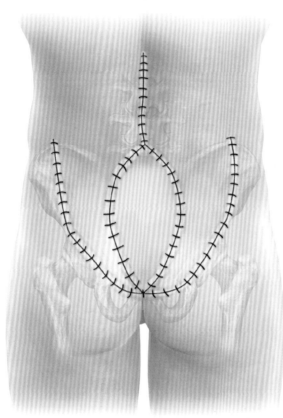

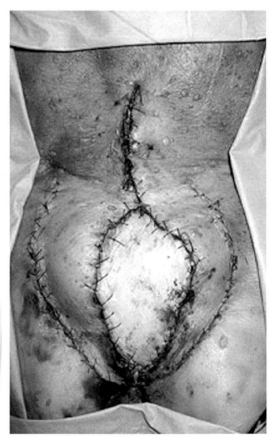

图 23-11 当骶骨切除完成时，可以完全通过后入路，利用一些局部旋转和带蒂的皮瓣进行创面覆盖，避免患者体位的变换 [经许可引自：Zhang HY，Thangtrangan I，Balabhadra RS，et al. Surgical techniques for total sacrectomy and spinopelvic reconstruction. Neurosurg Focus 2003;15（2）:E5.]

应在术前考虑到骶神经根受损或切除引起的功能障碍。在骶 2 或骶 3 平面以上，两侧神经横断与术后出现严重和永久的排便失禁、严重的膀胱和性功能障碍相关。鉴于在许多病例中显示，在骶 2 及以下平面保留一侧神经对术后功能保护相当不错，一些作者提出保留骶 2 的两侧神经和骶 3 的一侧神经会使术后功能受损更小、具有更好的可预测性。

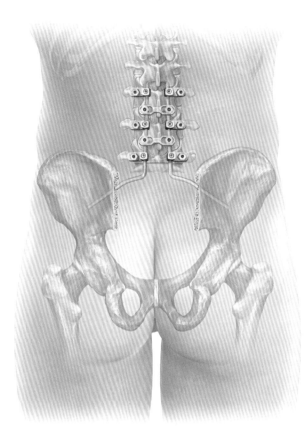

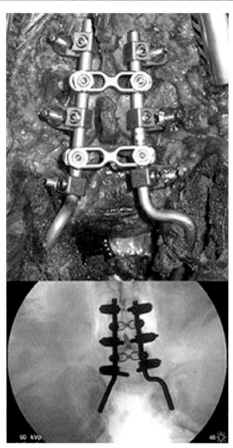

图 23-12　骶骨切除术完成后，应使用金属器械完成骶骨的重建和骨盆的稳定。保留骶 1 或大部分骶 1 的椎体会降低骶骨的强度，但可能不需要固定装置进行固定 [经许可引自：Zhang HY，Thangtrangan I，Balabhadra RS，et al. Surgical techniques for total sacrectomy and spinopelvic reconstruction. Neurosurg Focus 2003;15（2）：E5.]

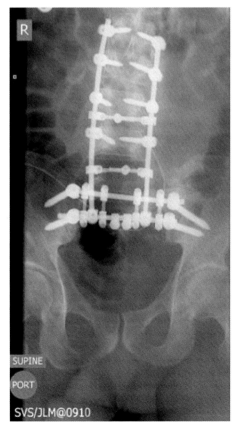

图 23-13　骶骨固定的 X 线图像（经许可引自：Newman CB，Keshavarzi S，Aryan HE. En bloc sacrectomy and reconstruction：Technique modification for pelvic stabilization. Surg Neurol 2009;72:752-756. ）

一些骶前肿瘤可能需要特殊的手术治疗。例如，骶前脊膜膨出的修复需要将硬脑膜切除并闭合，包括对疝出硬脑膜根部的识别和结扎。这种病变的手术入路取决于脊膜膨出的平面。骶 3 平面以下的骶骨缺损可以通过后入路，而位于该平面头侧的病变更容易通过经腹入路。（骶骨）缺损始终位于前方，向侧方游离直肠，结扎和缝合（膨出的脊膜）根部。该区域可以用自体组织或网膜组织修补加强，有助于避免硬脑膜渗漏。

并发症

骶前肿瘤切除后的相关并发症包括感染和血肿，可能和皮样或表皮样囊肿的手术切除有关。不到 3% 的患者术后并发直肠瘘，通过仔细识别和保护直肠后壁可以避免这种并发症的发生。根治性脊索瘤切除术的并发症更常见、更严重，性质不同，取决于累及的周围组织。大多数研究都是回顾性的，所包含的患者数量有限。大多数报道显示当骶骨切除手术损伤骶 2 平面以上的神经时，会影响肠道和膀胱的功能。到目前为止，在大部分病例中最常见的近期并发症是约 40% 的患者发生不同程度的创面裂开，可通过清创、高压氧、抗生素、组织皮瓣和避免负重等进行治疗。一些作者提倡常规使用网膜瓣和软组织带蒂瓣，例如来自股薄肌和腹直肌的皮瓣，以防止小肠离开切除后的盆腔。由于局部复发率高，常采用挽救性放疗，皮瓣可能是减轻辐射对小肠和膀胱影响的一种方法。

结果

手术切除良性骶前肿瘤后的存活率约为 100%。恶性骶前肿瘤的存活率和复发率取决于肿瘤生物学和手术切缘的范围。切缘不足导致局部复发率超过 70%。Glas-gow 等的研究显示尽管有足够的手术切缘，但 7 例患者术后全部出现复发。该组的中位生存期为 61 个月。Wang 等报道了 22 例恶性骶前肿瘤。所有患者均接受手术切除，并选择术后化疗和放疗，总体 5 年生存率为 41%。大多数文献显示脊索瘤（最常见的恶性骶前肿瘤）患者的 10 年生存率为 15% ~84%。目前关于新的新辅助治疗和辅助治疗的前瞻性研究仍在进行中。

结论

综上所述，骶前肿瘤并不常见，但大多数外科医生在其职业生涯中至少会遇到 1 例，如果在大型三级转诊中心，则会遇到更多的病例。它们表现为非特异性体征和症状，通常导致恶性病变在确诊时已处于进展期，而良性病变通常是偶然被发现。熟练地采用影像学方法进行诊断和术前仔细进行讨论规划是必需的。实性非均质性肿物可以考虑术前活检，尽管在大多数情况下，单独使用盆腔核磁共振就足够了。对于涉及多个器官的复杂性病灶的手术切除可以在术前讨论、多学科团队协作的条件下，通过后入路、前入路、联合入路完成。随着新辅助治疗和辅助治疗研究的不断深入，该患者群体的存活率逐渐上升。

参考文献

[1] Bergh P, Gunterberg B, Meis-Kindblom JM, Kindblom LG. Prognostic factors and outcome of pelvic, sacra, and spinal chondrosarcomas: a center-based study of 69 cases. Cancer 2001;91:1201–1212.

[2] Bergh P, Kindblom LG, Gunterberg B, Remotti F, Ryd W, Meis-Kindblom JM. Prognostic factors in chordoma of the sacrum and mobile spine: a study of 39 patients. Cancer 2000;88:2122–2134.

[3] Bullard Dunn K. Retrorectal tumors. Surg Clin N Am 2010;90:163-171.

[4] Casali PG, Messina A, Stacchiotti S, et al. Imatinib mesylate in chordoma. Cancer 2004;101(9):2086–2097.

[5] Casali PG, Stacchiotti S, Sangalli C, Olmi P, Gronchi A. Chordoma. Curr Opin Oncol 2007;19(4):367–370.

[6] Dozois EJ, Jacofsky DJ, Dozois RR. Presacral tumors. In: Wolff BG, Fleshman JW, Beck DE, eds. The ASCRS Textbook of Colon and Rectal Surgery. New York, NY: Springer, 2007:501–514.

[7] Dozois EJ, Malireddy KK, Bower TC, Stanson AW, Sim FH. Management of a retrorectal Lipomatous hemangio pericytoma by preoperative vascular embolization and multidisciplinary surgical team: report of a case. Dis Colon Rectum 2009;52(5):1017–1020.

[8] Fong SS, Codd R, Sagar PM. Laparoscopic excision of retrorectal tumours. Colorectal Dis 2014;16(11):O400–403.

[9] Freier DT, Stanley JC, Thompson N. Retrorectal tumors in adults. Surg Gynecol Obstet 1971;132(4):681–686.

[10] Fuchs B, Yaszemski MJ, Sim FH. Combined posterior pelvis and lumbar spine resection for sarcoma. Clin Orthop 2002;397:12–18.

[11] Gallia GL, Haque R, Garonzik I, et al. Spinal pelvic reconstruction after total sacrectomy for en bloc resection of giant sacral chordoma. J Neurosurg Spine 2005;3:501–506.

[12] Glasgow SC, Birnbaum EH, Lowney JK, et al. Retrorectal tumors: a diagnostic and therapeutic challenge. Dis Colon Rectum 2005;48(8):1581–1587.

[13] Gray SW, Singhabhandhu B, Smith RA, Skandalakis JE. Sacrococcygeal chordoma: report of a case and review of the literature. Surgery 1975;78:573–582.

[14] Gunterberg B, Kewenter J, Petersen I, Stener B. Anorectal function after major resection of the sacrum with bilateral or unilateral sacrifice of sacral nerves. Br J Surg 1976;63:546–554.

[15] Gunterberg B, Romanus B, Stener B. Pelvic strength after major amputation of the sacrum: an experimental study. Acta Orthop Scand 1976;47:635–642.

[16] Hobson KG, Ghaemmaghami V, Roe JP, Goodnight JE, Khatri VP. Tumors of the retrorectal space. Dis Colon Rectum 2005;48(10):1964–1974.

[17] Hof H, Welzel T, Debus J. Effectiveness of cetuximab/gefitinib in the therapy of a sacral chordoma. Onkologie 2006;29(12):572–574.

[18] Hosseini-Nik H, Hosseinzadeh K, Bhayana R, Jhaveri KS. MR imaging of the retrorectal-presacral tumors: an algorithmic approach. Abdom Imaging 2015;40:2630–2644.

[19] Hsieh PC, Xu R, Sciubba DM, et al. Long-term clinical outcomes following en bloc resections for sacral chordomas and chondrosarcomas: a series of twenty consecutive patients. Spine 2009;34(20):2233–2239.

[20] Isik N, Elmaci I, Gokben B, Balak N, Tosyali N. Currarino triad: surgical management and follow up results of four cases. Pediatr Neurosurg 2010;46(2):110–119.

[21] Jao SW, Beart RW Jr, Spencer RJ, Reiman HM, Ilstrup DM. Retrorectal tumors. Mayo Clinic experience, 1960–1979. Dis Colon Rectum 1985;28:644–652.

[22] Kaiser TE, Pritchard DJ, Unni KK. Clinicopathologic study of sacrococcygeal chordoma. Cancer 1984;53:2574–2578.

[23] McMaster ML, Goldstein AM, Bromley CM, et al. Chordoma: incidence and survival patterns in the United States, 1973–1995. Cancer Causes Control 2001;12(1):331–346.

[24] Merchea A, Larson DW, Hubner M, Wenger DE, Rose PS, Dozois EJ. The value of preoperative biopsy in the management of solid presacral tumors. Dis Colon Rectum 2013;56:756–760.

[25] Messick CA, Hull T, Rosselli G, Kiran RP. Lesions originating within the retrorectal space: a diverse group requiring individualized evaluation and surgery. J Gastrointest Surg 2013;17:2143–2152.

[26] Nedelcu M, Andreica A, Skalli M, et al. Laparoscopic approach for retrorectal tumors. Surg Endosc 2013;27(11):4177–4183.

[27] Newman CB, Keshavarzi S, Aryan HE. En bloc sacrectomy and reconstruction: technique modification for pelvic stabilization. Surg Neurol 2009;72:752–756.

[28] Oh JK, Yang MS, Yoon do H, et al. Robotic resection of huge presacral tumors: case series and comparison with an open resection. J Spinal Disord Tech 2014;27(4):E151–154.

[29] Oren M, Lorber B, Lee SH, Truex RC Jr, Gennaro AR. Anterior sacral meningocele: report of five cases and review of the literature. Dis Colon Rectum 1977;20:492–505.

[30] Peter P, George U, Peacock M. Retrorectal hamartoma: a "tail" of two cysts! Indian J Radiol Imaging 2010;20(2):129–431. doi:10.4103/0971-3026.63049.

[31] Shivnani AT, Small W Jr, Benson A 3rd, Rao S, Talamonti MS. Adenocarcinoma arising in a rectal duplication cyst: case report and review of the literature. Am Surg 2004;70(11):1007–1009.

[32] Stener B, Gunterberg B. High amputation of the sacrum for extirpation of tumors. Principles and technique. Spine 1978;3:351–366.

[33] Stewart RJ, Humphreys WG, Parks TG. The presentation and management of presacral tumours. Br J Surg 1986;73:153–155.

[34] Sun W, Ma XJ, Zhang F, Miao WL, Wang CR, Cai ZD. Surgical treatment of sacral neurogenic tumor: a 10-year experience with 64 cases. Orthop Surg 2016;8(2):162–170.

[35] Uhlig BE, Johnson RL. Presacral tumors and cysts in adults. Dis Colon Rectum 1975;18:581–589.

[36] Varga PP, Bors I, Lazary A. Sacral tumors and management. Orthop Clin North Am 2009;40(1):105–123.

[37] Wang JY, Hsu CH, Changchien CR, et al. Presacral tumor: a review of forty-five cases. Am Surg 1995;61:310–315.

[38] Whittaker LD, Pemberton JD. Tumors ventral to the sacrum. Ann Surg 1938;107:96–106.

[39] Yang H, Zhu L, Ebraheim NA, et al. Surgical treatment of sacral chordomas combined with trans catheter arterial embolization. J Spinal Disord Tech 2010;23(1):47–52.

[40] York JE, Kaczaraj A, Abi-Said D, et al. Sacral chordoma: 40-year experience at a major cancer center. Neurosurgery 1999;44:74–79; discussion 9–80.

[41] Zhang H, Yoshikawa K, Tamura K, et al. Carbon-11-methionine positron emission tomography imaging of chordoma. Skeletal Radiol 2004;33:524–530.

[42] Zhou JL, Wu B, Xiao Y, et al. A laparoscopic approach to benign retrorectal tumors. Tech Coloproctol 2014;18(9):825–833.

第八部分
直肠肿瘤局部切除术

第 24 章 标准经肛入路

Steven R. Hunt

适应证与禁忌证

经肛切除术适用于距肛缘 8cm 以内的直肠腺瘤、类癌和预后良好的早期直肠癌。虽然有时可以用于切除距肛缘大于 8cm 的肿瘤，但最好考虑采用其他方法，如经肛内镜手术或低位直肠前切除术。

只有预后非常良好的腺癌才考虑经肛切除。预后良好的特征包括：

- 直径＜ 4cm。
- 活动度可。
- 高、中分化。
- 无淋巴血管侵犯。
- 超声分期 T1。
- 超声分期 N0。

病理分型为黏液性和印戒细胞的腺癌是经肛切除术的相对禁忌证，因为它们有很高的复发风险。如果患者有伴随疾病，无法进行根治性外科手术，经肛切除获益很少。这些患者可以通过新辅助或辅助放疗抑制淋巴系统转移获益。

术前准备

在进行经肛切除手术之前，应仔细评估肿瘤，以明确其是否适合局部治疗。体检应该包括细致的直肠指检，以确定肿瘤的位置和活动度。其他检查还应包括肛镜检查或硬式直肠镜检查，以确定肿瘤远端与肛缘的距离，并评估经肛切除术的可行性。肿瘤的侧方和前后方位置对手术操作中的定位十分重要。应该完成经肛直肠超声或磁共振成像来对肿瘤进行分期。虽然超声通常难以区分腺瘤和浅表 T1 肿瘤，但重要的是排除更深的浸润性肿瘤，因为适合治疗的更晚期的患者应该通过直肠切除来治疗。任何肿瘤当选择局部切除时应仔细评估其所有的活检结果。如果要经肛切除治疗癌症，应完成 CT 扫描（胸部 / 腹部 / 盆腔）、CEA 和完整的结肠镜检查进行分期评估。

作者的做法是在手术当天用磷酸钠灌肠为每位患者做术前准备。作者在手术时不常规使用抗生素或预防深静脉血栓（DVT）。

手术

临床解剖

经肛切除术的相关解剖包括肛管和距肛缘 10cm 以内的直肠，因为传统的经肛切除术很难切除更近的肿瘤。重要的解剖标志包括肛缘，是肛管的远端不包括臀沟。齿状线是直肠柱状上皮与肛管复层上皮的一条可见的不规则分界线，其在肛管内的位置是可变的。肛管是指从肛缘到肛括约肌复合体顶部的区域。肛管上缘为肛管直肠环。肛管直肠环上方，直肠变得更宽。肛管的长度因人而异，长度可以为 2~4cm。直肠固有肌包括内层环形平滑肌纤维和外层纵行平滑肌纤维。肛内括约肌是直肠环形平滑肌的延伸。肛内括约肌的远端在肛缘可触及，并作为括约肌间平面的内侧。

在直肠的后方和侧方，有直肠系膜脂肪包绕。在女性中，阴道紧贴肛管前方的固有肌。在男性中，前列腺和精囊腺紧贴肛管前方的固有肌。腹膜反折在男性和女性中各不相同，并可能因患者的体位而有所不同。一般情况下，腹膜反折位于直肠前方或前侧方距肛缘 6~9cm 处。

体位

患者的体位取决于病变的位置。前、外侧病变最好使用折刀位。患者的臀部应用胶带横向牵拉，以消除臀沟（图 24-1）。后侧病变可在背侧截石位置，用臀部胶带牵拉分开。

技巧

麻醉的选择取决于外科医生的偏好，在 MAC（最小有效麻醉浓度）/局部、脊柱或全身麻醉下，可进行局部切除。使用 Lone star 牵引器牵开肛（图 24-2）。用带照明系统的肛镜可获取最佳视野。

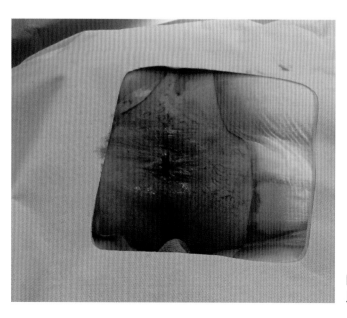

图 24-1　患者处于俯卧折刀位时，用胶布分开，消除臀沟

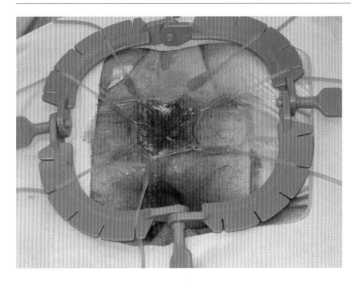

图 24-2　Lone star 牵开器（Cooper Surgical，Trumbull，CT）可用来进一步扩张肛，提供更好的视野。牵开器的挂钩放置在齿状线上

肿瘤位置较高时可以在肿瘤外侧边缘缝合固定，牵拉暴露肿瘤。牵拉设备不能直接接触肿瘤。基本的手术操作应该是全层切除，除非肿瘤确定是良性的，在这种情况下黏膜下切除也是可以接受的。

用电刀距肿瘤 1cm 的边缘做环形标记。在给边缘标记时，必须把黏膜烧成焦炭，而不仅仅对黏膜轻微烧灼，因为在手术的后半部分会由于血迹影响，这个边缘显示会变得很困难。在标记好切缘后，应开始全层切除。在肿瘤远端开始切除最容易。在进行切割分离时，操作者应该注意分辨层次，因为黏膜下层、肌肉层和暴露直肠周围脂肪是相互交叉的。远端病变外周可能缺少直肠周围脂肪，在全层切开固有肌层后可立即看到肛提肌。在前方，直肠系膜脂肪也较少，在切透直肠壁后，可能会立即看到阴道或前列腺邓氏筋膜。

在完成全层切开后，切口应该绕着肿瘤向侧方延伸。在标本边缘放置一个 Allis-Adair Babcock 夹子或做缝合，便于观察（图 24-3）。应该在肿瘤下端开始分离直肠系膜脂肪，标本边缘应该包含大量的直肠系膜脂肪。最后，对剩余的上方直肠壁进行分离。虽然我们在大部分分离中使用了电灼术，但在解剖过程中也可以使用血管止血装置来止血。

一旦肿瘤被切除，它应该通过缝合或钉在一个板上，为病理医生定位。检查缺损，用生理盐水冲洗，用电灼法进行细致的止血（图 24-4）。

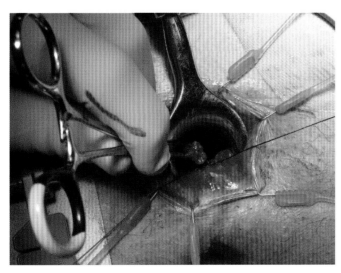

图 24-3　在切除过程中，使用 Allis 钳来抓住息肉的边缘，而在游离息肉的上缘时则使用侧方保留缝线的方法来提供更好的暴露

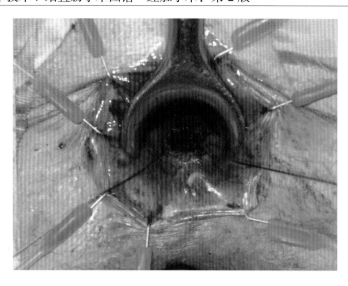

图 24-4 在横向关闭前，切除创面的止血是非常重要的

缺损部位用光滑的可吸收缝线横向闭合。对于较大的缺损，可以从中间的一条缝合线开始定位，并向两边单纯横向缝合。

关闭后，应检查缝线和缝合部位是否缺损。关闭后线上方的直肠腔也应进行检查，以确认直肠腔未被闭锁。

在部分病例中，切口的关闭很困难，（强行关闭切口）可能会导致直肠腔明显狭窄。在这种情况下，让这些切口通过二次手术关闭是安全的；然而，根据我们的经验，这些患者术后的疼痛更明显。

在罕见的有蒂或活动极好的直肠息肉病例中，有时可以通过将息肉翻出肛管，并用 Endo GIA 吻合器切除病变。虽然较多的直肠近端息肉应该通过经肛内镜显微手术或低位前切除术来切除，但也有可能在直肠镜下操作和经肛套扎切除病变。良性肿瘤中可以保留使用非全层切除。在尝试用套扎切除病变时，应注意前侧、前外侧肿瘤，以避免把腹膜腔套入其中。较大的病变应以零碎的方式套扎切除，因为整块切除往往会导致直肠壁的全层损伤。

术后管理

大多数患者可以在门诊接受治疗。由于尿潴留是术后常见的并发症，患者应在出院前确认能自主排尿。在我们的经验中，有开放性切口的患者在出院后口服抗生素 7 天。患者应使用足够的止痛药和大便软化剂。坐浴可以为某些延伸到肛管的低位病变患者减轻症状。

并发症

经肛切除的并发症与其他肛直肠手术相似，包括尿潴留和出血。虽然盆腔脓毒症很少见，但对于发烧、疼痛加重或尿潴留的患者，应考虑盆腔脓毒症。如果怀疑脓毒症，应尽快带患者到手术室在麻醉下进行检查。经肛切除术后直肠或肛狭窄是一种罕见的并发症，通常通过单纯扩张来矫正。

结果

随着其他经肛技术的出现，如经肛内镜手术（TES），传统的经肛切除术的效用受到了质疑。一些小型的，单一机构的比较研究已经得出了相对一致的结论。这些结论在最近的一次系统回顾中也得到验证。

结果表明，TES 优于经肛切除，且边缘阴性率明显较高（OR 5.3，95% CI 3.2~8.7）标本破碎率也明显较低（OR 0.096，95% CI 0.044~0.21）。经肛内镜显微手术（TEM）也优于经肛切除术，降低了肿瘤的复发率（OR 0.25，95% CI 0.15~0.40）。这两种手术在并发症方面似乎没有任何区别。

尽管文献清楚地支持了 TES 的疗效超过经肛切除术，但应该注意的是，TES 在技术上很难用于肛管中的低位病变。鉴于这些结果，对于肛管上方的直肠肿瘤，我们应该考虑 TES 而不是经肛切除。

结论

经肛切除是切除直肠肿瘤的一种微创方法，但绝不是一种简单的手术方法。手术的关键在于充分的视野暴露和照明。虽然适合于直肠远端良性病变，但对于仅需局部切除的恶性病变，应谨慎选择。对于肛管的上端病变，可选择的切除方法还包括 TES。

参考文献

[1] Bleday R, Breen E, Jessup JM, Burgess A, Sentovich SM, Steele G Jr. Prospective evaluation of local excision for small rectal cancers. Dis Colon Rectum 1997;40:388–392.
[2] Bonnen M, Crane C, Vauthey JN, et al. Long-term results using local excision after preoperative chemoradiation among selected T3 rectal cancer patients. Int J Radiat Oncol Biol Phys 2004;60:1098–1105.
[3] Borschitz T, Heintz A, Junginger T. The influence of histopathologic criteria on the long-term prognosis of locally excised pT1 rectal carcinomas: results of local excision (transanal endoscopic microsurgery) and immediate reoperation. Dis Colon Rectum 2006;49:1492–1506; discussion 500–505.
[4] Christoforidis D, Cho HM, Dixon MR, Mellgren AF, Madoff RD, Finne CO. Transanal endoscopic microsurgery versus conventional transanal excision for patients with early rectal cancer. Ann Surg 2009;249:776–782.
[5] Clancy C, Burke JP, Albert MR, et al. Transanal endoscopic microsurgery versus standard transanal excision for the removal of rectal neoplasms: a systematic review and meta-analysis. Dis Colon Rectum 2015;58:254–261.
[6] Gordon P, Nivatvong S, eds. Neoplasms of the Colon, Rectum, and Anus. New York, NY: Informa Healthcare, 2007:328–339.
[7] Gordon P, Nivatvong S, eds. Principles and Practice of Surgery for the Colon, Rectum, and Anus. New York, NY: Informa Healthcare, 1999:491–499.
[8] Han J, Noh GT, Cheong C, et al. Transanal endoscopic operation versus conventional transanal excision for rectal tumors: case-matched study with propensity score matching. World J Surg 2017;41:2387–2394.
[9] Madbouly KM, Remzi FH, Erkek BA, et al. Recurrence after transanal excision of T1 rectal cancer: should we be concerned? Dis Colon Rectum 2005;48:711–719; discussion 9–21.
[10] Moore JS, Cataldo PA, Osler T, Hyman NH. Transanal endoscopic microsurgery is more effective than traditional transanal excision for resection of rectal masses. Dis Colon Rectum 2008;51:1026–1030.
[11] Nascimbeni R, Burgart LJ, Nivatvongs S, Larson DR. Risk of lymph node metastasis in T1 carcinoma of the colon and rectum. Dis Colon Rectum 2002;45:200–206.
[12] Nastro P, Beral D, Hartley J, Monson JR. Local excision of rectal cancer: review of literature. Dig Surg 2005;22:6–15.
[13] Rothenberger D, Garcia-Aguilar J. Rectal cancer: local treatment. In: Fazio V, Church J, Delaney C, eds. Current Therapy in Colon and Rectal Surgery. Philadelphia, PA: Elsevier Mosby, 2005:179–184.
[14] Saclarides TJ. TEM/local excision: indications, techniques, outcomes, and the future. J Surg Oncol 2007;96:644–650.

第 25 章　经肛内镜技术

Deborah S. Keller, Sam Atallah

引言

直肠良性肿瘤和早期直肠肿瘤的先进局部切除技术，对精心选择的病变有较低的并发症发生率、良好的功能结果及肿瘤治疗效果，而得到越来越多的应用。用于局部切除的可视内镜平台——经肛内镜显微手术（TEM）、经肛微创手术和经肛内镜技术（TEO），已经显示出与传统的经肛切除术（TAE）相比，具有更好的视野、精确性，恶性疾病标本破碎率和边缘阳性率较低。尽管先进的可视内镜平台都可以进行同样高质量的局部切除术，但不同平台之间有着重要的区别。

适应证与禁忌证

适应证

TEO 是用于直肠肿瘤 TAE 中的一种先进可视内镜平台。TEO 在结直肠外科中引起了大家的兴趣，因为它增强了可视性，优越的光学性能，能到达直肠距离更长。提供更完整的全层切除和精确的直肠缺损闭合。TEO 可用于良、恶性疾病，以及那些累及低位、中位、高位直肠的大部分病变（表 25-1）。

在恶性疾病中，TEO 的适应证一般遵循美国国立癌症综合网（NCCN）的直肠肿瘤局部切除指南。良性和高至中分化 T1 肿瘤的直径 < 3cm，占肠腔少于 1/3 周，没有高风险特征。具体来说，TEO 仅支持 Tis 和良好的 cT1 病变。只有磁共振成像（MRI）或超声分期排除固有肌侵犯的患者才适合 TEO 治疗。对于这些早期癌症，TEO 治疗是安全的，与传统的经肛切除相比，可以获得较低的局部复发率和较高的生存率。在高分化的 T2 或有不良因素的 T1 肿瘤中，TEO 可在临床上结合应用新辅助或辅助治疗。TEO 可用于进展期直肠癌姑息性切除。对于不宜进行根治性切除的进展期或转移性直肠肿瘤患者，或在医学上不能耐受扩大手术的患者，局部切除可以显著缓解里急后重、梗阻、出血等症状，并提高生活质量。直肠类癌大小 < 10mm，未侵犯黏膜下层者，可用 TEO 进行根治性切除。

TEO 可用于较大的腺瘤病变切除。较大的息肉，尤其是绒毛状息肉，即使在盆腔 MRI 和直肠内超声证实为 T0N0 病变时，也已经有较大一部分是浸润性癌。TEO 能够切除跨越 3 个象限或直径达 10~12cm 的病变。为了更准确地进行病理评估和疾病分期，应当将全层整块标本作为一个"完整的活检"。当发现浸润性癌或不良病理因素时，可酌情将 TEM 作为根治性切除的方法。

随着经肛全直肠系膜切除术的应用越来越多，TEO 在经肛部分的切除中找到了指征。TEO 为保留括约肌最佳的直肠系膜肿瘤学切除提供了更好的有利视野和更具有辨

表 25-1　TEO 适应证
• 早期直肠肿瘤 • 大绒毛腺瘤 • 直肠类癌 • 进展期直肠癌的姑息治疗或不适合大手术的患者 • 经自然腔道内镜手术 • 腹会阴联合手术经肛部分

认深部骨盆解剖的优势。通过经自然腔道内镜手术的进展也为 TEO 提供了一个指征，可以通过这个经肛平台取出标本。

禁忌证

　　TEO 的绝对禁忌证是基于位置和侵犯程度决定的。直肠镜的长度决定了近端极限，而远端极限位于肛门边缘。解剖特征作为相对禁忌证，直乙交界狭窄，直肠壶腹狭小，以及先前的腹部或盆腔手术，限制了置入直肠镜。对于进展期病变，浸透黏膜下层（T1）进入固有肌层（T2）或具有高风险组织学特征，TEO 不能作为根治性治疗方法，应仅用于姑息性治疗或不能忍受更广泛手术的患者。

术前准备

　　术前准备是在所有局部切除术中最重要的。早期直肠癌的治愈性治疗中，正确的病例选择是使用 TEO 的必须要求。所有可能进行 TEO 的患者都应根据 NCCN 指南进行全面的术前分期。应进行一个完整的结肠镜和多点活检用于组织学诊断。为了确定肿块近端和远端距肛缘的距离、大小和位置（前、后、左或右），必须要完成硬式肠镜的检查。采用直肠内超声对肿瘤和局部淋巴结进行准确的分期，而盆腔 MRI 是确定肿瘤分期和淋巴结状态的一种有价值的补充手段。如怀疑或证实有浸润性癌症，需对胸部、腹部及骨盆进行 CT 扫描，以排除远处转移。完成血液学分析，包括全血计数和肿瘤标志物癌胚抗原（CEA）作为基线值。

　　对于所有患者，功能状态测试是通过一个有效的大便失禁量表，如克利夫兰诊所（Wexner）大便失禁评分。如果有大便失禁的迹象，则进行肛门直肠测压以获得基线压力和功能值，并确认适合手术。

　　建议患者在术前 1 周内不使用非甾体类抗炎药（NSAIDs）和预防性阿司匹林。治疗性抗凝不需要停止，但在这些患者中要仔细止血。

手术

　　在手术前一天进行口服和机械性肠道准备，必要时在手术日当天早晨进行灌肠准备。患者在术前 30~60min 接受预防性静脉注射抗生素，并在诱导前预防性皮下注射肝素，以降低术后发生肺栓塞的风险。放置一根胃管，以减少麻醉诱导和拔管时胃内容物吸入性风险。放置导尿管用于减压膀胱。胃管和导尿管通常在手术完成时拔除。

体位

　　手术是在全麻下进行的，以确保完全放松。患者直肠病变必须定位在 6 点钟方向的位置附近。后壁病变采用改良的截石位体位，前壁的肿瘤采用俯卧位进入，侧壁病

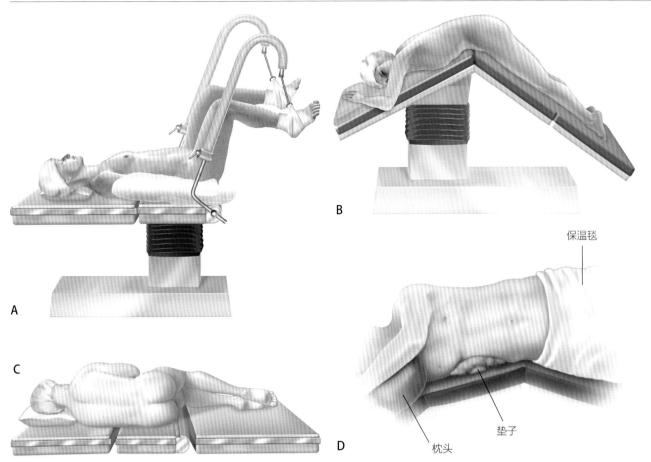

保温毯

垫子

枕头

图 25-1　患者体位 [4 个方向——截石位（A）、俯卧折刀（B）、左侧卧位（C）和右侧卧位（D）]。患者体位根据直肠病变位置调整，调整后使病变部位位于 6 点钟方向的位置附近

变在采用相应的侧卧位。折角处，四肢加垫，以方便直肠镜的观察（图 25-1）。

　　辅助视频监视器被放置在患者的上方，并直接显示在外科医生的视线中，外科医生在与肛门同一水平上操作（图 25-2）。

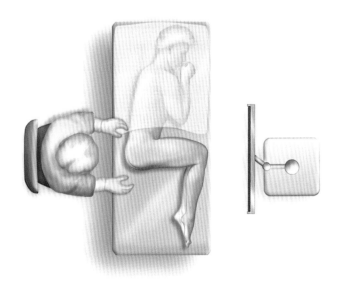

图 25-2　TEO 外科医生和显示器的位置。视频显示器被放置在患者的上方，并显示在外科医生的平视视线中，外科医生在与肛门同一水平上操作

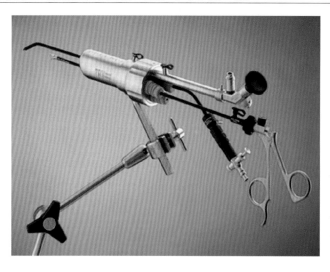

图 25-3　经肛门内镜手术设备（Storz, Tuttingen, Germany）。该手术使用了一套特殊的 TEO 手术直肠镜（Karl Storz, Tuttlingen, Germany）[在知识共享署名许可条款下使用 ArqBras Cir Dig 2015;28（2）:117‐120.]

设备

　　该手术使用了一套特殊的 TEO 手术直肠镜设备（Karl Storz, Tuttlingen，Germany）（图 25-3）。该装置有一个直径为 4cm 的直肠镜管，内设一个直肠镜。

　　根据肿瘤距肛缘的距离选择特定的肠镜长度（7.5cm、15cm 和 22cm）。将多关节金属夹持系统安装在手术台上，并用连接臂将直肠镜固定在适当的位置。TEO 直肠镜包含光学仪器、手术器械和充气的工作附件。有 3 个仪器接口，可容纳高达 12 mm 的仪器，一个独立的腹腔镜通道，连接到一个高清晰度的宽屏幕视频显示器和用于充气及灌洗的侧方连接口。标准的腹腔镜器械用于切除和关闭缺损，并使用标准二氧化碳通气系统将腔内压力维持在 12~15mmHg。

技术

　　在摆放好患者体位和布置设备后，常规消毒铺巾。肛门扩张到允许两个手指进入，然后置入 TEO 直肠镜。保持恒定的充气压力 10~12mmHg 以建立直肠操作空间。直肠镜最初放置在离病变 2cm 的地方，并对该区域进行探查，以确保病变不与直肠壁粘连，整个环周可以被完整切除。在确认病灶适合于 TEO 局部切除后，用电灼法在距病灶周围至少 1cm 的周围进行环形标记（图 25-4）。沿标记开始切开直肠黏膜，全层切除直至直肠周围脂肪。我们建议切除从病变的远端开始，然后沿两侧横向进行，并在近端结束（图 25-5）。从标本床上充分游离病变直到直肠周围脂肪（图 25-6）。取下病变标本并准备好进行组织病理学评估。病变被固定在软木板上以防止退缩，并为病理学家正确定位（图 25-7）。在完整取出标本后，冲洗缺损，确保止血，并缝合关闭直肠壁。关闭应在横向方向，以避免压缩直肠腔，最终至直肠腔狭窄。在狭小空间中方便关闭的工具包括常规 Vicryl 或 PDS 缝线末端的 V-loc 缝线或剪切，以避免打结的需要，或使用 Endo 自动缝合装置（图 25-8）。在手术结束时，手术直肠镜从患者身上取出之前应进行止血和直肠通畅性的检查。

术后管理

　　清流饮食应在手术当天开始，并在患者可耐受时逐渐进展为正常饮食。静脉输液名义上是可以的，但通常在手术当天或术后第 1 天停止，只要患者耐受口服进食，静脉输液就立即终止。

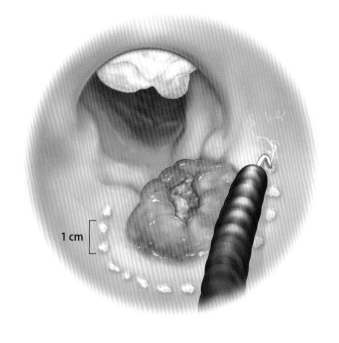

图 25-4　距病变 1cm 的位置做环周标记。在黏膜上用电烧灼标记，在病变周围划出 1cm 的环周标记

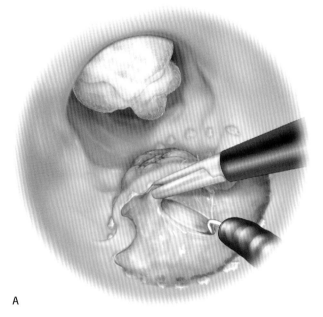

A

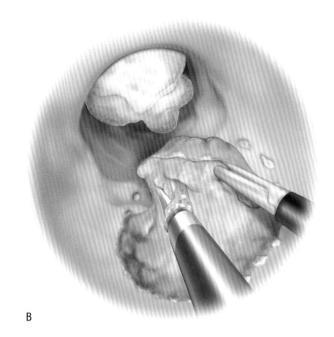

B

图 25-5　（A）游离从病变的远端开始。（B）然后沿两侧进行，并结束于病灶的近端

术后不需持续使用抗生素。患者一般不会有术后疼痛，必要时使用非阿片类药物止痛治疗，如非甾体类抗炎药和泰诺可常规使用，并可根据需要升级为阿片类药物。大便软化剂是为了避免患者术后第一次排便时的不适。患者一旦能够耐受正常的口服饮食，可以独立行走，有足够的疼痛控制，以及肠道功能正常的迹象，就可以出院。大多数患者在术后 24h 内达到这些出院标准。

对于经 TEO 治疗的恶性肿瘤患者，应严格按照 NCCN 关于直肠病变的随访标准进行随访。监测包括病史和体格检查、硬式肠镜和 CEA 水平测量，在前两年每 3~6 个月进行 1 次，然后在随后的 3 年每 6 个月检查 1 次。

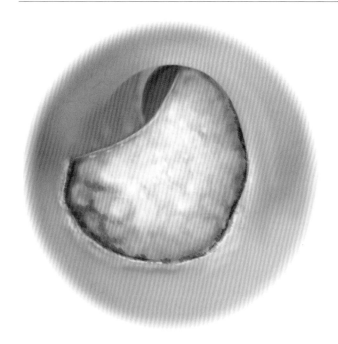

图 25-6 切除床，完全游离从标本床到直肠周围的脂肪

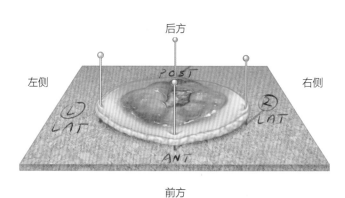

图 25-7 为病理学准备的标本。病变被固定在软木板上，以防止退缩，并为病理学家准确定位

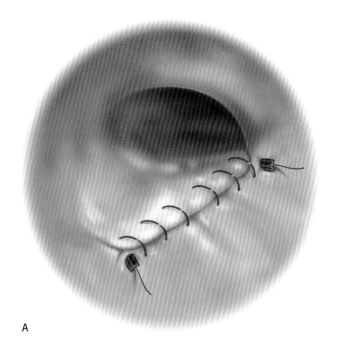

A

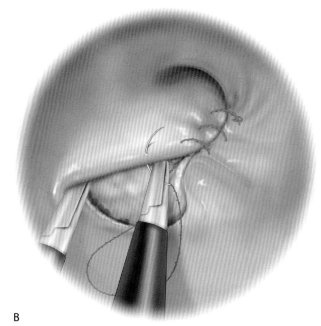

B

图 25-8 缺损的闭合。（A）进行连续缝合。（B）"8"字缝合。（C）Endo-Stich（腹腔镜吻合器缝合）。关闭直肠缺损有多种方法和工具，包括一个连续的可吸收缝线缝合（A）；在缝线的末端额外加上夹子或用方便的安全装置代替（B）；为了减少关闭时的张力，可以使用间断的"8"字缝合。首先进行中线缝合，再向边缘靠近，减少张力。Endo-Stich（Endo Stitch, Covidien Products, Medtronic Inc., Dublin, Ireland or PROXISURE, Ethicon Inc。, Somerville, NJ）可用作关闭的工具（C）

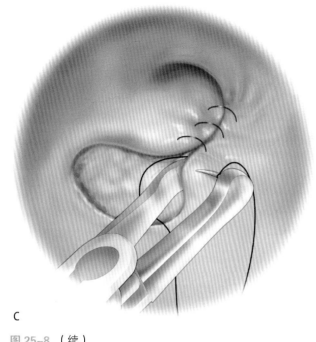

C

图 25-8　（续）

胸腹部和骨盆的 CT 扫描每年进行 1 次，直到第 5 年；术后 1 年进行 1 次完整的结肠镜检查，然后根据检查结果在 1 年、3 年或 5 年内重复检查。

并发症

据报道，包括 TEO 在内的内镜技术的整体并发症发生率为 6%~31%，但大多数并发症都是轻微的，不需要进行手术治疗。常见手术并发症包括腹膜穿透和出血。腹膜穿透更可能发生在高位直肠病变中。虽然腹膜穿透是一种可怕的并发症，但并不总是需要中转为开腹手术。简单的关闭缺损，可以成功修补破口；术后出血通常自行停止或保守治疗，很少需要输血。所有肛门直肠手术都会遇到排尿困难，但一般都可处理。对男性来说，重新留置导尿管是必要的。迟发的并发症包括缝线裂开、直肠周围脓肿、肛瘘、粪便侵蚀，另外直肠狭窄也有报道。然而，对于肿瘤的局部切除，TEO 术后严重并发症的发病率很低。缝线裂开和脓肿可以通过局部治疗和抗生素治疗。闭合处有发展为肛瘘的情况。然而，瘘管切除和其他关于肛瘘的其他手术治疗可以作为明确的治疗方法。如果瘘管不能关闭，可以尝试从局部切口治疗，升级到手术治疗，以便关闭。粪便侵蚀可以用水化、纤维和粪便柔软剂的常规肠道疗法来治疗。狭窄可以用连续扩张来治疗，对有症状的但对扩张没有反应的狭窄可用外科治疗。尿失禁是一个理论上的风险；虽然 TEO 可能会引起膀胱内压力的改变，但还没有报道影响临床尿失禁评分。相反，大多数具有大的直肠肿块的患者接受局部切除后肛门直肠功能方面有明显的改善，一旦梗阻病灶已切除，结直肠功能肌就恢复到生理基础。

结果

一系列 TEO 手术被报道成功地应用于低、中、高位直肠的腺癌、腺瘤性病变、类癌和良性病变，如平滑肌瘤和脂肪瘤。据报道，平均手术时间 60~85min，术后平均住院时间 2~4.5 天。无手术死亡率，术后并发症少，无须手术治疗。

术后疼痛也很小，在围术期或术后期间几乎没有阿片类药物的要求。

TEO 和 TEM 的结果通常一起报道。当将 TEO 与 TEM 进行比较时，两个平台之间没有技术、病理或临床上的差异被发现。据报道，系统组装所需时间和手术总时间的没有显著性的差异趋势，这有利于 TEO 比 TEM 更加容易被接受。此外，与 TEM 相比，TEO 的成本更低。

这两种硬镜手术平台都提供了高质量、精确的切除标本，与传统的 TAE 相比，具有临床和肿瘤方面的优势，在功能和恢复方面相较于全系膜根治性切除（TME）均有优势。在非侵袭性和低级别癌症中，TEO 的局部复发率明显低于传统的 TAE。与 TAE 相比，TEO 还显著降低了标本的破碎率和提高了切缘阴性率。在比较 TEO 和 TAE 的肿瘤学结果时，需要考虑位置的差异。TEO 更适用于直肠中、上段肿瘤，而 TAE 仅限于距肛缘 6cm 以内的肿瘤，常用于低位直肠病变。与中、高直肠病变相比，淋巴结转移的风险增加了 6 倍。虽然 TEO 与 TAE 的术后并发症无显著性差异，但 TEO 的术后并发症发生率明显低于 TME 根治术。与 TME 相比，TEO 对良性和分期 uT1 淋巴结阴性患者具有较少的并发症和较高的生活质量。

据报道，由 TEO 学习曲线超过 17 例的医生操作，患者的手术时间和住院时间明显缩短。在学习曲线期间及以后，TEO 允许切除不能用常规方法切除的直肠病变，而且并发症低，功能优良，结果较好，生活质量较高。

结论

TEO 是一种用于直肠良性、早期恶性肿瘤局部切除的先进的成像内镜平台。该平台可切除直肠各部位，与传统的 TAE 相比，具有更好的视野、更精确的解剖、全层切除后更安全的愈合等技术优势，切除质量更高。随着外科技术和经肛技术的发展，TEO 的应用将继续发展。虽然 TEO 已经被证明是安全和可行的，但是合适的患者选择仍然是最重要的。考虑到这一点，TEO 是一种很有价值的切除直肠病变的技术，它与传统方法相比，并发症少，功能效果好，生活质量高。

参考文献

[1] Atallah S, Keller D. Why the conventional parks transanal excision for early stage rectal cancer should be abandoned. Dis Colon Rectum 2015;58:1211–1214.

[2] Benson A, Bekaii-Saab T, Chan E, et al. Rectal cancer. J Natl Compr Canc Netw 2012;10:1528–1564.

[3] Buess G, Theiss R, Gunther M, Hutterer F, Pichlmaier H. Endoscopic surgery in the rectum. Endoscopy 1985;17:31–35.

[4] Clancy C, Burke JP, Albert MR, O'Connell PR, Winter DC. Transanal endoscopic microsurgery versus standard transanal excision for the removal of rectal neoplasms: a systematic review and meta-analysis. Dis Colon Rectum 2015;58:254–261.

[5] Cocilovo C, Smith LE, Stahl T, Douglas J. Transanal endoscopic excision of rectal adenomas. Surg Endosc 2003;17:1461–1463.

[6] Garcia-Aguilar J, Holt A. Optimal management of small rectal cancers: TAE, TEM, or TME? Surg Oncol Clin N Am 2010;19:743–760.

[7] Garcia-Aguilar J, Mellgren A, Sirivongs P, Buie D, Madoff RD, Rothenberger DA. Local excision of rectal cancer without adjuvant therapy: a word of caution. Ann Surg 2000;231:345–351.

[8] Garcia-Aguilar J, Shi Q, Thomas CR Jr, et al. A phase II trial of neoadjuvant chemoradiation and local excision for T2N0 rectal cancer: preliminary results of the ACOSOG Z6041 trial. Ann Surg Oncol 2012;19:384–391.

[9] Guerrieri M, Baldarelli M, Morino M, et al. Transanal endoscopic microsurgery in rectal adenomas: experience of six Italian centres. Dig Liver Dis 2006;38:202–207.

[10] Hakiman H, Pendola M, Fleshman JW. Replacing transanal excision with transanal endoscopic microsurgery and/or transanal minimally invasive surgery for early rectal cancer. Clin Colon Rectal Surg 2015;28:38–42.

[11] Hur H, Bae SU, Han YD, et al. Transanal endoscopic operation for rectal tumor: short-term outcomes and learning curve

analysis. Surg Laparosc Endosc Percutan Tech 2016;26:236–243.

[12] Kreis ME, Jehle EC, Haug V, et al. Functional results after transanal endoscopic microsurgery. Dis Colon Rectum 1996;39:1116–1121.

[13] Moore JS, Cataldo PA, Osler T, Hyman NH. Transanal endoscopic microsurgery is more effective than traditional transanal excision for resection of rectal masses. Dis Colon Rectum 2008;51:1026–1030; discussion 1030–1031.

[14] Morino M, Allaix ME. Transanal endoscopic microsurgery: what indications in 2013? Gastroenterol Rep (Oxf) 2013;1:75–84.

[15] Neary P, Makin GB, White TJ, et al. Transanal endoscopic microsurgery: a viable operative alternative in selected patients with rectal lesions. Ann Surg Oncol 2003;10:1106–1111.

[16] Saclarides TJ. Transanal endoscopic microsurgery. Semin Laparosc Surg 2004;11:45–51.

[17] Sailer M, Mollmann C. Transanal endoscopic operation: indications and technique [in German]. Chirurg 2012;83:1049–1059.

[18] Serra-Aracil X, Mora-Lopez L, Alcantara-Moral M, Caro-Tarrago A, Gomez-Diaz CJ, Navarro-Soto S. Transanal endoscopic surgery in rectal cancer. World J Gastroenterol 2014;20:11538–11545.

[19] Stipa F, Lucandri G, Ferri M, Casula G, Ziparo V. Local excision of rectal cancer with transanal endoscopic microsurgery (TEM). Anticancer Res 2004;24:1167–1172.

[20] Suppiah A, Maslekar S, Alabi A, Hartley JE, Monson JR. Transanal endoscopic microsurgery in early rectal cancer: time for a trial? Colorectal Dis 2008;10:314–327; discussion 327–329.

[21] Winde G, Nottberg H, Keller R, Schmid KW, Bunte H. Surgical cure for early rectal carcinomas (T1). Transanal endoscopic microsurgery vs. anterior resection. Dis Colon Rectum 1996;39:969–976.

第 26 章　经肛内镜手术

Luanne M. Force, Dana R. Sands

适应证与禁忌证

经肛内镜显微手术（TEM），现在通称为经肛内镜手术（TES），是由 Gerhard Buess 于 20 世纪 80 年代早期发展起来的。这一手术的好处是比标准的经肛手术能为外科医生提供更好的视野。可作为一些直肠肿瘤和早期直肠癌的手术选择。为了使这个手术能提高患者疗效，严格的患者选择是必要的。在适当选择的患者中，微创手术的好处怎么强调也不为过。解剖学、肿瘤学和患者相关因素都是确定是否适用这一手术的重要考量因素。

解剖

经肛门切除术的经典适应证包括可触及的、可移动的、直径小于 3cm 以及包括直肠壁环周 < 1/3 的病变。TES 放宽了这些指征和提升了外科医生安全有效地切除直肠病变的能力。当从解剖的角度评估切除的可行性时，应利用硬式直肠镜观察肿瘤的大小、侵犯深度、位置和可及范围。用 TES 切除病变的大小是没有限制的。在外科医生的早期操作中，较小的病变显然更适合；然而，较大的环周病变也可以用丰富的 TES 操作经验处理。病变的程度需要仔细评估。了解腹膜反折的解剖位置是术前准备的重要部分。虽然腹膜穿透并不是一种并发症，它应该是预期内的，外科医生应该关闭缺损。女性的直肠前病变最有可能使腹膜穿透。直肠上部的病变中有更高的腹膜穿透发生率（图 26-1）。在狭窄的男性骨盆中，操作直径 4cm 硬式直肠镜到达近端接近直肠上端的缺损可能会遇到困难。术前严格的硬式肠镜检查可给外科医生提供关于解剖上可行性性的意见。考虑到上段直肠前方良性病变适合黏膜下切除。从直肠远端向近端延伸的病变需要一个非斜面的直肠镜来获得适当的密封和足够的直肠内操作空间。

肛门狭窄是一个禁忌证，因为无法通过 4cm 的硬式直肠镜。

肿瘤学

TES 最适合腺瘤和选择合适的早期 T1 期直肠癌。如果能为整个病变提供良好的视野，那么几乎任何良性腺瘤都可以使用这一技术切除。类癌 < 2cm 者用 TES 可有效治疗。早期 T1 直肠癌，只要肿瘤没有高风险特征可以被可靠地切除。肿瘤应是中或高分化，并没有任何周围神经或淋巴血管的侵犯。黏液或印戒细胞病理具有肿瘤的另外特点，较高的局部复发率。任何高风险特征的肿瘤都具有较高的局部复发率，应考虑采用其他切除方法。这很可能是由于残留直肠系膜的淋巴结转移的发生率增加所致。已经有大量的证据表明肿瘤缺损边缘的出芽也是一个高风险特征。对这些患者进行术前分期是非常重要的。影像学检查应包括直肠超声或直肠镜检查 \ 磁共振成像（MRI）和

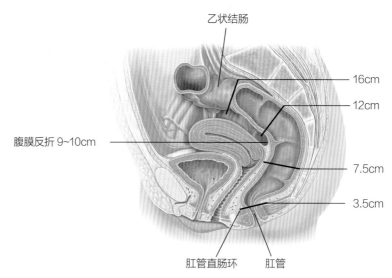

图 26-1　腹膜反折与直肠壁的关系

术前组织活检。

　　组织学结果最好应与一位在直肠癌病理方面有经验的病理学家讨论。在不确定的情况下，TES 可以作为一种活检技术进行，在发现有高危病理特征的情况下，应建议患者进行全面的根治性切除。目前正在对 T2 或 T3 病变新辅助化疗和放疗后应用 TES 进行研究。尽管这个依据仍有争议，如果肿瘤有任何高风险特征，如淋巴血管侵犯，这些患者将有较高的局部复发率。新辅助放化疗患者出现"病理完全缓解"，在切除后的标本中看不到肿瘤的迹象，极少可能会局部复发。这些患者将是 TES 的最佳适应证；然而，相关研究仍在进行中。由于局部复发的可能性，在 TES 后，继续行直肠腔内和直肠系膜的 MRI 或超声监测是最重要的。

　　为那些伴有并发症的患者避免更广泛的切除，TES 也可作为一种姑息性手术。如果直肠肿瘤符合尺寸标准，弥漫性转移疾病同时伴有原发性直肠肿瘤患者可考虑采用该方法治疗。局部切除、姑息性化疗和放疗的联合治疗可在多学科方法中加以考虑，在这种方法中，监测和数据收集是可控的。只要患者能理解使用这种方法可能会得到较差的肿瘤学结果，但患者不能接受根治性治疗，就可以在知情同意的情况下选择这种治疗方法。

患者因素

　　TES 最适合于那些可追踪的患者，因为直肠癌局部切除术后建议进行频繁的长期随访。如果患者被认为不可追踪或无法随访，则应考虑另一种更明确的治疗方法。虽然手术后可能会发生大便失禁，但术前就存在的大便失禁不应成为禁忌证，因为可供选择的方法是低位前切除，无疑它也会导致排便功能紊乱。另外，术前对患者进行细致的询问是十分重要的。

术前准备

　　当考虑进行 TES 的患者来说，严格的患者筛选和分期是非常重要的。当评估低位直肠肿瘤患者可能适合 TES 时，第一步应该是直肠指诊检查。这一检查可以让外科医生了解肿块是否很大和肿块位置是否固定，这两者都是切除手术的禁忌证。完整的结肠镜检查对于评估结肠内的同步病变也很重要。

早期直肠癌术前分期可通过 MRI 评估。局部分期是确定局部浸润程度和评估肠系膜淋巴结转移的必要条件。病变越大，就越可能是恶性的，并有淋巴结转移。接受根治性 TES 治疗的患者在术前影像学检查中不应有任何淋巴结肿大的证据。应当最高只能侵犯到固有肌的水平。

应该完成病损的活检和病理评估。T1 侵犯，无高危特征，可考虑这项技术。在病理分期有些不确定的情况下，TES 可以作为确定病理的有效工具。如果在 TES 标本中发现进展期疾病，建议患者接受正式的直肠切除术。应用 CT 对胸腹盆腔转移进行评估，以排除远处转移。

一旦患者被认为适合 TES 手术，就应完成硬式直肠镜检查。直肠镜必须能够无困难地到达和完全显示病变。必须注意肿瘤的确切位置（前、后、左或右），因为患者在手术台上的体位取决于肿瘤的位置。在安排患者手术时，病变位置和手术位置应清楚记录在计划表中。应常规使用术前机械肠道准备有利于手术视野暴露。术前应该确定黏膜下切除还是全层切除。如果病变是已知的恶性肿瘤，则需要全层切除。如果病变是良性的，并且在腹膜穿透的风险较高的位置，黏膜下切除可能提供一个比全层切除更安全的选择。在有浸润性癌的情况下建议采用正规的直肠切除术，黏膜下切除术可以在不侵犯直肠壁的情况下提供诊断途径。

手术

TES 是直径为 4cm 的硬式肠镜，远端倾斜，向下观察病变的封闭系统。直端直肠镜可观察到更远的病变，并且方便密封肛门（图 26-2）。TES 系统特制的长角度设备可用来处理组织和进行切除（图 26-3）。有一个具有多个工作设备孔的密封式橡胶面板，允许通过该孔用二氧化碳扩张直肠（图 26-4）。使用双目立体镜，可使手术野放大 6 倍（图 26-5）。此外还有一个额外的附镜做一个标准的视野，但相对于立体镜的侧方视野会减少。这个外科内镜系统能控制吸引，灌洗和二氧化碳注入直肠充气。该系统可自动维持，并根据设定调整二氧化碳流量，保持 10~15mmHg 的稳定压力。特别是当遇到出血或需要排烟时，外科医生可以通过抽吸、冲洗调整直肠腔内的压力，以提高视觉效果（图 26-6）。

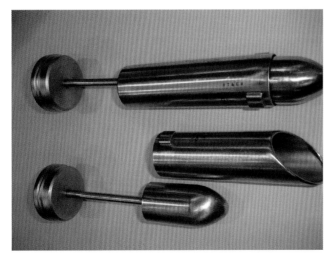

图 26-2 操作直肠镜

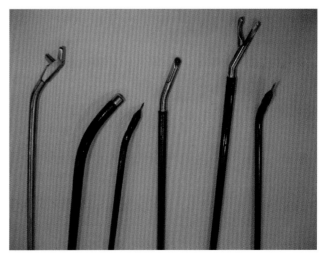

图 26-3 TES 设备

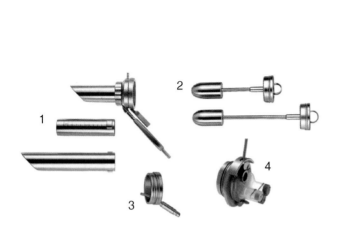

图 26-4　TES 面板

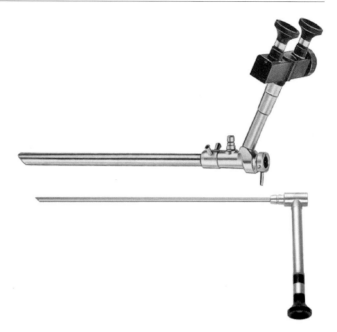

图 26-5　TES 立体镜

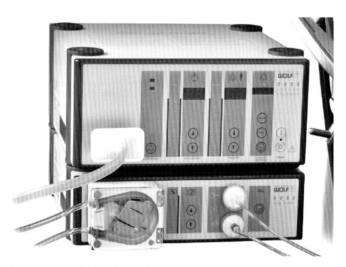

图 26-6　TES 外科内镜设备

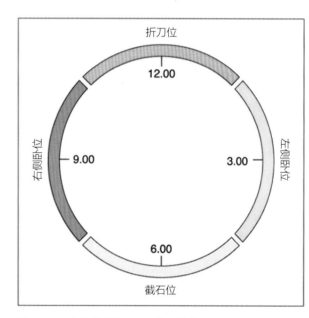

图 26-7　病变位置和 TES 患者体位

体位

　　手术台上的体位对 TES 来说是非常重要的。病变应位于手术野的下方（图 26-7）。对于前部病变，应将患者摆在俯卧的位置，双腿分开。

　　用脚架分开患者双腿，足够外科医生可进入操作（图 26-8）。对于后方病变，患者应该取截石位置（图 26-9）。侧方位置肿瘤的体位是右侧或左侧的卧位，臀部弯曲到 90°。坐垫能有效地用来稳定患者侧卧位。在侧卧位使用单腿分离器有助于将臀部弯曲到 90°，使大腿后侧平行于手术台的末端（图 26-10）。在不受手术台干扰的情况下，使直肠镜的移动度能达到 360° 很重要。

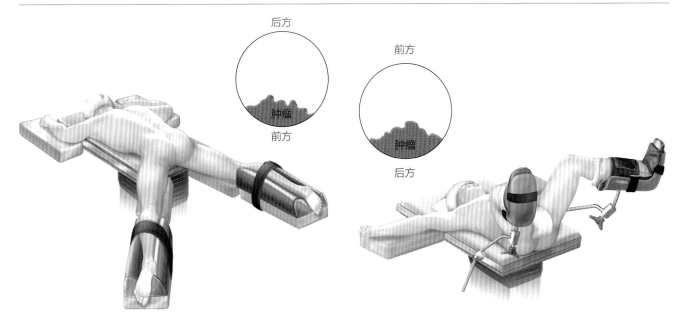

图 26-8 TES 俯卧位　　　　　　　　　　　图 26-9 TES 截石位

手术技巧

虽然局部麻醉是可行的，但患者的呼吸可能会干扰腹内压力，影响直肠内充气压力的稳定。因此，进行全身麻醉。

摆放完成患者合适的体位后，小心扩张肛管，以达到适合直肠镜的程度。肛管应该能够容纳 4 个手指宽度。手术直肠镜应该手动推进插入到病变的水平。摆好体位后，用马丁手臂将它固定在手术台上是安全的。在操作过程中，应对操作范围的位置进行优化和调整，以便于可视化。然后连接面板，直肠充入 10~15mmHg 气体。仪器使用前应使用矿物质油润滑。

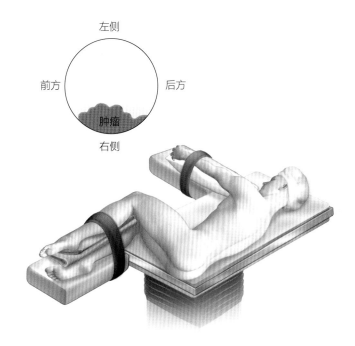

图 26-10 TES 侧卧位

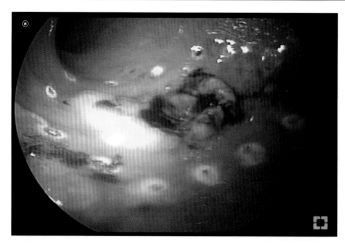

图 26-11 病变切除前的环周标记

开始病灶切除时用烧灼划出环周切缘。良性肿瘤应划出距病变约 0.5cm 的正常组织边缘，恶性病变有 1cm 的边缘（图 26-11）。如果要进行黏膜下切除，用 1 : 200 000，肾上腺素生理盐水在操作平面进行注射扩张。

采用黏膜下多次注射，因此利多卡因与肾上腺素合用是不可取的。组织钳可为电烧灼切除病变提供牵拉。分离平面底部很容易看到直肠壁的内环肌层的白色纤维。对于良性病变，这将是一个适当的分离深度，应该是相对无血的。在对女性进行这一分离时，必须注意避免直肠阴道隔膜受损。恶性肿瘤切除应对直肠系膜脂肪进行全层切除。这是容易出血的部位。可使用电刀或超声刀进行操作。

使用电刀时，避免设定过高产生大量烟雾。超声刀可以提供更准确的止血，但必须谨慎使用。虽然在 TES 术中使用超声刀可以提供更好的止血和缩短手术时间，但也有报道说随着它的使用，盆腔脓毒症的发病率会增加。这一问题可能是由于与电刀相比，向邻近组织转移额外能量所致。作者倾向于使用烧灼作为能量平台，即使在直肠系膜也是如此。缓慢而仔细的分离通常会确保止血。与其他能量设备相比，该仪器的优势是有一定角度。其他能量平台没有角度的尖端，可能更难通过直肠镜操作。必须要记住，虽然任何组织抓钳或抽吸仪器都是绝缘的，但在遇到出血的情况下也可能连接到烧灼器导致通电。当切除较近端的肿瘤时，如果腹膜破损，可在直肠内修复缺损，已经证明如果及时进行腔内修补，足够可以避免转为腹腔镜或开腹手术。如果不能判断缺损关闭是否完全，可以插入腹腔镜，以确认直肠缺损是否关闭。

病灶被切除后，就应该准备好给病理学家。将样本固定到板上。在一个大针板上用连续缝合摊开标本和清楚地显示根部边缘。应及时将其送病理，并进行适当的固定（图 26-12）。

病灶被切除后，应该关闭缺口。关于缺口是否可以不缝合的问题，存在着一些争论。对于小病灶，缺口缝合的益处可能很小。然而，大切口不缝合可能会延长患者手术后的不适感。环周切除应关闭。该缺口用 TES 针头或缝合装置缝合。用 SH 针上 2-0 单股缝线对缺损进行横向关闭。缝线应保持相对较短的长度，以保证缝线的张力。缝合的第一步是在缺损的中心部分缝合一针，再向两端缝合。这种方法消除了缝线上的张力，并以极佳的方式促进了闭合（图 26-13）。将金属夹子夹在缝线的末端，可以避免打结（图 26-14）。对于大的病变，可以使用多步少量缝合来关闭缺损。关闭大的缺损以后，直肠镜应该容易地通过缝线位置，以确认肠腔通畅。掌握了基本缝合技术后，避免使用一次性昂贵的缝合设备。

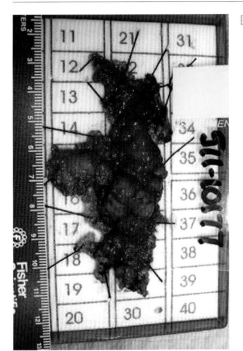

图 26-12　标本固定

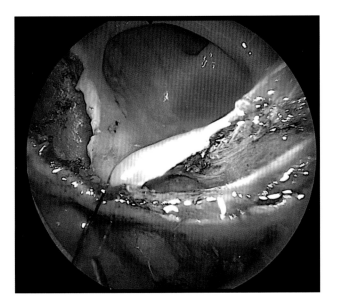

图 26-13　中心缝合关闭

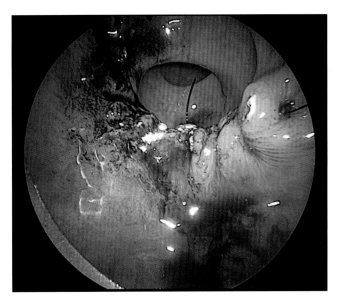

图 26-14　TES 后横向闭合

　　TES 正成为一种被广泛接受的微创技术。由于操作本身具有一定的挑战，某些人适应这一技术很慢。随着先进的腹腔镜技术的进步，越来越多的外科医生愿意将 TES 应用到他们的临床实践中。Maya 等的一项研究表明，4 例患者的学习曲线趋于稳定，10 例患者的学习曲线得到了进一步的改善。

术后管理

　　简单的病例可以在基本门诊完成操作。有时在医院过夜，一夜观察可能是值得的，特别是手术中已经穿透腹腔的患者。应监测患者是否有漏的迹象。一旦患者被认为是稳定和耐受饮食，他们就可以出院回家。最后的病理必须评估，以确定 TES 是充分的治疗。肿瘤的环周和深度切缘应该被清楚描述。病理分级应确定。在肿瘤特征不利或

T2 或更高分期的情况下，单独 TES 不能作为充分的治疗。

这些患者应进行根治性切除。在某些情况下，辅助化疗和放疗也可以作为一种选择，但这在文献中较有争议。定期门诊随访应由外科医生进行。用纤维乙状结肠镜对所有肿瘤病灶进行腔内观察，2 年内每 3~4 个月进行 1 次，随后 3 年每 6 个月进行 1 次。对于癌症切除，直肠系膜监测是强制性的，频率相同。直肠内超声或 MRI 是首选方法。TES 可能会扭曲解剖图像，术后解剖结构的任何变化都可能提示肿瘤复发。在每次随访时，还建议进行系统监测，并进行癌胚抗原和肝功能测试。如果这些值有任何变化，则用 PET-CT 或胸腹部和骨盆 CT 扫描寻找是否有远处病变。1 年后，患者应进行完整的结肠镜检查、胸部 X 线检查和腹部及骨盆 CT 检查。必须对患者进行评估，以确定是否有局部复发的迹象，并对任何可疑区域进行活检。任何癌症切除后局部复发均应给予挽救性的新辅助化疗和放疗，然后行根治性切除。

并发症

TES 后的并发症通常较轻，且很少发生，尤其是与根治性切除术相比。并发症的报告率为 16%，主要并发症高达 9%。虽然腹膜破损并不被认为是一种并发症，但完全关闭缺损是强制性的，如果不这样做将导致严重并发症如腹腔内脓毒症。这些缺陷大多可以通过 TES 来封闭，临床症状不重。在关闭不完全的情况下，可以插入腹腔镜，以观察缺损，支撑修复和进行渗漏测试。这项手术后瘘的发生率很小，通常不需要中转排便。关闭上段直肠的腹膜缺损，由于活动度大、张力低而导致切口裂开率较低。中转开放或腹腔镜手术有时由于继发的技术困难，导致不充分的切除。

包括尿潴留、里急后重、直肠疼痛和轻微出血等并发症，会随着时间的推移而改善。术后大便失禁也是一个值得关注的问题。由于直肠镜直径为 4cm，肛管过度扩张可导致大便失禁。手术后的大便失禁程度通常是轻微的和自限的，术后大便失禁严重程度评分变化不大。多项研究表明，TES 后即刻肛门静息压力降低；然而，压力随着时间的推移明显改善。术后超声也可显示内括约肌的小缺陷，但与临床症状无关。应对患者术后大便失禁进行临床监测。大多数患者 1 年后会回到基线，1 年后大便失禁的发生率约为 1%。

严重并发症的发生率约为 9%。这些问题包括大出血、吻合口破裂和盆腔脓毒症。缓慢仔细地游离直肠系膜可以减少大出血的发生。吻合口漏发生率在不同地方有一定差异。术前放疗可增加 TES 术后漏的发生。在大多数患者中，临床表现是轻微的，可以单独使用抗生素治疗。在切口裂开的情况下，可能需要延长抗生素疗程。放疗患者切口裂开的发生率约为 20%。在非常罕见的病例中，需要粪便中转可促进吻合口漏的愈合。盆腔脓毒症也是一种罕见的情况，发生率 2%~3%。与脓毒症发生有关的危险因素包括使用超声刀和肿瘤距离齿状线<2cm。任何患者术后病程异常都应怀疑有脓毒症。发热、白细胞增多、心动过速和术后即刻低血压，应怀疑是否有盆腔脓毒症。根据患者的临床状况，治疗可以是单独使用抗生素，也可以在严重患者中重新评估，选择粪便中转造口。

其他并发症包括直肠阴道瘘和术后狭窄。这些并发症处理起来十分复杂。术后可采用扩张术治疗狭窄，效果良好。幸运的是，这些都是罕见的。直肠阴道瘘可以通过经阴道或经肛门途径修复。

结果

与标准的经肛门开放技术相比，TES 具有许多优点。TES 可以提高可视化程度，更精确地切除肿瘤，减少标本破碎。已经有很多的单中心回顾研究对标准开放手术和 TES 进行比较。据报道，总的来说，并发症的发生率是相同的，传统的方法有较高的主要并发症的发生率，如漏或出血。此外，与经肛局部切除手术相比，TES 具有更好的阴性切缘率和更少的局部复发率。多项研究表明，TES 切除率更高，边缘阳性率明显较低。

与内镜下切除方法［包括内镜下黏膜切除术（EMR）和内镜黏膜下剥离术（ESD）］相比，TES 更具有优越性。在回顾性研究中，与 EMR 或 ESD（66%）相比，TES 几乎在所有病例中都能进行更完整的切除。在先前的一次 Meta 分析中，与内镜技术相比，TES 能够更有可能完整地切除整个病变，并获得阴性边缘。

对于直肠腺瘤来说，长期疗效是很好的。对于早期 T1 直肠肿瘤，通过频繁长期对复发的随访证明 TES 治疗是足够的。在文献中，局部复发率为 1%~12%，有时高达 30%。这些比例可能因肿瘤的病理组织学存在差异。在低风险 T1 肿瘤患者中，据报道局部复发率约为 6%。与分期相近肿瘤的根治性切除术相比，TES 有相似的局部复发率和无瘤生存率。与根治性切除术相比，TES 的并发症发生率明显降低，T1 肿瘤更适合 TES。

高危特征的肿瘤可能有较高的局部复发率，应该推荐进行根治性切除。高风险特征的病理因素，如淋巴血管或神经周围浸润，应需要进一步治疗。另外的研究已经将 T1 肿瘤中，按照侵犯黏膜下层程度，分为 SM1、SM2，或 SM3。已经表明，侵犯 SM3 的肿瘤可能被作为高风险的特征。各机构对黏膜下层的侵袭程度尚未标准统一的规定，也没有得到普遍报道。如果在 TES 时发现更晚期的肿瘤，则可在 TES 术后 1 个月进行根治性挽救手术，取得良好的肿瘤学效果，10 年无瘤生存率为 83%~93%。如果挽救性全直肠系膜切除质量较好，患者将有良好的长期疗效。在小规模研究中，术后放疗已被应用于高风险肿瘤，与 50% 没有放疗患者相比，局部复发率约为 11%。如果患者术后数月或数年出现局部复发，其适合治疗，挽救治疗包括新辅助放化疗和根治性切除。在 TES 手术中，如果发现肿瘤侵犯直肠系膜，不管影像中有无淋巴结侵犯，接下来都应接受新辅助化疗。

对于 T2 和 T3 期肿瘤，TES 的预后有显著性差异。小范围的研究中报道，TES 前使用放疗，T2 肿瘤复发率可降低至 6%。其他研究表明，T2 的无瘤生存率为 82%，T3 肿瘤患者的无瘤生存率为 59%。这些研究规模都较小。

另一个感兴趣的领域是新辅助放化疗后的 TES 手术。传统上，无论对治疗的反应如何，根治性切除都被作为所有患者的一线治疗。早期有报道，新辅助放化疗后，TES 手术患者中有可能出现完全临床缓解。据报道，TES 的复发率为 0%~13%。TES 手术后病理完全反应患者，标本中未见肿瘤，能有最低的局部复发率和最高的无瘤生存率。对于那些仍有残余肿瘤的患者，随着分级的增加，复发率更高。在一些研究中，T3 肿瘤的存活率为 89%，而病理完全反应组的生存率为 100%。据报道，新辅助放化疗后的 T3 肿瘤局部复发率高达 50%。显然，还需要做更多的研究，以确定哪些患者确实可以单独接受 TES 治疗，而不需要根治性切除手术。

结论

　　TES 是治疗直肠远端肿瘤的较好的手段。与经肛局部手术相比，该手术提供了更好的视野和对肿瘤的处理，并已被证明能带来更好的预后结果。TES 后的并发症通常是极轻的和自限的，主要并发症是罕见的。TES 适用于直肠内任何不能经内镜切除的腺瘤。早期 T1 直肠癌切除的结果也是良好的。T2 和 T3 肿瘤，结合放化疗，也可以作为患者的选择。然而，目前只有有限的数据支持使用 TES 治疗局部进展期直肠癌。

参考文献

[1] Bignell MB, Ramwell A, Evans JR, et al. Complications of transanal endoscopic microsurgery for the treatment of rectal cancer: comparison of wound complication rates with and without neoadjuvant radiation therapy. Surg Endosc 2009;23(5):1081–1087.

[2] Bipat S, Glas AS, Slors FJ, Zwinderman AH, Bossuyt PM, Stoker J. Rectal cancer: local staging and assessment of lymph node status with endoluminal ultrasound, CT and MR imaging—a meta-analysis. Radiology 2004;232(3):773–783.

[3] Borschitz T, Heintz A, Junginger T. The influence of histopathologic criteria on the long term prognosis of locally excised pT1 rectal carcinomas: results of local excision (transanal endoscopic microsurgery) and immediate reoperation. Dis Colon Rectum 2006;49(10):1492–1506.

[4] Buess G, Kipfmueller K, Ibald R, et al. Clinical results of transanal endoscopic microsurgery. Surg Endosc 1988;2(4):245–250.

[5] Buess G, Mentges B, Manncke K, Starlinger M, Becker HD. Technique and results of transanal endoscopic microsurgery in early rectal cancer. Am J Surg 1992;163(1):63–69.

[6] Cataldo PA, OBrien S, Osler T. Transanal endoscopic microsurgery: a prospective evaluation of functional results. Dis Colon Rectum 2005;48(7):1366–1371.

[7] DeGraff EJ, Doornebosch PG, Tollenaar RA, et al. Transanal endoscopic microsurgery versus total mesorectal excision of T1 rectal adenocarcinomas with curative intention. Eur J Surg Oncol 2009;35(12):1280–1285.

[8] Doornebosch PG, Ferenschild FT, deWilt JH, Dawson I, Tetteroo GW, de Graaf EJ. Treatment of recurrence after transanal endoscopic surgery for T1 rectal cancer. Dis Colon Rectum 2010;53(9):1234–1239.

[9] Guillem JG, Chessin DB, Jeong SY, et al. Contemporary Applications of Transanal endoscopic microsurgery: technical innovations and limitations. Clin Colorectal Cancer 2005;5(4): 268–273.

[10] Jin Z, Yin L, Zue L, Lin M, Zheng Q. Anorectal functional results after transanal endoscopic microsurgery in benign and early malignant tumors. World J Surg 2010;34(5):1128–1132.

[11] Marks JH, Valsdottir EB, DeNittis A, et al. Transanal endoscopic microsurgery for the treatment of rectal cancer: comparison of wound complication rates with and without neoadjuvant radiation therapy. Surg Endosc 2009;23(5):1081–1087.

[12] Maya A, A Vorenberg, M Oviedo, DaSilva G, Wexner SD, Sands D. Learning curve for transanal endoscopic microsurgery: a single-center experience. Surg Endosc 2014; 28: 1407–1412.

[13] Moore JS, Cataldo PA, Osler T, et al. Transanal endoscopic microsurgery is more effective than traditional transanal excision for resection of rectal masses. Dis Colon Rectum 2008;51(7):1026–1030.

[14] Saclarides TJ. TEM/local excision: indications, techniques, outcomes and the future. J Surg Oncol 2007;96(8):644–650.

[15] Saclarides TJ. Transanal endoscopic microsurgery. Clin Colon Rectal Surg 2015;28:165–175.

[16] Sajid MS, Farag S, Leung P, et al. Systematic review and meta analysis of published trials comparing the effectiveness of transanal endoscopic microsurgery and radical resection in the management of early rectal cancer. Colorectal Dis 2013;16:2–16.

[17] Schell SR, Zlotecki RA, Mendenhall WM, Marsh RW, Vauthey JN, Copeland EM 3rd. Transanal excision of locally advanced rectal cancers downstaged using neoadjuvant chemoradiotherapy. J Am Coll Surg 2002;194(5):584–590.

[18] Tsai BM, Finne CO, Nordenstam JF, Christoforidis D, Madoff RD, Mellgren A. Transanal endoscopic microsurgery resection of rectal tumors: outcomes and recommendations. Dis Colon Rectum 2009;53:16–23.

[19] Tulchinsky H, Rabu M, Shacham-Shemueli E, et al. Can rectal cancers with pathologic T0 after neoadjuvant chemoradiation be treated by transanal excision alone? Ann Surg Oncol 2006;13(3):347–352.

第27章 经肛微创手术（TAMIS）在局部切除中的应用

Matthew R. Albert, Lawrence Lee

现在使用的肛门直肠牵引器和先进的内镜平台系统局部切除治疗位于直肠的良性病变和早期癌症的方法是由传统的经肛切除术（TAE）演变而来的。与经腹切除术相比，TAE 的并发症较少，永久性造口的发生率较低，对排便功能、泌尿功能和性功能的影响较小。然而，TAE 传统上仅局限于位于下段直肠的病变，当因恶性肿瘤而行 TAE 治疗时，其局部复发率较高，肿瘤预后更差。

1984 年，Gerhard Buess 首次描述了经肛内镜显微手术（TEM），目的是克服位于中、上段直肠病变经肛暴露的困难。TEM 是直肠肿瘤腔内切除的一种方法，利用对治疗目标有高分辨率的立体电镜结合稳定的直肠内压力，在适当的精确张力下，进行病变切除和黏膜重建。Meta 分析数据显示，与传统的 TAE 手术相比，TEM 对良性、恶性肿瘤切除，内镜下的手术切除质量较好，病灶碎裂率、边缘阳性率和局部复发率都较低。与先进的结肠镜技术、内镜下黏膜切除术和内镜黏膜剥离术相比，TEM 在控制肿瘤复发方面仍具有优势。然而，由于专业设备和培训成本高昂和困难的学习曲线，TEM 尚未在结直肠外科医生中广泛应用。由于考虑经肛门局切安全、肿瘤学效果、经济学效应，从而发展形成经肛微创手术（TAMIS）。

TAMIS 作为 TEM 的替代方案于 2009 年由 Albert 博士、Atallah 博士和 Larach 博士开创。它在视野上和 TEM 有相同优势，但使用的是灵活的、一次性的经肛门平台和设备，这相对于腹腔镜外科医生更为熟悉。TAMIS 与 TEM 相比它还能降低基础设备成本，进行更好的手术操作，因为所有患者都可在截石位操作，改进手术范围（360° vs 220°），并有可能减少肛门括约肌损伤。TAMIS 是通过一个单路径的多通道端口进行的，通过这个端口可以使用腹腔镜设备、摄像头和充气设备。因为它最先描述了 6 个使用 Sils 端口的患者（Covidien，Mansfield，MA），很多有效的端口现在还在使用。目前有 4 种常用的 TAMIS 平台：GelPOINT 路径（Applied Medical，Rancho Santa Margarita，CA）、Triport（Olympus KeyMed，Southend，UK）、SSL（Ethicon，Somerville，NJ）和临时手套孔。TAMIS 是可以使用现成的设备和微创技术对直肠病变局部切除的一种有价值的技术。

适应证与禁忌证

TAMIS 局部切除的适应证与标准 TAE 和 TEM 相似，其中包括良性肿瘤、神经内分泌肿瘤直径 < 2cm，高分化 T1 浸润癌直径 < 3cm，淋巴结转移风险低。可以安全切除的直肠腺瘤的大小仍然没有达成共识，主要考虑的是过度切除直肠导致管腔缩小或狭窄。用 TEM 和 TAMIS 进行环形黏膜袖状切除术都已有报道。

当使用 TAMIS 进行恶性肿瘤局部切除时，合适的患者选择是提供同等肿瘤学疗效的关键。美国国立综合癌症网（NCCN）为适合局部切除的腺癌病灶提供了标准（表27-1）。2013 年，美国结直肠外科医生协会关于直肠癌治疗的操作指南，也支持使用局部切除作为精准选择的 T1 的没有高危特征的直肠癌一种合适的方式。通过分析监测流行病学和结果数据库，也支持了这项指南，表明与根治性手术相比，局部切除 T1 直肠癌并不影响无瘤生存率。淋巴血管浸润与结直肠癌淋巴结转移的关系最为密切。最近，在一项对 4510 例患者的 Meta 分析中，强调了 T1 癌发生淋巴结转移的危险因素，其中包括黏膜下浸润＞ 1mm（OR 3.87）、淋巴管浸润（OR 4.81）、低分化（OR 5.60）、和肿瘤出芽（OR 7.74）。对于那些具有这些高风险病理特征的患者，如果他们愿意并且能够耐受手术的话，由于淋巴结转移的风险较高，因此提供完整的肿瘤切除是一个明智的选择。同样，对于超过 20mm 或有不良特征的类癌，应对合适的患者进行包括肠系膜清扫的根治性切除（表 27-1）。

诊断不确定分期患者（T1 vs T2 病变）术前分期评估可以接受全层的"切除活检"，进一步的治疗由最终的病理决定。重要的是，先前的局部切除似乎不会影响肿瘤切除后的结果。由于不能接受较高的局部复发率，建议对 T2 病变患者进行包括肠系膜清扫在内的根治性切除。

对不愿意或不适合接受根治术的患者，可以用 TAMIS 局部切除进行姑息性治疗和症状控制。这些患者应在多学科肿瘤委员会中进行评估，以考虑在 TAMIS 前后进行附加的放化疗。TAMIS 还可用于新辅助放化疗后完全临床反应（cT0）的患者，以确定患者的肠壁 cPR（YpT0）。在这种情况下，TAMIS 局部切除对于有严重并发症或拒绝接受根治性切除的和那些因为他们担心胃肠功能不良或可能出现永久性结肠造口的患者，应将其认为是一种相对根治性切除创伤性较小但在肿瘤学效果较差的方法。TAMIS 局部切除没有特殊的禁忌证；然而，位于肛缘 3~4cm 范围内的病变很难进行 TAMIS 手术。因为端口的长度（37~44mm），通常延伸到肛门直肠环并遮住齿状线。同样，肛管内发生肛门直肠连接处的病变时，也可能很难进行 TEM 镜封闭操作。在这些病例中，一种混合的方法已经最大限度地被使用，即使是最远的病变，也可通过 TAMIS 进行腔内切除。虽然在直肠上、中、下段病变均可选择 TAMIS，但它也许最适合于直肠中、下段的病变，对精心选择的患者，相对于前切除和腹会阴联合切除术（APR），TAMIS 有更少的并发症。

术前准备

所有考虑接受 TAMIS 局部切除的患者都应该有一个完整的病史评估，包括疾病的特征性的症状、相关的症状以及家族史。在这项初步评估中，我们也会评估患者的临床表现，以及他们是否耐受手术。应该进行评估包括癌胚抗原（CEA）在内的常规实

表 27-1　直肠腺癌局部切除指南	
NCCN 指南	ASCRS 实践参考
不超过肠腔的 30% 直径小于 3cm 活动度可	T1 无高危特征、高到中分化
仅 T1 无淋巴血管（LVI）和神经周围浸润（PNI）高或中分化	无 LVI 或 PNI
术前分期评估无淋巴结肿大证据	直径小于 3cm

验室指标，以企图发现潜在的肿瘤和更重要的肿瘤负荷。应进行完整的体格检查，包括直肠指检，以评估肿瘤与括约肌复合体的相对位置、病变在直肠内的位置和方向，判断病变是否固定、移动，相对固定。还需进行硬式肠镜检查，这对于确定肿瘤离肛缘的准确距离，以及与直肠瓣膜的关系和直肠腔受累情况有重要意义。一般来说，如果整个病变可以通过直肠镜检查和显示，那么通常是可以接受 TAMIS 手术的。如果肿瘤在中段直肠的前方，那么需要让患者知情同意有可能穿透进入腹腔的风险。最后，术前应行结肠镜检查，排除同时发生病变的可能，并对该病变进行诊断性活检。

病变还应经过充分的局部分期，以评估肿瘤的浸润深度，并排除肠系膜淋巴结转移。这可以通过直肠腔内超声（EUS）和 3T 磁共振成像（MRI）来完成，这依靠当地的医疗情况。EUS 对 T 分期的测定更为准确。对于这两种成像方式而言，准确地检测受累的淋巴结仍然具有挑战性；然而，MRI 表现出更好的评价淋巴结形态的能力。因此，这两种模式往往被认为是相辅相成的。

最后，应对所有术前诊断为恶性肿瘤的患者进行胸腹部和骨盆的 CT 检查，以完成分期评估。临床和活检证实的良性腺瘤患者是否应接受完整的分期评估仍有争议，因为多达 20% 的患者可能最后病理证实存在侵袭性病灶。腺癌建立于最终病理基础上。术前影像学，特别是在大和外生的病变中，有可能过度评估，导致不必要的过度治疗。特别是考虑到经济负担时。相反，当术后诊断恶性肿瘤时，完成分期是合理的。

手术

操作细节

尽管机械肠道准备的数据还没有被研究，但它们已广泛用于肠切除术。大多数 TEM 和 TAMIS 外科医生建议接受这些手术的患者进行机械肠道准备，因其只要提供一个清晰的手术野，就可以在内镜下操作。在我们的经验中，发现术前灌肠对大多数患者来说是足够的，这些患者在手术开始时就通过直肠镜和冲洗清除了残留的大便。然而，对于更有可能进入腹膜的中位直肠前方病变，应该进行完全的肠道准备。预防性抗生素应按照结肠手术指南服用。

患者的知情同意应包括腔镜或开腹手术的可能。全身气管内麻醉加药物肌松麻痹为持续的直肠充气提供了最理想的状态。从最初的 TAMIS 报道中，不用麻醉使用喉罩通气、脊柱麻醉和单独的监测麻醉护理已经成功地使用，促进了通气量的改善。高背侧截石位置，使用"拐杖糖"或者 Allen 脚镫，可用于所有患者，充分进入任何位置的病变。前壁病变采用截石位是非常有利的，这在重力作用下是非常方便。此外，在手术中并发腹腔穿透的患者，不需改变体位，可及时进入腹腔。这种情况与 TEM 不同，在 TEM 中，30° 摄像头位于斜面切除镜的腔内，因此患者必须目标病变部位定位。在皮肤消毒和铺巾准备后，经肛端口插入并缝合。TAMIS 设备很容易建立和插入，其建立时间通常在 1~3min 内。如前所述，目前有 5 种常用的 TAMIS 平台。由于没有数据说明 TAMIS 平台的优劣，所以具体选择由外科医生的个人喜好决定。

必须指出的是，GelPOINT 路径是专门为经肛手术设计的操作系统（图 27-1）。更重要的是，GelPOINT 路径（Applied Medical，Rancho Santa Margarita，CA）和 SILS 是在美国 FDA 认证的经肛使用设备。最近，对传统的刚性 TEM 和 TEO 系统进行了修改，增加了灵活的部件，简化了使用，并提供了更高的成本效益系统。

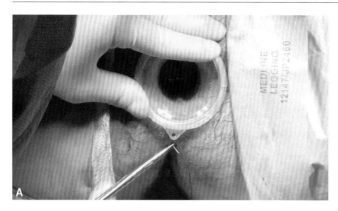
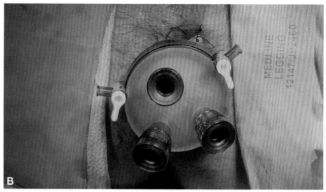

图 27-1　灵活的，一次性的端口是相当容易地放置在肛管。GelPOINT 路径具有一个接入通道，该通道首先被安放并固定在皮肤（A）上，然后放置、包含套管针（B）的凝胶盖

置入端口后，采用标准 CO_2 气腹法，初始压力为 15mmHg，流量为 40mmHg/min 建立标准的充气直肠。在一些患者中，尤其是肥胖患者中，最初会出现充气直肠压力不足，需要增加放松，屈曲位置，并且需要慢慢地增加压力，达 20mmHg。有趣的是，大多数肥胖患者的不完全性充气直肠摆侧卧位时已无该问题。然而，根据我们的经验，这是一种极为罕见的情况。最近，新的高流量充气设备（SurgiQuest Airseal，Conmed，Utica，NY）被开发出来。它改善了充气直肠在较低压力下的稳定性，并显著地减少了腔内烟雾产生，解决了早期 TAMIS 使用者遇到的两个最令人烦恼的问题。通过任何一个工作端口插入一个高分辨率的腹腔镜摄像头，并且可以在手术过程中根据肿瘤的位置调整。一个 30° 或 45° 摄像头能较好地评估侧边和近端边缘，并提高直肠瓣膜周围的可视度。相较于 10mm 摄像头，在狭小的直肠腔内，一个 5mm 摄像头有最小的光学合成系统，提供更多的操作空间。网状腹腔镜，甚至三维腹腔镜摄像头，可以提供更广泛的视野与减少器械冲突。图像是否稳定和操作空间充分可视化取决于有经验的助手外科医生（图 27-2）。

应重视手术技术和切除质量；大量研究表明，完整的、边缘为阴性的标本，患者的复发风险最低。首先用电灼术在黏膜上划出 5~10mm 病变边缘，以保持切除的方向和适当的切缘（图 27-3）。有时，因为病变太大，一个大的有蒂的部分或近端延伸超过肠瓣的患者中无法完成完整切缘标记。切除可以用标准的单极电凝进行。使用电刀、电铲、电钩烧灼，使肿瘤的精确分离，并且成本低，可重复利用。双极电凝是用于出

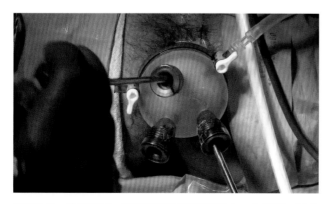

图 27-2　放置端口，充气管可以连接到其中一个阀门，以启动充气直肠。在右下角套管针中放置一个 5mm 摄像头，并在上戳卡中安装一个吸引灌洗器

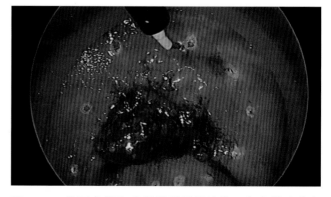

图 27-3　为了定位和确保黏膜阴性边缘，先在前壁病变 5~10mm 处的边缘标记

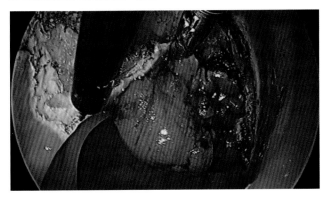

图 27-4　在操作过程中，应在正常的黏膜边缘抓住标本，以尽量减少肿瘤的破裂发生率

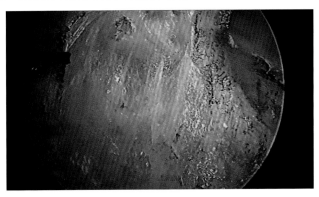

图 27-5　早期直肠癌和大型绒毛状腺瘤应采用全层切除，进入直肠周围脂肪，并对直肠壁进行精确分离

血时血管的抓取和凝血最佳的设备。大多数医生使用标准的直的腹腔镜设备，而不是用网状设备完成切除。能量设备也可以用来改善止血，但成本更高。应避免用抓钳处理肿瘤或息肉。只有用在肿瘤周围的黏膜操作来避免肿瘤的破裂（图 27-4）。对于确诊为恶性肿瘤的患者，必须进行全层切除，要达到最小 1cm 的阴性切缘。与以往对直肠周围脂肪的简单全层切除不同，如 Lezoche 所描述的椎体体积切除包含足够的直肠周围脂肪标准，可选择性地用于更深层次的病变（图 27-5）。这确保了一个具有阴性边缘的充分切除，并可根据该病理标本探索周围的淋巴结。在局部切除中扩大直肠系膜切除的好处是有争议的，如果使用的话，不应破坏直肠系膜筋膜，否则如果要进行全直肠系膜切除术的话，会增加它的难度。

对于被认为是良性的病变，可由外科医生自行决定进行非全层切除或黏膜下切除术（图 27-6）。在先前经过反复的内镜下切除导致炎症和纤维化消除了操作平面，通常不可能进行黏膜下切除。这项技术的支持者认为，更加深层次的切除，可降低良性肿瘤的恶变率，使这一技术成为首选。此外，如果需要进一步的根治手术，黏膜下切除会留下微小的炎症和变形。然而，在切除标本的过程中，黏膜下切除可能会出现标本破裂，通过注射生理盐水和肾上腺素溶液使黏膜下平面上升高可以避免这种情况发生（图 27-7）。

由于大型直肠腺瘤的恶性风险很高，一些外科医生主张在浸润性癌的病例中都采用全层切除，以避免术后复发。

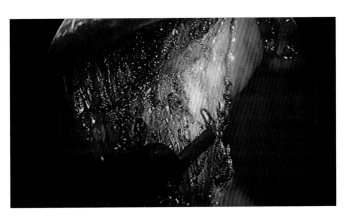

图 27-6　黏膜下切除可用于切除良性病变，如图所示的低位绒毛腺瘤。这项技术的支持者将感染的风险较低、愈合快速作为主要优势

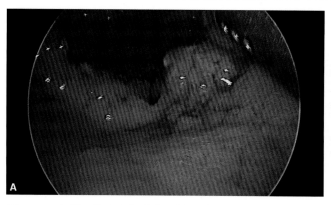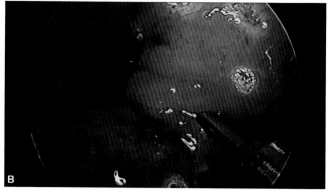

图 27-7　与结肠镜息肉切除术一样，黏膜下切除术也可以通过使用腹腔镜下注射生理盐水和肾上腺素溶液来抬高息肉方便黏膜下切除，就像如图所示的这种吻合性息肉

标本取出应在切除完成后和关闭缺损前进行，以保持标本完整，避免向近端移动。大多数平台通过移除面板来取出标本；然而，一些端口需要完全撤除操作平台，并重新插入封闭。用稀释的碘伏溶液冲洗切除床，因其明显的杀肿瘤和杀菌效果作为一种常见的方法，但没有证据支持这一技术。

然后用可吸收的缝合材料完全封闭直肠壁或黏膜缺损（图 27-8）。相反，传统的 TAE 和 TEM 的外科医生几十年来一直提倡不做直肠壁闭合术，因为绝大多数患者感染的风险很低，手术时间缩短，完全愈合的时间很短。我们一贯关闭所有直肠缺损，包括黏膜下缺损。没有盆腔脓毒症发作，并可能改善早期功能，避免切口裂开。最近，Hahnloser 等报道在 3 个中心进行的 75 例 TAMIS 手术的结果，发现缺损闭合和缺陷不闭合之间的并发症没有差别。从切口外侧部分开始的连续缝合关闭是可以实现的，但在技术上更具挑战性。使用 V-loc 缝线（Covidien，Mansfield，MA）可以通过保持张力和不需要打结来加快连续关闭（图 27-9）。相反，关闭可以间断的方式进行，由腹腔镜打结推进器协助打结。使用现代缝合设备可以大大缩短学习曲线，但花费更高的成本。带有喷头的专用银珠最初被设计用于 TEM 系统；然而，其他几种更简单的腹腔镜打结装置和方法已经开始使用（LSI Solution，TK，Victor，NY）。

术后管理

TAMIS 已被证明在门诊患者上使用是可行的。对于显著的伴随疾病或出血风险增加的老年患者，可以考虑住院观察一个晚上。在我们诊治 260 多例患者的经验中，近 80% 的患者在术后当天出院。所有患者均应注意术后早期和晚期出血及盆腔脓毒症的

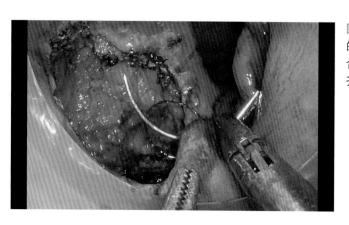

图 27-8　全层的缺损可以用间断的或连续的缝合来闭合。倒刺线缝合可以简化切口闭合，保持黏膜对齐，而不需要打结

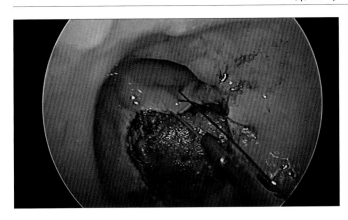

图 27-9 许多自动缝合装置和打结器可以加速腔内缝合

症状。此外，暂时性直肠功能失禁和短暂的肠道习惯改变是可理解的。术后麻醉剂是不需要的，因为明显的术后疼痛是罕见的。非常远端病变的患者是例外，因为切除延伸到齿状线。如果进入腹腔，外科医生可以考虑在术后当天出院前进行对比检查。术后延长住院时间或延长术前使用抗生素的时间通常是不必要的。

并发症

与传统的 TAE 和 TEM 相比，利用 TAMIS 的局部切除并发症发生率较低，尤其是与根治性手术相比，并发症发生率较低。然而，对独特的并发症的危险因素、诊断和处理的了解对任何完成 TAMIS 的外科医生都是至关重要的。

出血是 TAMIS 最常见的并发症，通常是自限性的。出血可在手术后早期发生，或延迟出现，通常与缝合线裂开有关。根据我们的经验，所有的术后出血病例都是通过结肠镜止血或麻醉下反复检查对出血血管进行锁边缝合成功保守治疗的。

由于 TAMIS 切口裂开症状相对局限，所以它的发生率尚不清楚。30 天后的检查几乎总是显示完全愈合，无论缺损是否关闭。然而，由于腹膜穿透后缝线裂开导致的有明显的更严重的并发症，包括盆腔脓毒症。更重要的是，新辅助治疗后的局部切除与切口破裂、严重疼痛、再入院发生率较高有关。在 Marks 等的系列报告中，接受新辅助放化疗后进行 TEM 手术患者的切口并发症发生率为 25.6%，而且还有 1 例患者需要粪便转流。Perez 等报告缝线裂开率为 60.9%，43.5% 的患者需要重新入院，Perez 已放弃这种方法。在一组较小的患者中，我们的经验反映了前面描述的情况，有 1 例患者出现了脓毒症并伴有括约肌外的肛瘘。尽管如此，这种方法引起人们治疗的兴趣。目前，为了进一步研究这一方法，一项美国研究、ACOSOG Z 6041 研究和欧洲多中心前瞻性研究，直肠癌放化疗后经肛门内镜微创外科手术（CARTS），已经被设计来进一步评估该方法。

理论上说，发热是由暂时性菌血症引起的。观察通常是安全的，抗生素通常是不必要的。

然而，高热、全身炎症反应的其他迹象要进一步评估分析。与大多数肛门直肠手术一样，TAMIS 术后尿潴留需要导尿的病例也有报道，但并不常见。据报道，TEM 术后尿潴留的发生率高达 8%，据推测，由于直肠镜压迫直肠前壁和尿道，会增加尿潴留的发生率。由于 TAMIS 中对这些部位压力很小，因为它的端口比 TEM 直肠镜软，并且位于前列腺的水平以下。插管后可得到预期的效果。TAMIS 手更严重的泌尿系统并发症，如直肠尿道瘘，还没有报告，但由于前壁分离过深会导致泌尿系统损伤。在我们的病例中，有一位患者在没有腹膜穿透的情况下发生阴囊气肿 / 阴囊积气，并自行消退。

TAMIS 后可能会发生暂时性大便失禁。持续肛门扩张至 4cm 可能是最大的诱因，并可能与手术持续时间有关。直肠部分切除导致直肠体积和顺应性的丧失，加上直肠愈合过程中黏液分泌增加，很可能是额外的致病因素。与 TEM 一样，大便失禁通常是暂时性的，6 个月时恢复正常和直肠内压力。Karakayli 等评价 10 例直肠肿瘤术后肛门直肠功能，术后 3 周肛门直肠测压无显著性差异；只有在术后感受平均最小容积降低。克利夫兰临床失禁评分所有患者在 6 周时均正常。同样，对 24 例 TAMIS 术后患者进行了评估，评估对其生活质量（QoL）和功能结果的影响，而 FISI 评分和总体评分均未发现对肛门直肠功能有任何不利影响。

腹腔穿透可能是严重的并发症之一，但仅发生于 4% 的 TAMIS，类似于 TEM。考虑到男性和女性腹膜反折的位置不同，外科医生应该准备好在中位直肠前方病损进行手术时接受这一挑战。在一项研究中，通过多因素分析，肿瘤距离距肛缘 ≥ 7cm 是唯一独立的腹膜穿透预测指标。

对腹膜穿透后的治疗和发病率的认识在很大程度上是从过去 30 年的 TEM 经验中发展而来的。在 TEM 的早期，腹膜穿透经常需要中转开腹，手术切除，并建立永久性或保护性的造口。目前对腹膜穿透的治疗包括腹膜的关闭，然后对直肠壁全层缝合。另一种方法是，转换为腹腔镜或开腹探查术，无论有无保护性的造口，通过腹腔关闭腹壁和测试漏。有趣的是，当这种情况发生时，学习曲线和病例数量似乎会影响治疗策略的使用，在 < 100 例患者中，腹膜穿透后的中转率为 50%~100%，而在较大数量的病例中，这一比例为 0%~40%。Salm 等对 1900 例患者的调查验证了这一观点；在外科医生中，随着经验的增加，中转率显著降低，超过 100 例手术的外科医生开腹中转率从 11.6%（1~10 TEM 手术）下降到 1.2%。有趣的是，腹膜穿透似乎与盆腔感染的高风险无关。鉴于这些数据，简单的腔内闭合可能是可行的。在我们超过 250 次手术的 TAMIS 手术经验中，前 100 例中转经腹腔镜手术的频率更高。但更有可能是与使用传统的腹腔镜充气设备，它无法维持稳定的直肠内压力，保证安全的腔内关闭有关。

长期的肿瘤学安全与腹膜穿透一样是要关注的首要问题，尤其是在恶性病变的手术中。最初担心肿瘤在经直肠穿透后种植到腹膜中是没有根据的，因为大量的临床实践已经不支持它会增加复发和转移的风险。然而，除了高风险的早期病变以外，这种风险可以通过在可行的情况下进行黏膜下切除而不是全层切除来降低。

随访

TAMIS 手术后患者的随访应针对病变是良性还是恶性以及切除是否完整进行个体化。根据 NCCN 指南，恶性病变切除患者应在前 2 年每 3 个月进行 1 次病史、体格检查、硬式肠镜和血清 CEA 检测，然后到术后 5 年，每 6 个月进行一次检测。术后 1 年、3 年应进行一次完整的结肠镜检查，此后每 5 年检查 1 次，以确定病变没有复发。作者的做法是在切除后的头两年每 6 个月做 1 次盆腔 MRI 检查，以发现可疑的淋巴结。

应遵循良性病变的完全切除准则。然而，如果切除的边缘是阳性的，则在 3 个月内进行早期内镜检查监测，并继续进行直肠指检和每季度做 1 次直肠镜检查，这样比较谨慎。

研究	病理	大小（cm）	距离（cm）	时间（min）	（%）	切缘（%）	复发率
Martin-Perezd 等（2014）（systematic review 2010–2013）	152 良性（39%） 209 腺癌（54%）	3.1	7.6	76	7.4	4	2.7%（7.1 月）
Albert 等（2010）（单中心）	其他（7%） 25 良性（50%） 23 腺癌（46%） 2 其他（4%）	2.8	8.2	75	8	6	4.3%（20.2 月）
Hahnloser 等（2015）（多中心）	42 良性（56%） 32 腺癌（43%） 1 其他（1%）	3.9	6.4	77	19	4	NR
Keller 等（2016）（单中心）	50 良性（66%） 17 腺癌（22%） 9 其他（12%）	3.2	10	76	4	6.7	5.8%（36.5 月）

表 27-2　采用 TAMIS 进行局部切除的最大宗病例系列围手术期结果

结果

自 2009 年使用以来，已有 30 余篇研究和摘要，包含了 500 余例采用 TAMIS 进行直肠肿瘤局部切除的病例（表 27-2）。在第一个发表的病例系列中，Atallah 等报道了使用柯惠的单孔腹腔镜对内镜下不可切除的直肠息肉或早期直肠癌的 6 例患者 TAMIS 体内治疗方法。在这个初始系列中，平均病变直径为 2.93cm（最大 6.0cm），平均距离肛缘 9.3cm。平均手术时间为 86min，其中 6 例患者中有 5 例患者行 R0 切除（1 个绒毛状腺瘤行 R1 切除）。均无术后并发症和死亡。一项系统回顾归纳了从 2010—2013 年 390 例来自 33 项回顾性研究和病例系列以及 3 篇摘要的所有行 TAMIS 局部切除的病例（表 27-2）。3 个大型研究结果如表 27-2 所示，其中两个研究是 Martin-Perez 等系统回顾后发表的。距肛缘 15cm 及远端 3cm 的病灶可行 TAMIS 切除。一般来说，手术时间约为 75min。据报道，1%~4% 的病例不慎穿透腹膜，通常发生在高位直肠病变切除时。这些都可以由 TAMIS 或腹腔镜直接缝合修复。只要缺损可以闭合，不小心穿透腹膜的情况下很少需要保护性回肠造口。围术期并发症发生率为 4%~19%，其中术后出血（自限性）是最常见的术后并发症。TAMIS 局部切除的可行性已得到证实，总体切缘阳性率为 4.4%，肿瘤破碎率为 4.1%。虽然长期随访有限，但局部复发率较低，据报道在 2.7%~5.8%。在我们的第一个大型 TAMIS 研究中，46 例接受根治性的局部切除患者中有 2 例（4.6%）出现了局部复发，平均随访 20.2 个月。Keller 等报道局部复发率为 5.8%，随访时间最长（36.5 个月）。

机器人 TAMIS 局部切除已经有报道。Hompes 等报道了多中心机构总计 15 例机器人经手套端口的 TAMIS 局部切除（6 例良性腺瘤，4 例腺癌，5 例无残留肿瘤）。这些病灶的中位大小和距离分别为 5.3cm 和 8cm。手术总时间为 144min。1 例患者因为手套端口的问题不得不中转成"传统的"TAMIS。术后并发症发生率为 13%（2 例尿潴留）。2 例患者切缘受累，随后行全肠系膜切除，最终病理提示无残留肿瘤。类似地，Atallah 等报道了我们的 9 例机器人 TAMIS 局部切除的经验，用于平均直径 2.8cm 和距肛缘 6.6cm 的病灶的局部切除，其中 6 例为良性肿瘤，3 例为腺癌。所有标本均无破碎，但有 1 例患者侧方切缘阳性，行全直肠系膜切除，结果显示为 pT2 肿瘤。其中 1 例患者术后出现自限性出血。机器人 TAMIS 也被用于经肛全肠系膜切除（taTME）和修复复杂性肛瘘。目前，TAMIS 机器人还处于研究阶段，应该仅限于具有机器人技术和经肛门外科专业知识的专业中心使用。

结论

TAMIS 是一种新型的经肛局部切除良性病变和直肠早期肿瘤的先进内镜技术。我们已经报道了 TAMIS 的手术技术、缺陷、围术期处理和预后。早期数据仅限于回顾性研究和病例系列报道，但似乎证明了 TAMIS 手术的可行性、安全性和肿瘤治疗的短期有效性。直到长期的肿瘤学结果被确认前，TAMIS 局部切除可被认为是治疗良性病变和病理学有利的早期直肠癌的方法。更进展期的病变仍应进行根治性切除，除非治疗目的是姑息性治疗。TAMIS 平台的通用性意味着它不局限于局部切除，因为它已经被报道可经肛门控制出血、结扎直肠尿道瘘和 taTME。随着外科医生对技术变得更加熟练，TAMIS 的适应证和预后将得到进一步的扩大和改善。

参考文献

[1] Albert MR, Atallah SB, deBeche-Adams TC, Izfar S, Larach SW. Transanal minimally invasive surgery (TAMIS) for local excision of benign neoplasms and early-stage rectal cancer: efficacy and outcomes in the first 50 patients. Dis Colon Rectum 2013;56(3):301–307.

[2] Althumairi AA, Gearhart SL. Local excision for early rectal cancer: transanal endoscopic microsurgery and beyond. J Gastrointest Oncol 2015;6(3):296–306.

[3] Atallah S, Albert M, Debeche-Adams T, Larach S. Transanal minimally invasive surgery (TAMIS): applications beyond local excision. Tech Coloproctol 2013;17(2):239–243.

[4] Atallah S, Albert M, Larach S. Transanal minimally invasive surgery: a giant leap forward. Surg Endosc 2010;24(9):2200–2205.

[5] Atallah S, Martin-Perez B, Parra-Davila E, et al. Robotic transanal surgery for local excision of rectal neoplasia, transanal total mesorectal excision, and repair of complex fistulae: clinical experience with the first 18 cases at a single institution. Tech Coloproctol 2015;19(7):401–410.

[6] Barendse RM, Doornebosch PG, Bemelman WA, Fockens P, Dekker E, de Graaf EJ. Transanal employment of single access ports is feasible for rectal surgery. Ann Surg 2012;256(6):1030–1033.

[7] Borschitz T, Heintz A, Junginger T. The influence of histopathologic criteria on the long-term prognosis of locally excised pT1 rectal carcinomas: results of local excision (transanal endoscopic microsurgery) and immediate reoperation. Dis Colon Rectum 2006;49(10):1492–1506; discussion 1500–1495.

[8] Buess G, Kipfmuller K, Ibald R, et al. Clinical results of transanal endoscopic microsurgery. Surg Endosc 1988;2(4):245–250.

[9] Burke JP, Martin-Perez B, Khan A, et al. Transanal total mesorectal excision for rectal cancer: early outcomes in 50 consecutive patients. Colorectal Dis 2016;18(6):570–577.

[10] Endreseth BH, Myrvold HE, Romundstad P, Hestvik UE, Bjerkeset T, Wibe A; Norwegian Rectal Cancer Group. Transanal excision vs. major surgery for T1 rectal cancer. Dis Colon Rectum 2005;48(7):1380–1388.

[11] Garcia-Aguilar J, Renfro LA, Chow OS, et al. Organ preservation for clinical T2N0 distal rectal cancer using neoadjuvant chemoradiotherapy and local excision (ACOSOG Z6041): results of an open-label, single-arm, multi-institutional, phase 2 trial. Lancet Oncol 2015;16(15):1537–1546.

[12] Glasgow SC, Bleier JI, Burgart LJ, Finne CO, Lowry AC. Meta-analysis of histopathological features of primary colorectal cancers that predict lymph node metastases. J Gastrointest Surg 2012;16(5):1019–1028.

[13] Hahnloser D, Cantero R, Salgado G, Dindo D, Rega D, Delrio P. Transanal minimal invasive surgery for rectal lesions: should the defect be closed? Colorectal Dis 2015;17(5):397–402.

[14] Hahnloser D, Wolff BG, Larson DW, Ping J, Nivatvongs S. Immediate radical resection after local excision of rectal cancer: an oncologic compromise? Dis Colon Rectum 2005;48(3):429–437.

[15] Hompes R, Rauh SM, Ris F, Tuynman JB, Mortensen NJ. Robotic transanal minimally invasive surgery for local excision of rectal neoplasms. Br J Surg 2014;101(5):578–581.

[16] Karakayali FY, Tezcaner T, Moray G. Anorectal function and outcomes after transanal minimally invasive surgery for rectal tumors. J Minim Access Surg 2015;11(4):257–262.

[17] Keller DS, Tahilramani RN, Flores-Gonzalez JR, Mahmood A, Haas EM. Transanal minimally invasive surgery: review of indications and outcomes from 75 consecutive patients. J Am Coll Surg 2016;222(5):814–822.

[18] Koebrugge B, Bosscha K, Ernst MF. Transanal endoscopic microsurgery for local excision of rectal lesions: is there a learning curve? Dig Surg 2009;26(5):372–377.

[19] Lee TG, Lee SJ. Transanal single-port microsurgery for rectal tumors: minimal invasive surgery under spinal anesthesia. Surg Endosc 2014;28(1):271–280.

[20] Lim SB, Seo SI, Lee JL, et al. Feasibility of transanal minimally invasive surgery for mid-rectal lesions. Surg Endosc 2012;26(11):3127–3132.

[21] Maglio R, Muzi GM, Massimo MM, Masoni L. Transanal minimally invasive surgery (TAMIS): new treatment for early rectal cancer and large rectal polyps-experience of an Italian center. Am Surg 2015;81(3):273–277.

[22] Marks JH, Valsdottir EB, DeNittis A, et al. Transanal endoscopic microsurgery for the treatment of rectal cancer: comparison of wound complication rates with and without neoadjuvant radiation therapy. Surg Endosc 2009;23(5):1081–1087.

[23] Martin-Perez B, Andrade-Ribeiro GD, Hunter L, Atallah S. A systematic review of transanal minimally invasive surgery (TAMIS) from 2010 to 2013. Tech Coloproctol 2014;18(9):775–788.

[24] Monson JRT, Weiser MR, Buie WD, et al. Practice Parameters for the Management of Rectal Cancer (revised). Dis Colon Rectum 2013;56(5):535–550.

[25] Moore JS, Cataldo PA, Osler T, Hyman NH. Transanal endoscopic microsurgery is more effective than traditional transanal excision for resection of rectal masses. Dis Colon Rectum 2008;51(7):1026–1030; discussion 1030–1021.

[26] Morino M, Allaix ME, Famigletti F, Caldart M, Arezzo A. Does peritoneal perforation affect short- and long-term outcomes after transanal endoscopic microsurgery? Surg Endosc 2013;27:181–188.

[27] Nash GM, Weiser MR, Guillem JG, et al. Long-term survival after transanal excision of T1 rectal cancer. Dis Colon Rectum 2009;52(4):577–582.

[28] National Comprehensive Cancer Network. NCCN clinical practice guidelines in oncology (NCCN guidelines)—rectal cancer. Available at: https://www.nccn.org/professionals/physician_gls/f_guidelines.asp#rectal.

[29] Perez RO, Habr-Gama A, Sao Juliao GP, et al. Transanal endoscopic microsurgery for residual rectal cancer after neoadjuvant chemoradiation therapy is associated with significant immediate pain and hospital readmission rates. Dis Colon Rectum 2011;54(5):545–551.

[30] van den Boezem PB, Kruyt PM, Stommel MW, Tobon Morales R, Cuesta MA, Sietses C. Transanal single-port surgery for the resection of large polyps. Digestive Surg 2011;28(5–6):412–426.

[31] Verseveld M, Barendse RM, Gosselink MP, Verhoef C, de Graaf EJ, Doornebosch PG. Transanal minimally invasive surgery: impact of quality of life and functional outcome. Surg Endosc 2016;30(3):1184–1187.

第 28 章　直肠前突修补术：经阴道

Neeraja Chandrasekaran, G. Willy Davila

引言

直肠前突修补是最常见的妇科盆腔重建手术之一，主要由妇科医生或结直肠外科医生来完成。妇科医生经常单独或联合其他重建术式完成直肠前突的修补。不同的临床医生对后盆功能障碍的处理方式可能大相径庭，在适应症？适应证？全书需要统一、手术方法和结果评估方面缺乏共识。

恢复阴道后壁正常解剖的术式称为阴道后壁修补术，虽然经常与直肠前突修补术相互替代使用，但这两种手术的治疗目标有很大的不同。直肠前突修补术的重点是修补直肠阴道隔薄弱导致直肠前壁疝入阴道后壁形成的病理状态，但阴道后壁修补术是为了纠正直肠膨出，并通过恢复阴道后壁和阴道口的结构完整性，使阴道口径恢复正常。

本章讨论妇科直肠前突修补手术，包括症状、解剖、体格检查、修补适应证、手术技巧和治疗结果。并针对解剖支持理念及以及手术方法（包括人工和生物补片）的最新进展进行回顾。

症状

阴道后壁支撑缺陷可伴有或不伴有症状。，阴道后壁薄弱通常引起盆腔和会阴受压、阴道膨出、伴随腰背部疼痛，以及排便功能障碍，包括排便不尽感、里急后重、需要手助排便等。

排便功能

肛门直肠功能障碍是女性脱垂患者中被较少研究的症状之一，Weber 等人描述了与盆腔器官脱垂 > Ⅰ度患者相关的排便功能障碍情况。在这项研究中，92% 的患者至少隔天排便 1 次，63% 的患者需要用力排便，29% 的患者在排便过程中需要手指辅助，14% 的患者有大便失禁。许多女性需要通过手指按压使阴道后壁膨复位或固定会阴部，才能开始或完成排便。粪便积聚在直肠前突壶腹内会导致会阴部压力增加和排便阻塞，如果不进行手助复位，女性会感到排便不尽，并产生强烈的挫败感。从而形成：盆腔压力增加，需要加大 Valsalva 动作的力度，直肠前突膨出增大，会阴部压力增加的恶性循环。除非医生询问，否则有症状的直肠前突患者通常不会主动告诉医生自己手助排便的情况。

患者最常有便秘相关的主诉，但妇科医生对此认识不清，便秘症状的模糊性再加上对结肠功能复杂性的认识不足，经常导致妇科医生对便秘症状的评估不全面。可这能导致在便秘的保守治疗可取得满意效果的情况下，采用直肠前突修补术来治疗排便功能异常。术后排便异常症状的持续存在也可能是直肠前突修补术复发率高的原因之一。

性功能障碍

这种情况在盆腔器官脱垂中有很高的发生率。在多项研究中，盆腔器官脱垂通常会伴发性功能障碍。与女性盆腔器官脱垂相关的性功能障碍症状包括性交困难、性欲减退、性快感缺失。直肠前突会拉伸提肌裂隙，增加阴道口径。盆腔器官脱垂程度的增加会导致生殖裂隙逐渐增大。这可能会导致性交困难，包括阴道松弛和性交时感觉减退。目前尚不清楚这是由于阴道内径和提肌裂隙的扩大，还是由于支配盆底肌肉的阴部神经受损所致。后盆器官脱垂所致的性功能障碍可能是由于①会阴部和远端阴道失去支撑所致的阴部末梢神经的拉伸和损伤②手术分离或盆腔血供不佳，导致缺氧、黏膜干燥和性交困难。

直肠前突、肠疝和会阴下降

阴道上皮能为直肠阴道筋膜撕裂的位置提供清晰的标志，因为缺损上方的褶皱形态经常消失。前突可由横向、袖套上方、中央、远端或上筋膜撕裂引起。一般来说，肠疝和大部分直肠前突是由宫颈或阴道口上的撕裂引起的，在体检时发现缺损上有非常薄的、无皱褶的上皮。盆膈的去神经化会导致生殖器裂隙扩张，阴道前后壁分离，肌肉张力丧失，直肠阴道筋膜松弛，因此，施加于阴道前壁和后壁的压力必须由结缔组织独自消解。作用于结缔组织的持续压力会引起直肠阴道筋膜的薄弱或撕裂，大的肠疝或直肠前突可以延伸到处女膜环平面以下，一旦脱出体外，就有发生阴道黏膜糜烂和溃疡的风险。正常情况下，会阴应位于坐骨结节水平或距此水平 2cm 以内。如果会阴在静息或用力时低于这一水平，都代表会阴下降，通常是由于直肠阴道筋膜和阴道顶端 / 子宫或会阴体（较少见）发生分离。这意味着生殖裂隙和会阴体的增宽及臀间沟变平。会阴神经纤维仅拉伸 20% 就可能导致会阴过度下降。

解剖

阴道后壁的解剖结构与阴道其他部分的解剖支撑结构无法拆开进行理解。阴道的支撑力来自盆腔肌肉组织和结缔组织的相互作用。

直肠前突是由于阴道后壁和直肠阴道隔的完整性存在缺陷，使阴道后壁和直肠前壁通过这些缺陷疝入阴道腔内所致。

正常的阴道后壁由鳞状上皮覆盖固有层，固有层是一层疏松的结缔组织；固有层下方是由平滑肌、胶原蛋白和弹性蛋白组成的纤维肌层，称为直肠阴道筋膜。这是盆内筋膜的延伸，盆内筋膜包绕并支持盆腔器官，包含供应和支配盆腔器官的血管、淋巴管和神经。

阴道与直肠之间的组织层，即直肠阴道筋膜，因此被称为女性的 Denonvilliers 筋膜或直肠阴道隔。其他人将直肠阴道隔描述为盆腔器官的支撑结构，他们在手术和尸检解剖中成功地识别了这层筋膜。目前尚不清楚这层筋膜是从阴道袖套延伸到会阴部，还是仅存在于阴道远端壁，从肛提肌反折到会阴。

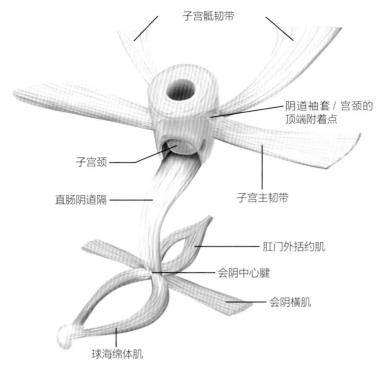

图 28-1　直肠阴道隔的示意图，它包括从阴道顶端到会阴体的附着点

正常的阴道在三个层面上获得固定和支撑。上部，阴道顶端的盆内筋膜附着于主韧带 – 宫骶韧带复合体上。外侧，盆内筋膜与骨盆腱弓相连，阴道外后侧附着在肛提肌上的筋膜上。下部，远端阴道的后侧与会阴体相连接，包括前侧的肛门外括约肌、会阴横肌和球海绵体肌。宫颈（或子宫切除女性的阴道袖套）被认为是上附着点或"上肌腱"，会阴体被认为是下附着点或"下肌腱"。盆内筋膜在这两者之间延伸，形成直肠阴道隔（图 28-1）。直肠前突是由于直肠阴道筋膜的拉伸或分离或撕裂，导致阴道后壁膨出，在做 Valsalva 动作时可以观察到。阴道分娩造成的创伤通常会导致会阴体连接处上方的横向缺损（图 28-2）。此外，患者还可能出现侧方、中线或高位横筋膜缺损。直肠阴道隔筋膜与阴道袖套的分离会导致肠疝的发生，形成一个没有筋膜内衬的疝囊，并充满腹腔内容物（图 28-2）。

盆膈、肛提肌（耻骨直肠肌、耻骨尾骨肌、髂骨尾骨肌）和尾骨肌之间的相互作用构成了阴道的肌肉支撑结构。肛提肌从耻骨延伸至尾骨，在阴道中段形成 U 形吊带，为阴道轴从垂直向水平的变化提供支撑，直肠前突通常发生在肛提肌板平面或下方，沿着阴道纵轴削弱了会阴肌肉组织附着处的筋膜聚合力（图 28-3）。

体格检查

通过盆腔检查，外科医生可以确定脱垂程度，并评估阴道后壁结缔组织和肌肉支撑的完整性。在有症状的直肠前突的女性中，查体时的典型表现截石位见阴道后壁下段膨出，它可以向上延伸，削弱阴道后壁上段的支撑力形成肠疝，或延伸至阴道顶部导致阴道穹窿脱垂。在孤立的直肠前突中，膨出从肛提肌板的边缘延伸到会阴体。随着直肠前突的扩展，会阴体可能逐渐扩张并消失，导致明显的会阴疝。肠疝和直肠前突经常并存，体格检查不仅应包括阴道检查，还应包括直肠检查，因为会阴疝在阴道检查中可能并不明显，有时只有在直肠指诊时才能发现，表现为直肠前侧会阴体的纤维肌肉组织缺如。

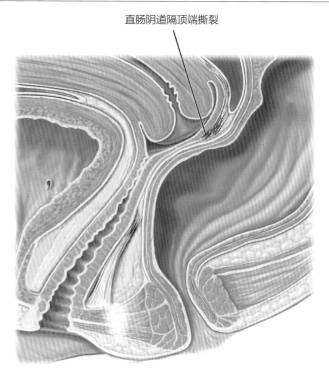

直肠阴道隔顶端撕裂

图 28-2 直肠阴道隔筋的膜撕裂可发生在会阴中心腱的附着点的上方或下方

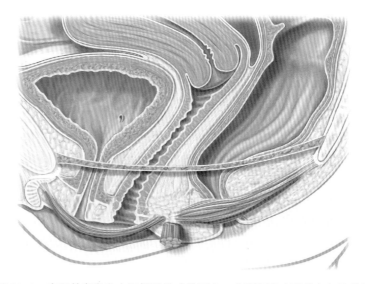

图 28-3 直肠前突发生在肛提肌处或其下方，会阴部肌肉附着点向外伸展

　　妇科医生对直肠前突的术前评估通常只包括病史和体格检查，尚未采用排粪造影或其他功能性评估技术，虽然 80% 的结直肠外科医生会使用排便造影，但只有 6% 的妇科医生会选择这项检查。此外，目前仅通过临床评估或术中检查来区分是肠疝还是直肠前突引起的阴道后壁脱垂。目前尚不清楚这样的术前评估模式是否会对手术治疗的结果带来负面影响。排便功能障碍的患者还应该进行胃肠道评估，包括钡灌肠或结肠镜检查，以排除结直肠恶性肿瘤。如果怀疑患者有其他的肛门直肠病变，如内痔、直肠内脱垂或直肠溃疡，则应进行肛门镜或直肠乙状结肠镜检查。

　　通常，妇科医生会考虑对伴有排便梗阻综合征、低位盆腔压力和沉重感、阴道后壁脱垂、盆腔松弛伴阴道裂孔扩大的患者进行直肠前突修补。然而，值得注意的是，虽然直肠前突的修复可能纠正解剖异常并减轻这些症状，但包括便秘在内的结直肠功能障碍可能会持续存在，或变得更加严重。

矫正直肠前突的手术

直肠前突修复术的目标是：重建盆内筋膜从顶端至会阴的完整性、肛提肌板的完整性和肛门直肠壁的支撑，并加固会阴体，最终结果应该是恢复正常的阴道口径和长度。

阴道后壁修补术

阴道后壁修补术是妇科最常见的直肠前突修补术，通常与会阴成形术联合进行，以解决会阴松弛和生殖裂孔增宽的问题。术前评估直肠前突的严重程度，以及预期的最终阴道口径。最初的技术包括耻骨尾骨肌加阴道后壁的折叠和会阴体的重建，用 Allis 提起两侧小阴唇内侧 / 处女膜残余并向中线并拢，形成的阴道应能松弛地容纳两到三指，在 Allis 钳之间的会阴体做一个三角形切口，将切口沿中线纵行延伸到直肠前突的上缘，两侧锐性游离，将阴道后壁黏膜与其下方的直肠阴道筋膜分开。

两侧游离至阴道的外侧沟和耻骨直肠肌的内侧缘，用左手手指抵住直肠前壁，从肛提肌板水平开始间断缝合直肠阴道筋膜（带或不带下方的肛提肌）（图 28-4）。通常用粗的可吸收缝线如 1-0 的薇乔线，沿着直肠前突的长度进行缝合，直到完成会阴体水平的折叠为止，仔细修剪多余的阴道黏膜并重新对合。用 1-0 薇乔线在中线折叠缝合球海绵体肌和会阴横肌完成会阴成形术，这一步骤可以加固会阴体，为矫正后的直肠前突提供更好的支撑。

大多数已发表的研究报告显示，在膨出或解剖方面以及需要手助排便方面的改善超过 75%。然而研究表明，无论是否行肛提肌折叠，阴道后壁修补术后至少有 15% 的患者会出现新的性交困难，慢传输型便秘患者的排便功能障碍几乎没有改善。Kahn 和 Stanton 报道的直肠前突复发率为 24%（平均随访 42.5 个月），Mellgren 在一项前瞻性研究中发现复发率为 20%。Weber 及其同事发现 25% 的女性在阴道后壁修补术后出现性交困难，性交困难不仅与阴道的口径有关，还与黏膜修剪过多、阴道深度的变浅、瘢痕组织的形成或肛提肌痉挛有关。

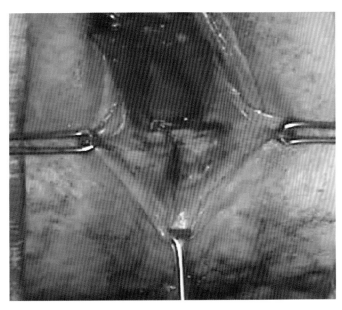

图 28-4　在会阴体顶端将盆内筋膜间断缝合于直肠前中线

筋膜缺损修补技术

直肠阴道筋膜或直肠阴道隔的撕裂或断裂，可能导致直肠前突的形成（图 28-2）。这项技术包括识别撕裂的筋膜、疝囊复位，然后关闭缺损。手术游离类似于传统的阴道后壁修补术，即将阴道黏膜与其下方的直肠阴道筋膜分离，至提肛肌外侧缘。游离过程必须非常小心以避免造成医源性筋膜缺损。这种方法并非在中线上折叠缝合筋膜和肛提肌，而是确定筋膜撕裂的位置后，用不可吸收线间断缝合来重新对合撕裂边缘。Richardson 描述的方法是用手指将直肠前壁向前推，来确定无直肠阴道隔覆盖的直肠肌肉范围，这样有利于术者定位筋膜缺损、确认筋膜边缘，并进行重新对合。如果阴道裂隙增宽，可能需要行会阴成形术。筋膜缺损修补或特定部位筋膜修补技术也可用于纠正肠疝，方法是将撕裂的盆内筋膜间断缝合在顶端附着点（子宫颈或主韧带 – 宫骶韧带复合体上）。最新数据证实，大部分筋膜撕裂都起源于顶端，将阴道壁筋膜与顶端重新固定是治疗直肠前突的有效方法。

改良直肠前突修补术

阴道后壁修补术和筋膜缺损修补术可联合使用，将直肠阴道筋膜与阴道黏膜分离后，可明确所有撕裂的筋膜，并用不可吸收缝线（如丝线）缝合撕裂边缘。然后在直肠阴道筋膜前方的中线上用可吸收缝线按传统方式折叠缝合肛提肌，这是我们的首选技术，尤其适用于修复常见的顶端横筋膜缺损的病例，已被证实具有较好的持久性和较高的成功率。经阴道直肠前突修补术的视频对此进行了说明。

植入材料在阴道后壁修补术中的应用

越来越多的盆底重建外科医生使用合成和生物补片对脱垂修复手术进行加固。Ⅰ型聚丙烯合成补片被广泛用于失禁手术，以及纠正阴道穹隆脱垂的经腹阴道骶管固定术。虽然有很高的成功率，但也可能出现补片侵蚀阴道黏膜和补片收缩导致性交困难，报道的发生率从 1%~20% 不等。由于这些并发症，美国食品和药物管理局（FDA）于 2008 年和 2011 年发布了公共卫生警告。自那时起，经阴道补片的使用呈下降趋势，2016 年，FDA 将合成补片的使用重新分类，从高风险 Ⅱ 级改为 Ⅲ 级。目前的共识是，在阴道后壁植入合成补片的适应证很少。

自体和异体植入材料也被用于这些手术，包括阔筋膜、腹直肌鞘和真皮移植，并发症发生率大大降低。这些生物植入材料很少出现并发症，但出现性交困难的几率 1%~10%。异种植入材料也被用于修复的加固，包括牛心包膜、猪真皮和小肠黏膜在内。然而，并发症和成功率的报道很少。

当使用补片来加固直肠前突修补时，可使用可吸收或不可吸收缝线将补片缝合至顶端或双侧阴道后外侧沟。放置补片前先进行修剪，使其可以平铺在阴道黏膜和新修复的直肠阴道筋膜之间（图 28-5）。没有证据表明在放置前将补片浸泡在抗生素溶液中可降低阴道感染或侵蚀的发生率。

关于加强后盆腔缺陷的植入材料的使用，目前缺少前瞻性的对照研究。Sand 报道 132 例女性患者接受标准直肠前突修补术或使用羟乙酸乳酸聚酯 910 补片（可吸收补片）加固的直肠前突修补术的情况，发现两组复发率无差异；两项关于使用 Marlex 补

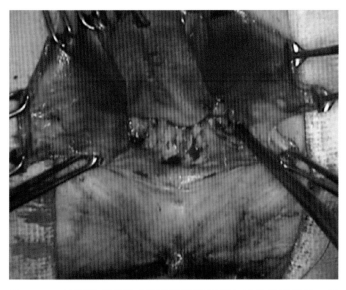

图 28-5　从阴道顶端到会阴部的阴道后壁加固补片已就位。固定在阴道袖套上的生物补片。

片修复直肠前突的小型观察性研究没有报告侵蚀或复发的情况。

　　根据妇科外科医生协会最近的一项系统性综述，阴道后壁修补术中使用生物材料，在解剖学或症状方面的结局并不优于用自体组织进行修补，与阴道后壁修补术相比，使用可吸收合成补片并不能改善解剖学效果。Maher 等人在 Cochrane 数据库中对阴道后壁脱垂修复术进行了系统性回顾（2007 年），经阴道入路手术的直肠前突和 / 或肠疝的复发率低于经肛门入路手术（RR 0.24，95% CI 0.09~0.64），但术中出血量以及术后止痛药使用量较高。

　　猪小肠黏膜下层（SIS）补片在各种组织重建手术中被广泛应用，这种补片在盆底手术中也被证明是安全的，但与传统的修复方法相比，其优势仍不明确。Sung 等人的随机对照试验将 137 名女性直肠前突患者随机分为猪 SIS 补片（67 例）组和自体组织修复组（70 例），并比较了两组的解剖学和主观结局。12 个月时两组的解剖学失败率（12% 比 9%，P=0.5）、阴道膨出症状复发率（3% vs 7%，P=0.4）、排便症状复发率（44 比 45%，P=0.9）无明显差异，而两组阴道膨出及排便症状均有所改善。Paraiso 将105 名患者随机分为 3 组进行直肠前突手术，未发现 SIS 补片加固优于自体组织修复。尽管生物补片被广泛使用，但仍没有足够的证据表使用生物补片优于自体组织修复。

经肛门修补术

　　不属于本章节的讨论范围。

手术修复的结果

　　阴道后壁修补术虽然很常见，但一直被描述为"最容易被错误理解和实施质量不佳的妇科手术之一"。虽然有许多作者已经报道了令人满意的解剖学结果，但对术后排便和性功能影响的数据却相互矛盾。多位研究者报道了该手术后女性性交困难等性功能障碍发生率高达 50%。一些作者提醒术前结肠运输试验结果异常的患者，术后会继发持续性便秘，应谨慎行直肠前突修补术；有研究者对所有患者进行了术前排粪造影，发现直肠前突排空的程度不影响远期疗效。此外，术前和术后压力测定显示术后肛门最大静息压增加，这可能和肛提肌折叠有关（表 28-1）。

表 28-1 阴道后壁修补术的结果

阴道后壁修补术：排便功能和性功能 5 年内 231 例手术患者，61% 体检随访，71% 问卷随访	术前（%）	术后（%）
POP 症状	64	31
便秘	22	33
大便失禁	4	11
性功能障碍	18	27
解剖学缺陷剖学失败	100	24
Kahn M，Stanton S. BJOG 1994；104:82–86		

　　许多研究者认为术后性交困难发生率高，可能是由于折叠肛提肌所致，因此开始推广筋膜缺损修复术，几位研究者报道了实施该手术后相似的解剖学治愈率，以及生活质量的显著改善。与传统的阴道后壁修补术不同，这些研究的术后性交困难症状较少。在手助排便、阴道压力感和排便困难方面都有明显的改善，术后大便失禁和便秘的发生率无明显变化。这些研究显示了良好的学和功能改善，但还需要进行长期的前瞻性研究，我们没有发现特定部位修复联合高位会阴成形会出现明显的术后性交障碍。可以实现恢复直肠前壁支撑和阴道裂隙大小的多重目标，且无明显负面影响。

讨论

　　适用于直肠前突修补术的妇科适应证很多，妇科医生修复直肠前突时主要是解决阴道症状排便梗阻综合征也是主要的适应症之一。妇科医生的术前评估通常只包括从病史和体格检查中获得的临床资料，而很少依靠排粪造影来制定直肠前突的重建手术计划。整体而言，使用经阴道入路进行直肠前突矫正的手术成功率相当高，经阴道游离可以更好地显露盆内筋膜和肛提肌，从而获得比经肛门修复更牢固的解剖学矫正效果。利用合成或生物补片来加强直肠前突修复并没有显示出优于自体组织修复的效果，因此很少使用。为了更好地了解各种手术技术对阴道、性生活和排便功能的影响，有必要收集更全面的数据资料。

参考文献

[1] Birch C, Fynes MM. The role of synthetic and biological prostheses in reconstructive pelvic floor surgery. Curr Opin Obstet Gynecol 2002;14:527–535.

[2] Cundiff GW, Fenner D. Evaluation and treatment of women with rectocele: focus on associated defecatory and sexual dysfunction. Obs Gynecol 2004;104:1403–1421.

[3] Cundiff GW, Weidner AC, Visco AG, Addison WA, Bump RC, Ballard L. An anatomic and functional assessment of the discrete defect rectocele repair. Am J Obstet Gynecol 1998;179(6 Pt 1):1451–1457.

[4] Davila GW, Baessler K, Cosson M, Cardozo L. Selection of patients in whom vaginal graft use may be appropriate: consensus of the 2nd IUGA grafts roundtable: optimizing safety and appropriateness of graft use in transvaginal pelvic reconstructive surgery. Int Urogynecol J Pelvic Floor Dysfunct 2012;23(Suppl 1):S7–14.

[5] Davila GW, Ghoniem GM, Kapoor DS, Contreras-Ortiz O. Pelvic floor dysfunction managment practice patterns: a survey of members of the international urogynecologic association. Int Urogynecol J 2002;13:319–325.

[6] Delancey JO, Hurd WW. Size of the urogenital hiatus in the levator ani muscles in normal women and women with pelvic organ prolapse. Obstet Gynecol 1998;91:364–368.

[7] Francis WJ, Jeffcoate TN. Dyspareunia following vaginal operations. J Obs Gynaecol Br Emp 1961;68:1–10.

[8] Glavind K, Christiansen AG. Site-specific colporrhaphy in posterior compartment pelvic organ prolapse. Int Urogynecol J Pelvic Floor Dysfunct 2016;27:735–739.

[9] Glavind K, Madsen H. A prospective study of the discrete fascial defect rectocele repair. Acta Obstet Gynecol Scand 2000;79:145–147.

[10] Hale DS, Fenner D. Consistently inconsistent, the posterior vaginal wall. Am J Obstet Gynecol 2016;214:314–320.

[11] Iglesia CB, Fenner DE, Brubaker L. The use of mesh in gynecologic surgery. Int Urogynecol J 1999;8:105–115.

[12] Kahn MA, Stanton SL. Posterior colporrhaphy: its effects on bowel and sexual function. Br J Obstet Gynaecol 1997;104:82–86.

[13] Kapoor DS, Davila GW, Wexner SD, Ghoniem G. Posterior compartment disorders: survey of colorectal surgeons practice patterns and review of the literature. Int Urogynecol J 2001;12:S53.

[14] Kenton K, Shott S, Brubaker L. Outcome after rectovaginal fascia reattachment for rectocele repair. Am J Obstet Gynecol 1999;181:1360–1363; discussion 1363–1364.

[15] Lopez A, Anzén B, Bremmer S, et al. Durability of success after rectocele repair. Int Urogynecol J 2001;12:97–103.

[16] Maher C, Baessler K, Glazener CM, Adams EJ, Hagen S. Surgical management of pelvic organ prolapse in women. Cochrane Database Syst Rev 2007;(3):CD004014.

[17] Maher C, Feiner B, Baessler K, Adams EJ, Hagen S, Glazener CM. Surgical management of pelvic organ prolapse in women. Cochrane Database Syst Rev 2013;4:CD004014.

[18] Mellgren A, Anzén B, Nilsson BY, et al. Results of rectocele repair—a prospective study. Dis Colon Rectum 1995;38:7–13.

[19] Milley PS, Nichols DH. A correlative investigation of the human rectovaginal septum. Anat Rec 1969;163:443–452.

[20] Mizrahi N, Kapoor D, Nogueras JJ, Weiss ED, Wexner SD, Davila GW. A gynecologic perspective of posterior compartment defects. Color Dis 2002;4(Suppl):H68.

[21] Nichols DH. Posterior colporrhaphy and perineorrhaphy: separate and distinct operations. Am J Obs Gynecol 1991;164:714–721.

[22] Paraiso MF, Weber AM, Walters MD, Ballard LA, Piedmonte MR, Skibinski C. Anatomic and functional outcome after posterior colporrhaphy. J Pelvic Surg 2001;7:335–339.

[23] Paraiso MF, Barber MD, Muir TW, Walters MD. Rectocele repair: a randomized trial of three surgical techniques including graft augmentation. Am J Obstet Gynecol 2006;195:1762–1771.

[24] Parker MC, Phillips RK. Repair of rectocoele using Marlex mesh. Ann R Coll Surg Eng 1993;75:193–194.

[25] Porter WE, Steele A, Walsh P, Kohli N, Karram MM. The anatomic and functional outcomes of defect-specific rectocele repairs. Am J Obs Gynecol 1999;181:1353–1359.

[26] Release FI. Press Announcements—FDA strengthens requirements for surgical mesh for the transvaginal repair of pelvic organ prolapse to address safety risks. 2016. Available from: http://www.fda.gov/NewsEvents/Newsroom/PressAnnouncements/ ucm479732.htm.

[27] Richardson AC. The rectovaginal septum revisited: its relationship to rectocele and its importance in rectocele repair. Clin Obstet Gynecol 1993;36:976–983.

[28] Sand PK, Koduri S, Lobel RW, et al. Prospective randomized trial of Polyglactin 910 mesh to prevent recurrences of cystoceles and rectoceles. Am J Obs Gynecol 2001;184:1357–1364.

[29] Sung VW, Rardin CR, Raker CA, LaSala CA, Myers DL. Porcine subintestinal submucosal graft augmentation for rectocele repair. Obstet Gynecol 2012;119:125–133.

[30] Uhlenhuth E, Wolfe WM, Smith EM, ME. The rectogenital septum. Surg Gynecol Obs 1948;86:148–163.

[31] Watson SJ, Loder PB, Halligan S, Bartram CI, Kamm MA, Phillips RK. Transperineal repair of symptomatic rectocele with Marlex mesh: a clinical, physiological and radiological assessment of treatment. J Am Coll Surg 1996;183:257–261.

[32] Weber AM, Walters MD, Ballard LA, Booher DL, Piedmonte MR. Posterior vaginal prolapse and bowel function. Am J Obs Gynecol 1998;179:1446–1449.

第 29 章　直肠前突：经肛手术

Sthela M. Murad–Regadas, Rodrigo A. Pinto

背景

很多女性会受到盆底功能障碍的影响，其患病率随着所研究人群和方法的不同而变化。既往流行病学研究表明，46% 的女性承认有某种形式的盆底功能障碍，68% 的女性经历过至少一种类型的盆底病症。排便梗阻综合征（ODS）与解剖学改变（直肠前突、肠套叠、黏膜脱垂和会阴下降）和 / 或功能异常（失弛缓或反常收缩 / 肛门痉挛）相关，直肠前突是 ODS 最常见的功能障碍，可能与肠套叠和肛门痉挛有关。

引言

完整的临床研究需要使用评分系统以量化症状的严重程度，包括排便困难、排便不尽、需要努挣或手助排便，以及使用灌肠剂或栓剂，对肛管、会阴体、前后阴道壁的详细专科检查对诊断准确性至关重要。

动态的诊断性检查，如排粪造影、通过不同途径的动态超声检查（直肠内、会阴或阴道内），和 / 或盆腔磁共振成像排粪造影，能够识别和量化包括前盆和中盆在内的所有盆底功能障碍。既往有肛门直肠手术史和阴道分娩史的患者，可用超声评估括约肌，以确定是否存在括约肌缺损以及缺损的程度（离断的肌肉，缺损的位置和角度，以及残余肌肉的长度）。结肠运输试验可用于慢传输型便秘患者，65% 的患者可同时伴有 ODS，因此应在治疗前进行该项检查。

手术治疗适用于经过 3 个月的保守治疗症状仍持续存在的患者，包括增加液体和膳食纤维摄入、每日服用渗透性泻药、定期锻炼和实施定时如厕训练以及对盆底失弛缓病例行生物反馈治疗。手术的选择标准还包括至少一项动态检查诊断为明显的直肠前突（Ⅱ 度或Ⅲ度），可仅有直肠前突或伴有肠套叠，和 / 或黏膜脱垂。

禁忌证

检查发现的耻骨直肠肌矛盾收缩或失弛缓并不是直肠前突手术的禁忌证，但手术前必须行生物反馈治疗，同样，并存的慢传输型便秘也不是排除标准，但是直肠前突手术修复失败可能是行结肠切除术的适应证。

大便失禁和肛门压力下降（无论是否有括约肌损伤），都是经肛括约肌修补的相对禁忌证。直肠前突伴有中盆功能障碍（如需要手术的肠疝），以及前盆异常（如阴道膨出或膀胱膨出需要联合手术入路）的患者，都是经肛入路的禁忌证。

术前计划

结直肠手术有不同的术前肠道准备方式，有些人提倡用聚乙二醇溶液或磷酸钠制剂（如有）进行快速灌肠或肠道清洁，术前预防性使用抗生素。

手术操作

目前很少有设计良好的随机对照试验来比较不同的手术技术，由于不能排除选择偏倚，也无法就最有效的治疗方式达成共识，故应谨慎阐释病例报道中的数据。根据外科医生的偏好，可以选择经肛、经阴道、经会阴或经腹入路。

所有的技术都有各自的优点和缺点，因此，我们认为，只有向每位患者提供量身定做的方法，才能取得令人满意的功能结果。经肛入路手术侧重于恢复直肠解剖，大多数结直肠外科医生都喜欢采用这种方法，因为他们在这方面有丰富的经验。根据外科医生的习惯，可选择俯卧折刀位或截石位。

手工经肛修复包括切除直肠前壁远端多余的黏膜，然后纵行或横行折叠缝合直肠固有肌层和直肠阴道隔，在使用可吸收缝线间断或连续折叠缝合肌肉层时，尤其注意不能将阴道后壁包含在内，否则可能形成直肠阴道瘘。所有手工缝合方法都有一些共同的基本原则：切除直肠前突和多余的前侧黏膜层；通过折叠黏膜下层和肌层重新加固直肠前壁；通过手术操作诱导黏膜下组织纤维化。目前已报道了多种技术，由 Sullivan 等于 1968 年首先提出的，将黏膜下层沿内括约肌和直肠环形肌平面向上游离约 7~9cm，会阴体缺损的修复从下向上开始，全层缝合直肠壁两侧，间隔约 1cm 共缝合 4~6 针，一直往上缝，直到最后一针缝合在肛提肌吊带上方（图 29-1）。1983 年，Khubchandani 等对这项技术进行了改良，在两侧各做一个向近端延伸约 7cm 的纵行切口，游离出一个宽基的粘膜肌瓣，直到可触及阴道膈上方的薄弱处（通常在子宫颈平面或距齿线 7~8cm 处），在不穿透阴道黏膜的情况下，从齿线开始向近端间断横向缝合 3~4 针，以固定松弛的直肠阴道隔。然后在近端和远端之间纵行缝合 2~3 针，折叠直肠阴道隔的同时缩短直肠前壁，将多余的粘膜瓣几乎整体切除后，将粘膜瓣边缘缝合至齿线（图 29-2）。

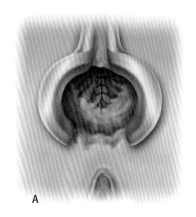 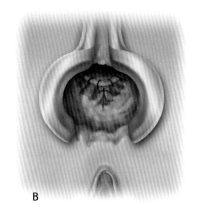

图 29-1 Sullivan 技术：（A）缝合两侧直肠壁全层，自下而上缝合，缝合 4~6 针，针距间隔约 1cm，直到最后一针缝合在肛提肌吊带上方。（B）折叠环肌，通过缝合 4~6 针将其与下方重建的会阴肌肉固定

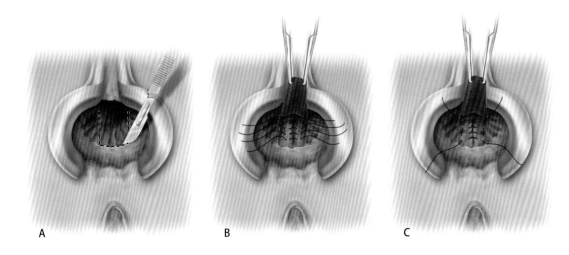

图 29-2　Khubchandani 技术：（A）在齿线水平做一横切口以及两个向近端延伸约 7cm 的纵切口。（B）从齿线开始向近端间断横向缝合 3~4 针，以固定松弛的直肠阴道隔，注意不要穿过阴道黏膜。（C）在近端和远端之间纵行缝合 2~3 针，折叠直肠阴道隔的同时缩短直肠前壁

　　Block 于 1986 年提出了闭式缝合修复技术，在前中线自齿状线开始向上缝合至直肠前突的顶端，然后折返，再回到齿状线。直肠壁的折叠形成了一种屏障，加固了薄弱的直肠阴道隔，从而消除了脱垂和直肠前突，该技术可作为一种可选择的微创手术。几年后，Sarles 等提出对直肠前突和大的粘膜脱垂病例行经肛切除前侧直肠黏膜，然后对裸露的直肠肌肉行"风琴"样折叠。

　　Delorme 手术，环形手术或改良前入路手术主要用来纠正 ODS 和直肠前突。改良的 Delorme 手术的技术要点如下：在齿状线近端黏膜下层用 0.5% 利多卡因和肾上腺素浸润，以便于游离和止血。在直肠前壁从左向右呈 180 度切开，将粘膜与下方的内括约肌分离，剥离并切除 4~6cm 多余的黏膜，分别在左侧、右侧和前侧用可吸收缝线将齿线与内括约肌和直肠近端进行折叠缝合。标准 Delorme 采取类似的操作步骤，区别在于后者是沿直肠环周操作。

　　也可以用吻合器技术进行直肠前突的修复，Bresler 等用直线型吻合器进行修复。通过手指触诊确定直肠前突的顶点，并用缝线进行修补，以肛管直肠环为修补的固定点。然后用 2 把 Babcock 钳将直肠前突拉出肛管，并使用 2~3 把直线型吻合器进行切除。必要时可对吻合口连续缝合以确保止血。使用圆形吻合器的经肛技术将在其他章节介绍。

术后管理

　　直肠前突经肛修复术后，患者住院天数通常较短（1~2 天），使用静脉镇痛药物，出院后口服镇痛药。术后口服抗生素存有争议，一些作者主张预防性抗生素维持长达 10 天。患者应摄入富含纤维的饮食和足量的液体（1.5~2L/d），同时每日服用润肠通便剂 30 天，必要时可使用渗透性泻药。术后规律排便对伤口愈合非常重要。

并发症

　　总体并发症发生率为 9%，包括黏膜切缘出血（≤ 9%）、感染、切口裂开（≤ 8%）

和直肠阴道瘘（＜ 1%）。Tjandra 等人报道的经肛手术术后并发症为 3%（不包括局部感染或直肠阴道瘘）。并发症发生率低可归因为解剖细致，止血充分，预防性使用抗生素，以及折叠直肠固有肌时的精准缝合。

Dippolito 等人的研究表明，Delorme 手术导致的轻微并发症，如尿潴留和少量出血的发生率不到 30%，没有严重并发症的报道。约 60% 的环切术患者会出现暂时性大便失禁，但在 2–3 个月内即可缓解。

结果

经肛修补术后排便情况的长期改善率随时间的推移而降低。此外，直肠前突和 ODS 的经肛手工修补在世界范围内应用不多，相关文献成果也很少。经肛入路的排便症状的改善率从 30% 到 90% 不等。大多数报告显示 10%~30% 的患者术后排便效果不理想。修复失败的原因通常是多因素的，包括修复不充分、患者选择不当以及其他合并的未诊断或隐匿性排便障碍。

Abbas 等回顾了 150 例接受过前入路 Delorme 手术治疗的直肠前突的女性患者，107 例患者平均随访 4 年（2~11 年），根据罗马 II 标准，排便障碍症状明显改善。出口梗阻的每一种症状都有明显的缓解：排便费力、排空不全、堵塞感和手助排便。经肛修补术后，大便失禁患者的症状明显减轻。相反，Roman 和 Michot 在平均随访 74 个月后，71 例患者中发现 35 例复发，术后 2 个月症状持续存在是直肠前突复发的预测因素，且术前临床、排粪造影及测压等参数对预测复发没有帮助。同样，Arnold 等人对经肛和经阴道手术患者随访 2 至 5 年，发现仍有便秘（54%）、性功能障碍（21%）、直肠疼痛（4%）等症状。尽管有这些症状，83% 的患者术后便秘症状有改善。Van dam 等人在中位随访 58 个月后，67.6% 的患者获得了良好或极佳的功能效果。

2005 年，Thornton 等报道一项回顾性病例对照研究，比较经肛入路与腹腔镜腹侧缝合固定术，每组 40 例。在 44 个月的中位随访中，经肛入路手术患者排便症状缓解和改善的时间更长，患者满意度更高。腹腔镜组中有 25% 的患者排便症状改善 50% 以上，而经肛组的改善率为 63%。在多因素分析中，排便症状的缓解与直肠前突的大小和治疗类型密切相关。关于功能结果，经肛入路术后有 13% 的患者出现大便失禁并伴有较低的肛门静息压，而腹腔镜组为 3%，但无统计学意义。30% 的患者术后出现性交困难，与经肛入路密切相关。

最近，Mahmoud 等对 45 例患者经肛手工和吻合器修补治疗 ODS 的治疗效果进行了比较，采用吻合器技术的唯一优点是手术时间短、住院时间短。症状改善情况相当，随访排粪造影显示所有患者直肠前突明显缩小，77.8% 的患者获得极佳或良好的结果。

如表 29–1 所示，没有明确证据表明经肛修补术后功能结果会变差。。

20%~70% 的症状性直肠前突病例会伴有耻骨直肠肌矛盾性收缩。一些研究表明，尽管术后便秘和生活质量有所改善，但这种联系使术后整体效果变差。Tjandra 等报道无盆底失弛缓患者的排便改善率为 93%，而盆底失弛缓患者仅为 38%。因此，在直肠前突修复前，所有盆底失弛缓的患者都应接受生物反馈。有研究报道术后肛门括约肌压力下降，3%~34% 的患者出现大便失禁。Ho 等人发现 21 名女性在经肛门手术后 6 个月，平均静息压和收缩压均有所下降，但没有患者术后大便失禁，出口梗阻症状均有改善。另外，Heriot 等人在 45 例患者中未发现手术后静息压或收缩压有任何变化。

表 29-1　经肛入路非吻合器手术的长期结果				
作者	年份	患者数量（例）	成功率（%）	随访（月）
Sullivan	1968	151	79.5	18.5
Sehapayak	1985	24	84.5	3~72
Murthy	1996	206	92	31
Van Dam	1997	74	67.6	58
Abbas	2003	107	72	48
Heriot	2004	45	93.3	24
Roman、Michot	2005	71	50.7	74
Thornton	2005	40	55	44.5
Mahmoud	2012	23	77.8	12

无论是通过肛门直肠测压还是阴部神经末梢运动潜伏期检测，直肠前突修复术后肛门直肠生理分析结果存在不一致。

手工缝合直肠前突修补术的一个潜在缺点是不能治疗环状黏膜脱垂和 / 或直肠肛管套叠，如前所述，直肠前突、黏膜脱垂、痔疮和会阴下降是不同的过程，因此需要需要不同的处理方法。经肛修补直肠前突是一种安全的选择，因为可以获得症状和解剖学的改善，而且风险在可接受范围。

Delorme 手术治疗 ODS 取得了令人满意的功能结果。Liberman 等报道：在平均 43 个月的随访期间，对 34 名患者进行了评估，结果显示采用标准手术方法，76.4% 的患者总体效果良好或极佳。几年后，将改良的前入路 Delorme 手术与标准手术进行了比较，结果发现两种手术方式的成功率都很高。前入路 Delorme 手术平均随访 15.9 个月，Delorme 手术平均随访 32.1 个月，总成功率分别为 92.3% 和 100%。最近将经直肠腔内 Delorme 手术与经肛吻合器直肠切除术进行了比较，两种术式的并发症发生率都很低，功能效果也令人满意。

结论

一旦经诊断性检查确诊为直肠前突，且存在与直肠前突相关的临床症状，经过系统规范的保守治疗和生物反馈治疗失败的患者，则应进行手术修复。直肠前突经肛入路手工操作似乎是一种安全的方法，可用于修复不伴有前盆和中盆功能障碍的单纯性直肠前突。Delorme 手术可能是治疗直肠前突合并内脱垂的适合方法。

参考文献

[1]　Abbas SM, Bissett IP, Neill ME, Macmillan AK, Milne D, Parry BR. Long-term results of the anterior Delorme's operation in the management of symptomatic rectocele. Dis Colon Rectum 2005;48:317–222.

[2]　Arnold MW, Stewart WR, Aguilar PS. Rectocele repair: four years' experience. Dis Colon Rectum 1990;33:684–687.

[3]　Ayabaca SM, Zbar AP, Pescatori M. Anal continence after rectocele repair. Dis Colon Rectum 2002;45:63–69.

[4]　Ayav A, Bresler L, Brunaud L, Boissel P. Long-term results of transanal repair of rectocele using linear stapler. Dis Colon Rectum 2004;47:889–894.

[5]　Barthet M, Portier F, Heyries L. Dynamic anal endosonography may challenge defecography for assessing dynamic anorectal disorders: results of a prospective pilot study. Endoscopy 2000;32:300–305.

[6]　Block IR. Transrectal repair of rectocele using obliterative suture. Dis Colon Rectum 1986;29:707–711.

[7] Bresler L, Rauch P, Denis B, et al. Treatment of sub-levator rectocele by transrectal approach. Value of the automatic stapler with linera clamping. J Chir 1993;130:304–308.

[8] Capps WE Jr. Rectoplasty and perineoplasty for the sympto-matic rectocele: a report of fifty cases. Dis Colon Rectum 1975;18:237–244.

[9] Dippolito A, Esser S, Reed J. Anterior modification of delorme procedure provides equivalent results to delorme procedure in treatment of rectal outlet obstruction. Curr Surg 2005;62(6):609–612.

[10] Gentile M, De Rosa M, Cestaro G, Vitiello C, Sivero L. Internal Delorme vs. STARR procedure for correction of obstructed defecation from rectocele and rectal intussusception. Ann Ital Chir 2014;85(2):177–183.

[11] Heriot AG, Skull A, Kumar D. Functional and physiological outcome following transanal repair of rectocele. Br J Surg 2004;91:1340–1344.

[12] Ho YH, Ang M, Nyam D, Tan M, Seow-Coen F. Transanal approach to rectocele repair may compromise anal sphincter pressures. Dis Colon Rectum 1998;41:354–358.

[13] Janssen LW, van Dijke CF. Selection criteria for anterior rectal wall repair in symptomatic rectocele and anterior rectal wall prolapse. Dis Colon Rectum 1994;37:1100–1107.

[14] Karlbom U, Graf W, Nilsson S, Påhlman L. Does surgical repair of a rectocele improve rectal emptying? Dis Colon Rectum 1996;39:1296–1302.

[15] Kepenekci I, Keskinkılıc B, Akınsu F, et al. Prevalence of pelvic floor disorders in the female population and the impact of age, mode of delivery, and parity. Dis Colon Rectum 2011;54:85–94.

[16] Khubchandani IT, Sheets JA, Stasik JJ, Hakki AR. Endorectal repair of rectocele. Dis Colon Rectum 1983;26:792–796.

[17] La Portilla F, Rada R, Veja J, et al. Transanal rectocele repair using linear stapler and bioabsorbable staple line reinforcement material: short-term results of a prospective study. Dis Colon Rectum 2010;53:88–92.

[18] Liberman H, Hughes C, Dippolito A. Evaluation and outcome of the Delorme procedure in the treatment of rectal outlet obstruction. Dis Colon Rectum 2000;43(2):188–192.

[19] Lienemann A, Anthuber C, Baron A, Kohz P, Reiser M. Dynamic MR colpocystorectography assessing pelvic floor descent. Eur Radiol 1997;7:1309–1317.

[20] MacLennan AH, Taylor AW, Wilson DH, Wilson D. The prevalence of pelvic floor disorders and their relationship to gender, age, parity and mode of delivery. Br J Obstet Gynaecol 2000;107:1460–1470.

[21] Mahieu P, Pringot J, Bodart P. Defecography: I. Description of a new procedure and results in normal patients. Gastrointest Radiol 1984;9:247–251.

[22] Mahmoud SA, Omar W, Farid M. Transanal repair for treatment of rectocele in obstructed defaecation: manual or stapled. Colorectal Dis. 2012;14(1):104–110.

[23] Marti MC, Roche B, Deléaval J. Rectoceles: value of video-defecography in selection of treatment policy. Colorectal Dis 1999;1:324–329.

[24] Mellgren A, Bremmer S, Johansson C, et al. Defecography. Results of investigations in 2,816 patients. Dis Colon Rectum 1994;37:1136–1141.

[25] Murad-Regadas SM, Regadas FS, Rodrigues LV, Silva FR, Soares FA, Escalante RD. A novel three-dimensional dynamic anorectal ultrasonography technique (echodefecography) to assess obstructed defecation, a comparison with defecography. Surg Endosc 2008;22:974–979.

[26] Murad-Regadas SM, Regadas FSP, Rodrigues LV, et al. Types of pelvic floor dysfunctions in nulliparous, vaginal delivery, and cesarean section female patients with obstructed defecation syndrome identified by echodefecography. Int J Colorectal Dis 2009;24:1227–1232.

[27] Murthy VK, Orkin BA, Smith LE, Glassman LM. Excellent outcome using selective criteria for rectocele repair. Dis Colon Rectum 1996;39:374–378.

[28] Ohazuruike NL, Martellucci J, Menconi C, Panicucci S, Toniolo G, Naldini G. Short-term results after STARR versus internal Delorme for obstructed defecation: a non-randomized prospective study. Updates Surg 2014;66(2):151–156.

[29] Roman H, Michot F. Long-term outcomes of transanal rectocele repair. Dis Colon Rectum 2005;48:510–517.

[30] Rome II Modular Questionnaire: investigator and respondent forms. In: Drossman DA, Corazziari E, Talley NJ, Thompson WG, Whitehead WE, eds. Rome II The Functional Gastrointes-tinal Disorders. 2nd ed. McLean, VA: Degnon Associates, 2000:669–688.

[31] Sarles JC, Arnaud A, Selezneff I, Olivier S. Endo-rectal repair of rectocele. Int J Colorectal Dis 1989;4:167–171.

[32] Sehapayak S. Transrectal repair of rectocele: an extended arma-mentarium of colorectal surgeons. A report of 355 cases. Dis Colon Rectum 1985;28:422–433.

[33] Shorvon PJ, McHugh S, Diamant NE, Somers S, Stevenson GW. Defecography in normal volunteers: results and implications. Gut 1989;30:1737–49.

[34] Sullivan ES, Leaverton GH, Hardwick CE. Transrectal perineal repair: an adjunct to improved function after anorectal surgery. Dis Colon Rectum 1968;11:106–114.

[35] Thornton MJ, Lam A, King DW. Laparoscopic or transanal repair of rectocele? A retrospective matched cohort study. Dis Colon Rectum 2005;48:792–798.

[36] Tjandra JJ, Ooi BS, Tang CL, Dwyer P, Carey M. Transanal repair of rectocele corrects obstructed defecation if it is not associated with anismus. Dis Colon Rectum 1999;42:1544–1550.

[37] Van Dam JH, Schouten WR, Ginai AZ, Huisman WM, Hop WC. The impact of anismus on the clinical outcome of rectocele repair. Int J Colorectal Dis 1996;11:238–242.

[38] Van Tets WF, Kuipjers HC. Internal rectal intussusception—fact or fancy? Dis Colon Rectum 1995;38:1080–1083.

[39] Wijffels NA, Jones OM, Cunningham C, Bemelman WA, Lindsey I. What are the symptoms of internal rectal prolapse? Colorectal Dis 2013;15:368–373.

第30章 直肠前突的外科治疗: 经会阴修复

Guillermo O. Rosato, Carina M. Chwat

背景

治疗症状性直肠前突有许多手术技术和方法，包括经阴道、经肛门、经会阴，以及这些方法的组合（无论是否使用补片）。有些外科医生更喜欢采用经肛门直线型或圆形吻合器的方法。所有这些方法都旨在纠正解剖缺陷并试图恢复正常的解剖结构。

迄今为止，没有足够的数据或随机试验可以得出有意义的比较结论。妇科医生通常喜欢经阴道入路，而结直肠外科医生则坚持经肛门和经会阴入路，或者采用经阴道或经肛联合经会阴入路。

虽然直肠前突可能是最显著的盆底疾病，仍需重视 Pescatori 等人所描述的"冰山综合征"（图 30-1）。因为这些问题的复杂性和数目众多的伴随疾病，对直肠前突最好进行多学科的评估和治疗。

适应证

（1）排粪造影（DF）测量直径＞4cm 或盆底动态磁共振（DMRPF）测量直径＞2.5cm（图 30-2）。

（2）排粪造影 / 盆底动态磁共振的力排相不排空或部分排空。

（3）直肠或阴道症状超过 12 个月。

（4）尽管纤维摄入量增至 35g/d，但症状仍持续至少 4 周。

（5）需要经直肠 / 阴道手助排便。

禁忌证

（1）活动性直肠炎症。

（2）肛门直肠 / 妇科恶性肿瘤。

（3）会阴部感染 / 纤维化。

当患者合并肠疝时，则应谨慎（但是肠疝不是经会阴入路的禁忌证）。

术前准备

排粪造影、盆底动态磁共振（作者的首选）或动态超声检查是制订手术计划的关键（图 30-2）。所有患者都要行术前机械性肠道准备和预防性使用抗生素。

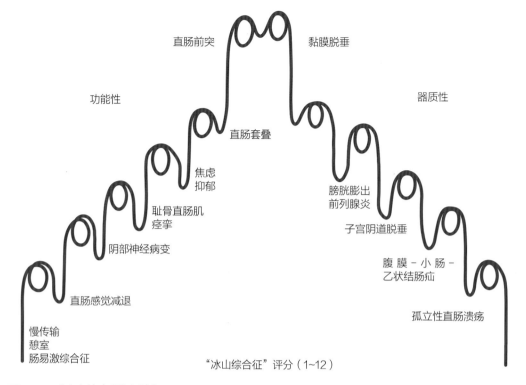

图 30-1 "冰山综合征"（引自：Pescatori et al. 2006,A prospective evaluation of occult disorders in obstructed defecation using the "iceberg diagram." Colorectal Disease 787-789. ）

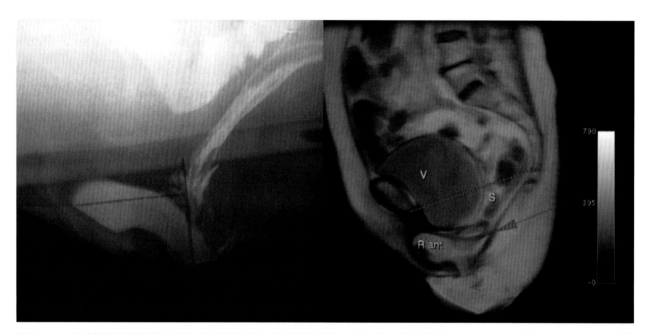

图 30-2 通过排粪造影评估后盆与通过盆底动态磁共振评估前中后三盆之间的差异。R ant，直肠前突前壁；S，乙状结肠；V，膀胱

手术

体位

患者取俯卧折刀位（或截石位，根据术者喜好），用胶带将臀部分开（图 30-3）。

手术技巧

通过指诊确认直肠前突的大小和位置。在会阴部做一 U 型切口，水平切口容易遗留产生疼痛性瘢痕（图 30-4）。

用电刀加钝性分离进入直肠阴道隔，游离至阴道后穹隆（图 30-5、图 30-6）。切除冗余的阴道壁，用 3/0 可吸收缝线（poligalactin 910）连续缝合阴道壁（图 30-7、图 30-8）。可以在中线缝 2~3 针做肛提肌折叠以加强直肠阴道间隙（图 30-9）。切口缝合之前彻底止血，不放置引流管（图 30-10）。可以同期行括约肌修补术、痔切除术或括约肌切开术。

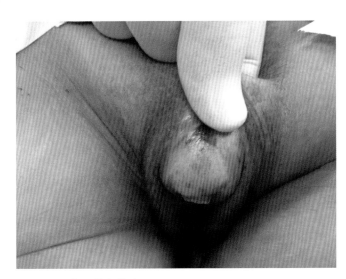

图 30-3　直肠前突前壁

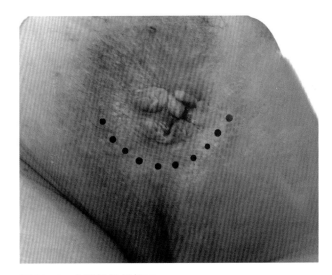

图 30-4　会阴部 U 形切口

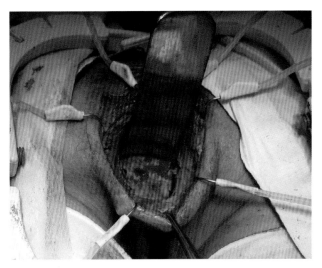

图 30-5　准备切除冗余的阴道壁

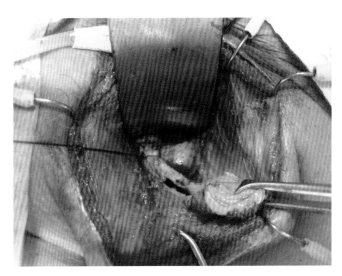

图 30-6　切除冗余的阴道壁

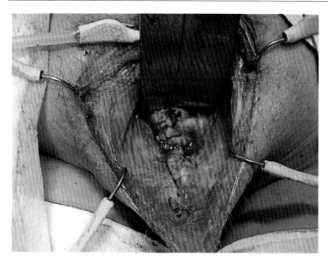

图 30-7　缝合阴道壁

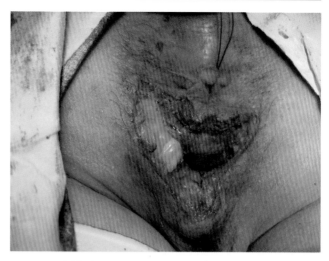

图 30-8　折叠耻骨直肠肌

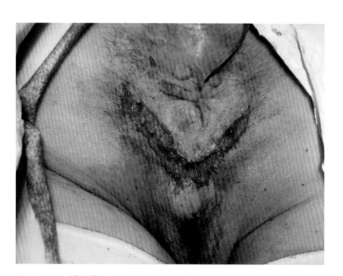

图 30-9　关闭切口

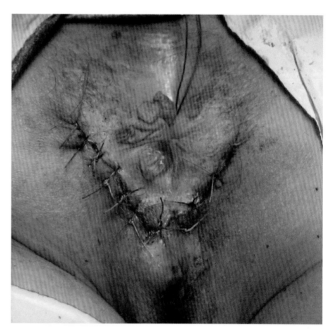

图 30-10　缝合皮肤

术后管理

患者静脉或口服应用镇痛药物和抗生素，住院 24~48 小时后即可出院回家。

并发症

经会阴入路手术的并发症包括直肠阴道瘘、性交困难和前侧黏膜脱垂。如果出现黏膜脱垂，可以用胶圈套扎成功治疗。

结果

在我们的 52 例病例中报告了 1 例直肠阴道瘘和 1 例切口血肿。

其他研究者的经验总结见表 30-1。

表 30-1 其他作者对直肠前突手术治疗的经验					
作者	病例数（例）	手术入路	结果	好转（%）	并发症（%）
Sullivan 等（1967）	151	经直肠	极好 / 好	79.5	12.5
Khubchandani（1983）	59	经直肠	极好 / 好		35.5
Block（1986）	60	经直肠	极好 / 好	77	—
Sehapayak（1985）	355	经直肠	极好 / 好	84.5	5.6
Arnold 等（1990）	35	经直肠	极好 / 好	80	34.2
Sarles 等（1991）	39	经直肠	极好 / 好	95	n/s
Janssen 等（1994）	76	经直肠	极好 / 好	92（87）*	2.6
Kubchandani（1997）	123	经直肠	极好 / 好	82	3
Redding（1964）	20	经阴道	极好 / 好	100	5
Pitchford（1967）	44	经阴道	极好 / 好	n/s	0
Arnold 等（1990）	29	经阴道	极好 / 好	80	31
Mellgren 等（1995）	25	经阴道	极好 / 好	88	20
Trompetto（1997）	53	经阴道	极好 / 好	100	5
Watson（1996）	9	经会阴	极好 / 好	80	—
Trompetto（1996）	102	经会阴	极好 / 好	85	15
Misici（1998）	44	经会阴	极好 / 好	—	—
Rosato（2004）	52	经会阴	极好 / 好	96.2	3.8†
Mathur（2004）	7	经肛门（PPH01）	极好 / 好	100	
Cruz、Regadas 等（2011）	75	经肛门（EEA）TRREMS		90	10

*：1 年随访。

†：1 例直肠阴道瘘和 1 例切口血肿； n/s：没有说明

参考 Rosato G, Lumi CM. Surgical treatment of rectocele: colorectal approaches. In: Wexner SD, Duthie GS, eds. Constipation Etiology, Evaluation, and Management. London: Springer, 2006;177–183.

结论

直肠前突作为独特的盆底功能障碍，经会阴入路是一种安全有效的手术选择。可以同期行肛周手术，如括约肌成形术、痔切除术和括约肌切开术。

其他手术方式包括：经阴道补片修复、经肛门吻合器直肠切除术（STARR，Stapled Trans Anal Rectal Resection）和经肛门单吻合器直肠前突和直肠黏膜切除术（TRREMS，Transanal Repair of Rectocele and Rectal Mucosectomy with a single circular Stapler），可以同时解决直肠前突和直肠肛管套叠。

参考文献

[1] Arnold MW, Stewart WR, Aguilar PS. Rectocele repair: four years experience. Dis Colon Rectum 1990;33:684–687.

[2] Berman IR, Harris MS, Rabeler MB. Delorme's transrectal excision for internal rectal prolapse: patient selection, technique, and three-year follow-up. Dis Colon Rectum 1990;33:573–580.

[3] Blatchford GJ, Cali RL, Christensen MA. Surgical treatment of rectocele. In: Wexner SD, Bartolo DCC, eds. Constipation: Etiology, Evaluation and Management. Oxford: Butterworth Heinemann, 1995;199–209.

[4] Block IR. Transrectal repair of rectocele using an obliterative suture. Dis Colon Rectum 1986;29:707–711.

[5] Boccasanta P, Carriero A, Stuto A, Caviglia A. Stapled rectal resection for obstructed defecation. A prospective multicenter trial. Dis Colon Rectum 2004;47:1285–1297.

[6] Boccasanta P, Venturi M, Calabrò G, et al. Which surgical approach for rectocele? A multicentric report from Italian coloproctologists. Techn Coloproctol 2001;5:149–156.

[7] Boccasanta P, Venturi M, Stuto A, et al. Stapled transanal rectal resection for outlet obstruction: a prospective, multicenter

trial. Dis Colon Rectum 2004;47(8):1285–1296; discussion 1296–1297.

[8] Cali RL, Christensen MA, Blatchford GJ, Thorson AG. Rectoceles. Semin Colon Rectal Surg 1992;3(2):132–137.

[9] Cruz JV, Regadas FSP, Murad-Regadas SM, et al. Procedimento TRREMS (reparo transanal de retocele e mucosectomia retal com um grampeador circular). Estudo multicêntrico prospectivo. Arq Gastroenterol 2011;48(1):3–7.

[10] Halligan S, Bartram CI. Is barium trapping in rectoceles significant? Dis Colon Rectum 1995;38:764–768.

[11] Janssen LW, van Dijke CF. Selection criteria for anterior rectal wall repair in symptomatic rectocele and anterior rectal wall prolapse. Dis Colon Rectum 1994;37:1100–1107.

[12] Khubchandamni IT, Sheets JA, Stasik JJ, Hakki AR. Endorectal repair of rectocele. Dis Colon Rectum 1983;26:792–796.

[13] Khubchandani IT, Clancy JP 3rd, Rosen L, Riether RD, Stasik JJ Jr. Endorectal repair of rectocele revisited. Br J Surg 1997;8:89–91.

[14] Khubchandani IT, Hakki AR, Sheets JA, Stasik JJ. Endorectal repair of rectocele. Dis Colon Rectum 1983;26:792–796.

[15] Kubchandani IT, Clancy J, Rosen L, Reither RD, Stasik JJ Jr. Endorectal repair of rectocele revisted. Br Jr Surg 1997;84(1):89–91.

[16] Longo A. Obstructed defecation because of rectal pathologies. Novel surgical treatment: stapled transanal rectal resection (STARR)—Syllabus 15 Annual Colorectal Disease Symposium, February12–14, 2004.

[17] Lucas JD, Landy LB. The gynaecologist's approach to anterior rectoceles. Semin Colon Rectal Surg 1992;3(2):138–143.

[18] Marti M-C, Roche B, Déléaval J. Rectoceles: value of video defecography in selection of treatment policy. Colorectal Dis 1999;1:324–329.

[19] Mathur P, Kheng-Hong NG, Seow-Choen F. Stapled mucosectomy for rectocele repair: a preliminary report. Dis Colon Rectum 2004;47:1978–1981.

[20] Matsuoka H, Wexner SD, Desai MB, et al. A comparison between dynamic pelvic magnetic resonance imaging and videoproctography in patients with constipation. Dis Colon Rectum 2001;44:571–576.

[21] Mellgren A, Anzén B, Nilsson BY, et al. Results of rectocele repair, a prospective study. Dis Colon Rectum 1995;38:7–13.

[22] Misici R, Primo Feitosa JN. Transperineal treatment of recurrent anterior rectocele using Marlex mesh. Annals of the 5th Biennial Course International Meeting of Coloproctology, Ivrea, Italy, March 1998.

[23] Ommer A, Kohler A, Athanasiadis S. Results of transperineal levatorplasty in treatment of symptomatic rectocele. Chirurg 1998;69:966–972.

[24] Pescatori M, Spyrou M, Pulvirenti d'UrsoA. A prospective evaluation of occult disorders in obstructed defecation using the 'iceberg diagram'. Colorectal Dis 2006;8:785–789.

[25] Pitchford CA. Rectocele: a cause of anorectal pathologic changes in women. Dis Colon Rectum 1967;10:464–466.

[26] Redding MD. The relaxed perineum and anorectal disease. Dis Colon Rectum 1965;8:279.

[27] Rentsch M, Paetzel C, Lenhart M, Feuerbach S, Jauch KW, Fürst A Dynamic magnetic resonance imaging defecography: a diagnostic alternative in the assessment of pelvic floor disorders in proctology. Dis Colon Rectum 2001;44:999–1007.

[28] Rosato G, Perotti JP, Terres M, et al. El impacto de la resonancia magnética dinámica en el diagnostico de las disfunciones del piso pélvico. Rev Argent Coloproctología 2012;23(1):15–24.

[29] Rosato GO. Rectocele and perineal hernias. In: Beck DE, Wexner SD, eds. Fundamentals in Anorectal Surgery. London: WB Saunders, 1998:99–114.

[30] Rosato G, Lumi CM. Surgical treatment of rectocele: colorectal approaches. In: Wexner SD, Duthie GS, eds. Constipation Etiology, Evaluation, and Management. London: Springer, 2006;177–183.

[31] Rosato GO. Rectocele anterior. Tratamiento mediante el abordaje transperineal. Rev Argent Coloproctologia 1998;9(2):39–43.

[32] Sarles JC, Arnaud A, Selezneff I, Olivier S. Endorectal repair of rectocele. Int J Color Dis 1989;4:167–171.

[33] Schultz I, Mellgren A, Dolk A, Johansson C, Holstrom B. Continence is improved after Ripstein's rectopexy: different mechanisms in rectal prolapse and rectal intussusception? Dis Colon Rectum 1996;39:300–306.

[34] Sehapayak S. Transrrectal repair of rectocele: an extended armamentarium of colorectal surgeons. A report of 355 cases. Dis Colon Rectum 1985;28:422–433.

[35] Senagore AJ, Luchtefeld MA, Mac Keigan JM. Rectopexy. J Laparoendosc Surg 1993;3:339–343.

[36] Shorvon PJ, McHugh S, Diamant NE, Somers S, Stevenson GW. Defecography in normal volunteers: results and implications. Gut 1989;30:1737–1749.

[37] Sielezneff I, Malouf A, Cesari J, Brunet C, Sarles JC, Sastre B. Selection criteria for internal rectal prolapse repair by Delorme's transrectal excision. Dis Colon Rectum 1999;42:367–373.

[38] Sullivan ES, Leaverton GH, Hardwik CE. Transrrectal perineal repair: an adjunct to improved function after anorectal surgery. Dis Colon Rectum 1968;1:106–114.

[39] Trompetto M. Rectocele repair: when and how? Colorectal Disease in 1998 Cleveland Clinic Florida Symposium:421–430.

[40] Watson SJ, Loder PB, Halligan S, Bartram CI, Kamm MA, Phillips RK. Transperineal repair of symptomatic rectocele with Marlex mesh: a clinical, physiological and radiologic assessment of treatment. J Am Coll Surg 1996;183:257–261.

[41] Yang A, Mostwin JL, Rosenshein NB, Zerhouni EA. Pelvic floor descent in women: dynamic evaluation with fast MR imaging and cinematic display. Radiology 1991;179:25–33.

[42] Zbar AP, Lienemann A, Fritsch H, Beer-Gabel M, Pescatori M. Rectocele: pathogenesis and surgical management. Int J Colorectal Dis 2003;18(5):369–384.

第31章　直肠前突补片修复

Clifford Simmang, Jennifer K. Lowney

适应证与禁忌证

1962 年，Adler 首次描述了补片在直肠前突修复中的应用。应用补片加强直肠阴道隔的兴趣源于传统直肠前突修复手术的高复发率和失败率，以及补片的材质改进。过去几年中，放置补片以加强直肠阴道隔的使用频率越来越高。使用补片加强直肠阴道隔时，必须考虑到维持控便能力、性功能、提高耐久度的可能性，以及可接受范围内的并发症发生率。

治疗有症状的直肠前突，首先应使用容积性泻药、膳食纤维和补充水分来改善肠道顺应性。指导患者进行积极的排便管理方案，包括使用栓剂和灌肠剂。应指导患者正确放松盆底，以避免在盆腔出口关闭时用力努挣，导致向前膨出至阴道。

评估包括临床评估和前后盆腔的体格检查，以排除是否合并前侧脱垂，辅助检查包括：排粪造影［或动态磁共振（MRI），或超声（US）］，必要时行肛门直肠测压，尤其是存在大便失禁，需要确定是否存在肛门括约肌缺损。

生物反馈治疗可有助于最大限度地排空排便，改善耻骨直肠肌痉挛状态并减轻症状。

排便困难、需手助排便、盆底或阴道受压 / 膨出、排便梗阻等导致生活受限的症状，是直肠前突药物治疗无效后进行手术修复的指征。

首次修复失败后复发的直肠前突，也是在重做修复时使用补片的适应症。使用补片进行直肠前突修复的禁忌证包括高龄或不能耐受全麻的患者。

合并盆腔器官脱垂定量（POP-Q；子宫脱垂，阴道穹隆脱垂和膀胱膨出）或多次修复失败的直肠前突可能更适合经腹入路。

直肠前突补片修补的适应证：
- 生活受限症状包括：需要手指按压阴道以助排便，直肠前壁经阴道脱垂并伴有阴道黏膜出血和疼痛，盆底"掉落"综合征和盆腔失去支撑。
- 药物治疗无效。
- 首次修补失败的复发性直肠前突。

直肠前突补片修补的禁忌证：
- 高龄或不能耐受全麻。
- 术中直肠穿孔。

术前准备

直肠前突的评估，应首先进行直肠指诊，指诊可发现直肠前壁松弛。当女性患者有阴道内膨出或需要手指按压阴道或会阴进行排便时需行直肠指诊。

患者在站立位进行检查，可以更容易地显示直肠前突和其他盆底异常。然后和患者确认观察到的膨出在排便时是否明显，以及是否需要手助排便。

排粪造影和动态 MRI 或超声可以测量膨出的大小，并确定与患者病史一致的钡剂滞留情况。应对合适的患者行肠镜检查以筛查肠癌。结肠运输试验可以鉴别慢传输型便秘，在行直肠前突手术之前应先治疗慢传输型便秘。还应考虑行肛门直肠测压或经肛门超声检查，特别是伴有在大便失禁的情况下，以确定是否存在肛门括约肌缺损。如果存在括约肌缺损且大便失禁导致生活受限，可考虑同期行肛门括约肌成形术和直肠前突修复术。

如果有明显的前壁脱垂或前盆不适，需要妇科、泌尿科或泌尿 – 妇科联合评估。如果有必要，可以多学科联合手术。术前还应询问和记录性交困难的情况。

应使用 POP-Q 分级系统对直肠前突进行标准化评估和分期。然而，由于并不总能获得相关信息，因此很难对研究和结果进行比较。

手术

传统的直肠前突修补手术有 3 种入路：经肛门、经会阴和经阴道。而用补片修复直肠阴道隔，只能通过经阴道或经会阴入路进行。

经腹入路常用于合并盆腔器官脱垂（子宫脱垂、阴道顶端脱垂和膀胱膨出）或（多次）失败的直肠前突修补术。这些合并直肠前突的复杂病例可能更适合经腹入路手术。

如论采用哪种方法，术前灌肠或在做阴道准备时行直肠灌洗都是合理的，以防手术过程中发生罕见的直肠穿孔。而口服泻药行机械性肠道准备则是必须的。在开始手术之前患者摆截石位并导尿。术前静脉注射一剂抗生素。

大多数学者认为直肠黏膜损伤是放置补片的禁忌证，因为补片感染率高得令人无法接受。

- 截石位。
- 单剂量静滴抗生素。
- 术前导尿。
- 阴道和直肠准备。
- 直肠阴道注射肾上腺素局麻药。

补片选择

- 目前尚无文献明确支持在修补直肠前突时选择哪一种补片，或者应该使用生物补片还是合成补片。

术者可根据个人偏好、熟悉程度和手术室供应自行选择。

合成补片

合成补片的成功与否取决于补片是否能与受体组织结合，同时将炎症和成纤维细胞的早期浸润降到最低。补片的两个特征对于实现该目标至为重要：孔隙率和硬度。根据 Amid 对腹壁手术的描述，孔隙率的标准分类如下：

1 型：大孔补片。孔径超过 75nm，允许巨噬细胞、成纤维细胞、新生血管和胶原纤维浸润。

2 型：微孔补片。孔径< 10nm。

3 型：由于含有多丝成分而形成大孔 / 微孔。这些产品包括编织补片。

4 型：亚微孔补片。

巨噬细胞的浸润可降低感染风险，从而减少了侵蚀或排异的概率。由于补片存在暴露和侵蚀的潜在问题，文献和新闻对不可吸收性合成补片的使用提出了质疑。

用于多盆腔阴道脱垂的聚丙烯补片套件可单用于直肠前突修复。由于缺乏对这些套件的培训和经验，并担心会增加并发症的风险，在这里不做讨论。

可吸收补片

用于直肠前突修复的可吸收补片在补片暴露和侵蚀方面的问题较少，但缺乏长期随访的大型前瞻性研究。

生物补片

人们对使用生物补片来加强直肠阴道隔也很感兴趣。生物补片分为 3 类：同种异体材料、自体材料和异种材料。与标准补片相比，生物补片的使用寿命和耐久性较短，这是用生物补片做直肠固定术远期疗效的一个值得关注的问题。

经直肠入路

改良 Sullivan 术是外科医生做经直肠修复主要采用的技术（Khubchandani）。在该术式中，切除直肠黏膜或做黏膜瓣。将直肠前壁肌肉纵行缝合以形成支撑，再进行前侧的横向折叠，在不使用补片的情况下关闭粘膜。

在一些中心，这种方法已被经肛吻合器直肠切除术所取代。将圆形缝合器置入直肠壶腹，在前侧行部分环形荷包缝合，将直肠黏膜拉入吻合器，在击发吻合器前确保没有带入阴道后壁。重复这一步骤，直到冗余的黏膜全部切除。虽然据我观察，这种方法近年来在临床实践中使用频率较低，但在文献中仍经常被提及，且效果良好（Leanza）。

经会阴入路

在会阴部做一横切口，如无药物禁忌，则向直肠阴道隔注射含肾上腺素的局麻药，以帮助控制出血及确定层面。细致游离直肠阴道隔并小心止血，至阴道后穹隆水平。若损伤阴道全层，可以用 Polyglactin 缝线进行修补。可以先行横向或纵向重叠缝合以修复直肠前突，然后用补片进行加固。根据游离结束后遗留腔隙的大小大小，将补片裁剪成长 6~8cm、宽 3~4cm。然后用 0 号不可吸收缝线将补片间断缝合固定在两侧肛提肌上。修剪多余的补片以避免暴露，用微乔线间断缝闭切口。如有必要，在置入补片前可通过此切口同期行括约肌重叠成形术。由于靠近直肠，生物补片在大范围的会阴重建中优于合成补片。

经阴道 / 经会阴入路

在阴道口的皮肤黏膜交界处做一横切口，以呈倒 T 形延伸至阴道后壁。向直肠阴道隔注射含肾上腺素的局麻药，以帮助控制出血及确定层面。一直游离至阴道后穹隆。横向或纵向重叠缝合修复直肠前突，然后用补片进行加固。将一张 6~8cm 长，3~4cm 宽的补片植入游离形成的间隙内。

将补片固定于肛提肌、直肠阴道结缔组织和会阴体上。修剪多余的阴道黏膜，并

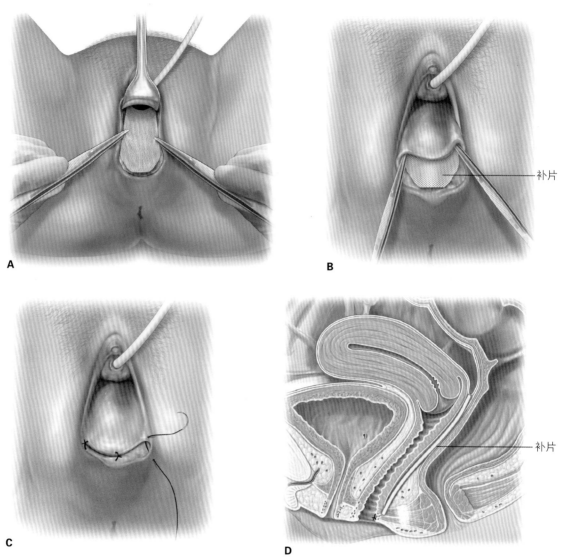

图 31-1 经会阴直肠前突补片修补术。（A）掀起阴道黏膜瓣，准备放置补片。（B）放置补片。（C）关闭会阴切口。（D）植入补片的位置

使用 Polyglactin 缝线间断缝合关闭切口。

经会阴和经阴道入路的技术实际上非常相似，经会阴入路的切口在会阴与阴道黏膜交界处，而经阴道入路的切口则在阴道内（图 31-1）。

经腹入路

虽然经腹入路最常用于合并直肠前突和直肠脱垂的患者，但与标准的经阴道和经直肠入路相比，腹腔镜下聚乳酸补片直肠前突修补术已被证明具有极低的并发症发病率（Lyons）。腹腔镜和现在常见的机器人置入也是放置补片修复直肠前突的。

当直肠前突较大、位置高或合并肠疝时，经腹入路可能是最好的选择。与修复直肠脱垂一样，修复直肠前突存在相同的问题和争议：是否用补片、选择生物补片还是用合成补片。

在过去的几年中，直肠脱垂的治疗技术不断发展，更加关注前入路修复，将补片放置于直肠阴道隔筋膜的会阴平面，并固定在骶前筋膜上。这种技术避免了全盆腔的游离，术后功能更佳，尤其是减少了便秘。该技术特别适合修复大的复杂性直肠前突。

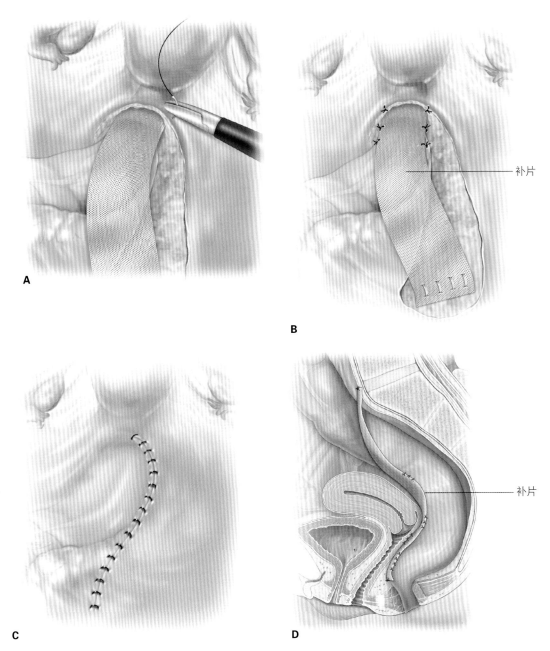

图 31-2　经腹直肠前突补片修复术。(A)缝合固定补片。(B)将补片从直肠前壁和会阴部缝合至骶骨。(C)关闭腹膜覆盖补片。(D)补片缝合固定的位置

图 31-2 显示了完全游离至盆底，然后放置补片；如果是合成补片，需关闭腹膜覆盖补片。我们对该技术的经验主要来源于直肠脱垂，但对直肠前突也有很好的效果。手术可在门诊进行，也可留观 23h，第 2 天早晨出院。优点包括加强了盆底的支撑并且不进入阴道或直肠，我们没有感染或补片侵蚀的情况。

争议

关于选择生物补片还是合成补片作为最佳方案，目前仍有争议。合成补片应该具有更好的耐久性，但侵蚀和感染的风险更高。生物补片的感染风险更低，但复发的可能性更高。文献综述显示，由于生物补片的耐久性得到了提高，生物补片已成为趋势。

术后管理

患者通常需要留观一夜；出院前拔除导尿管。术后可以继续短期口服抗生素。应指导患者术后 8 周内避免性生活和使用卫生棉条，鼓励使用大便软化剂或泻药以避免便秘和排便努挣。术后可使用局部雌激素治疗，以帮助缓解阴道不适和促进愈合。

并发症

不可吸收的合成补片一直受到一些潜在并发症的困扰，如补片暴露、侵蚀、术后性交困难和排便障碍等。补片暴露是术后早期并发症，可能与手术技术、局部缺血或感染有关。侵蚀是异物长期存在造成的慢性问题。在随访相对较短的病例系列研究中，用于修复直肠前突的可吸收补片产品较少出现暴露和侵蚀问题，但缺乏长期随访的前瞻性研究。很难将补片相关并发症（侵蚀 / 感染）与自体组织修复后的常见并发症（缝线裂开 / 感染）区分开来。

短期并发症：
- 尿潴留。
- 感染：包括补片或植入物感染。
- 急性失血 / 血肿 / 需要输血。
- 不良反应包括二次手术、损伤周围脏器、补片暴露和植入物排异。
- 排便不规律。

长期并发症：
- 新发或原有性交痛加重。
- 直肠前突或其症状复发。
- 补片侵蚀 / 需要移除。
- 大便失禁。
- 排便困难 / 便秘。

结果

2006 年的一项随机对照试验比较了 3 种不同的直肠前突修复手术，结果表明每种方法都能显著改善症状、生活质量和性功能。

两项随机试验比较了经阴道和经肛门两种手术入路，结果显示：经阴道入路的再手术率更低，而且基于随访期间的 POP-Q 检查，经阴道入路有更好的解剖学结果。

两种经阴道入路包括阴道后壁修补术和特定部位阴道后壁修补术。两种方法均可使用植入物或补片进行加强，但没有研究显示这样做能改善效果。经腹入路未作讨论，但对于经会阴入路失败后的复发性直肠前突，可以考虑经腹入路。

在 2013 年发表的一篇关于盆腔器官脱垂的 Cochrane 综述中，发现很少有随机研究关注单纯的直肠前突修复术。一项研究得出结论，与标准的阴道后壁修补术相比，特定部位直肠前突修补术有更高的解剖学复发率，而性交困难和排便症状的发生率相似。另一项随机对照试验得出结论，阴道后壁修补术和特定部位直肠前突修补术具有相似的解剖和功能结果，而增加猪源性植入物并不能改善结果。

在 Madsen 等最近的一项研究中，自体组织修复后的性交困难发生率为 33.1%（30.4%~35.8%），与补片修复术的发生率相似。经阴道聚丙烯补片修复术的再手术率

（11%）高于自体组织修复术的再手术率（3.7%）。

结论

目前现有的研究在患者选择、用于修复的补片类型和手术入路方面存在差异。，使用补片加强进行直肠前突修复需要进一步的前瞻性研究，以确定加强直肠阴道隔的最佳补片，并确定相对于传统修复或自体组织修复的等效性或优效性。

参考文献

[1] Abramov Y, Gandhi S, Goldberg RP, Botros SM, Kwon C, Sand PK. Site-specific rectocele repair compared with standard posterior colporrhaphy. Obstet Gynecol 2005;105(2):314–318.

[2] Bhandarkar D. Laparoscopic rectopexy for complete rectal prolapse: mesh, no mesh or a ventral mesh? J Minim Access Surg 2014;10(1):1–3.

[3] Farid M, Madbouly KM, Hussein A, Mahdy T, Moneim HA, Omar W. Randomized controlled trial between perineal and anal repairs of rectocele in obstructed defecation. World J Surg 2010;34:822–829.

[4] Ihnat P, Jelinek P, Genmkova P, Martinek L, Vavra P, Zonca P. Surgical rectocele repair—many techniques, few unambiguous conclusions [in Czech]. Rozhl Chir 2014;93:188–193.

[5] Kahn MA, Stanton SL, Kumar D, Fox SD. Posterior colporrhaphy is superior to the transanal repair for treatment of posterior vaginal wall prolapse. Neurourol Urodyn 1999;18:70.

[6] Leanza V, Intagliata E, Leanza G, Cannizzaro MA, Zanghi G, Vecchio R. Surgical repair of rectocele comparison of transvaginal and transanal approach and personal technique. G Chir 2013;34(11–12):332–336.

[7] Lyons TL, Winer WK. Laparoscopic rectocele repair using polyglactin mesh. J Am Assoc of Gynecol Laparosc. 1997;4(3):381–384.

[8] Madsen LD, Nüssler E, Kesmodel US, Greisen S, Bek KM, Glavind-Kristensen M. Native-tissue repair of isolated primary rectocele compared with nonabsorbable mesh: patient-reported outcomes. Int Urogynecol J 2017;28:49–57.

[9] Maher C, Feiner B, Baessler K, Schmid C. Surgical management of pelvic organ prolapse in women. Cochrane Database Syst Rev 2013;(4):CD004014. doi:10.1002/14651858.CD004014.pub5.

[10] Mercer-Jones MA, Sprowson A, Varma JS. Outcome after transperineal mesh repair of rectocele: a case series diseases colon rectum. Dis Colon Rectum 2004;47(6):864–868.

[11] Nieminen K, Hiltunen KM, Laitinen J, Oksala J, Heinonen PK. Transanal or vaginal approach to rectocele repair: a prospective, randomized pilot study. Dis Colon Rectum 2004;47(10):1636–1642.

[12] Paraiso MF, Barber MD, Muir TW, Walters MD. Rectocele repair: a randomized trial of three surgical techniques including graft augmentation. Am J Obstet Gynecol 2006;195(6):1762–1771.

[13] Sand PK, Koduri S, Lobel RW, et al. Prospective randomized trial of polyglactin 910 mesh to prevent recurrence of cystoceles and rectoceles. Am J Obstetrics Gynecol 2001;184(7):1357–1364.

[14] Sehapayak S. Transrectal repair of rectocele and extended armamentarium of colorectal surgeons. A report of 355 cases. Dis Colon Rectum 1985;28(6):422–433.

[15] Sung VW, Rardin CR, Raker CA, Lasala CA, Myers DL. Porcine subintestinal submucosal graft augmentation for rectocele repair: a randomized controlled trial. Obstet Gynecol 2012;119(1):125–133.

第 32 章　经肛吻合器直肠切除术（STARR）

Nasira Amtul, David G. Jayne, Antonio Longo

引言

2001 年，Antonio Longo 提出了一种新技术：经肛吻合器直肠切除术（STARR），用于治疗与直肠远端脱垂（直肠前突，直肠内套叠，痔黏膜脱垂）相关的排便梗阻。最初的技术包括使用两把 PPH-01 圆形吻合器（Ethicon Endosurgery，Europe）行环形直肠全层切除，该技术被称为 PPH-STARR，或简称为 STARR。随后推出了专为 STARR 设计的可重新装填的器械：凯途 30 弧形吻合器（Ethicon Endosurgery），可以进行连续的全层环周直肠切除。该技术被称为 Transtar，以区别于 PPH-STARR，并在随后的章节中进行描述。

适应证与禁忌证

适应证

STARR 用于治疗因直肠远端存在明确的解剖缺陷所导致的排便梗阻综合征（ODS）。通过动态盆底成像（如 X 线排粪造影或磁共振排粪造影）可以很容易发现这些解剖学缺陷，表现为直肠远端的冗余，形成机械性阻塞，阻碍直肠的有效排空。最常见的原因为：

- 直肠前突。
- 直肠远端内套叠。
- 痔黏膜脱垂。

ODS 通常会出现病理性的会阴下降。30%~40% 的病例会同时合并其他的盆腔器官脱垂，如小肠疝、乙状结肠疝或泌尿生殖器官脱垂等。了解其他盆底病变对于正确选择患者和最大限度提高术后效果非常重要。

STARR 手术能否使 ODS 合并盆底失弛缓（盆底肌痉挛）的患者受益，目前仍存在争议。建议此类患者行 STARR 之前，应先考虑进行盆底生物反馈治疗。

禁忌证

STARR 包括以下绝对禁忌证和相对禁忌证：

绝对禁忌证

- 肛管直肠活动性感染，包括脓肿和瘘管。
- 合并肛门直肠病变，包括肛门狭窄。
- 直肠炎，包括炎症性肠病和放射性直肠炎。

- 慢性腹泻。

相对禁忌证

- 直肠周围存在异物，包括来自先前直肠前突修补术或盆底悬吊术的合成补片。
- 既往行直肠前切除术或经肛直肠吻合术。
- 合并精神疾病。
- 关于肠疝在 ODS 中的作用以及是否是 STARR 禁忌症的问题，一直存在很多争论。最初对医源性小肠损伤的担忧是没有依据的，目前的观点认为，只要采取适当的预防措施，在有肠疝的情况下行 STARR 是安全的。

（与上一句合并为一段）以便秘为主的肠易激综合征患者，目前难以预测其预后。如果动态成像证实存在机械性出口梗阻，STARR 可能是一个合理的选择。

最近一项多中心研究对 STARR 术后疗效的预测因素进行了分析，预测良好结果的因素包括下述一项或多项解剖异常：直肠前突、直肠内套叠和肠疝等。预后较差的因素包括：直肠直径较小、会阴过度下降（排粪造影）、肛门括约肌压力下降（肛门测压）。预后不良因素的存在往往会导致术后出现急便感。尽管约 20%~40% 的 ODS 患者合并急便感，但 STARR 术后急便感发生率明显升高，虽然确切的机制尚不清楚，但通常是自限性的，一般在术后 6~12 周缓解，这可能与吻合口的愈合有关。在一项为期 9 年的前瞻性数据库分析中，STARR 术后急便感的发生率为：8 周时为 72%，16 周时为 20%，1 年时为 11.5%，1.5 年时降至 5%。遗憾的是，术前无法准确预测哪些患者会出现这种情况，根据逻辑推断，如果急便感或失禁症状与 ODS 并存，那么实施 STARR 可能是不明智的。。

术前准备

所有 ODS 患者都应使用评分系统对其症状进行量化。详细记录经肛门手术或产科创伤史，并进行临床检查以评估肛门括约肌功能，记录直肠前突和直肠内套叠的情况，并排除其他肛门直肠病变。如果同时存在泌尿生殖系统的相关症状，应联合泌尿妇科专家一起行泌尿生殖器官的检查。应通过动态排粪造影或动态磁共振成像来验证是否存在直肠冗余、直肠内脱垂或直肠前突等。如果怀疑有肛门括约肌功能障碍，建议通过肛门直肠测压、肛门肌电图和肛门直肠腔内超声进行评估。

手术

STARR 手术可以在椎管内麻醉或全身麻醉下进行。术前可给予磷酸钠盐灌肠，以确保直肠排空。患者取仰卧位，腿部用脚镫支撑，臀部至少屈曲 90°，手术台头低臀高倾斜 30°，以最大限度地暴露会阴部。术前给予单次剂量的广谱抗生素。在麻醉状态下进行检查以确定是否存在直肠内脱垂（伴或不伴直肠前突），并排除肛门直肠病理改变及其他盆腔器官脱垂。

PPH-01 STARR 手术具体步骤：

（1）在 12、3、6 和 9 点位肛缘分别缝置四根 1/0 号丝线。适当牵拉缝线，用扩肛器轻柔扩肛，然后放入圆形肛门镜（CAD33）并用缝线将其固定于肛缘。

（2）将小块干砂布置入直肠，然后抽出（纱布拖出试验），确定脱垂的顶点。分别于 10 点、12 点和 2 点位脱垂顶点缝置三根 2-0 聚丙烯缝线作为牵引。将 12 点钟位

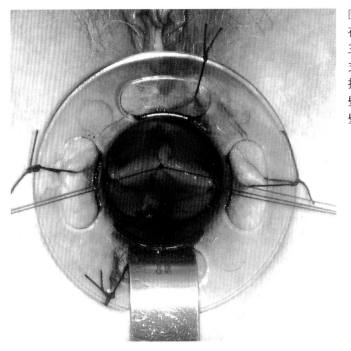

图 32-1　STARR 术：前壁切除。在 10 点、12 点和 2 点位分别缝置三根牵引线。将 12 点位缝线的两支分别与 10 点位和 2 点位的缝线打结。在圆形肛门镜和肛管直肠后壁之间置入压肠板，以便在进行前壁切除时对其进行保护

置的缝线的两支分开，分别与 10 点和 2 点位的缝线打结；这样共有两股牵引线用于内脱垂的牵拉。在 6 点位，CAD33 的后缘和肛管之间置入压肠板，以阻隔肛门直肠后壁组织（图 32-1）。

（3）将完全打开的 PPH-01 吻合器置入直肠，使吻合器砧头位于脱垂近端。将两股牵引线分别穿过吻合器两边的侧孔，将脱垂组织牵拉入吻合器钉仓。吻合器始终与肛管保持方向一致，行阴道指检以确保阴道后壁未被带入吻合器中。等待 30 秒进行组织压榨，然后再击发吻合器。

（4）将吻合器旋转半圈松开后取出。从吻合器钉仓中取出切除的标本，应包括直肠前壁的全层（图 32-2）。连接侧方切缘的黏膜"桥"往往位于 6 点位，应将其切开

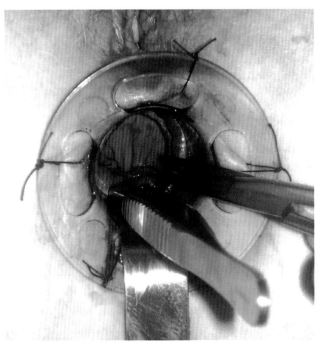

图 32-2　后侧黏膜桥。切除前壁脱垂后，通常会出现一个黏膜桥，代表吻合器吻合后两侧方的连接处，在进行后壁切除前，需要将黏膜桥切开

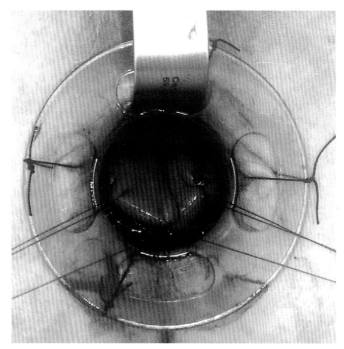

图 32-3 STARR：后壁切除分别在前壁吻合口的两侧界和 6 点位处缝置 3 根牵引缝线。将 6 点位置的缝线的两支分别与两侧缝线打结。压肠板置入圆形肛门镜和直肠前壁之间，以便在行后壁切除时对其进行保护

（图 32-3）。这样就完成了直肠前壁切除。

（5）后壁切除也以类似的方式进行。分别在之前前壁吻合口的两侧界和脱垂的后正中处，缝置 2 到 3 根牵引缝线。将后正中缝线的两支与两侧缝线分别打结。将压肠板置于 12 点钟位置以阻隔直肠前壁（图 32-4）。置入第二把 PPH-01 吻合器，通过牵引缝线将脱垂组织拉入钉仓，击发吻合器完成全层切除。仔细检查吻合口及两侧的"狗耳"，若有活动性出血点，用 3-0 可吸收薇乔线缝合止血。

术后管理

建议采用以下"套餐式"术后护理方案，以减少并发症并最大限度地促进康复：

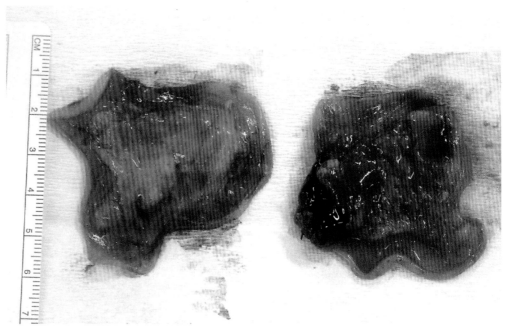

图 32-4 切除标本。前壁、后壁标本都包含直肠全层

- 在患者能够耐受的情况下，尽快恢复正常饮食，并鼓励患者活动。
- 常规口服非阿片类镇痛剂，可将非阿片类药物与非甾体类抗炎药联合使用。
- 适当给予软化大便药物，使大便软化，避免排便费力。
- 除非有特殊指征，否则术后无需使用抗生素。

当患者无不适感、已经排尿并能活动时即可出院。许多患者可以在术后第一天出院，大多数患者在术后第二天出院。

并发症

下面列出了与 STARR 相关的并发症，分为早期（术后即刻）并发症和远期并发症。以下是欧洲 STARR 注册数据库中的并发症发生率。

早期并发症

- 出血：出血发生率约为 5%。大多数都是轻微的自限性出血，不需要输血或干预。直肠系膜出血 / 或血肿形成比较罕见。
- 疼痛：术后早期会有不适 / 疼痛感。大部分患者在术后第 10 天疼痛缓解。过度或持续的不适应该行局麻下检查，以排除感染性或其他原因导致的并发症。
- 尿潴留：尿潴留发生率约为 7%，可能与术中输液过多和术后镇痛不足有关。
- 吻合口裂开：吻合口裂开的发生率约为 3%。大多数吻合口裂开是轻微的，表现为术后几天出现吻合口"溃疡"，伴有疼痛、出血、分泌物增多等。很少需要手术干预。
- 感染性并发症：与任何经肛门手术一样，STARR 存在感染性并发症的风险。据报道，发生率约为 4%，但通常是局限性的和自限性的。文献中报道了一些严重的感染性并发症，通常是由于吻合口裂开造成的。

远期并发症

- 急便感：多达 20% 的患者在术后早期会出现急便感，但由于急便感本就是术前症状综合体的特征之一，因此很难对其进行解释。，可能与术中扩肛、吻合口位置过低、术后直肠容量减少有关。多数病例在术后 3 个月内无需干预即可缓解。而持续的急便感则需要进一步评估以排除并发症，如吻合钉残留，并评估肛门括约肌功能等。
- 大便失禁：发生率约为 1.8%。通常与急便感有关，更容易发生于术前合并有肛门括约肌功能障碍的患者。
- 吻合口狭窄：发生率约为 0.6%。大部分通过术后扩肛即可缓解。
- 性交困难：罕见的并发症，发生率约为 0.1%。较经阴道直肠前突修补术后性交困难的发生率低，是 STARR 的优势。
- 直肠阴道瘘：直肠阴道瘘是 STARR 推出时较为令人担忧的并发症，但经验表明其发生率很低，文献中仅有少量报道。

结果

关于 STARR 的术后疗效数据主要限于个人报道和多中心研究。由于患者选择、手术技术的差异，以及相对较短的随访时间，很难对结果进行比较。来自意大利、西班牙和法国的 3 项多中心研究报道了类似的结果，STARR 术后便秘评分显著降低，超过 80% 的患者获得满意结果。尽管数据表明 STARR 是有效的，但与手术相关的并发症发生率为 15%~36%，除了直肠阴道瘘和严重的败血症，大多数并发症是较轻的并且是自限性的，包括术后出血、肛门直肠疼痛、急便感和轻度的失禁。一项随机对照试验进行了 STARR 与生物反馈的比较，结果表明 STARR 组效果更优。研究分析了 STARR 前后放射学参数，证实该手术恢复了正常肛门直肠解剖结构，矫正了直肠前突和肠套叠；解剖矫正与症状改善呈相关性，因此支持 STARR 的理论。

2006 年，英国国家卫生与临床优化研究所（NICE）制定了 STARR 指南，并得出结论"关于 STARR 安全性和有效性的现有证据似乎不支持在普遍情况下使用该技术"。作为对此声明的回应，建立了一项涉及英国、意大利和德国的欧洲多中心合作，以评估 STARR 的短期安全性和有效性。欧洲 STARR 多中心研究于 2006 年开始招募患者，并于 2008 年完成了为期 1 年的随访，收集了 2800 多例患者的临床数据，在 6 个月的随访中，排便障碍评分和症状严重程度评分均有显著改善，同样，患者生活质量（PAQ-QoL，ED-5Q）也显著改善。总体并发症发生率为 36%，包括大部分轻微的自限性并发症。感染性并发症很少见，没有死亡率的统计。急便感发生率约 20%，但在术前超过 30% 的患者合并此症状。整个队列大便失禁评分显著改善。虽然招募的患者大多数来自意大利，但在所有 3 个中心都观察到排便障碍症状和生活质量的类似改善。一个值得注意的是英国中心大便失禁评分升高的现象，这在意大利或德国的中心未发现。多中心研究的最终结果在 2009 年公布，并得出结论：STARR 是与直肠内套叠 / 直肠前突相关的排便梗阻综合征的有效治疗选择，具有可接受的并发率。

2014 年的一项非随机前瞻性研究比较了腔内 Delorme 和 STARR 在治疗 ODS 患者中的效果，两组患者的 Wexner 评分和 Altomare 评分均有所下降，且均被证明对治疗 ODS 有效；但 STARR 操作更简单、创伤更小，疼痛更少。另一项对照研究根据罗马 II 标准和克利夫兰便秘评分对症状进行评估，克利夫兰便秘评分从术前的 9.3 分大幅下降到 2 年后的 4.6 分，但随访至术后 4~6 年时便秘评分又升至 6.5 分。因此，随着随访时间的延长，临床疗效可能会有所下降。据报道，STARR 治疗后患者的满意度普遍较高，但有趣的是，患者报告的结局与客观测量的功能参数之间并无相关性。而其他研究显示症状改善与 QoL 评分之间存在良好的关联性。意大利的一项研究显示：ODS 评分从术前的（28±3.66）分降至术后 3 年的（6.7±5.77）分（$P < 0.001$），患者的便秘生活质量评估（PAC-QoL）评分也显著改善，由术前的（14±1.4）分降至术后 3 年的（5.3±1.7）分（$P < 0.002$）；这项研究通过大便失禁严重程度指数（FISI）和大便失禁生活质量（FIQL）评估，发现控便功能明显改善。

结论

STARR 是治疗直肠内套叠和直肠前突相关 ODS 的新方法。目前的证据表明，至少在术后中期内是有效的，可以减少便秘症状和改善生活质量。而合理选择患者，规范外科医生培训和改进手术技术，可以最大限度地提高疗效并预防并发症。

参考文献

[1]　Agarchan F, Chen T, Pfeifer J, Reissman P, Wexner SD. A constipation scoring system to simplify evaluation and management of constipated patients. Dis Colon Rectum 1996;39:681–685.

[2]　Altomore DF, Spazzafuma L, Rinaldi M, Dodi G, Ghiselli R, Piloni V. Set-up and statistical validation of a new scoring system for obstructed defaecation syndrome. Colorectal Dis 2008;10:84–88.

[3]　Arroyo A, Gonzalez-Argente FX, Garcia-Domingo M, et al. Prospective multicentre clinical trial of stapled transanal rectal resection for obstructive defaecation syndrome. Br J Surg 2008;95:1521–1527.

[4]　Bassi R, Rademacher J, Savoia A. Rectovaginal fistula after STARR procedure complicated by haematoma of the posterior vaginal wall: report of a case. Techn Coloproctol 2006;10:361–363.

[5]　Boccasanta P, Venturi M, Stuto A, et al. Stapled transanal rectal resection for outlet obstruction: a prospective, multicenter trial. Dis Colon Rectum 2004;47:1285–1297.

[6]　Boenicke L, Reibetanz J, Kim M, Schlegel N, Germer CT, Isbert C. Predictive factors for postoperative constipation and continence after stapled transanal rectal resection. Br J Surg 2012;99(3):416–422.

[7]　Corman ML, Carriero A, Hager T, et al. Consensus conference on the stapled transanal rectal resection (STARR) for disordered defecation. Colorectal Dis 2006;8:98–101.

[8]　Dindo D, Weishaupt D, Lehmann K, Hetzer FH, Clavien PA, Halmloser D. Clinical and morphologic correlation after stapled transanal rectal resection for obstructed defecation syndrome. Dis Colon Rectum 2008;51:1768–1774.

[9]　Frascio M, Stabilini C, Ricci B, et al. Stapled transanal rectal resection for outlet obstruction syndrome: results and follow-up. World J Surg 2008;32:1110–1115.

[10]　Gagliardi G, Pescatori M, Altomare DF, et al. Results, outcome predictors, and complications after stapled transanal rectal resection for obstructed defecation. Dis Colon Rectum 2008;51(2):186–195.

[11]　Goede AC, Glancy D, Carter H, Mills A, Mabey K, Dixon AR. Medium-term results of stapled transanal rectal resection (STARR) for obstructed defecation and symptomatic rectal-anal intussusception. Colorect Dis 2011;13:1052–1057.

[12]　Jayne D, Schwandner O, Stuto A. Stapled transanal rectal resection for obstructed defecation syndrome: one-year results of the European STARR Registry. Dis Colon Rect 2009;52:1205–1212.

[13]　Jayne D, Stuto A, eds. Transanal Stapling Techniques for Anorectal Prolapse. London: Springer-Verlag, 2009.

[14]　Jorge JM, Wexner S. Etiology and management of fecal incontinence. Dis Colon Rectum 1993;36:77–97.

[15]　Kohler K, Stelzner S, Hellmich G, et al. Results in the long-term course after stapled transanal rectal resection (STARR). Langenbeck's Arch Surg 2012;397(5):771–778.

[16]　Leardi S, De Santis G, Lancione L, Sista F, Schietroma M, Pietroletti R. Quality of life after treatment of rectal intussusception or rectocele by means of STARR. Ann Ital Chir 2014;85(4):347–351.

[17]　Lehur PA, Stuto A, Fantoli M, et al. Outcomes of stapled transanal rectal resection vs. biofeedback for the treatment of outlet obstruction associated with rectal intussusception and rectocele: a multicenter, randomized, controlled trial. Dis Colon Rectum 2008;51:1611–1618.

[18]　Mirabi N, Fazlani M, Raisee R. Comparing the outcomes of stapled transanal rectal resection, Delorme operation and electrotherapy methods used for the treatment of obstructive defecation syndrome. Iran J Med Sci 2014;39(5):440–445.

[19]　National Institute for Health and Clinical Excellence (NICE). Interventional procedure guidance 169: stapled transanal rectal resection for obstructed defaecation syndrome. 2006. www.nice.org.uk.

[20]　Ohazuruike NL, Martellucci J, Menconi C, Panicucci S, Toniolo G, Naldini G. Short-term results after STARR versus internal Delorme for obstructed defecation: a non-randomized prospective study. Updates Surg 2014;66(2):151–156.

[21]　Panicucci S, Martellucci J, Menconi C, Toniolo G, Naldini G. Correlation between outcome and instrumental findings after stapled transanal rectal resection for obstructed defecation syndrome. Surg Innov 2014;21(5):469–475.

[22]　Pechlivanides G, Tsiaoussis J, Athanasakis E, et al. Stapled transanal rectal resection (STARR) to reverse the anatomic disorders of pelvic floor dyssynergia. World J Surg 2007;31:1329–1335.

[23]　Petersen S, Hellmich G, Schuster A, Lehmann D, Albert W, Ludwig K. Stapled transanal rectal resection under laparoscopic surveillance for rectocele and concomitant enterocele. Dis Colon Rectum 2006;49:685–689.

[24]　Slim K, Mezoughi S, Launay-Savary MV, et al. Repair of rectocele using the stapled transanal rectal resection (STARR) technique: intermediate results from a multicenter French study. J Chir 2008;145:27–31.

第 33 章　经肛环形直肠切除术

Nasira Amtul, David G. Jayne, Antonio Longo

引言

有关 Contour30 Transtar（Ethicon Endosurgery，Inc.，Cincinnati，OH，USA）的本章节应与上一章的相关内容一起阅读。经肛吻合器直肠切除术（STARR）和经肛环形直肠切除术（Transtar）均是矫正直肠内套叠（伴或不伴直肠前突）所致排便梗阻的手术。实质上，这两种手术均旨在达到相同的手术效果，即切除直肠远端冗余并恢复正常的肛门直肠解剖结构。在引入专门设计的 Contour30 吻合器之前，STARR 手术采用两个 PPH-01 吻合器；PPH-01 吻合器是为治疗脱垂性痔病而设计的，其用于直肠内脱垂和直肠前突并非没有潜在的缺点。正是出于这个原因，Contour30 是一种弧形吻合器，内含可重复装填的钉仓（图 33-1）；击发时，吻合器同时发射 3 排吻合钉并完成组织切割。Contour30 Transtar 相对于 PPH-01-STARR 吻合器有以下优势：

- 能够切除更多的脱垂组织。
- 能够根据患者的具体情况调整脱垂切除的范围。
- 提高手术过程中对切除组织的可视性。
- 真正的全层环形切除。

在本章中，Transtar 一词将用于特指使用 Contour30 吻合器进行的经肛环形直肠切除术。

适应证与禁忌证

Transtar 的适应证和禁忌证与 STARR 相同。总之，患者应有与排便梗阻综合征（ODS）相符的症状以及直肠远端的冗余，表现为动态盆底成像上的直肠内套叠（伴或不伴明显的直肠前突）。理想情况下，患者应具有良好的肛门括约肌功能，以避免术后出现急便感等并发症。如果存在其他合并症，可能导致吻合口愈合不良或感染性并发症，也属于 Transtar 的禁忌证。术前全面的评估，正确选择患者，是保证手术疗效的前提。

术前准备

与许多治疗功能性疾病的手术一样，治疗成功与否取决于对患者的正确评估和选择，这就要求进行全面的术前检查。至少应包括：症状量化评分、适当的结直肠成像以排除其他病理改变、排粪造影或动态磁共振以评估盆底解剖，以及肛门直肠生理检测和直肠腔内超声。综合以上信息，就可以决定患者是否适合行 Transtar。Transtar 术的术前检查同 PPH-STARR。

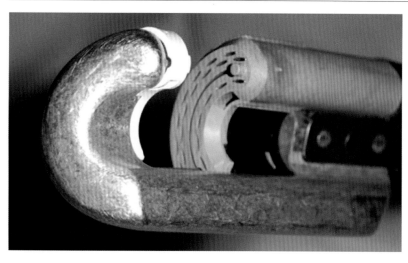

图 33-1　Contour30 Transtar：弧形吻合器头端包含可重复装填的钉仓，钉仓内有 3 排由切割刀片隔开的吻合钉

手术

　　Transtar 可在椎管内麻醉或全身麻醉下进行。通过磷酸盐灌肠行远端肠道准备，以确保肛门直肠的排空。手术时患者取截石位，双腿用脚镫支撑，屈髋 90°，手术台头低位倾斜 30°，以最大限度地暴露会阴区。围手术期给予单剂量的广谱抗生素。在麻醉状态下检查以确定是否存在直肠内脱垂（伴或不伴直肠前突），并排除肛门直肠病理改变及其他盆腔器官脱垂。

　　Transtar 手术操作步骤：

　　（1）轻柔扩肛，插入圆形扩肛器（CAD）并用 1-0 丝线固定在肛缘。

　　（2）将小块干砂布置入直肠，然后抽出（纱布拖出试验），评估直肠内脱垂的程度和顶点。

　　（3）用 2-0 聚丙烯缝线分别在脱垂顶点的 2、12、10、8 和 5 点位做缝合牵引。缝线松弛打结，并用血管钳夹住（图 33-2）。

　　（4）在 3 点位将 1/0 Vicryl 标记缝线穿过预切除的脱垂深度。将缝线打紧，使脱垂的游离端呈环状，以便将 Transtar 吻合器穿过。

　　（5）从 3 点位的标记缝线开始切除，放射状击发吻合器，起到 " 打开 " 脱垂的作用（图 33-3），然后从 3 点位放射状切口开始，沿逆时针方向进行切除，适度牵拉牵引缝线，使相应的脱垂组织进入吻合器钳口内（图 33-4）。每次激发后，更换钉仓。通过 5、6 次击发，完成环形直肠全层切除。在完成环周切除时要注意，确保每次切除在同一平面完成，避免螺旋形切除直肠。

　　（6）切除标本呈"香肠"状，组织标本的尺寸应均匀一致。如果需要，可以记录尺寸和 / 或对标本称重（图 33-5）。

　　（7）用 3-0 可吸收缝线间断缝合止血。建议对潜在的吻合口薄弱点（即吻合线交汇处）加固缝合。

术后管理

　　术后护理与 STARR 相同。患者在可以耐受的情况下尽早恢复正常饮食。提供充分的镇痛，尽量避免使用会导致便秘的药物。可服用容积性泻药和渗透性泻药 1 周。术后不常规使用抗生素。只要患者没有不适，能正常饮食、行动自如并能自行排尿，大多数患者可在术后第 1 天或第 2 天出院。除非有特殊的需要，所有患者在术后第 6 周

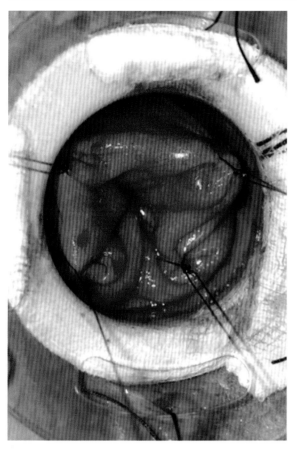

图 33-2　在脱垂顶点的 2、10、8 和 5 点位作缝合牵引，为切除做准备

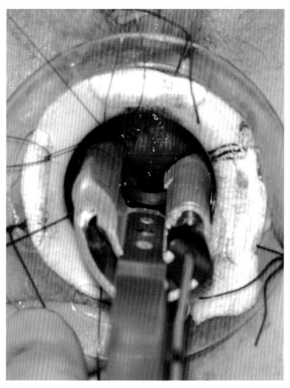

图 33-3　Contour30 吻合器置入直肠远端，首先在 3 点位作放射状切开，以 " 打开 " 脱垂组织

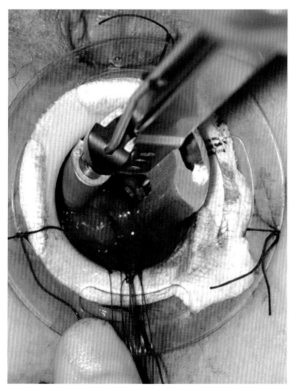

图 33-4　通过连续击发 Contour30 吻合器，沿逆时针方向行环形全层直肠切除

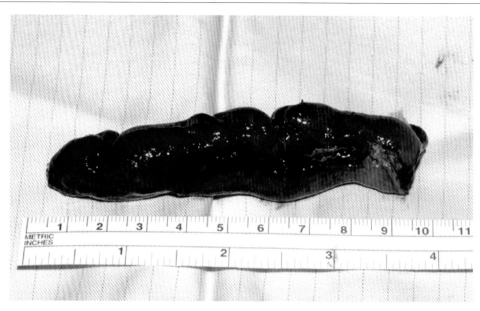

图 33-5 切除的远端直肠标本呈"香肠"状

时到门诊接受常规复查。

并发症

Transtar 术后可能出现的并发症与 STARR 相同。包括：

早期并发症

- 出血：大多数都是轻微的，自限性出血，不需要输血或干预。如果出血较多，建议返回手术室，以便检查吻合口周围出血点。
- 疼痛：术后最初几天可能会有不适 / 疼痛。大多数患者在术后第 10 天疼痛缓解。过度或持续的不适应该行麻醉下检查以排除脓肿或其他并发症。
- 尿潴留：与术中输液过多或术后镇痛不足有关。可临时留置尿管。
- 吻合口裂开：大多数是轻微的，表现为术后几天出现吻合口"溃疡"，伴有疼痛、出血、分泌物增多等。除直肠阴道瘘外，很少需要手术干预。
- 感染性并发症：和其他经肛切除手术一样，存在感染性并发症的风险，即使发生通常也是局部自限性的。也有严重感染并发症的报道。

远期并发症

- 急便感：发生率很难评估，因为它是术前 ODS 症状的一个特征。多数病例在术后 3 个月无需干预即可缓解。持续的急便感需要进一步评估以排除并发症，如吻合钉残留，并评估肛门括约肌功能。Transtar 术后急便感发生率似乎不高于 STARR。
- 大便失禁：通常与急便感有关，术前肛门括约肌薄弱的患者更可能发生。
- 吻合口狭窄：简单的扩肛通常可以解决。
- 性交障碍：罕见并发症。
- 直肠阴道瘘：发生率非常低，不高于 STARR 大型观察研究报道的发生率。

结果

由于 Transtar 进入临床时间较短，因此其公布的证据比 STARR 更加有限。2008年，Renzi 等最先报道，回顾分析了 33 例患者的治疗结果，随访 6 个月，ODS 评分显著降低，没有发生严重并发症；成功率为 86.2%。一项欧洲多中心前瞻性研究报告了类似的成功结果，在 12 个月的随访中，排便梗阻和症状严重程度评分显著降低；然而，术中并发症发生率约 9%，与吻合口裂开或吻合口呈"螺旋状"有关。作者认为，这一相对较高的术中并发症发生率可能反映了与 Transtar 技术难度较大；术后并发症发生率约 7%，其中 3 例为出血，2 例需要手术干预；在 3 个月的随访中，13% 的患者急便感加重，但总体而言，大便失禁评分在术后 12 个月时有所改善。

2011 年的一项单中心研究评估了 133 例 ODS 患者行 Transtar 治疗的术后疗效，克利夫兰便秘评分从术前的（19.4±7.1）分降至术后 6 个月的（10.1±9.0）分；不过，也出现了大量早期并发症（15.7%），包括直肠阴道瘘 1 例、直肠穿孔 1 例、后侧吻合口裂开 4 例、术后控便能力下降 11 例。

2012 年，一项对 64 名接受 STARR 或 Transtar 手术的患者进行的比较研究显示，STARR 组（32 人）和 Transtar 组（32 人）所有患者的 ODS 评分都有所改善，但无统计学差异；STARR 组无术中并发症，Transtar 组有 2 例吻合口裂开。结论认为 Transtar操作更复杂，可能会出现更严重的并发症。

瑞士一家三级医院进行的一项回顾性研究报告了 70 名患者接受 Transtar 治疗后的长期疗效，4 年随访期间，排便功能评分显著改善，使用 SF-36 问卷评估的生活质量得分显示，精神健康维度得分有明显改善。尽管该研究受限于其回顾性、潜在患者选择偏倚以及对调查问卷依从性有限，但结果仍支持 Transtar 治疗 ODS 的长期效果；值得注意的是，术后急便感和大便失禁的症状在几个月内就得到了缓解。

意大利一家大学医院对 187 名患者进行了回顾性研究，结果显示几乎所有患者对Transtar 的满意度都很高，但这项研究受到随访时间短和潜在选择偏倚的限制。

为了解决 Transtar 相关的一些技术难题，一项意大利多中心随机研究，比较了标准 Transtar 和采用直线型吻合器与 Transtar 设备相结合的改良技术，共招募了 270 名患有 ODS 和直肠内脱垂 / 直肠前突的患者，两种技术症状改善率相似，术后 3 个月随访，两种技术在术后急便感方面无明显差异（14.6% vs 10.7%），术后 12 个月无患者出现急便感；在住院时间或早期 / 晚期并发症方面两者也无明显差异。

Transtar 相较 PPH-STARR 技术的潜在优势之一是能够切除更多的脱垂组织。Wadhawan 等对 PPH-STARR（25 例患者）和 Transtar（27 例患者）进行回顾性比较，中位随访时间分别为 12 个月和 6 个月，这两种技术均可显著降低 ODS 评分；虽然Transtar 切除脱垂组织的量显著增加，但两种技术在并发症或症状改善方面没有差异；64% 的 PPH-STARR 患者和 67% 的 Transtar 患者的 ODS 症状得到缓解。

在一项类似但规模更大的研究中，Isbert 等人对 150 名患者（68 名 PPH-STARR 和82 名 Transtar）进行了为期 12 个月的随访比较。两组患者的并发症发生率相似（PPH-STARR 组为 7.3%，Transtar 组为 7.5%），但 Transtar 组患者的术后疼痛有增加的趋势。两组患者术后便秘评分均显著降低；Transtar 组切除组织的体积明显增大，标本大小几乎翻倍，但在 12 个月的随访中，便秘评分没有差异。

因此，从现有的有限数据来看，Transtar 与 STARR 具有相似的并发症发病率，但技术难度可能更大；与 STARR 一样，Transtar 可以显著改善便秘症状，但切除更多的脱垂组织并不一定能提高疗效。

最近，一项用于经肛门直肠切除术的新产品—TST-STARR Plus 问世。2014 年 2 月—2015 年 8 月，对 14 名患者进行了回顾性系列研究，切除标本平均长度为 3.7cm（1.5~5.0cm），在 2~20 个月（中位时间为 10.6 个月）的随访期间，没有发生复发；10 例患者大便失禁症状改善，术后 Wexner 失禁评分显著降低（中位数下降 14.1 至 3.0；$P < 0.01$）；没有发生严重的并发症。

一项对 50 例使用 TST-STARR Plus 的病例进行的中期研究报告了 18 个月的随访数据，术后并发症包括：5 例一过性的急便感，3 个月后缓解；1 例患者术后第 6 天出现吻合口出血，经保守治疗后缓解。Wexner 便秘评分从术前的（13.96 ± 2.37）分降至 18 个月时的（8.44 ± 4.08）（$P < 0.05$）；18 个月时患者报告的总体疗效为：极好（42%）、好（36%）、尚可（12%）和差（10%）。

上述两项研究表明，TST-STARR Plus 可为特定的 ODS 患者提供一种更简单的治疗方法，而患者报告的结局相似。

结论

Contour30 Transtar 专为 STARR 技术设计，具有直视下切除、真正环周全层切除、个体化调整切除程度及切除更多脱垂的优势。与 PPH-STARR 比较，症状改善及并发症发病率相似。一种新的经肛吻合器技术—TST-STARR Plus，具有相似的 ODS 症状改善效果，且操作更加简单，但仍需进一步研究。

参考文献

[1] Agarchan F, Chen T, Pfeifer J, Reissman P, Wexner SD. A constipation scoring system to simplify evaluation and management of constipated patients. Dis Colon Rectum 1996;39:681–685.

[2] Altomore DF, Spazzafuma L, Rinaldi M, et al. Set-up and statistical validation of a new scoring system for obstructed defecation syndrome. Colorectal Dis 2008;10:84–88.

[3] Bock S, Wolff K, Marti L, Schmied BM, Hetzer FH. Long-term outcome after transanal rectal resection in patients with obstructed defecation syndrome. Dis Colon Rect 2013;56:246–252.

[4] Isbert C, Reibetanz J, Jayne D, Kim M, Germer CT, Boenicke L. Comparative study of Contour Transtar and STARR Procedure for the treatment of obstructed defaecation syndrome (ODS)—feasibility, morbidity and early functional results. Colorectal Dis 2010;12:901–908.

[5] Jayne D, Stuto A, eds. Transanal Stapling Techniques for Anorectal Prolapse. London: Springer-Verlag, 2009.

[6] Lenisa L, Schwandner O, Stuto A, et al. STARR with Contour Transtar: prospective multicentre European Study. Colorectal Dis 2009;11:821–827.

[7] Martellucci J, Talento P, Carriero A. Early complications after stapled transanal rectal resection using the Contour Transtar device. Colorectal Dis 2011;13(12):1428–1431.

[8] Masoni L, Luigi M, Mari FS, et al. Stapled transanal rectal resection with contour transtar for obstructed defecation syndrome: lessons learned after more than 3 years of single-centre activity. Dis Colon Rect 2013;56:113–119.

[9] Ren XH, Yaseen SM, Cao YL, et al. A transanal procedure using TST STARR Plus for the treatment of obstructed defecation syndrome: 'a mid-term study'. Int J Surg 2016;32:58–64.

[10] Renzi A, Brillantino A, Di Sarno G, et al. Evaluating the surgeons' perception of difficulties of two techniques to perform STARR for obstructed defecation syndrome: a multicenter randomised trial. Surg Innov 2016;23:563–571.

[11] Renzi A, Talento P, Giardiello C, Angelone G, Izzo D, Di Samo G. Stapled trans-anal rectal resection (STARR) by a new dedicated device for the surgical treatment of obstructed defaecation syndrome caused by rectal intussusception and rectocele: early results of a multicenter prospective study. Int J Colorectal Dis 2008;23:999–1005.

[12] Savastano S, Valenti G, Cavallin F, Missaglia C. STARR with PPH-01 and CCS30 contour transtar for obstructed defecation syndrome. Surg Innov 2012;19:171–174.

[13] Schulte T, Bokelmann F, Jongen J, Peleikis HG, Fandrich F, Kahlke V. Mediastinal and retro-/intraperitoneal emphysema after stapled transanal rectal resection (STARR-operation) using the Contour Transtar stapler in obstructive defecation syndrome. Int J Colorectal Dis 2008;23:1019–1020.

[14] Wadhawan H, Shorthouse AJ, Brown SR. Surgery for obstructed defecation: does the use of the Contour device (Trans-STARR) improve results? Colorectal Dis 2010;12:885–890.

[15] Zhang Z. Clinical review of the TST-STARR plus procedure for rectal prolapse. Dis Colon Rect 2016;59.

第 34 章　TRREMS 手术——经肛门圆形吻合器直肠前突修补和直肠黏膜切除术

F. Sergio P. Regadas, F. Sergio P. Regadas Filho

适应证与禁忌证

采用吻合器技术治疗直肠前突首次报道于 2001 年。而经肛门圆形吻合器直肠前突修补和直肠黏膜切除术（TRREMS 手术）在 2005 年被首次报道，其中 7 例患者采用了 EEA-34 圆形吻合器（Tyco Healthcare，Princeton，NJ，USA），1 例患者使用了 PPH-3 吻合器（Ethicon Endo-Surgery，Cincinnati，OH，LISA）。该术式目前适用于所有 Ⅲ 度直肠前突的患者，无论直肠前突是否伴有直肠黏膜脱垂、直肠内套叠或痔疮。合并肠疝，以及盆底失弛缓的患者是手术禁忌证。使用高度为 4.8mm 的吻合钉。

术前准备

以便秘 / 或排便梗阻综合征为主诉的患者首先接受高纤维饮食和药物治疗。如果治疗无效，则进行结肠传输试验（Sitzmarks）、结肠镜、超声排粪造影（Echodefecography），进一步明确肛门直肠功能障碍的类型（图 34-1A）。如果发现直肠前突合并盆底失弛缓，则应首先进行生物反馈治疗。手术仅适用于至少随访 6 个月后，盆底失弛缓症状改善但排便梗阻综合征持续存在的患者。

肛门直肠测压也有助于评估括约肌压力。

手术

术前建议预防性使用广谱抗生素。

将圆形扩肛器置入肛管，并通过前后侧的缝线与肛周皮肤固定。手指自阴道侧将前突部分顶向肛管侧，以明确前突的顶端。通过扩肛器将直肠前突的顶端向下牵拉（图 34-2），连续水平缝合（Greek 缝合技术）贯穿直肠前突的基底部（包括肛管直肠交界处肠壁的黏膜、黏膜下层和肌层全层）（图 34-3），缝线位于齿状线近端 2cm 处；用电切 / 电凝切除脱垂黏膜和肌层的多余部分，切口保持开放，切缘通过之前的手工水平缝合线连接在一起，将两根侧方缝线和一根前侧缝线围绕吻合器中心杆并在后侧打结（图 34-4）；然后沿黏膜 / 黏膜下层做环周连续荷包缝合。后侧的荷包缝合线位于脱垂黏膜的顶端，而前侧穿过肛管直肠交界处的切除部分（图 34-5）。荷包缝合完成后，将可拆卸的砧头置入荷包缝合线内。缝线绕吻合器中心杆收紧，穿过最远端的固定孔

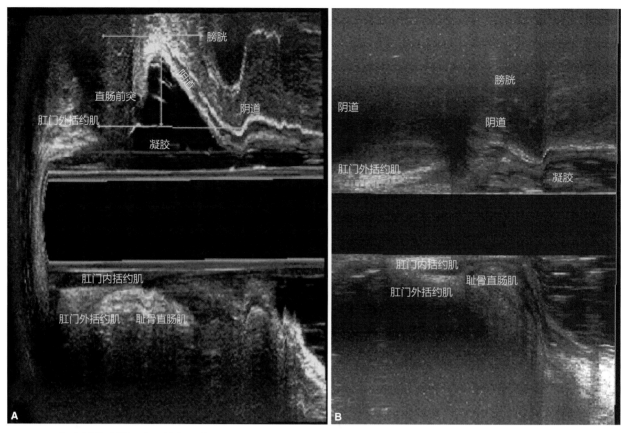

图 34-1 超声排粪造影：直肠前突Ⅲ度（A），TRREMS 术后（B）

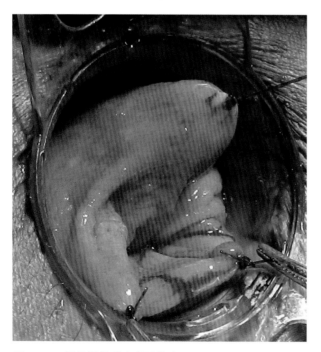

图 34-2 用缝线将前突顶端拖出

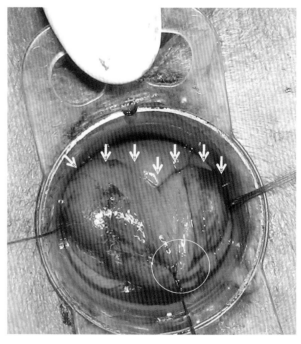

图 34-3 连续水平缝合（Greek 缝合技术）（白色箭头）

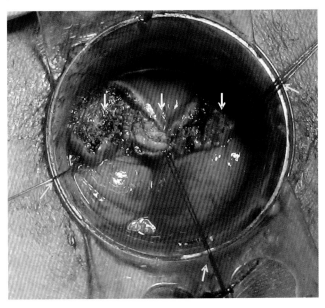

图 34-4　切口保持开放，切缘通过之前的手工水平缝合线连接（白色箭头）。两根侧方（黄色箭头）和一根前侧（黄色箭头）缝线保持在位，准备围绕吻合器中心杆打结

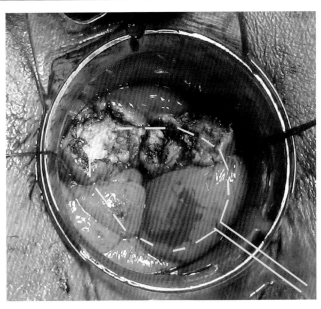

图 34-5　连续的直肠黏膜 / 黏膜下层荷包缝合（黄线）

后再打一个结，使吻合器在关闭过程中能够将所有组织纳入钉仓内（图 34-6）。另外，将侧方的缝线（图 34-6）牵至前侧创面的中间并围绕中心杆打结，注意包含整个直肠肛管前壁。用一把 Babcock 钳（阑尾钳）将阴道后壁抬高，关闭吻合器。行阴道后壁指检，确保其完全在钉仓外，然后击发吻合器并取出，使吻合口靠近齿状线，有利于形成适当的肛管固定（图 34-7）。

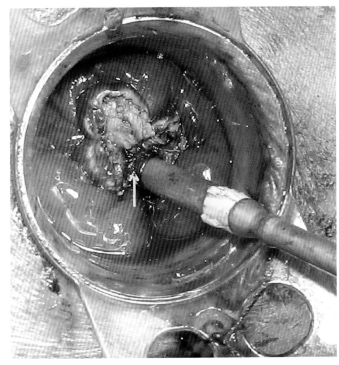

图 34-6　将圆形吻合器穿过荷包缝线，将缝线固定于吻合器中心杆周围并穿过最远端的固定孔（距离砧头顶端 4.0cm）（黄色箭头）

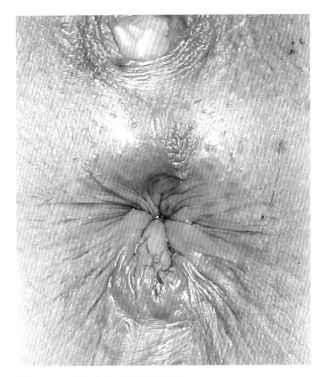

图 34-7　低位吻合后的肛管固定

术后管理

所有患者均住院 24h。开始进流质饮食，并在术后第 1 天逐渐过渡到正常饮食。建议使用高纤维饮食和泻药 10 天。优先使用非甾体类抗炎药 5~7 天（根据临床恢复情况）来缓解疼痛。所有患者术后 7 天、14 天和 90 天门诊复诊进行重新评估。术后采用超声排粪造影评估后盆功能障碍（图 34-1B）。

并发症

一项纳入 75 例患者的多中心研究报道了 10 例（13.3%）术后并发症，1 例重度吻合口狭窄需在麻醉下行狭窄切开术，其余患者接受了内镜下热活检钳狭窄切开术（3 例）或指诊扩肛（3 例），2 例患者（2.6%）出现持续直肠疼痛，1 例持续 2 周，1 例持续 3 个月。

Leal 等在术后 1 个月的随访中观察到 3 例（8.57%）中度狭窄，其中 2 例（5.72%）自行缓解，1 例在内镜下用热活检钳行吻合口瘢痕切开。1 例患者 1 年后吻合口上出现 3.0cm 的肉芽肿，予手术切除。

我们中心外科医生手术的 72 例患者中有 19 例（26%）术后并发症：1 例早期出血，1 例血栓形成，7 例里急后重，6 例狭窄，4 例残留黏膜脱垂；10 例患者需要治疗，其中 4 例行指诊扩肛，2 例行内镜下吻合口瘢痕切开，4 例行胶圈套扎。

结果

一项前瞻性多中心试验对 TRREMS 手术进行了评估，该试验包括 14 名来自 11 个不同医院的外科医生（巴西 9 名，葡萄牙 1 名，委内瑞拉 1 名）。2004 年 8 月—2006 年 10 月，75 例平均年龄为 49.6（30~70）岁的成年女性患者，由于直肠前突伴黏膜脱垂或直肠内套叠导致排便梗阻综合征，接受了 TRREMS 手术，使用 34mm 或 31mm 的 EEA 吻合器（AutoSuture，New Haven，CT，USA）。Wexner 便秘评分的平均分为 16 分，所有患者术前行直肠镜检查、结肠传输试验、排粪造影及肛门直肠测压。平均随访时间为 21（4~37）个月，术后 90 天通过临床症状、Wexner 便秘评分、排便造影和肛门测压对功能结果进行初次评估。对所有患者进行临床随访，随后对便秘评分进行评估。手术时间平均为 42min。术后排粪造影显示 8 例（10.6%）有残留的直肠前突，其中 6 例患者症状减轻。肛门直肠测压评估与术前无明显差异，Wexner 便秘评分由术前的 16 分显著降至 4 分 [（0~4 分 =68 例）、（6 分 =6 例）、（7 分 =1 例），$P < 0.0001$]。

另一项研究纳入 35 例患者，便秘评分显著降低（由术前的 10.6 分降至术后的 2.9 分）；疼痛评分（VAS）由术后第 1 天的 5.23 分降至术后第 8 天的 1.20 分；对治疗结果的满意度在术后第 1 个月、3 个月、6 个月和 12 个月分别为 79.97、86.54、87.65 和 88.06（0~100）；排粪造影显示，直肠前突的深度，静息像由术前的（19.2±8.8）（3~42）mm 降至术后的（6.7±3.6）（0~7）mm，力排像由术前的（34.9±12.3）（20~70）mm 降至术后的（10.9±6.0）（0~25）mm。

2010—2014 年，72 例患者在巴西 Fortaleza 的 Ceara 联邦大学临床医院和 Sao Carlos 医院接受手术治疗，使用 HEM EEA-33 吻合器（Covidien，New Haven，CT，USA），术后便秘评分从 13（10~17）分显著降低至 5（2~9）分。共有 49 例（68%）患者非常满意，21 例（29%）患者满意，Wexner 便秘评分下降分别≥ 70% 和≥ 50%，只有 2 例（3%）患者不满意。

　　TRREMS 手术能对肛管直肠交界处的前壁进行精确切除，正如许多使用超声排粪造影（一种动态超声检查技术）的研究所显示的那样，该部位主要负责排便过程中推动阴道后壁。它还精确地量化需要切除的组织量，然后进行吻合器全直肠黏膜切除术和肛管固定术。吻合口距离齿状线约 0.5cm，以对肛管直肠交界处前壁进行整体加强及肛管固定（图 34-7）。在手工和吻合器切除的过程中，所有切除的标本中均包含直肠前突的肌层。手术过程中必须始终用 Babcock 钳（阑尾钳）将阴道后壁拉起，以避免在切除过程中损伤阴道后壁。

　　目前，TRREMS 手术已经通过使用 HEM EEA-33 吻合器（EEA Hemorrhoid and Prolapse Stapler Set—Covidien）进行更有效的切除，该吻合器能够切除更多的脱垂黏膜和肛管直肠壁。肛门直肠阴道隔变直并被愈合过程产生的纤维组织所加强。另外，这是一种成本相对较低的技术，因为只需使用一个圆形吻合器。

结论

　　基于术后影像、临床观察和早期临床结果，TRREMS 手术是一种有效的吻合技术，出口梗阻症状可望获得完全改善。

参考文献

[1] Agachan F, Chen T, Pfeifer J, Reissman P, Wexner SD. A constipation scoring system to simplify evaluation and management of constipated patients. Dis Colon Rectum 1996;39:681–685.

[2] Altomare DF, Rinaldi M, Veglia A, Petrolino M, De Fazio M, Sallustio P. Combined perineal and endorectal repair of rectocele by circular stapler: a novel surgical technique. Dis Colon Rectum 2002;45(11):1549–1552.

[3] Ayav A, Bresler L, Brunaud L, Boissel P. Long-term results of transanal repair of rectocele using linear stapler. Dis Colon Rectum 2004;47:889–894.

[4] Boccasanta P, Venturi M, Calabrò G, et al. Which surgical approach for rectocele? A multicentric report from Italian coloproctologists. Tech Coloproctol 2001;5:149–156.

[5] Boccasanta P, Venturi M, Salamina G, Cesana BM, Bernasconi F, Roviaro G. New trends in the surgical treatment of outlet obstruction: clinical and functional results of two novel transanal stapled techniques from a randomised controlled trial. Int J Colorectal Dis 2004;19:359–369.

[6] Cruz JV, Regadas FS, Regadas SM, et al. TRREMS procedure (transanal repair of rectocele and rectal mucosectomy with one circular stapler). A prospective multicenter trial. Arq Gastroenterol 2011;48(1):3–7.

[7] Dodi G, Pietroletti R, Milito G, Binda G, Pescatori M. Bleeding, incontinence, pain and constipation after STARR transanal double stapling rectotomy for obstructed defecation. Tech Coloproctol 2003;7:148–153.

[8] Leal VM, Regadas FS, Regadas SM, Veras LR. Clinical and functional evaluation of patients with rectocele and mucosal prolapse treated with transanal repair of rectocele and rectal mucosectomy with a single circular stapler (TRREMS). Tech Coloproctol 2010;14:329–333.

[9] Murad-Regadas SM, Regadas FS, Rodrigues LV, Silva FR, Soares FA, Escalante RD. A novel three-dimensional dynamic anorectal ultrasonography technique (echodefecography) to assess obstructed defecation, a comparison with defecography. Surg Endosc 2008;22:974–979.

[10] Regadas FS, Lima Barreto RG, Murad-Regadas SM, Veras Rodrigues L, Pereira Oliveira LM. Correlation between anorectocele with the anterior anal canal and anorectal junction anatomy using echodefecography. Tech Coloproctol 2012;16:133–138.

[11] Regadas FS, Murad-Regadas SM, Wexner SD, et al. Anorectal three-dimensional endosonography and anal manometry in assessing anterior rectocele in women: a new pathogenesis concept and the basic surgical principle. Colorectal Dis 2006;9:80–85.

[12] Regadas FS, Regadas SM, Rodrigues LV, Misici R, Silva FR, Regadas Filho FS. Transanal repair of rectocele and full rectal mucosectomy with one circular stapler: a novel surgical technique. Tech Coloproctol 2005;9:63–66.

[13] Scuderi G, Casolino V, Dranissino MI, et al. Uso della suturatrice meccanica nella risoluzione di problematiche proctologiche. Nostra esperienza relativa a 122 pazienti. Chir Ital 2001;53:835–839.

第 35 章　臀大肌转移瓣

Stephanie L. Koonce, Miguel A. Medina Ⅲ

适应证与禁忌证

　　大便失禁是一种严重影响患者生活质量的失能性疾病。肛门括约肌的外科修复方式取决于括约肌的完整程度。括约肌完整的患者通常接受生物反馈治疗或骶神经刺激治疗。括约肌轻度缺损，通常行重叠式括约肌成形术。应用臀大肌转移瓣是伴有括约肌严重受损的大便失禁患者的手术方法之一，某些情况下可以避免永久性结肠造口。由先天畸形或创伤造成的括约肌失神经支配或括约肌损伤的患者适合行该手术。

　　臀大肌是背侧臀肌最表浅的部分，可以为括约肌重建提供充足而有力的肌肉组织。臀大肌是强健的随意肌，对于后髋的稳定性、侧髋的旋转性和大腿的延展性都有着重要的作用。该肌肉起于骶骨背侧，髂骨上方、尾骨和骶结节韧带，止于股骨和髂耻束。臀上动脉和臀下动脉为其提供了强大的血供，保证了可以安全地将臀大肌分离并用于各种重建手术。当用于括约肌重建时，臀大肌转移瓣通过向上向后拉伸肛管来扩张直肠及控制排便。置入后臀大肌的厚度可以起到延长肛管的作用。臀大肌会自然收缩以应对即将发生的大便失禁。臀大肌皮瓣的术后肌电图研究显示紧张性活动以及术后收缩压升高，某些研究中静息压同样增加。术后直肠感觉也得到改善。患者能够意识到肌肉环绕形成的术后直肠扩张，并以能控制的方式完成自主排便。

　　直肠无扩张功能是臀大肌转移瓣的绝对禁忌证。臀大肌的神经支配来自起源于 L5、S1 和 S2 的臀下神经，由中枢脊髓功能障碍引起的括约肌功能障碍（如脊柱裂）的患者也不适合进行这种手术，更近端的肌肉转移可作为替代方法。儿童和 60 岁以上的老人也不太适合接受该手术。

术前准备

　　术前行大便失禁的常规检查。肛门压力测定可以测量肛门括约肌压力、直肠感觉和神经反射。肌电图和阴部神经终末运动潜伏期测定用来评估神经肌肉功能，很少需要盆底功能磁共振成像（MRI）。肛门直肠腔内超声作为目前肛门失禁患者括约肌评估的金标准，可用于记录括约肌缺损程度。行臀大肌的肌电图检查，以确保转移皮瓣前的神经支配正常。术前排粪造影和大便失禁评分作为基线，以便于术后评估手术效果。

患者需口服抗生素并行机械性肠道准备。根据目前的指南推荐，切皮前 60min 给予术前抗生素。手术通常在全身麻醉下进行，也可以使用局部麻醉。放置双下肢连续加压装置，留置导尿管。患者取俯卧折刀位，将臀部向两侧分开并用胶带固定，以帮助显露术区。

手术（图 35-1~ 图 35-4）

臀大肌皮瓣的解剖和游离

在两侧臀部平行于臀大肌尾端做两个镜像切口。距肛缘 2cm 做双侧肛周切口，以保护肛管皮肤。这些切口通过皮下隧道与臀部切口相通，可以让交叉吊带的分叉端在皮下隧道内穿行。两个环肛周切口之间的前后侧皮肤桥至少应宽 3cm，以防止坏死和血运阻断。找到臀大肌并追溯到其在骶骨和尾骨的起点，在这里将臀大肌起点的下 4~5cm 和骨膜边缘从它们的骨性附着处分离。然后将离断的肌束与主肌腹和骶结节韧带分离。注意保护下方的神经血管束，神经血管束通过坐骨孔穿出骨盆，进入臀大肌下半部的深层表面，通常距骶骨中缘 6~8cm。当肌瓣能够在没有张力的情况下到达对侧肛缘时，代表肌瓣已游离充分。

用臀大肌交叉吊带进行括约肌再造

一旦双侧肌瓣得到充分的游离，将其沿纵轴分开并向下旋转。分叉端在肛管后间隙平面沿皮下潜行，于肌瓣的骨膜缘留置牵引缝线以帮助环绕。肌瓣穿过皮下隧道后，用 2-0 薇乔线将两侧肌瓣的分叉端以重叠的方式彼此间断缝合在一起。

两侧臀部切口分别放置闭式负压引流管，引流管位于臀部切口的外侧和头侧。用可吸收缝线缝合皮下组织，间断缝合真皮深层，用连续皮下可吸收单股缝线或皮肤钉缝合皮肤，引流管连接至负压吸引球。

替代技术

Hentz 在 1982 年首次描述的上述技术有许多替代方法。他提出的作用机制是双侧肌肉吊带在合适的静息肌纤维长度和张力下彼此支撑稳定。Devesa 等所描述的技术是其中一侧肌瓣保持完整，而对侧肌瓣进行分叉。分叉的肌瓣穿过皮下隧道，以端 - 侧缝合方式和未分叉的肌瓣固定。该技术的潜在优势是减少了穿过肛管后间隙的组织，并减少了臀大肌成形术缝合线上的张力。Orgel 和 Kucan 等提出一种臀大肌分离瓣，在一侧肌肉止于髂胫束和股骨的部位对肌肉的下半部分进行游离，然后根据肌肉在肛门上方的位置决定肌肉分离的范围。被分离肌瓣的末端穿过肛管后间隙，然后用不可吸收缝线将其与自身及对侧坐骨结节进行固定。Clay 和 Pemberton 将臀大肌的下 1/4 从骶骨的两侧游离，然后将肌瓣劈开、翻转并环绕肛管。

术后管理

术后 24h 内患者进清淡的流质饮食。根据患者耐受情况和肠蠕动恢复情况逐步递进饮食。限制患者的活动，2 周内不能坐，3 周内不能爬楼梯。

并发症

切口感染是该手术最常见的并发症。切口感染，尤其是肛周切口感染，降低了获得良好手术效果的概率。切口感染增加了患者需要重新进行括约肌修补的可能。一些外科医生使用转流性造口来减少污染，但即使有转流性造口，切口感染仍会发生而且也没有改善结果。避免切口感染的最佳方法仍然是严格的无菌技术和避免严重污染。除非有感染的迹象，否则我们不会在术后继续给患者使用抗生素。该手术其他已知的并发症还包括：髋关节不稳定、步态改变、血清肿、肛门狭窄、外观畸形、感觉迟钝、需再次手术以及瘘。报道的总体并发症发生率为 16%~64%。

结果

臀大肌转移瓣的结果差异明显。14%~57% 行双侧臀大肌成形术的患者术后症状没有改善。已发表的研究例数较少，加上手术技术千变万化，因此很少有外科医生具备能提供确定性结果所需的经验。Pearl 等的研究显示肛管静息压没有变化，但最大收缩压和直肠感觉有所改善，7 例患者中有 6 例恢复了对干便的控制。Devesa 等报道的 10 例患者中有 9 例有临床改善，但只有 1 例患者完全恢复了控便能力。所有患者的肛管静息压、收缩压和肛管长度均有所改善。在后来的一项研究中，作者发现 67% 的患者获得了良好或满意的效果。Kong 等在 2 年的随访中，发现 14 例患者中有 12 例子的排便控制有显著改善，在排粪造影、肛门直肠腔内超声、Wexner 评分、直肠压力、收缩和收缩容积方面也有改善。

手术失败是由张力或感染导致的皮瓣去神经支配或裂开引起的。辨识和保护臀下神经及其神经血管蒂至关重要。应确保充分包绕肛管和无张力的缝合，因为张力容易导致缺血和裂开。肌瓣的前肢最容易裂开并回缩，这是因为臀大肌收缩时会对直肠前壁形成更高的张力。将前侧肌瓣于靠近阴道和尿道处穿过皮下隧道可能会有所帮助。

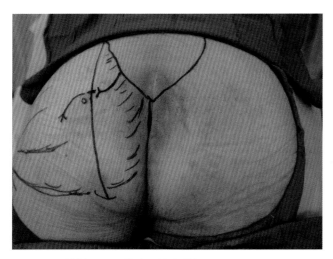

图 35-1　单侧臀大肌转移瓣的术前标记

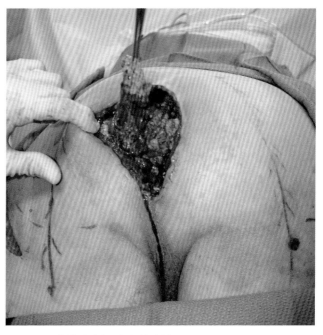

图 35-2　提起左侧臀大肌转移瓣

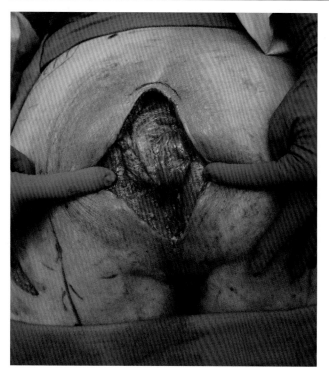

图 35-3　瓣的植入

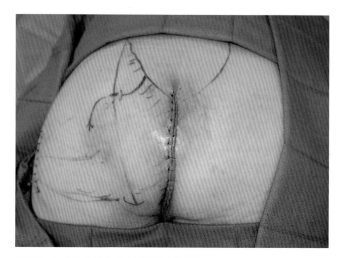

图 35-4　完成臀大肌转移瓣后关闭切口

如果术后功能没有改善，可用 MRI 对修复情况进行评估。也可以用肌电图来评估肌肉功能和神经支配。如果肌肉仍受神经支配，可考虑几个月后行修正手术。延期行再次手术可以让肛周皮肤充分愈合并减少手术区域的炎症，为二次修复手术获得成功提供最佳机会。

结论

　　臀大肌转移瓣是治疗由严重肛门括约肌缺损（非中央脊髓性）导致的大便失禁的一种手术方式，它为肛门括约肌提供了厚实的带神经支配的肌肉环绕，让患者可以自主控制排便。臀大肌转移瓣被证明可以增加自主收缩压和直肠感觉。它为部分需要永久性端式结肠造口的患者提供了替代方案。然而，这是一项技术上具有挑战性的手术，成功率和相关并发症的发生率各不相同。

参考文献

[1] Cera SM, Wexner SD. Muscle transposition: does it still have a role? Clin Colon Rectal Surg 2005;18(1):46–54.

[2] Devesa JM, Madrid JM, Gallego BR, Vicente E, Nuno J, Enriquez JM. Bilateral gluteoplasty for fecal incontinence. Dis Colon Rectum 1997;40(8):883–888.

[3] Hentz VR. Construction of a rectal sphincter using the origin of the gluteus maximus muscle. Plast Reconstr Surg 1982;70:82–85.

[4] Hultman CS, Zenn MR, Agarwal T, Baker CC. Restoration of fecal incontinence after functional gluteoplasty: long-term results, technical refinements, and donor site morbidity. Ann Plast Surg 2006;56(1):65–70.

[5] Jorge JM, Wexner SD. Etiology and management of fecal incontinence. Dis Colon Rectum 1993;36:77–97.

[6] Kong F, Wu Y, Chen Y, Liu J, Li F, Xiang B. Modified technique of bilateral gluteus maximus transposition for reconstruction of sphincter for pediatric traumatic fecal incontinence. J Pediatr Surg 2015;50(12):2159–2163.

[7] Orgel MG, Kucan JO. A double split gluteus maximus muscle flap for reconstruction of the rectal sphincter. Plast Reconstr Surg 1985;75:62–67.

[8] Pearl RK, Prasad ML, Nelson RL, Abcarian H. Bilateral gluteus maximus transposition for anal incontinence. Dis Colon Rectum 1991;34(6):478–481.

第 36 章　经腹直肌皮瓣

Martin I. Newman, Nathan Eberle

适应证与禁忌证

适应证

经腹直肌皮瓣可用于各种会阴重建手术，其中最主要的是纵向腹直肌皮瓣（Vertical Rectus Abdominus Myocutaneous，VRAM）。可以根据患者重建的需求来决定游离的组织瓣是否带皮岛。VRAM 的作用最为全面，可用于从简单到最复杂会阴部缺损的重建。无论这些缺损是源于良性病变或恶性肿瘤的切除，术区是否接受过放射性治疗，切除范围是否包括皮肤、软组织、肌肉和 / 或阴道后壁等。

VRAM 在治疗这类缺损时具有两个不同但同样重要的功能。一方面，它将健康的带血管蒂组织转移至通常是巨大的、污染的和之前接受过放疗的缺损中，新植入的组织为原本恶劣的切口愈合环境重新建立健康的血液供应。另一方面，皮瓣有助于消除新形成的无效腔。这种巨大的腔隙通常是广泛切除术后形成的，如腹会阴联合切除术或全直肠切除术，切除通常包括皮肤、软组织和肌肉。肛提肌的完全或部分切除可能会使腹腔脏器通过受损的盆底疝入接受过放疗的盆腔，导致患者可能需要在未来进行更复杂的手术。经腹直肌皮瓣已被证实可以降低腹会阴联合切除术（APR）患者术后并发症的风险。

禁忌证

像任何手术一样，我们必须仔细权衡游离和转移经腹皮瓣的风险和获益。当缺乏供养皮瓣或覆盖皮肤（如果需要）的血液供应时，就不能使用 VRAM。血管病变、先天性畸形或之前的手术都可能引起皮瓣的血供受损。如在腹壁深动脉预定位置有手术切口，进行重建的外科医生应警惕皮瓣血管蒂损伤的可能。如果患者之前曾做过经腹直肌的造口，同样应该关注对整个皮瓣血供的影响。在预期需要皮岛的情况下，既往的腹部成形术提示穿支血管之前可能已经被破坏。最后，诸如血流动力学不稳定等术中情况也会妨碍医生完成 VRAM 或其他类似的重建手术。大多数缺损都可以进行暂时性的处理，直到患者的情况稳定并适合继续治疗。

进行 VRAM 重建的相对禁忌证有很多，主要由进行重建的外科医生根据自己的舒适程度来决定。因为手术需要打开腹腔并切取一块大的肌肉瓣，而这束肌肉是腹壁的重要组成部分。所以在考量手术的风险回报比时，需要考虑存在的相对禁忌证，如肥胖、营养不良、吸烟史、糖尿病、激素和 / 或抗代谢类药物、腹壁放疗史、心肺并发症等情况。

术前准备

通常在进行腹直肌皮瓣前不需要术前放射学检查。如上所述，如果对血管蒂或穿支血管有任何疑虑，CTA/MRA 可以帮助进行动脉定位。IGC 成像或手持笔式多普勒也有助于在设计皮岛时定位穿支血管。皮岛可以设计成不同的方向，包括纵向（VRAM）、横向（TRAM）和斜向（ORAM）。如何选择主要根据缺损重建的需要。需要注意的是，在设计如何切取皮岛时，不仅要考虑到"缺损的需要"，还要考虑最终的缝合和术后的结果。

手术

手术要则

进行重建的医生通常会听从普外科或结肠直肠外科医生关于外科治疗改进项目的方案和偏好。采用抗生素、体温维持和深静脉血栓 / 肺栓塞（DVT/PE）等预防措施。如果使用了 DVT/PE 化学预防药物，应注意不要将药物注射到皮瓣供区表面的皮肤上。在进行正中线切口标记时应注意保护脐孔，正中线切口应从剑突延伸至耻骨，脐孔应保留在预期造口的一侧，远离 VRAM 的一侧。皮岛通常被设计成半月形，以期在手术结束时可以缝合关闭，注意避免在下腹部形成隆起。

体位

通常将患者摆放成截石位，双腿固定在带有可活动性关节的马镫形腿架上，手臂收拢，并适当加垫保护。该体位同时为腹部手术和重建手术提供了操作入路，而无须改变体位。通常首选右侧腹直肌，将左侧腹直肌留作结肠造口用。如果右侧 VRAM 先前已被破坏，或者术中发现不适合使用时，则可以考虑左侧 VRAM。

手术技巧

当结直肠部分的手术已经完成，在开始造口前，让重建手术团队进入手术室。如果患者情况稳定可以继续手术，则再次进行患者信息核对（Time-out），对选定侧腹壁下深（Deep Inferior Epigastric，DIE）血管蒂进行触诊来评估皮瓣的血供。如果血压正常，DIE 血管蒂应该搏动有力，则皮瓣的血供没有问题。当预计需要皮岛时，应该从此处开始分离。在剑突的下方，腹直肌前正中设计一个椭圆形的皮肤和软组织瓣。这是要游离的皮瓣的最远端部分，此时应注意保护穿支血管。分离好后，可将皮岛暂时缝合到下方的肌肉筋膜上，以降低操作和转移时撕裂的风险。通过将腹直肌前鞘与腹直肌分离来进一步游离肌瓣。此操作应按照从内侧到外侧，从上（远端）到下（近端）的顺序进行。注意不要在解剖过程中损伤肌肉（及其相关的血液供应）。此处是腹直肌最薄弱的部分，很容易损伤血供，而且腹直肌前鞘与腹直肌紧密相连。如果损伤不可避免，最好是损伤易于修复的腹直肌前鞘，而不是损伤腹直肌（血供问题）。将双极电凝设置为 25，有助于这一部分的游离。用这种方式，将腹直肌前鞘向侧方牵拉，使腹直肌完全暴露。然后于肋弓下方在腹直肌和后鞘之间建立一个隧道，在腹直肌和后鞘之间置入一把大 Kelly 钳，将腹直肌在肋弓下缘离断。仔细的双重结扎腹壁上血管，通常位于腹直肌后方。

一旦将肌肉的上半部分离断，结扎好血管，就可以将肌瓣自上至下（从远端到近

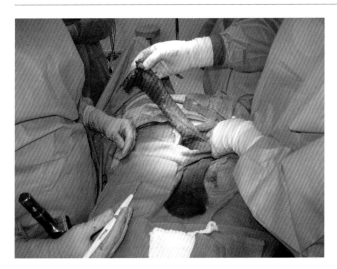

图 36-1　切取右侧腹直肌

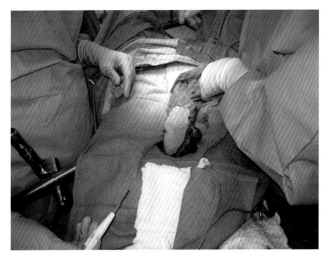

图 36-2　腹直肌肌皮瓣

端）从后鞘剥离出来。后侧的游离比前侧容易进行，因为它仅由疏松的结缔组织固定，层次之间没有致密的粘连区域。由于血管蒂沿肌肉的后方移行，因此必须格外注意不要损伤这一关键结构。将肌瓣自上向下剥离时，可以看到肋穿支血管沿着侧缘进入肌肉，可以将这些血管夹闭或结扎。后鞘终止于弓状线，在其下方可以看到肌肉外侧的 DIE 血管蒂，在该处小心分离肌肉与后鞘的疏松附着，使肌瓣游离以获得最宽的旋转弧度（图 36-1）。

如果不需要皮岛，则沿中线打开腹直肌鞘，前鞘按照前述方法自内侧向外侧游离。后鞘的游离方法亦同上。

肌瓣完全游离后，就可以通过盆底肌转移至缺损处。通过将手术床置于"头低"位，并用 St.Mark 拉钩牵拉膀胱，可以方便地进行此项操作。将肌瓣植入缺损时，注意不要使肌肉或血管蒂发生扭转。如果有皮岛，则应始终采用"推进"而非"牵拉"的动作进行操作，以免将皮肤从下方肌肉切断或撕裂（图 36-2）。在肌瓣转移过程中，穿支血管很容易发生撕裂。预先缝置"安全"缝线（皮肤和肌肉筋膜之间）和推进动作（而非牵拉）都可以很好地减少剪切力并保护皮岛。

在成功完成肌瓣转移后，进行重建的医生便移至患者两腿之间的坐凳上，可以利用矮脚踏和膝上操作台提供一个舒适的手术姿势。然后将肌瓣朝向缺损，再次注意不要扭转血管蒂。根据缺损形状对皮岛进行修剪并植入缺损内，间断缝合真皮层（用 2-0 PDS 线）和皮肤层（用 1 号薇乔线）。如果不使用皮岛，则将肌肉瓣推移至缺损边缘，并沿中线（臀沟线的延续）定位，用 1 号 PDS 线固定到位。皮肤在肌肉上方缝合，将肌肉夹在两侧软组织中，用薇乔线皮肤 - 皮肤间断缝合切口。如果在手术过程中切除了阴道后壁，则可以将腹直肌瓣宽阔而平坦的部分在缺损处展开来进行重建，用 1 号薇乔缝线将肌肉边缘和剩余的阴道壁间断缝合固定。固定肌瓣的边缘，而不是肌肉本身，可以确保远端的血供不受影响。在这种情况下，我们更愿意先关闭最远端的部分，然后向阴道口侧推进，谨慎操作保证创面的紧密闭合。

引流管放在盆腔内并自左下腹引出，与肌瓣走行相平行。腹壁的关闭方式由外科医生决定。如果腹直肌前鞘的一部分随肌瓣一起被切取，这部分也必须进行修复。尽管有许多方法可以实现这一目标，我们发现放置一小片生物补片是最有效的（临床实践中异种移植真皮产品因为其强度而受到青睐）。放置一根腹壁皮下引流管经右下腹引出。

术后管理

当患者在麻醉恢复室苏醒后，立即将其放置在零重力床上，3 天后再转移到外科病房。保证肌瓣无任何压力非常重要，要求患者在手术后 3 周内不得坐在该部位。术后前 3 天零重力床有助于实现这一目标，之后可以在治疗师的帮助下进行行走训练并移至气垫床上。

饮食的递进需由手术医生酌情制定。在术后早期阶段，充分的疼痛管理是患者住院过程、患者体验和手术总体结果的一个非常重要的组成部分。我们采用由外科、麻醉和护理团队共同协作的多种模式术后镇痛。

手术 72h 后，可以将患者转移至气垫床上，并提供康复治疗服务来协助其活动。在卧床的最初 3 天内，除了腹部以外的部位注射深静脉血栓预防性药物外，还需要持续使用双下肢连续加压装置。鼓励患者在手术 3 天后下床活动，但要求患者术后 3 周内不要直接坐着。这期间建议患者使用坐垫圈，然后在患者能够耐受的前提下逐渐过渡到正常的坐姿。

并发症

任何带蒂肌瓣最可怕的并发症是动脉受损，导致肌瓣缺血最终坏死。比动脉供血不足更常见的并发症是静脉回流障碍，可能会发生于血管蒂无意中扭转或处于过度压力之下（多见于临近区域的血肿）。通过术中观察皮岛的颜色（会变黑）或毛细血管再灌注时间减少，就可以很容易地识别和纠正。对这些复杂的缺损进行重建手术，轻微的切口裂开或皮肤坏死较为常见，也在意料之中，尤其是将组织瓣植入之前接受过放疗或"条件恶劣"的组织床的情况下。

结果

通过我们的实践证实，无论是手术切除直肠和肛门、周围软组织和 / 或阴道后壁，VRAM 是大多数会阴切除术后一种可靠且持久的重建方式。可以通过延伸皮岛的尺寸对最大的缺损进行重建。相反，对于较小的缺损，我们用"单纯肌肉瓣"进行重建，无须带皮肤和软组织。虽然在这个众所周知的难愈区域会发生一些小的、自限性的切口延迟愈合，但很少出现严重的并发症。图中列举了一些缺损和修复的案例（图 36-3~ 图 36-6 ）。

结论

基于腹直肌的腹部皮瓣是对复杂会阴部切口进行牢固重建的主力皮瓣。

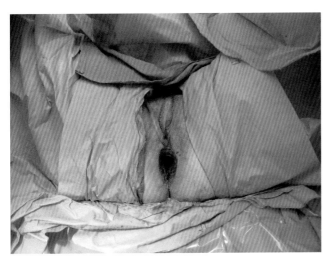

图 36-3　全直肠结肠切除术后，之前接受过放疗的会阴区域的典型表现，不仅没有肛门和直肠，这些结构周围的软组织也有缺损

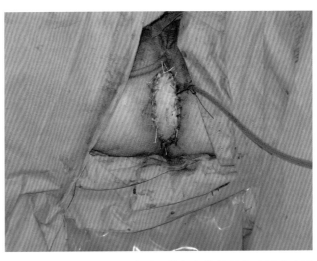

图 36-4　用 VRAM 进行皮肤和软组织的转置有助于重建图 36-1 所示的缺损。注意皮岛呈椭圆形，植入时使用可吸收（聚乳酸）缝线。术后 3 周限制坐姿

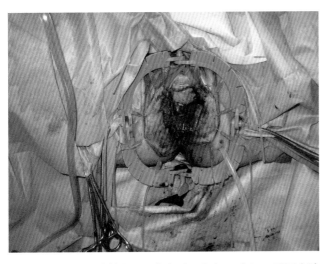

图 36-5　更广泛的缺损，不仅切除了肛门、直肠、周围皮肤和软组织，还包括阴道后壁和部分侧壁。这些缺损见于低位直肠或肛门肿瘤向前侧侵犯时

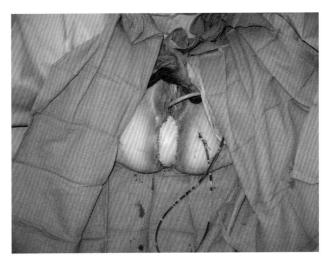

图 36-6　完成会阴和阴道的重建。宽而扁平的腹直肌可以用来完成阴道的重建，剩余的皮肤和软组织岛可用来完成会阴的重建。注意将大阴唇的重新缝合，以重建阴道后穹隆，是对美容和功能均有益处的重要步骤。对于较小的缺损，我们建议用可吸收（聚乳酸）缝线缝合，并限制坐姿 3 周

参考文献

[1] Boyd JB, Taylor GI, Corlett R. The vascular territories of the superior epigastric and the deep inferior epigastric systems. Plast Reconst Surg 1984;73(1):1–16.

[2] Chessin DB, Hartley J, Cohen AM, et al. Rectus flap reconstruction decreases perineal wound complications after pelvic chemoradiation and surgery: a cohort study. Ann Surg Oncol 2005;12(2):104–110.

[3] Gurtner GC, Jones GE, Neligan PC, et al. Intraoperative laser angiography using the SPY system: review of the literature and recommendations for use. Ann Surg Innov Res 2013;7(1):1.

[4] Lee MJ, Dumanian GA. The oblique rectus abdominis musculocutaneous flap: revisited clinical applications. Plast Reconstr Surg 2004;114(2):367–373.

[5]   Takano S, Newman M, Gill K, Wexner SD. Vertical rectus muscle flap repair for perineal defect: abdominoperineal resection and perineal hernia. J Am Coll Surg 2015;220(6):e89.

[6]   Vogel JD. Liposome bupivacaine (EXPAREL) for extended pain relief in patients undergoing ileostomy reversal at a single institution with a fast-track discharge protocol: an IMPROVE Phase IV health economics trial. J Pain Res 2013;6:605–610.

第 37 章　　股薄肌皮瓣

Chaya Shwaartz, Oded Zmora

引言

　　会阴部的重建手术，如复杂性肛瘘的修补手术、复杂性会阴切口的修复，以及肛门括约肌的重建，是结直肠外科中最具挑战性的任务。这类手术的失败率很高，对患者的生活质量有着重大影响。

　　由于一些特殊原因，直肠和邻近器官（如阴道或尿道）之间的瘘管是最难治疗的。在许多情况下这些瘘管的病因本身就会影响切口愈合，如放射治疗史或炎症性肠病。有时直肠尿道瘘可能由先天性畸形引起，可能会伴有会阴部的其他畸形。解剖学上直肠与阴道或尿道相邻，之间只有很薄的隔膜分隔，更增加了局部修复的复杂性。此类瘘管的直肠侧内口经常位于近端齿状以上，这使得经肛入路更具挑战性。

　　会阴切口不愈合是结直肠外科另一个具有挑战性的议题。常发生在会阴部手术后，如腹会阴联合切除术。炎症性肠病术后或有放射治疗史的患者更易出现切口不愈合，通常伴有慢性的组织感染。

　　肛周区域的重建手术可能需要旋转肌瓣。在修复瘘管的过程中，可以将肌肉旋转并作为组织瓣植入直肠和邻近器官之间，或用作修补不愈合会阴切口的填充物。带皮岛的肌皮瓣对放疗后的皮肤非常有用。肌瓣也可用于肛门括约肌的重建，具体内容详见本书其他章节。

股薄肌的解剖与功能

　　股薄肌是大腿内侧最浅层的肌肉。它薄而扁平，基底部较宽，向下逐渐变窄变细。平均长度 41cm，平均直径 4.4cm（前后径）和 1.1cm（横径）。它起源于耻骨支，垂直向下走行，止于一个圆形的肌腱。肌腱穿过股骨内侧髁后，环绕胫骨内侧髁，并在该处变扁平，止于胫骨粗隆的内侧（图 37-1）。因此该肌肉主要作为下肢的内收肌。由于内收动作取决于数块大腿肌肉，股薄肌作为内收肌的功能重要性很小。因此在切取股薄肌后，可以充分保留下肢功能。

　　股薄肌由旋股内动脉的分支（来源于股深动脉系统）供应血流，其神经支配来自闭孔神经前支，起源于 L3 和 L4 脊神经根。主供应动脉和神经支配在同一部位或相距约 1cm 的区域进入肌肉，称为神经血管束（图 37-2）。神经血管束在近端 1/3 处进入肌肉，距离股薄肌在耻骨的起点约 10cm。在大约 30% 的患者中，附属的小穿支血管会在神经血管束的远端进入肌肉，但在血液供应中不起关键作用。

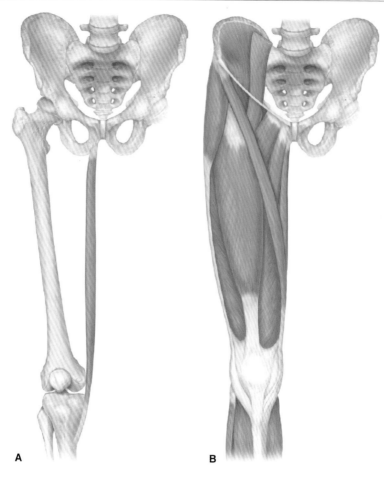

图 37-1 股薄肌的解剖。（A）骨骼与股薄肌的解剖关系。（B）骨骼、相邻肌肉与股薄肌的解剖关系

A

B

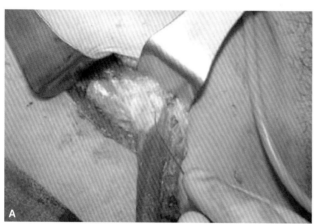

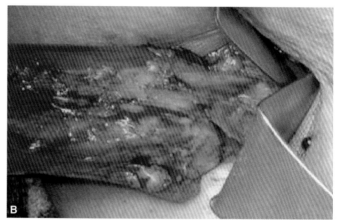

图 37-2 神经血管束。（A）电刺激帮助识别神经血管束。（B）神经血管束的显露

由于神经血管束的近端位置位于腹股沟附近以及相对缺乏功能方面的重要性，使得股薄肌非常适合旋转移位到会阴部。

应用股薄肌的适应证

1952 年，Pickrell 团队首次报道用股薄肌转移重建括约肌来治疗小儿肛门失禁。从那时起，股薄肌就被广泛应用于晚期大便失禁患者的肛门括约肌重建。结直肠外科医生在切取和转移股薄肌到会阴部治疗失禁方面的经验有助于在结直肠外科中使用该肌瓣重建会阴部。值得一提的是，括约肌重建包括将股薄肌环绕在肛管周围，这要求相当长度的肌肉转移到肛周区域。将肌肉游离到神经血管束，并在神经血管束周围进行解剖，以获得足够的长度用于括约肌修复。除括约肌重建外，其他手术需要转移到会阴部的肌肉通常较短。因此重建手术比括约肌修复手术更简单。

会阴部瘘的修补

复杂会阴部瘘的修补是一项具有挑战性的任务。两个相邻会阴部器官之间的瘘，如直肠阴道瘘、直肠尿道瘘、储袋阴道瘘和储袋尿道瘘，是结直肠外科领域最具挑战性的问题之一。有几个因素可能导致这种修复的复杂性。在解剖学上，直肠下段和肛管与女性患者的阴道以及男性患者的尿道相邻。因此，肛门直肠和阴道或尿道之间瘘管的长度通常较短，两者间的组织通常很薄。此外，手术创伤、放射损伤或克罗恩病引起的瘘管可能开口于下段直肠，齿状线上方，这会增加经肛门修复的技术难度。在许多情况下，复杂性肛瘘会伴有影响切口愈合的因素，直肠尿道瘘常与前列腺癌放射治疗史有关，结肠储袋阴道瘘与直肠癌外科治疗前的新辅助放化疗有关。直肠阴道瘘也与克罗恩病有关，这是一种会影响愈合的炎症性疾病。这些解剖学因素和疾病特点使得用原生的会阴组织修复瘘管变得困难和容易失败。因此在直肠和尿道或阴道之间插入由股薄肌制成的新鲜、容易存活且灌注良好的组织瓣可以改善瘘的愈合。

分离直肠和尿道之间的平面，离断瘘管，分别修复直肠和尿道缺损。然后转入一个容易存活的组织瓣将直肠和尿道隔开。大网膜也可用作组织瓣，但需要行开腹手术，前盆腔的深部游离，而且可能不适用于既往有腹部手术史的患者。采用经会阴入路，通过会阴切口分离直肠和阴道或尿道之间的平面，离断瘘管，将组织置于两个器官之间。股薄肌提供了一个血供良好的旋转肌肉瓣，并避免了开腹手术。

不愈合的会阴切口

破坏性的会阴手术通常会导致切口无法完全愈合，并形成不同程度的会阴窦道。通常认为这种情况在 6 个月后就变成慢性病。腹会阴联合切除术后，尤其是放射治疗后，高达 66% 的病例无法愈合。克罗恩病直肠切除术后有高达 80% 的病例无法愈合。

根据 Lohsiriwat 的研究，因储袋失败而接受储袋切除术的 IBD 患者中有 40% 形成了持续性的会阴部窦道。瘘管距肛缘超过 5cm 或有复杂性肛周脓肿和盆腔感染的患者，出现会阴切口无法愈合的风险更高。

局部因素如血供中断、癌症放射治疗或与克罗恩病相关的慢性感染，可能会导致这种不良事件的发生。患者的一般情况、营养不良、使用化疗或生物制剂也可能会造成有害影响。技术因素也可能起作用，最常见的是在有张力的情况下关闭切口、缺乏足够的组织对合、手术区域受到污染、术中失血过多、体温过低和低氧血症等。

对于克罗恩病直肠炎或溃疡性结肠炎患者，行括约肌间切除非常有用，外括约肌仍然可以为切口提供营养支持。对于预期会形成巨大缺损的低位直肠癌，尤其是在新辅助治疗后，一些外科医生建议一期用较大的腹直肌肌皮瓣进行重建。

会阴切口的皮肤通常会愈合，但盆底肌肉的缺损仍可能存在。会阴切口上会有一个不显眼的外口与一个位于骶前间隙内宽大且复杂的空腔相通。这些空腔内有一个被致密肉芽组织包裹的慢性感染分泌物"深池"，间断地流出味道难闻的脓液和黏液，导致患者经常产生粪便从直肠渗漏出来的幻觉。

作者认为，会阴切口裂开后首先应对受感染组织进行刮除和清创，然后进行局部护理、坐浴和适当使用抗生素。清创可以在床边进行，也可以作为一个小手术在镇静或麻醉下进行。后者可以更好地评估裂开的深度并排除是否存在异物残留。这时外科医生应不考虑完全关闭切口。

对于先前接受过癌症手术但切口未愈合的患者，应始终考虑局部复发的可能性。因此在强烈建议对这些病例进行麻醉下检查和多处活检。可以考虑诊断性影像学，如计算机断层扫描（CT）和正电子发射断层扫描（PET）。活检结果阳性病例的治疗不在本章节讨论范围。如果活检结果为阴性，局部切口护理应持续 6 个月。

炎症性肠病可能会伴发会阴切口愈合失败和疾病复发。在这两种情况下，持续数月的主要方法就是保持切口清洁，并通过轻柔的纱布填塞防止皮肤闭合。熟练的切口护理护士可以大大提高成功的机会。重要的是监测营养状况和患者的整体状况，并与可能因这一新困难而气馁的患者保持信任的关系。真空辅助闭合技术（Vacuum-assisted closure，VAC）可以加速切口的恢复并缩短最终闭合的时间。

6 个月后，对于那些整体状况和预期寿命可以允许手术的患者，需要进行手术治疗。对于罕见的浅表切口的病例，Anderson 和 Turnbull 报道的手术方式包括清创术、碟形切除术和皮肤移植覆盖。

有报道描述了使用负压系统（Vac，KCI Medical Ltd，Ware Ham，UK）治疗深部窦道，但目前仍缺乏关于这项技术的丰富经验。

当窦道腔深邃且迁延不愈时，手术修复的决定对那些最近刚接受过大型外科手术的患者是困难的。带蒂肌瓣和肌皮瓣包括臀大肌、腹直肌和股薄肌瓣。游离皮瓣不在本章节的讨论范围，而且也很少适用于这一情况。本章将重点介绍股薄肌皮瓣，因为它是最适合和对患者影响最小的方法。这种治疗难愈性会阴切口的优雅技术由 Bartholdson 和 Hulten 在 1975 年的一份个案报道中首次描述。

术前评估

直肠阴道瘘患者的评估

直肠阴道瘘的患者常常以阴道排出脓液或粪便，以及不受控制地排出气体为主诉。较大的瘘在体格检查如直肠指诊、肛门镜检查或用窥镜检查阴道时很容易被发现。然而较小的瘘在临床上可能很难被发现。在这些情况下，可能需要影像学检查来证实瘘管。可以用水溶性的造影剂经直肠灌肠或阴道造影，即将导尿管插入阴道下段，将水溶性造影剂注入阴道，可显示瘘管。经直肠或会阴超声和盆腔磁共振成像（MRI）是一种现代成像技术，对瘘管的检测灵敏度高。但这种现代成像技术可能不是所有的外科医生都能够使用，而且成本更高。少数情况下，体格检查或成像技术无法发现瘘管，就需要麻醉下进行检查。检查时可以用探针从肛门侧和/或阴道侧来探查瘘管。如果仍未找到瘘口，可以向直肠或阴道内注入碘伏或有色溶液，尝试检测另一开口是否有有色溶液流出。也可以在检查前 1h 将浸有有色溶液的卫生棉条插入阴道，以加强对直肠开口的辨识。

一旦确诊，在尝试修复之前必须确保直肠阴道瘘或储袋阴道瘘的充分引流。如果体格检查或影像学检查提示瘘管或伴发的空腔引流不充分，必须首先进行充分引流，方法包括切开引流、放置引流挂线或两者联合。转流性造口对患者结果的影响还存在争议。对于引流不充分且未行转流的患者，可以考虑在瘘管修复前通过临时性粪便转流来改善局部状况。

与克罗恩病相关的直肠阴道瘘患者可能有活动性直肠炎或侵袭性肛周病变，不良的局部条件会影响瘘管修复的成功率。在瘘管修复前应及时对克罗恩病进行适当的抗炎治疗。

直肠尿道瘘患者的评估

直肠尿道瘘常导致气尿、粪尿、直肠排出尿液，以及对抗生素治疗耐药的复发性尿路感染。尽管这些症状大部分可以通过粪便和尿流改道获得缓解，但这些瘘管很少自发愈合。即使在转流后，患者仍可能患上对药物治疗有抵抗的尿路感染。因此，大多数患者最终需要手术修复。直肠尿道瘘的直肠侧瘘口在临床检查中可能不明显。可能需要影像学检查来辨识瘘管，包括水溶性造影灌肠、排尿性膀胱尿道造影、经直肠超声检查或盆腔 MRI。少数情况下需要在麻醉下联合膀胱尿道镜和肛门直肠检查，注入尿道内的液体可能有助于辨识直肠开口。

有恶性肿瘤史的患者，如治疗前列腺癌后出现直肠尿道瘘的患者，必须排除恶性肿瘤复发可能性。术前瘘管活检、影像学检查、血清肿瘤标志物（如 PSA 水平等），都适用于癌症复发的排除。

会阴切口不愈合患者的评估

正如本章前面所讨论的，对有直肠癌病史的患者进行术前评估的第一步是排除癌症复发。之后我们必须评估切口的深度。一个游离良好的股薄肌可到达臀裂近段 8 英寸（20cm）左右，任何深度大于这个距离的切口都应采用其他方法治疗，如腹直肌肌皮瓣。还应进行 CT 检查以排除引流不畅的脓腔。如果怀疑有肠瘘，增加口服和静脉造影剂会有所帮助。MRI 和瘘管造影可用于进一步评估其他伴发的缺损。

术前准备

手术前应告知患者所选手术的适应证和基本特点。已有许多手术方式被用于治疗直肠尿道瘘和直肠阴道瘘，但没有一种被广泛认可为首选术式。因此，在获得知情同意之前，应与患者彻底讨论股薄肌转移皮瓣修复的优点和主要风险，以及选择该手术的主要原因。

在前瞻性对照研究中，瘘管修复前或瘘管修复同时行粪便转流的价值尚未得到充分确定。粪便转流的基本原理是减少粪便负荷可以降低术后感染的机会，也可防止排便过程中直肠侧腔内压力的升高。正如大多数研究者和我们所相信的，粪便转流值得推荐，可以最大限度地提高获得良好结果的机会。

对于直肠尿道瘘患者，也应通过经尿道放置导尿管或耻骨上膀胱造瘘来进行尿流改道，以避免可能会升高尿道侧腔内压力的排尿动作。

通常在麻醉诱导前给予预防性静脉注射广谱抗生素。术后预防性抗生素治疗的时间长度（如果用的话）尚不明确，并没有证据表明延长抗生素治疗可以提高治愈率。我们术后抗生素治疗时长为 72h。

持续性会阴窦道的患者通常会有皮肤污染物的定植，如金黄色葡萄球菌、类白喉杆菌、β–链球菌和表皮葡萄球菌。25% 的切口存在厌氧拟杆菌，很少见到厌氧革兰氏阴性杆菌。围术期应给予适当的抗生素治疗。手术前应建立回肠造口或结肠造口进行粪便转流。在股薄肌移植治疗直肠尿道瘘之前，需要通过经尿道留置导尿管或耻骨上膀胱造瘘来进行尿流改道。

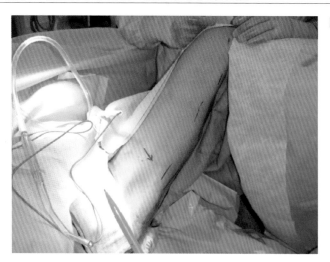

图 37-3 皮肤切口

手术技巧

切取股薄肌旋转皮瓣

用于瘘的修复

当手术指征是瘘的修复时，需要不带皮肤的股薄肌瓣。患者可取仰卧位双腿外展或使用腿架置于改良截石位。可以沿着大腿内侧在股薄肌上方做 2~3 个（很少用到）长 3~5cm 的切口（图 37-3）。在切口之间覆盖肌肉的皮下组织内建立隧道，通过这些切口沿着肌肉走行对其进行分离（图 37-4）。近端切口位于腹股沟韧带下方约一掌宽的位置，以便充分显露神经血管束。也可以在大腿内侧上段做一长 10~12cm 的长切口，以加强显露并方便神经血管束区域的解剖。在大腿远端做第二个切口，并在两切口之间建立皮下隧道。对某些困难的病例，或者外科医生对通过皮下隧道解剖肌肉感到不舒适，可以沿着大腿内侧做一个长的单切口。

已有文献描述了通过内镜辅助来进行股薄肌的切取，虽然用传统技术进行肌肉切取具有相对较好的美容和功能结果，但内镜技术可进一步改善供瓣区的美观程度，并能避免大腿内上侧偶尔出现的麻木感。

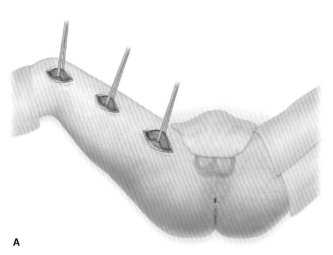

A

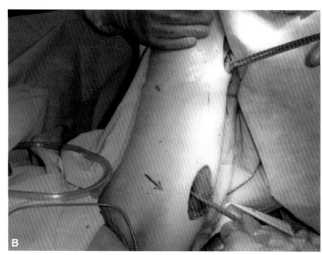

B

图 37-4 肌肉分离很少需要中间切口。（A）皮肤切口及分离肌肉的示意图。（B）皮肤切口及分离肌肉的照片

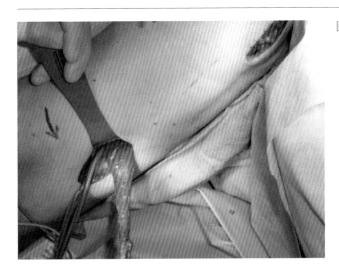

图 37-5 将肌肉从近端切口牵出

切口做好后，首先通过大腿的远端切口找到股薄肌的肌腱，并将其从胫骨平台附近的插入处断开。然后将肌肉完全游离，在切口之间建立一个隧道，最终将肌肉通过近端切口牵出（图 37-5）。股薄肌与皮下组织和大腿内侧其他肌肉的分离大多是在无血管平面内进行的。有的患者会有一些穿支血管在神经血管束的远端汇入肌肉，这些血管应该被辨别和离断，以防止术后大腿发生血肿。也可以使用能量设备如超声剪（图 37-6）或计算机控制的凝血装置等进行无血的解剖。

最后，在沿着大腿内侧做细致的游离后，将肌肉从近端切口提出，应注意识别和保护神经血管束。对神经血管束所在区域进行精细解剖，注意保护主要的血供和神经，这样可以增加转移至肛周区域的肌肉长度。在大多数患者中，神经血管束靠近会阴，因此和将股薄肌移植用于括约肌重建相比，用于修复瘘管所需的肌肉长度通常是足够的。然后通过大腿近端切口朝会阴方向做皮下隧道，将肌肉置于上切口近端的囊袋内。如果选择俯卧折刀位进行会阴部的手术，则关闭大腿切口。在大腿皮下隧道内放置一个小的负压引流管，以减少大腿血肿的发生。

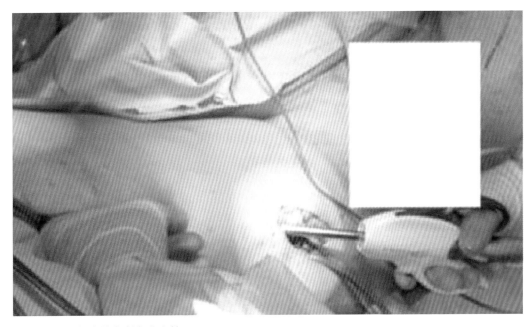

图 37-6 用超声剪离断穿支血管

切取旋转肌皮瓣用于会阴部切口的关闭

如前所述，直肠切除术后未愈合的会阴切口通常表现为小的皮肤开口和大的骶前空腔相连。在应用上述技术分离出健康和血供良好的股薄肌肌腹并植入切口后，通常皮肤会迅速闭合，偶尔需要行厚皮瓣移植。外科医生需要关心的是如何获得充分的游离来完全填充窦道腔，并避免损伤血供。对那些伴有会阴部皮肤组织缺失明显的非典型病例，需要切取股薄肌连同皮岛、皮下组织和筋膜。这项技术最初是由 McCraw 在 1976 年描述用于阴道重建。近年来手术被改良为肌筋膜皮瓣，包括所有可用的局部筋膜和皮肤，创建了一种增加皮肤血流灌注和降低组织损失风险的皮瓣。通过一个 V–Y 形切口切取覆盖于股薄肌近端部分的皮肤，并在血管蒂游离后旋转并填充缺损，将肌腹的最远端部分插入空腔深处。这种修复方法非常适用于感染引发的严重炎症所导致的会阴或直肠阴道隔的缺失。

股薄肌植入治疗直肠尿道瘘、直肠阴道 / 储袋阴道瘘

通过会阴切口进行分离并离断瘘管，将瘘的两端分开，将股薄肌瓣植入直肠和尿道或阴道之间（图 37-7）。手术可以在改良截石位或俯卧折刀位完成。根据我们的经验，俯卧折刀位可以为直肠前壁提供绝佳的视野，可以很好地观察到直肠与其前侧脏器之间的解剖层面，并且可以更容易地修补瘘口和固定植入的肌肉。我们更喜欢俯卧折刀位，尽管手术过程中需要重新调整患者体位会带来一些不便。如果选择俯卧折刀位，然后将患者转换成这个体位。

我们喜欢会阴横切口，一些研究者主张使用倒 Y 形或 U 形切口。然后在直肠和阴道或尿道之间的疏松组织间隙进行游离（图 37-8）。重要的是，复发的病例或直肠和阴道或尿道之间的隔膜在之前的手术中被破坏，纤维化组织使得对正确层面的寻找变得非常困难，还应避免损伤直肠或尿道。对于直肠尿道瘘，大口径的导尿管有助于辨别和保护尿道。继续分离并离断瘘管，向头侧至无炎症的组织。继续游离至瘘管相关的炎症组织上方至少 2cm 处非常重要，以对肌肉瓣进行充分的转位并将其正确固定到分离层面的上方。直肠侧缺损可以直接关闭或用推进瓣来关闭。在直肠尿道瘘的情况下，尿道缺损可以在留置导尿管的引导下用可吸收缝线间断缝合，或在已放置经尿道导尿管支架的情况下保持开放。会阴入路可以很好地暴露尿道，如果同时存在尿道狭窄，还可以行尿道成形术。在直肠阴道瘘中，对阴道侧开口进行修补。有研究者建议从不同方向修补两个开口，这意味着水平修补一侧开口（通常是直肠侧），而另一侧则做垂直修补。然而由于已将活组织植入两个开口之间，该技术的实用性值得怀疑。

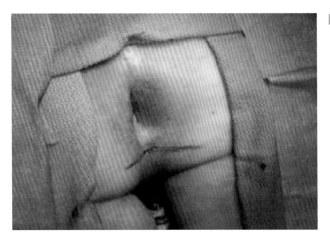

图 37-7 会阴切口

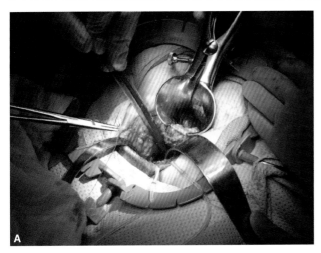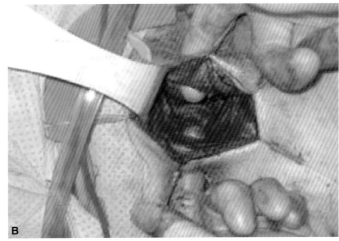

图 37-8　会阴部分离。（A）会阴部皮肤切口及直肠阴道隔分离的照片。（B）手指指向两侧瘘管开口

　　然后通过会阴切口进入会阴和大腿之间的皮下隧道，直到到达放置股薄肌的囊袋。将股薄肌旋转并轻柔地转移至会阴切口（图 37-9），应注意避免对神经血管束产生过度张力，以免影响血供。此时应评估肌肉的活力，尤其是神经血管束远端的穿支血管被离断的情况下。然后将股薄肌转移至之前游离好的会阴间隙，并置于直肠和尿道或阴道之间（图 37-10）。在肌肉和切口的顶端缝置 4~6 针以将肌肉固定在位。通常我们喜欢用不可吸收的单股缝线和降落伞式缝合技术。一旦将缝线打结，股薄肌就被固定在会阴切口的上部，将会遮挡追加缝合时的视野。因此通常缝好所有的缝线后先不打结，而是分别用血管钳夹住，然后依次将缝线打结到位。

　　如果股薄肌长度允许，弯曲肌肉的远端会更有益处，这样肌肉本身在会阴体开口的头侧部分变窄呈 J 形，可以增加该区域的容积。但应注意避免对肌肉基底部产生过度张力，以防止迟发性的缺血。

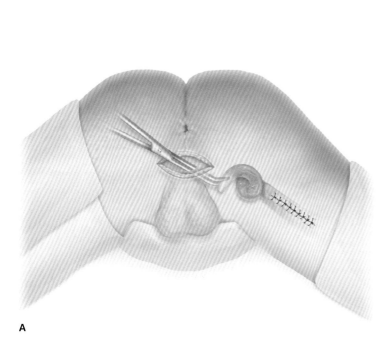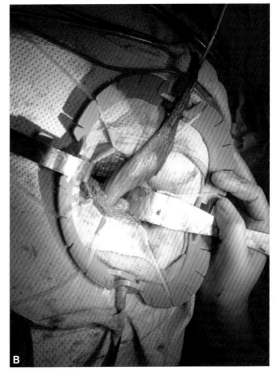

图 37-9　旋转股薄肌至会阴切口。（A）皮下隧道。（B）肌肉转移至会阴切口

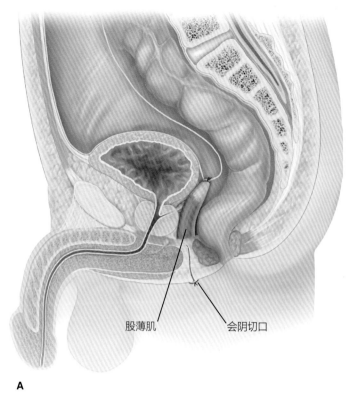

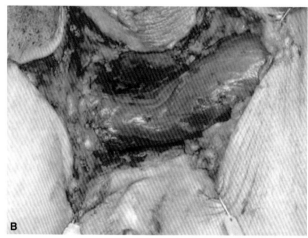

图 37-10 肌肉被转移植入直肠和尿道或阴道之间。（A）肌肉植入的示意图。（B）皮肤切口下植入肌肉的照片

可以在沿股薄肌游离区域的远端留置一个小的负压引流管，以防止该区域形成积液。然后用可吸收缝线间断缝合皮肤。

在我们的实践中，患者术后不限制进食，但需用内收夹板固定 3 天，之后鼓励他们下床活动。术后广谱抗生素维持使用 72h。即使患者在没有转流的情况下接受股薄肌转移瘘修补术，也没有数据支持控制排便的有效性。

患者可以带着负压引流管出院回家，行直肠尿道瘘修补的患者通常在留置导尿管的情况下出院。6~8 周后，所有患者均接受直肠造影剂灌肠、排尿性膀胱尿道造影、膀胱镜检查和直肠镜检查。如果瘘管已经愈合，则拔除导尿管，已行保护性造口的患者可以安排造口还纳手术。可参考 Takano 团队发表的一段展示该手术技术的视频。

股薄肌瓣修补不愈合的会阴切口

对于持续性窦道的病例，首先必须搔刮和清除所有坏死组织，直到露出有正常血管的肉芽组织。切口通常有多发的管道，需要仔细清创直到所有瘘管都彻底敞开并清除表面的上皮组织。在 Bartholdson 和 Hulten 的原著中，股薄肌成形术被推迟 7 天进行。我们认为没有必要分步进行该手术。用上述方法切取股薄肌，并将其肌腱用可吸收缝线固定至切口的最头端部分。同样地，俯卧折刀位可以为肌肉植入在会阴部分的操作提供最佳的显露。放置闭式负压引流管来防止术后最初几天形成积液，一旦引流量很少就可以拔除。如果切取的肌肉带有部分皮肤，在将创缘清理干净后，将皮肤缝合至窦道开口的边缘。此外，对小的残留开口最常用的方法是用由湿到干的敷料进行换药，让其二期愈合。

并发症

尽管切取股薄肌并将其作为旋转瓣用于上述适应证不能算是小手术，但并发症相当少见。约 10% 的患者可能会发生浅表会阴切口感染。但术后会阴部脓肿并不常见，尤其是术前或术中已行粪便转流，且主要发生于肌肉缺血的情况下。在这种情况下，必须对会阴区域进行充分的引流，在清除所有坏死组织后对肌肉的存活能力进行评估。如果有肌肉坏死，可能需要进行切除。如果患者尚未行粪便转流，强烈建议此时进行转流。

股薄肌切取术后出现一定程度的大腿麻木较为常见。这种麻木通常较为轻微且对生活质量的影响很小；在供瓣区也可能发生切口感染或血肿。

对于因手术损伤或放射治疗引起的直肠尿道瘘，术前可能就存在尿道狭窄或尿失禁等下尿路病变，但由于患者已行尿流改道，因此该阶段不会出现症状。用股薄肌转移进行瘘修补通常不会改变这些尿路病变。因此在瘘成功修补后，这些患者可能会在关闭转流性膀胱造口后出现上述症状，影响患者的生活质量。

和任何类型的复杂性瘘管修补术一样，股薄肌转移并非在所有患者中都能成功，瘘管持续存在或复发的情况也并不少见。

当股薄肌瓣用于会阴切口的治疗时，如果切取肌肉时带有皮岛，有可能会发生皮肤坏死。这种皮肤坏死不一定会转变为肌肉的丧失，因为皮肤的血供比较薄弱。当发生这种并发症时，应采取局部护理的保守治疗方式，因为会阴窦道仍能成功闭合，稍后进行植皮仍能取得满意的结果。重要的是要教育患者戒烟，以将皮瓣坏死的风险降至最低。

结果

应用股薄肌修复通向阴道或尿道的复杂性肛瘘，以及进行会阴切口的重建，结果通常是令人满意的（表 37-1）。

直肠尿道瘘

我们在佛罗里达州克利夫兰医学中心使用股薄肌植入术修补医源性直肠尿道瘘的初步研究中，纳入了 11 例男性患者进行了 12 次股薄肌转移手术。所有患者的瘘均是前列腺癌治疗的结果。8 例患者的瘘发生于前列腺癌根治术后，1 例患者的瘘发生于前列腺冷冻治疗期间，2 例患者仅接受了放射治疗。在接受前列腺癌根治术的 8 例患者中，有 1 例患者同时接受了放射性粒子治疗，而另 1 例患者的瘘是经尿道手术治疗前列腺根治术后狭窄的结果。总的来说，有 6 例患者有盆腔外照射或内照射治疗史，5 例患者既往曾尝试过手术修复直肠尿道瘘。所有患者都接受了粪便转流，直到瘘管愈合。股薄肌转移修复后，所有患者的直肠尿道瘘最终均已愈合，转流造口得以还纳。除了 1 例严重尿道狭窄的患者外，其他患者的尿流改道均已回纳。1 例患者出现经会阴切口的尿漏，并导致切口感染。5 周后对股薄肌瓣进行了清创，切口保持开放。直肠尿道瘘持续存在，5 个月后他接受了第二次股薄肌转移手术，这一次直肠尿道瘘愈合良好，造口顺利回纳。另外 1 例患者在转流造口还纳后出现了与手术切口相通的直肠会阴瘘，通过对瘘管使用纤维蛋白胶后获得成功。12 次转移瓣中有 10 例（83%）直肠尿道瘘完全愈合，2 例需要进一步手术，也获得了痊愈。在一项随访报告中，36 例男性患者行股薄肌植入治疗直肠尿道瘘。82% 患者的瘘与前列腺癌的治疗有关。13 例患者之前接受

作者	发表年份	患者数量（例）	成功率（%）
表 37-1 股薄肌转移的成功率			
直肠尿道瘘			
Zmora Oded	2003	11	91
Wexner	2008	36	97
Ulrich	2009	26	94
Gupta	2008	15	100
Zmora Osnat	2006	3	100
Vanni	2010	68	95
Samplaski	2011	13	92
Hanna	2014	11	90
Raup	2016	27	74
直肠阴道瘘			
Rius	2000	3	66
Wexner	2008	17	53
Ulrich	2009	9	77
Zmora Osnat	2006	6	83
Furst	2008	12	92
Lefevre	2009	8	75
Lalwani	2015	5	80
Corte	2015	32	50
未愈合的会阴切口			
Ryan	1984	15	93
Menon	2005	7	57
Rius	2000	3	100
Pezim	1987	21	66.7
Oomen	2007	7	100

了平均 1.5 次（1~3 次）失败的修复手术。截止到报道时，30 例患者接受了转流性造口的回纳，6 例患者的瘘根据影像学和临床评估已愈合，但尚未关闭造口。5 例患者需要使用对侧股薄肌再次行股薄肌植入手术，其中 1 例患者在术中发生股薄肌坏死，故切取并转移对侧股薄肌，随后瘘管获得愈合。第 2 例患者出现会阴感染，需要对第一次转移的股薄肌进行清创。在解决感染后，再次成功地进行了股薄肌植入。2 例患者在行股薄肌转移后诊断为持续性直肠尿道瘘，之后用对侧股薄肌再次行转移手术并获得愈合。在 3 例患者中，股薄肌植入治愈了大部分的瘘，但通过其他小手术，如纤维蛋白胶灌注或经直肠推进瓣才获得完全愈合。只有 1 例患者两次用股薄肌转移修复瘘的尝试都失败了。总的来说，第一次股薄肌转移成功率为 78%，包括第二次手术在内的累计临床成功率为 97%。

由前列腺癌手术或放疗导致的下尿路损伤，在成功修复直肠尿道瘘和尿流改道复原后症状可能变得明显。根据我们的经验，只有 52% 的患者有足够的术后尿控。12 例尿失禁患者中有 5 例需要植入人工尿道括约肌，并且尿失禁得到解决；4 例患者的尿道出口被彻底破坏，需要永久性的尿流改道，其中 3 例患者失访。5 例患者出现尿道狭窄，2 例患者尿道切开术失败，需要永久性尿流改道。3 例患者出现膀胱颈挛缩，之后行经尿道切开术，其中 2 例患者在手术失败后需要永久性改道。

Ulrich 等报道了 26 例接受股薄肌植入修补直肠尿道瘘的患者。值得注意的是，其中 4 例患者因克罗恩病出现直肠尿道瘘，2 例患者的瘘在发生肛周脓肿后形成，6 例患者因前列腺根治术并发瘘，14 例患者接受近距离放射治疗。作者报道的成功率为 94%。然而这些结果中也包括了直肠阴道瘘的修补。同样 Gupta 等报道了 15 例直肠尿道瘘的成功率为 100%，其中医源性 7 例，外伤性 3 例，先天性 5 例。Osnat Zmora 及同事报道了 3 例因直肠尿道瘘行股薄肌转移的患者获得了相似成功率。2010 年，Vanni 等发表了 68 例股薄肌瓣修复直肠尿道瘘的病例研究。这些患者中大多数都有不同的前列腺癌治疗史作为瘘的病因。超过一半（57%）的患者接受了放疗，未接受放疗患者的成功率为 100%，而接受放疗患者的成功率则为 89%。大部分接受放疗的患者除了肌肉瓣外还接受了颊黏膜移植关闭尿道缺损，只有 5% 接受放疗的患者需要一次以上的修复手术。Samplaski 等报道的 13 例使用相同技术的患者获得了相似的结果。Raup 及同事的研究对 27 例因放疗引起的直肠尿道瘘进行股薄肌瓣修复，成功率为 74%。2014 年，Hanna 等报道了 11 例股薄肌瓣修复直肠尿道瘘的成功率为 90%。8 例患者有放疗史，其中 1 例患者复发。

直肠阴道瘘

我们在佛罗里达州克利夫兰医学中心的初步报道包括 3 例患有炎症性肠病伴直肠阴道瘘的女性患者，其中 1 例患者曾因初步诊断为溃疡性结肠炎而行全结直肠切除术加回肠储袋，术后被诊断为克罗恩病。3 例患者中有 1 例在接受股薄肌转移后获得痊愈。2 例患者修复失败，1 例储袋阴道瘘复发，瘘管很细且仅伴发轻微症状，另 1 例患者使用对侧股薄肌瓣进行再次手术后未再复发。炎症性肠病患者可能特别有挑战性，因为炎症性肠病的活动会降低切口的愈合能力。

在之后的病例研究中，我们报道了 17 例患有直肠阴道瘘和直肠储袋瘘的女性患者，9 例患者的瘘与克罗恩病有关。76% 的患者曾经历过平均 2 次的修复失败。无克罗恩病患者瘘的愈合率为 75%，而克罗恩病相关瘘的愈合率仅为 33%。值得注意的是，2 例患者需要第二次股薄肌转移。其中 1 例术中股薄肌发生坏死，切除股薄肌坏死部分并成功使用了对侧股薄肌。第 2 例患者出现持续不愈合的会阴窦道，再次行股薄肌植入获得愈合。

Ulrich 团队报道了 9 例接受股薄肌植入治疗的直肠阴道瘘患者，其中 3 例与克罗恩病相关，2 例克罗恩病患者瘘管复发，而没有克罗恩病的患者均获得痊愈。Osnat Zmora 等报道的 6 例接受了股薄肌转移修复的患者中有 2 例患有克罗恩病。其中 5 例患者成功治愈，1 例克罗恩病患者手术失败。

Furst 等报道的 12 例因克罗恩病所致的直肠阴道瘘中，仅 1 例失败。另外 1 例储袋阴道瘘患者需要第二次股薄肌转移才达到愈合。Lefevre 及其同事报道了 8 例直肠阴道瘘患者，其中 5 例患有克罗恩病。6 例患者通过股薄肌转移治疗成功。修复失败的 2 例患者中有 1 例患有克罗恩病，这 2 例患者都进行了第二次股薄肌转移，但这 2 例均未成功。Lalwani 团队报道了 5 例接受股薄肌转移手术的直肠阴道瘘和储袋阴道瘘患者。其中 1 例患者的修复失败，再次尝试用股薄肌转移修复后仍然以失败告终。最近一项迄今为止病例数量最大的研究中，Corte 等报道的 32 例接受股薄肌植入治疗直肠阴道瘘的成功率为 50%。克罗恩病患者和其他病因的患者复发率无差异。

不愈合的会阴切口

当将恰当的技术应用于合适的患者时，股薄肌转移在治疗不愈合的会阴切口方面有很好的效果。在 Menon 报道的 7 例患者中有 4 例患者治疗获得了成功。在失败的患者中，1 例患者是糖尿病伴有全身性脓毒症，需要多次去手术室对残余窦道引起的持续性脓肿进行引流。另外 2 例患者需要行大网膜成形术来填充空腔并最终切口愈合。这项研究重点介绍了该技术的关键点。首先，必须辨识和清除所有顽固性的窦道。其次，由于其体积有限，股薄肌只能用于那些较细且自开口向上延伸仅 6~8cm 的窦道。如果不能用带健康血管蒂的肌肉填充残腔，将导致手术失败。

在克利夫兰医学中心的 Rius 等的研究中，3 例伴有不愈合会阴窦道的克罗恩病患者接受了上文描述的不带皮肤或肌皮瓣的股薄肌转移手术。随访 6 个月，均痊愈。1984 年，Ryan 报道了 15 例因克罗恩病和溃疡性结肠炎行结直肠切除术后出现持续性慢性窦道的患者，在接受了股薄肌转移术后有 12 例痊愈，另外 2 例患者有明显的改善，1 例患者手术完全失败。值得注意的是，克罗恩病患者与溃疡性结肠炎患者的成功率没有差异。

在 1987 年梅奥医学中心发表的文章中，Pezim 报道了 21 例直肠切除术后持续性会阴窦道的患者，其中克罗恩病（10 例）、溃疡性结肠炎（7 例）、外伤（2 例）和癌症（2 例）。21 例患者中有 14 例在平均 47 个月的随访中完全愈合，其中有 10 例患者需要多次再手术才能完全愈合会阴切口，平均手术次数为 1.9 次。此外，3 例患者显然已经愈合，但在长期随访中切口重新开放，且一直未愈合。该研究强调了这类患者需要长期随访，以及再次手术以消除持续性窦道。在该研究中原发病因并不影响最终结果。在另一项研究中，Collie 等发现因克罗恩病和溃疡性结肠炎行直肠切除术的结果令人相当不满意。在这项只有 5 例患者的小型研究中，只有 1 例患者修复成功。对于该适应证，作者似乎更喜欢使用腹直肌瓣而非股薄肌瓣。与此相反，Oomen 及同事在 2007 年报道了 5 例因慢性会阴窦道或瘘管而接受股薄肌转移的结果，成功率为 100%。

系统性回顾

Takano 及同事对使用股薄肌转移修复复杂肛瘘和慢性窦道的文献进行了系统性回顾。纳入了 22 个病例研究共 278 例年龄为 33~63 岁的患者。278 例患者中有 77 例（27.7%）有直肠阴道瘘，包括肛管阴道瘘和储袋阴道瘘，73 例患者（26.6%）有直肠尿道瘘，7 例患者（2.5%）有膀胱阴道瘘。纳入研究的平均或中位数随访时间为 2.5~64 个月。瘘或窦道的主要原因是炎症性肠病的有 118 例（42.3%），其中 96 例（34.4%）为克罗恩病；11 例（4.0%）患者有直肠癌或肛管癌病史，33 例（11.9%）患者有前列腺癌病史，57 例（20.5%）患者有盆腔放疗史。许多直肠阴道瘘是由产伤引起的，尽管确切的数字尚不清楚。278 例患者的总成功率为 73.0%，为 0~100%。13 项研究共 152 例患者报道了 18 次复发，复发率为 11.8%。16 项研究共 216 例患者报道了 32 次再手术（14.8%）。

结论

应用股薄肌修复直肠–泌尿生殖道瘘及不愈合的会阴切口具有许多优势，是结直肠外科医生的必备工具。

除了大腿内侧的手术瘢痕外，切取肌肉几乎没有负面的功能影响，也不会导致外观畸形。即使是老年人和更虚弱的患者也能较好地耐受，而且不像其他一些手术方式那样需要行开腹手术。

血供和神经支配位于肌腹的近端，使其可以在会阴部旋转而无须血管吻合。肌肉可以将血供良好的大块组织填充至会阴体头侧前 6~8cm，在那里肌肉瓣可以发挥它的最佳作用。对于那些直肠开口距肛缘超过 8cm 的瘘，或不愈合的会阴切口向头侧延伸超过 8cm 时，应考虑采用不同的手术方式。

由于股薄肌的直径相对较细，股薄肌无法为巨大的会阴缺损提供足够的填充容积。

在这种情况下，我们建议使用其他来源的组织，如腹直肌，可以提供更大的体积和对皮肤部分更强大的血液供应。

本章介绍的技术可以帮助结直肠外科医生应对那些虚弱患者和最令人沮丧的病例所带来的巨大挑战。根据我们的经验，它具有良好的长期结果，并伴有很低的并发症发生率和出色的美容效果，往往给患者带来持久的满意度。

参考文献

[1] Anderson R, Turnbull RB Jr. Grafting the unhealed perineal wound after coloproctectomy for Crohn disease. Arch Surg 1976;111(4):335–338.

[2] Andreani SM, Dang HH, Grondona P, Khan AZ, Edwards DP. Rectovaginal fistula in Crohn's disease. Dis Colon Rectum 2007;50(12):2215–2222.

[3] Bartholdson L, Hulten L. Repair of persistent perineal sinuses by means of a pedicle flap of musculus gracilis. Case report. Scand J Plast Reconstr Surg 1975;9(1):74–76.

[4] Beck DE, Roberts PL, Saclarides TJ, Senagore AJ, Stamos MJ, Wexner SD. The ASCRS Textbook of Colon and Rectal Surgery. New-York, NY: Springer,2011:245–260.

[5] Beck DE, Roberts PL, Saclarides TJ, Senagore AJ, Stamos MJ, Wexner SD. The ASCRS Textbook of Colon and Rectal Surgery. 2nd ed. New York, NY: Springer, 2011:219–243.

[6] Boushey RP, McLeod RS, Cohen Z. Surgical management of acquired rectourethral fistula, emphasizing the posterior approach. Can J Surg 1998;41(3):241–244.

[7] Champagne BJ, O'Connor LM, Ferguson M, Orangio GR, Schertzer ME, Armstrong DN. Efficacy of anal fistula plug in closure of cryptoglandular fistulas: long-term follow-up. Dis Colon Rectum 2006;49(12):1817–1821.

[8] Chessin DB, Hartley J, Cohen AM, et al. Rectus flap reconstruction decreases perineal wound complications after pelvic chemoradiation and surgery: a cohort study. Ann Surg Oncol 2005;12(2):104–110.

[9] Choi JH, Jeon BG, Choi SG, et al. Rectourethral fistula: systemic review of and experiences with various surgical treatment methods. Ann Coloproctol 2014;30(1):35–41.

[10] Collie MH, Potter MA, Bartolo DC. Myocutaneous flaps promote perineal healing in inflammatory bowel disease. Br Journal Surg 2005;92(6):740–741.

[11] Corte H, Maggiori L, Treton X, Lefevre JH, Ferron M, Panis Y. Rectovaginal fistula: what is the optimal strategy?: an analysis of 79 patients undergoing 286 procedures. Ann Surg 2015;262(5):855–860; discussion 60–61.

[12] Das B, Snyder M. Rectovaginal fistulae. Clin Colon Rectal Surg 2016;29(1):50–56.

[13] de Groof EJ, Sahami S, Lucas C, Ponsioen CY, Bemelman WA, Buskens CJ. Treatment of perianal fistulas in Crohn's disease: a systematic review and meta-analysis comparing seton drainage and anti-TNF treatment. Colorectal Dis 2016;18:667–675.

[14] Dinges S, Deger S, Koswig S, et al. High-dose rate interstitial with external beam irradiation for localized prostate cancer—results of a prospective trial. Radiother Oncol 1998;48(2):197–202.

[15] Dwarkasing S, Hussain SM, Hop WC, Krestin GP. Anovaginal fistulas: evaluation with endoanal MR imaging. Radiology 2004;231(1):123–128.

[16] Ellis CN. Outcomes after repair of rectovaginal fistulas using bioprosthetics. Dis Colon Rectum 2008;51(7):1084–1088.

[17] Ferrari BT, DenBesten L. The prevention and treatment of the persistent perineal sinus. World J Surg 1980;4(2):167–172.

[18] Furst A, Schmidbauer C, Swol-Ben J, Iesalnieks I, Schwandner O, Agha A. Gracilis transposition for repair of recurrent anovaginal and rectovaginal fistulas in Crohn's disease. Int J Colorectal Dis 2008;23(4):349–353.

[19] Genua JC, Vivas DA. Management of nonhealing perineal wounds. Clin Colon Rectal Surg 2007;20(4):322–328.

[20] Ghoniem G, Elmissiry M, Weiss E, Langford C, Abdelwahab H, Wexner S. Transperineal repair of complex rectourethral fistula using gracilis muscle flap interposition—can urinary and bowel functions be preserved? J Urol 2008;179(5):1882–1886.

[21] Gottgens KW, Heemskerk J, van Gemert W, et al. Rectovaginal fistula: a new technique and preliminary results using collagen matrix biomesh. Tech Coloproctol 2014;18(9):817–823.

[22] Gottgens KW, Smeets RR, Stassen LP, Beets G, Breukink SO. The disappointing quality of published studies on operative techniques for rectovaginal fistulas: a blueprint for a prospective multi-institutional study. Dis Colon Rectum 2014;57(7):888–898.

[23] Gupta G, Kumar S, Kekre NS, Gopalakrishnan G. Surgical management of rectourethral fistula. Urology 2008;71(2):267–271.

[24] Hallock GG. Minimally invasive harvest of the gracilis muscle. Plast Reconstr Surg 1999;104(3):801–805.

[25] Hanna JM, Turley R, Castleberry A, et al. Surgical management of complex rectourethral fistulas in irradiated and nonirradiated patients. Dis Colon Rectum 2014;57(9):1105–1112.

[26] Hsu H, Lin CM, Sun TB, Cheng LF, Chien SH. Unilateral gracilis myofasciocutaneous advancement flap for single stage reconstruction of scrotal and perineal defects. J Plast Reconstr Aesthet Surg 2007;60(9):1055–1059.

[27] Izawa JI, Ajam K, McGuire E, et al. Major surgery to manage definitively severe complications of salvage cryotherapy for prostate cancer. J Urol 2000;164(6):1978–1981.

[28] Keighley MR, Allan RN. Current status and influence of operation on perianal Crohn's disease. Int J Colorectal Dis 1986;1(2):104–107.

[29] Lalwani S, Varma V, Kumaran V, Mehta N, Nundy S. Complex rectovaginal fistula-an experience at a tertiary care centre. Indian J Surg 2015;77(Suppl 3):1142–1147.

[30] Lambertz A, Luken B, Ulmer TF, et al. Influence of diversion stoma on surgical outcome and recurrence rates in patients with rectovaginal fistula—A retrospective cohort study. Int J Surg 2016;25:114–117.

[31] Lefevre JH, Bretagnol F, Maggiori L, Alves A, Ferron M, Panis Y. Operative results and quality of life after gracilis muscle transposition for recurrent rectovaginal fistula. Dis Colon Rectum 2009;52(7):1290–1295.

[32] Lohsiriwat V, Clark SK. Persistent perineal sinus after ileoanal pouch excision in inflammatory bowel diseases: incidence, risk factors, and clinical course. Dis Colon Rectum 2008;51(12):1795–1799.

[33] Macchi V, Vigato E, Porzionato A, et al. The gracilis muscle and its use in clinical reconstruction: an anatomical, embryological, and radiological study. Clin Anat 2008;21(7):696–704.

[34] Manne A, Ahmed MB, Malik TA. Predictors of outcome of rectovaginal fistula surgery in women with Crohn's disease. J Clin Med Res 2016;8(2):126–129.

[35] McCraw JB, Massey FM, Shanklin KD, Horton CE. Vaginal reconstruction with gracilis myocutaneous flaps. Plast Reconstr Surg 1976;58(2):176–183.

[36] Mege D, Frasson M, Maggiori L, Panis Y. Is biological mesh interposition a valid option for complex or recurrent rectovaginal fistula? Colorectal Dis 2016;18(2):O61–65.

[37] Menon A, Clark MA, Shatari T, Keh C, Keighley MR. Pedicled flaps in the treatment of nonhealing perineal wounds. Colorectal Dis 2005;7(5):441–444.

[38] Nyam DC, Pemberton JH. Management of iatrogenic rectourethral fistula. Dis Colon Rectum 1999;42(8):994–997; discussion 7-9.

[39] Oakley JR, Fazio VW, Jagelman DG, Lavery IC, Weakley FL, Easley K. Management of the perineal wound after rectal excision for ulcerative colitis. Dis Colon Rectum 1985;28(12):885–888.

[40] Oomen JW, Spauwen PH, Bleichrodt RP, van Goor H. Guideline proposal to reconstructive surgery for complex perineal sinus or rectal fistula. Int J Colorectal Dis 2007;22(2):225–230.

[41] Pezim ME, Wolff BG, Woods JE, Beart RW Jr, Ilstrup DM. Closure of postproctectomy perineal sinus with gracilis muscle flaps. Can J Surg 1987;30(3):212–214.

[42] Pickrell KL, Broadbent TR, Masters FW, Metzger JT. Construction of a rectal sphincter and restoration of anal continence by transplanting the gracilis muscle; a report of four cases in children. Ann Surg 1952;135(6):853–862.

[43] Ramirez-Martin D, Jara-Rascon J, Renedo-Villar T, Hernandez-Fernandez C, Lledo-Garcia E. Rectourethral fistula management. Curr Urol Rep 2016;17(3):22.

[44] Raup VT, Eswara JR, Geminiani J, Madison K, Heningburg AM, Brandes SB. Gracilis muscle interposition flap repair of urinary fistulae: pelvic radiation is associated with persistent urinary incontinence and decreased quality of life. World J Urol 2016;34(1):131–136.

[45] Rius J, Nessim A, Nogueras JJ, Wexner SD. Gracilis transposition in complicated perianal fistula and unhealed perineal wounds in Crohn's disease. Eur J Surg 2000;166(3):218–222.

[46] Ruffolo C, Scarpa M, Bassi N, Angriman I. A systematic review on advancement flaps for rectovaginal fistula in Crohn's disease: transrectal vs transvaginal approach. Colorectal Dis 2010;12(12):1183–1191.

[47] Ryan JA Jr. Gracilis muscle flap for the persistent perineal sinus of inflammatory bowel disease. Am J Surg 1984;148(1):64–70.

[48] Samplaski MK, Wood HM, Lane BR, Remzi FH, Lucas A, Angermeier KW. Functional and quality-of-life outcomes in patients undergoing transperineal repair with gracilis muscle interposition for complex rectourethral fistula. Urology 2011;77(3):736–741.

[49] Schaffzin DM, Douglas JM, Stahl TJ, Smith LE. Vacuum-assisted closure of complex perineal wounds. Dis Colon Rectum 2004;47(10):1745–1748.

[50] Schoeller T, Wechselberger G, Hussl H, Otto-Schoeller A, Bauer T, Piza-Katzer H. Aesthetic improvements in endoscopic gracilis muscle harvest through a single transverse incision in the groin crease. Plast Reconstr Surg 2002;110(1):218–221.

[51] Schwandner O, Fuerst A, Kunstreich K, Scherer R. Innovative technique for the closure of rectovaginal fistula using Surgisis mesh. Tech Coloproctol 2009;13(2):135–140.

[52] Shatari T, Niimi M, Fujita M, Kodaira S. Vascular anatomy of gracilis muscle: arterial findings to enhance graciloplasty. Surg Radiol Anat 2000;22(1):21–24.

[53] Sher ME, Bauer JJ, Gorphine S, Gelernt I. Low Hartmann's procedure for severe anorectal Crohn's disease. Dis Colon Rectum 1992;35(10):975–980.

[54] Spiegel JH, Lee C, Trabulsy PP, Coughlin RR. Endoscopic harvest of the gracilis muscle flap. Ann Plast Surg 1998;41(4):384–389.

[55] Sudol-Szopinska I, Jakubowski W, Szczepkowski M. Contrast-enhanced endosonography for the diagnosis of anal and anovaginal fistulas. J Clin Ultrasound 2002;30(3):145–150.

[56] Takano S, Boutros M, Wexner SD. Gracilis muscle transposition for complex perineal fistulas and sinuses: a systematic literature review of surgical outcomes. J Am Coll Surg 2014; 219(2):313–323.

[57] Takano S, Boutros M, Wexner SD. Gracilis transposition for complex perineal fistulas: rectovaginal fistula and rectourethral fistula. Dis Colon Rectum 2014;57(4):538.

[58] Thompson IM, Marx AC. Conservative therapy of rectourethral fistula: five-year follow-up. Urology 1990;35(6):533–536.

[59] Trippitelli A, Barbagli G, Lenzi R, Fiorelli C, Masini GC. Surgical treatment of rectourethral fistulae. Eur Urol 1985;11(6):388–391.

[60] Ulrich D, Roos J, Jakse G, Pallua N. Gracilis muscle interposition for the treatment of recto-urethral and rectovaginal fistulas: a retrospective analysis of 35 cases. J Plast Reconstr Aesthet Surg 2009;62(3):352–356.

[61] Vanni AJ, Buckley JC, Zinman LN. Management of surgical and radiation induced rectourethral fistulas with an interposition muscle flap and selective buccal mucosal onlay graft. J Urol 2010;184(6):2400–2404.

[62] Watts JM, de Dombal FT, Goligher JC. Long-term complications and prognosis following major surgery for ulcerative colitis. Br J Surg 1966;53(12):1014–1023.

[63] Wexner SD, Baeten C, Bailey R, et al. Long-term efficacy of dynamic graciloplasty for fecal incontinence. Dis Colon Rectum 2002;45(6):809–818.

[64] Wexner SD, Ruiz DE, Genua J, Nogueras JJ, Weiss EG, Zmora O. Gracilis muscle interposition for the treatment of rectourethral, rectovaginal, and pouch-vaginal fistulas: results in 53 patients. Ann Surg 2008;248(1):39–43.

[65] Whetzel TP, Lechtman AN. The gracilis myofasciocutaneous flap: vascular anatomy and clinical application. Plast Reconstr Surg 1997;99(6):1642–1652; discussion 53-55.

[66] Williams JG, Hughes LE. Abdominoperineal resection for severe perianal Crohn's disease. Dis Colon Rectum 1990;33(5):402–407.

[67] Yousaf M, Witherow A, Gardiner KR, Gilliland R. Use of vacuum-assisted closure for healing of a persistent perineal sinus following panproctocolectomy: report of a case. Dis Colon Rectum 2004;47(8):1403–1407; discussion 7-8.

[68] Zmora O, Potenti FM, Wexner SD, et al. Gracilis muscle transposition for iatrogenic rectourethral fistula. Ann Surg 2003;237(4):483–487.

[69] Zmora O, Tulchinsky H, Gur E, Goldman G, Klausner JM, Rabau M. Gracilis muscle transposition for fistulas between the rectum and urethra or vagina. Dis Colon Rectum 2006;49(9):1316–1321.

第 38 章　腹壁疝修补

Steven G. Leeds

引言

开腹手术后腹壁疝的发生率为 13%~37%。腹壁疝修补（Ventral Hernia Repair，VHR）和切口疝修补（Incisional Hernia Repair，IHR）是最常见的手术方式，需要外科会诊的情况各不相同。超过 1/3 的人在其一生中会接受腹部手术，因此腹壁疝最常见的原因来自之前的开腹手术。腹壁疝可起源于腹前壁缺损或腹壁筋膜层薄弱，比如脐疝和上腹疝。体重指数（BMI）升高、慢性阻塞性肺疾病和有既往腹部手术史的患者更容易发生腹壁疝。

适应证与禁忌证

发生腹壁疝并不一定需要手术修补，选择性修补应当专注于缓解症状和预防并发症。确定合适的手术干预时机是正确治疗的关键。

急诊疝绞窄

绞窄性疝患者急诊手术的指征包括血流动力学不稳定、表面皮肤改变、腹膜炎、肠管扩张或症状迅速恶化等。研究表明，腹腔镜技术在腹壁疝急诊治疗中具有一定作用。

择期疝修补

在决定行择期疝手术时，需要考虑一系列因素。最常见的因素包括患者的并发症、对麻醉的耐受性、手术史、年龄、BMI、吸烟情况和体能情况等。综合这些因素将决定疝修补的方式、使用的补片的类型、补片固定的方式，并帮助外科医生预测可能发生的术后并发症，比如手术部位感染（Surgical Site Infection，SSI）或疝复发。

行 VHR 的决定应着重于缓解症状、改善生活质量、美观和预防远期并发症。这些并发症包括疼痛、影响患者日常生活的能力以及急性嵌顿或绞窄。延迟手术可能使患者的疝加重，使日后的手术修补更为复杂，因为并发症会给接受手术的患者带来更大的风险。牢记这些指征将有助于确定进行 VHR 的恰当时机。

禁忌证

对于每一例腹壁疝都应考虑到手术带来的风险和获益。VHR 没有绝对的禁忌证，最高等级的证据表明 VHR 的相对禁忌证包括 BMI 大于 50、吸烟者和糖化血红蛋白大于 8 的糖尿病患者。如果患者需要接受损伤控制性手术，则应考虑行分期 VHR。

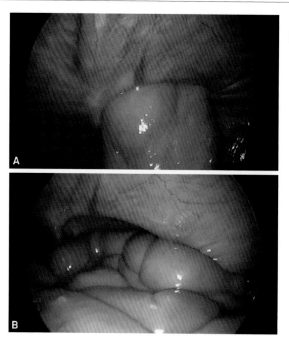

图 38-1 （A）腹腔镜视角下的腹壁嵌顿疝。（B）腹壁疝嵌顿复位后，显示出疝内容物

术前准备

疝的评估

评估腹壁疝应考虑是可复位性疝还是嵌顿性疝（图 38-1）。体格检查对评估这一特征是必不可少的，但对于疝环较小和肥胖患者会比较困难。体格检查可以发现约 80% 的疝，增加 CT 扫描可以提高 25% 的疝检出能力。使用 CT 也将有助于识别腹壁缺损的特征，比如筋膜缺损的确切大小和位置、疝囊大小、之前补片植入的位置，并确定疝囊的内容物（图 38-2）。

检查可复位性腹壁疝时，应对筋膜缺损进行评估（图 38-3）。这一步很重要，因为筋膜缺损窄小的疝比筋膜缺损宽大的疝更容易发生嵌顿。对于可复位且筋膜缺损较宽的腹壁疝最好通过择期手术治疗。对于可复位但筋膜缺损狭小的疝患者，应对其进行急性嵌顿和绞窄的体征和症状的知识普及，以避免延误干预时机。应对嵌顿疝进行修补，尤其是当肠管进入疝缺损内，有发生绞窄风险的时候。

手术方案设计对于腹壁疝的正确治疗有重要意义，制订方案时应考虑手术的一些

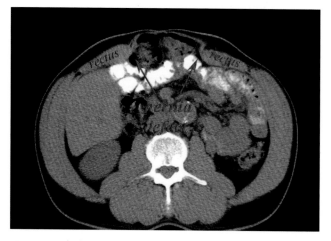

图 38-2 腹壁疝的 CT 显示缺损边缘、疝内容物和疝的位置

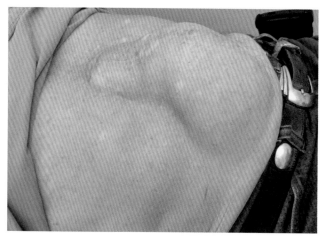

图 38-3 开腹术后腹壁疝患者在 Valsalva 动作下，显示出筋膜缺损缘的轮廓

缺损大小	< 5cm	5~10cm	10~15cm	> 15cm
表 38-1　根据腹壁疝缺损大小的一般性手术原则				
开放手术	是	是	是	是
腹腔镜手术	是	±	±	±
机器人手术	是	是	是	±
杂交手术	是	是	是	±
筋膜减张术	否	±	是	是

关键步骤，包括：粘连松解（如果需要）、疝囊切除、重新关闭筋膜的可能性和补片的预期位置。手术方案中还应考虑通过腹壁组织结构分离行推移瓣的可能性，切除多余的营养不良组织、皮肤溃疡，以及放置引流管的位置。

应考虑缺损的大小和疝囊的大小，用微创手术来处理缺损小而疝囊较大的腹壁疝存在一定难度。可能会出现显著的腹壁功能不全，通过小的缺损进行疝囊的切除和复位都是非常困难的，在这些情况下可能需要杂交手术。根据大小对这些缺损进行分类将有助于评估可能的手术方式（表 38-1）。这些一般性建议可能会因外科医生的技术和经验不同而存在显著差异。

手术技术

疝囊

疝囊总是存在的，尤其在非创伤性、非急性疝中（图 38-4）。随着筋膜层变薄，以及缺损开始形成并扩大时，就逐渐形成了疝。腹膜自有的血液供应可在缺损发展之前促进愈合。随着筋膜缺损的扩大，腹膜层逐渐拉伸进入腹膜外间隙。疝内容物缓慢地将腹膜拉伸到其在腹膜腔外形成的腔内，称为疝囊，但仍与腹膜层相延续，腹腔内容物就位于疝囊内。内壁腹膜化的疝囊为复发和形成血清肿提供了空间，这就是为什么应切除疝囊（图 38-5）。

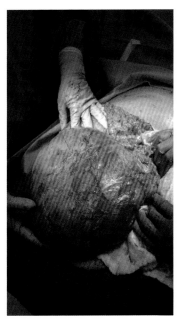

图 38-4　包绕肠管的巨大腹壁疝，是沿环周从上覆的皮肤向下至筋膜边缘分离出来的

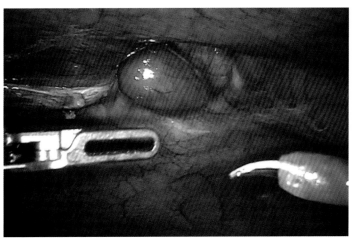

图 38-5　以机器人视角观察腹膜内容物被复位后的腹壁疝。缺损处闪亮的内壁提示有疝囊的存在，看上去和腹膜相延续

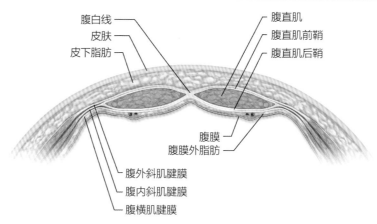

图 38-6 腹前壁的横截面，清楚地了解解剖结构是腹壁疝修补的关键

缺损的关闭

长期以来外科医生一直认为用开放的方式来关闭筋膜缺损是进行 VHR 的可取方式。随着腹腔镜 VHR 技术的出现，由于腹腔镜手术相对于开放手术在切口并发症方面的优势，这一目标就被放在了次要的位置。腹腔镜 VHR 通常使用合成补片来"桥接缺损"以实现无张力修补。现在普遍认为在腹壁正中对白线进行修复，可以为患者生活质量和改善腹前壁肌肉功能带来益处。这样还为补片的放置提供了一个支架，可以不完全依赖补片的完整性来实现腹壁连续性。疝外科的主要目标是无张力修补，但在腹壁组织结构分离时代，以及想要关闭缺损的愿望，轻微张力是可以接受的。在一项关于在污染区域进行生物补片植入的研究中，在腹壁正中关闭缺损确实将复发率从 89% 降低到 43%。

可以用类似开腹手术的方式来关闭缺损。应遵循相同的原则，包括进行连续缝合，使用缓慢吸收缝线，无须单独关闭腹膜层，小口咬合筋膜（宽度 5~8 mm），间隔 5mm。VHR 的微创手术使倒刺线普遍应用于缺损的关闭，使用倒刺线时仍遵循相同的缺损关闭原则。

放置补片

基于高等级证据的专家共识表明，补片应该用于大于 2cm 的缺损。但确定补片相对于腹前壁的位置是该手术的关键部分（图 38-6）。外科医生对补片放置平面的偏好各不相同，从仅凭个人经验到随着治疗的每个腹壁疝而变化（图 38-7）。下面将介绍标准的补片放置水平。

腹膜内修补法（Underlay）

将补片放置于腹腔内，称为腹腔内补片植入技术。通常使用不可吸收或慢吸收缝线经筋膜缝合完成补片固定，也可以用钉合器来固定。

腹膜前修补法（Preperitoneal）

将补片放置于腹膜和深筋膜之间，众所周知弓状线以下没有深筋膜。很多时候在弓状线上方很难建立这一间隙，但也因患者而异。在弓状线下方，该间隙与腹膜后间隙相延续，缺乏可容纳补片放置的腹直肌鞘。

腹直肌后修补法（Sublay）

将补片放置于腹直肌后间隙，该间隙是通过切开腹直肌鞘的内侧并暴露腹直肌而形成的（图 38-8）。在半月线内侧的相对无血管层面将腹直肌后鞘从腹直肌上分离。有多种方法可以将补片固定于该间隙，包括用经筋膜缝合或钉合器固定到紧邻的腹直肌鞘。

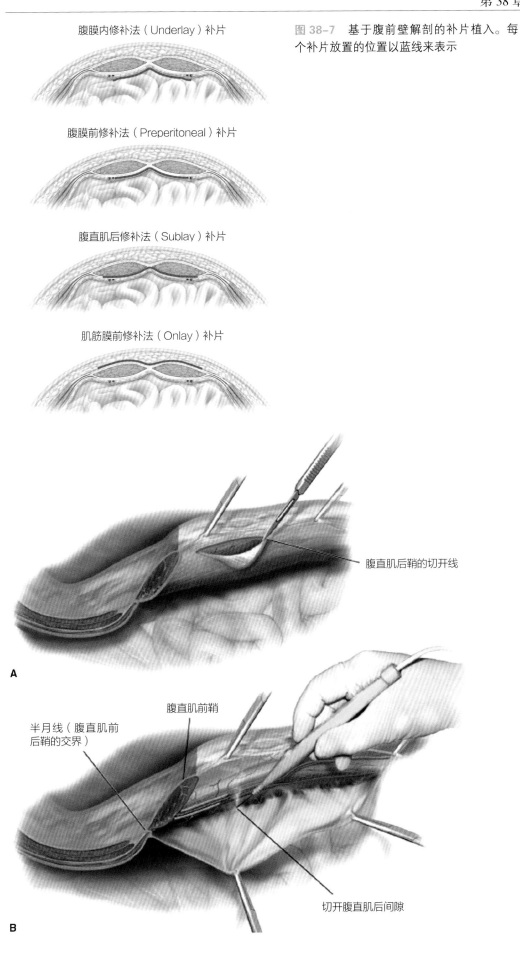

腹膜内修补法（Underlay）补片

腹膜前修补法（Preperitoneal）补片

腹直肌后修补法（Sublay）补片

肌筋膜前修补法（Onlay）补片

图 38-7　基于腹前壁解剖的补片植入。每个补片放置的位置以蓝线来表示

腹直肌后鞘的切开线

A

半月线（腹直肌前后鞘的交界）

腹直肌前鞘

切开腹直肌后间隙

B

图 38-8　（A）腹直肌的中线观，以及如何切开。（B）被切开的腹直肌后间隙

肌筋膜前修补法（Onlay）

补片紧靠腹直肌前鞘放置，位于筋膜和皮下组织之间。环形游离脂肪皮瓣为补片的放置提供空间。关闭缺损后再进行这一步操作，可以通过经筋膜缝合或钉合器将补片与腹直肌前鞘的筋膜固定，外侧与腹外斜肌腱膜固定。

补片的选择

补片类型的选择历来都存有争议，而且主要取决于外科医生。可供选择的补片类型包括合成补片、生物可吸收补片和生物补片。最新数据显示合成补片的使用范围更广，尽管数据如此，疝修补应根据疝的类型和手术野的切口等级进行调整。

在为特定的用途选择补片时，需要考虑补片的几个属性。每种合成补片都有其独特的孔径、孔型、直径和成分、厚度和密度的组合。而生物补片也有不同的来源，比如牛或人的衍生物、交联、脱细胞等，并有自己独特的加工方法。

对于清洁手术，由于中等密度合成补片并发症发生率最低，应选择永久性合成补片。欧洲的一项大型研究因无法招募到患者而提前终止，对于清洁手术，生物补片比合成补片的早期复发率高。对于清洁污染和污染手术而言，如何正确选择补片的争议最大，稍后将在本章节中做进一步深入讨论。

选择补片时考虑的另一个主要因素是费用。对使用生物补片和合成补片的费用进行了评估。生物补片更常用于高龄和 ASA 分级较高的患者，以及切口等级较高的患者，使用生物补片的费用是合成补片的 3 倍。在都是清洁手术的配对研究中，将生物补片与合成补片进行比较。切口并发症和再入院率相同，而生物补片组的费用翻倍。

生物可吸收补片在 VHR 中的作用仍在评估中。

手术技巧

开放式 VHR

开放式 VHR 可用于任何缺损大小和位置的疝的治疗，可选择的技术包括疝囊的切除或复位以及粘连松解的范围。开放式修补还可以在任何位置放置补片，所有微创技术都可以将开放技术作为指导。

选择中线切口来切除疝表层的瘢痕组织，瘢痕组织一旦与疝囊分离，血液供应将被切断，所以不能用于疝的修补。通过对中线皮下组织的仔细游离，应该能够找到疝囊。环绕疝囊游离，直到筋膜层，疝囊向筋膜的过渡在腹直肌和缺损边缘比较明显。

通过锐性切开或小心使用电刀从中线进入疝囊，注意避免损伤下方的肠管或疝内容物。一旦打开疝囊，就可以将疝内容物还纳入腹腔内。疝囊内肠管和网膜的粘连程度因人而异。在腹膜前或腹直肌后放置补片的情况下，如果腹直肌后筋膜无法对合，完全切除疝囊可能会限制将肠管和补片隔绝的能力。

腹膜内放置合成补片时需要应用一些防粘连制剂，来防止腹腔内脏器的致密粘连。通过关闭腹膜或腹直肌后鞘，可以实现腹膜前或腹直肌后的补片放置。固定补片和关闭中线对重建腹白线很有帮助。

肌筋膜前补片修补是开放式手术的主要技术特点。中线的关闭方法与前文相同，建立大的脂肪皮瓣，为在腹直肌前筋膜和皮下脂肪层之间放置补片提供空间。

腹腔镜 VHR

腹腔镜入路取决于外科医生的手术技术，并根据疝的不同类型而变化。安全进入腹腔是根本，腹膜内补片可能会破坏解剖层面。第一个穿刺戳卡应放置在远离缺损的安全位置，可以通过戳卡引导直接观察腹壁层次进入（也称为光学进入法）、用气腹针建立气腹，或直接切开筋膜层等方法。然后建立气腹，查看可以安全且有效放置其他戳卡的位置，来观察疝囊及其内容物。理想情况下，戳卡应放置在离疝囊 15~20cm 处。将戳卡放置在离缺损太远的地方，会导致腹腔镜器械无法到达缺损的对侧缘。相反，戳卡放置的地方离缺损太近，则会增加腹前壁操作、观察缺损并切除疝囊以及进行正确的同侧补片覆盖的难度。通常，至少需要 3 个戳卡来容纳镜头和两个操作孔。应考虑使用 10mm 或 12mm 的戳卡以便于将补片放入腹腔内。根据需要在腹部的任何部位放置其他戳卡，包括对侧，以便于进行腹腔镜手术。

为了将疝内容物及周围粘连完全回纳，必须进行粘连松解，这个步骤可以通过剪刀或能量设备完成。应格外小心地将疝内容物从缺损处还纳，以避免损伤空腔脏器，导致术野的污染。直接在皮肤平面施加压力可以帮助疝内容物的回纳或找到进行粘连松解的安全空间。

一旦发现疝缺损且没有腹腔内内容物，就需要决定做疝囊切除和将缺损边缘在中线进行重建。数据表明，VHR 术中关闭疝囊缺损可减少血清肿的形成和降低复发率，并改善术后的"腹壁功能"和轮廓。借助缝合穿引器对筋膜边缘进行穿筋膜的缝合，使腹腔镜下关闭中线成为可能，也可以用腹腔镜做穿筋膜的间断缝合或用倒刺线行连续缝合。

覆盖抗粘连涂层的永久性合成补片是最有用的。有充分证据支持在 VHR 中使用合成补片，特别是在需要桥接疝缺损的情况下。所有方向需要至少 3cm 的重叠，较大的缺损增加至 5cm。补片放好后，用不可吸收螺旋钉行双圈固定，完成和筋膜层的固定。

机器人 VHR

机器人 VHR 是一种新兴的 VHR 技术。过去腹腔镜是唯一可用的微创技术，但机器人手术通过三维影像提供了更好的视觉效果和先进的人体工程学，并让外科医生具备了进行更高级操作的能力，这是以往使用腹腔镜器械无法做到的。

进入腹腔的方式与腹腔镜相同，戳卡的放置：将镜头放在距离目标结构 15~20cm 处，这个戳卡的放置对于较大的缺损很重要，以确保能够到达缺损的各个方位进行正确的修补；其他戳卡放置在距镜头和目标结构连线 10cm 的平行面上（图 38-9）。此外，辅助戳卡可以根据外科医生的偏好和患者的解剖情况来放置。放置好所有戳卡后，进行装机和患者体位调整。

粘连和疝囊的处理与传统腹腔镜修补相同，机器人平台的一个潜在优势是，借助先进的人体工程学技术来提高外科医生缝合疝缺损的能力。如果需要关闭缺损，倒刺缝线在这种情况下效果很好，可以消除连续缝合给机械臂带来的张力（图 38-10）。关闭缺损时应参考开放式手术的相同原则。为了减少中线关闭处的张力，可以降低气腹压力，如降至 8mmHg，以减少腹前壁的扩张，从而改善中线的对合。

补片的选择、放置和固定应遵循与腹腔镜和开放式手术修补相同的原则。

杂交式 VHR

该技术利用了微创方法和开放式技术。仅使用一种修补技术可能很难实现 VHR 的某些步骤。

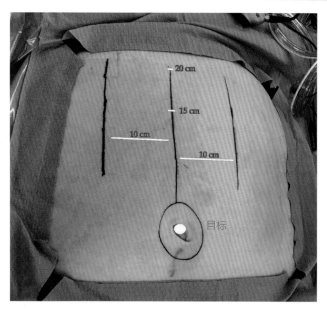

图 38-9　机器人操作孔与目标结构的位置关系。镜头应放置在距离目标结构 15~20cm 处，副臂放置在距镜头和目标结构的连接轴线 10cm 处

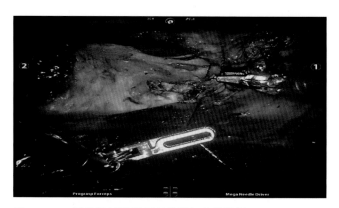

图 38-10　操作机械臂用倒刺线关闭中线缺损

组织结构分离

前入路

前入路组织结构分离最初由 Ramirez 等在 1990 年提出。该手术用于重建腹部功能，从而关闭或更好地对合中线腹壁缺损。通过前入路组织结构分离，可以在两侧进行长达 8cm 的筋膜游离。当游离皮肤脂肪层到达半月线外侧的腹外斜肌时（图 38-11），会形成血供受损的大块皮瓣。脐周穿支血管保留（Periumbilical Perforator Sparing，PUPS）手术有助于防止皮肤脂肪层的血供被破坏，具体步骤如下。

- 打开中线并清除所有的粘连后，找到腹直肌前鞘和皮肤脂肪层之间的层面。
- 用电刀沿着这个平面分离，沿着切口的全长将皮下脂肪层与筋膜分离，向外侧拓展并找到半月线。
- 有几条来自腹壁血管弓的穿支血管通过这个平面进入皮下组织。由外科医生决定保留还是切断这些血管，保留血管被定义为 PUPS 方法。

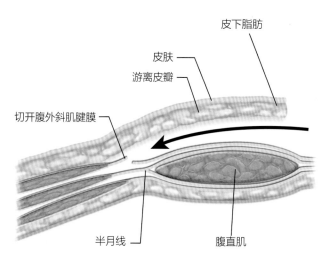

图 38-11　外侧组织结构分离的解剖层面，在半月线外侧切开腹外斜肌腱膜

皮下脂肪

皮肤

游离皮瓣

切开腹外斜肌腱膜

半月线　　腹直肌

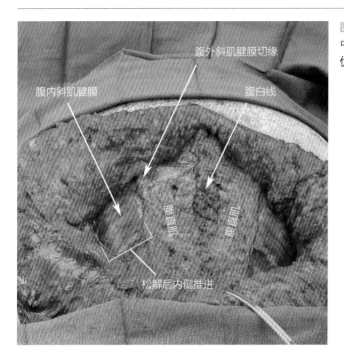

图 38-12　腹直肌侧面分离的图片，中间的腹直肌重建白线。这种分离的优势在于可以看到腹直肌的外缘

- 紧靠半月线的外侧，皮下脂肪层的游离无须超过 1~2cm。在半月线外侧 1~2cm 处切开腹外斜肌腱膜，进入腹内、外斜肌腱膜之间的无血管平面。切开从肋缘至腹股沟韧带的腹外斜肌腱膜，对该切口进行延长。
- 随着切口向两侧延长，腹直肌应该可以向中间有显著的推进，从而实现中线的对合和关闭（图 38-12）。
- 在选择覆盖缺损的补片尺寸时，应考虑到重叠部分应超过腹外斜肌的侧切缘，以防止将来形成侧方疝。

　　这种组织结构的分离可以在单侧或双侧进行，其目的是进行中线对合，因此进行单侧操作可能就够了。有报道称，通过内镜来进行该操作，以避免进行皮肤脂肪瓣的抬高，该技术的应用尚未得到证实。

后入路

　　这项技术衍生于 Rives – Stoppa – Wantz 腹直肌后修补术。这种修补利用腹直肌后间隙到达半月线，而后入路组织结构分离将该间隙拓展至这一解剖学边界之外，延伸至腹膜前间隙。充分掌握腹前壁的解剖结构对应用这项技术至关重要。

- 患者取仰卧位，沿着中线切开之前的瘢痕。
- 将疝囊从皮下组织环行游离至筋膜平面。如果切口内有旧补片，通常可以在疝囊内找到，应将其切除（图 38-13）。
- 在中线安全地打开疝囊，注意不要损伤任何嵌顿的疝囊内容物。
- 为了充分游离腹前壁，应分离疝囊周围的所有粘连，这些粘连会阻碍腹壁在中线处的对合。再次强调，务必小心不要损伤肠道。
- 正确找到两侧腹直肌鞘的内侧面非常重要。之前的分离或增厚的疝囊会具有欺骗性，如果误将其用于腹壁的关闭会导致中线裂开。
- 用电刀切开腹直肌鞘的内侧缘，打开腹直肌后间隙（图 38-14）。将两侧切口延长至中线全长，完整显露双侧腹直肌。
- 然后在紧邻半月线的内侧切开腹内斜肌的后鞘以显露腹横肌，最好从肋缘下方

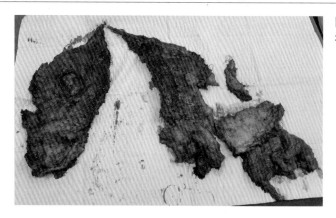

图 38-13 切除的疝囊内含有之前的补片和缝线

开始进行操作，这里是腹横肌最强壮的部位（图 38-15）。切口将显露腹直肌的肌纤维，使切口位于半月线的内侧，以防止损伤支配腹直肌的神经血管束。腹横肌肌腹后方是腹膜前间隙。

- 横断腹横肌，向侧方打开腹膜前间隙（图 38-16）。从肋缘至腹股沟韧带对该层面进行显露。这将为腹直肌后鞘以及腹直肌的肌筋膜显著向内侧推进提供重要帮助，这是腹横肌松解（Transversus Abdominis Release，TAR）的主要好处之一，有助于中线缺损的关闭。
- 可以将腹膜前间隙从腹横肌向外侧分离至后腹膜，并找到腰大肌。这个间隙可用于放置大型补片。

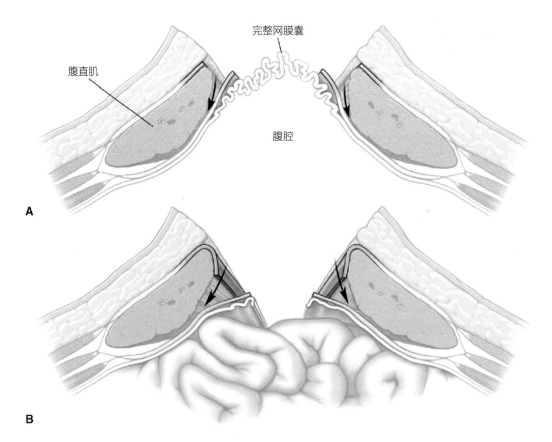

图 38-14（A）腹前壁纵视图显示疝囊与腹膜层相延续。（B）沿着疝囊至腹直肌鞘的内侧缘，显示打开腹直肌鞘的正确位置

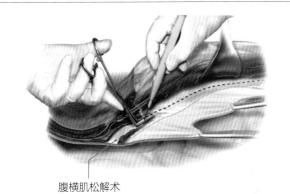

图 38-15 后入路组织结构分离中 TAR 的操作步骤之一：打开腹横肌（示意图和实物图）

腹横肌松解术

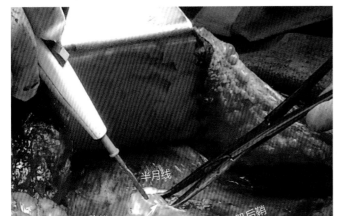

半月线

腹横肌　　腹直肌后鞘

- 用可吸收缝线连续缝合在中线处关闭腹直肌后鞘，以保护腹腔内脏器。
- 补片放置于腹直肌后间隙和两侧的腹膜前间隙内，用不可吸收缝线将补片经筋膜固定于前侧，在放置经筋膜缝合线时要考虑到腹直肌前筋膜的关闭。
- 放置好补片并固定后，关闭腹直肌前鞘，将补片包裹在腹直肌后间隙内（图 38-17）。该处的关闭应该遵循正中切口开腹手术的关闭原则。通常需要将皮下组织沿腹直肌前鞘向侧方稍作分离，有助于向中线的推进。
- 疝缺损周围的大部分皮下组织及皮肤因多余和缺血应被切除。

皮肤的修整

VHR 手术后，通常会有多余的皮肤需要切除。多余的皮肤覆盖在较大腹壁疝的疝囊上，可能源自腹前壁游离所形成的皮瓣，或在 PUPS 手术中，在中线筋膜重新对合或修复疝缺损后形成。皮肤软组织的管理有几个方面的问题需要解决，包括去除缺血的皮下脂肪和皮肤、去除多余的皮肤、需要放置引流管，以及用可吸收缝线分层关闭皮肤和腹壁浅筋膜深层（Scarpa 筋膜）。

皮肤修整的关键是在保留中线闭合处血供的同时去除所有多余的皮肤。在某些情况下，使用吲哚菁绿（ICG）免疫荧光标记有助于处理大的缺损和大量的多余皮肤，切除后应能以最小的张力关闭中线。Scarpa 筋膜的对合或真皮深层的缝合有助于减少中线皮肤闭合时张力。在无效腔内放置引流管非常有用。也可以通过从皮肤到前筋膜的钉合，来尽量减少无效腔及防止血清肿的形成（图 38-18）。

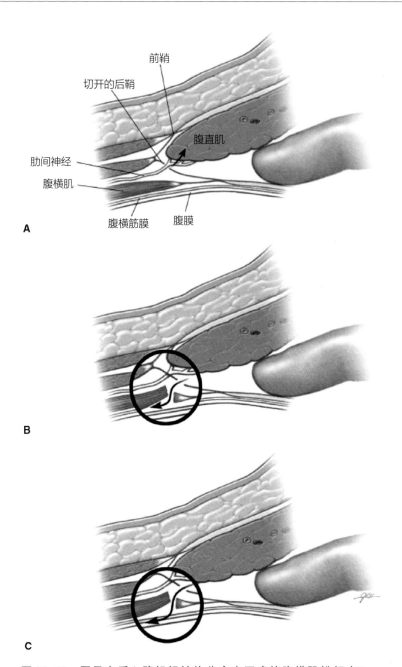

图 38-16　图示在后入路组织结构分离中正确的腹横肌松解（Transversus Abdominis Release，TAR）。（A）找到正确的层面，完整游离至半月线。（B）打开腹直肌鞘后层，找到腹横肌肌腹。（C）进入半月线侧方的腹膜前间隙

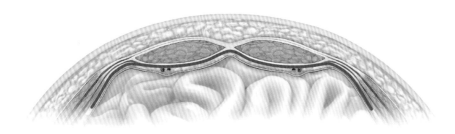

图 38-17　在完成后入路组织结构分离和 TAR 后，腹壁内补片的位置（用蓝线表示）

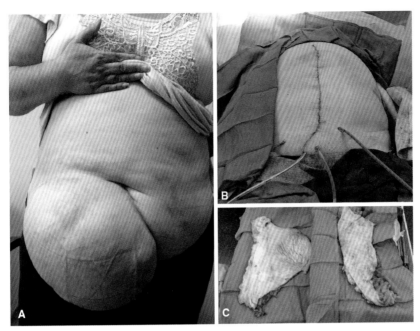

图 38-18 （A）腹壁疝常会有大面积多余的皮肤覆盖在疝缺损和疝内容物上。（B）修补后，中线处需要灌注良好，可以使用引流管来引流皮瓣下方的无效腔。（C）切除的皮瓣

除了修整中线的皮瓣外，通常还需要在下腹部做一个横切口来切除血管翳。如果操作正确，这个额外的切口可以在不增加切口并发症的情况下安全地完成，并有助于美观。一项关于切口疝修补和切口疝修补加腹壁成形术的随机对照研究显示，在血清肿形成、皮肤坏死或切口感染的发生率方面没有统计学差异。

术后管理

大多数腹壁疝修补可以在日间手术室进行，患者通常可以出院回家并进行定期随访。大多数术后医嘱都是由外科医生针对患者的自身情况制订的，在负重和运动限制方面因人而异。过夜留观或住院治疗适用于那些行腹壁重建和组织结构分离的患者，以及重做手术、术后镇痛效果不佳，或有严重的并发症（如身体虚弱或需要物理治疗）的患者。

如果在 VHR 手术时放置了引流管，可以在门诊或出院前拔除。引流的目的是在无效腔内形成负压并清除会延缓瘢痕形成的积液。拔除引流管的时间没有一致标准，往往由外科医生根据具体情况而定。血清血性引流量应明显下降，并在拔除引流管前保持稳定。间隔时间较短的门诊随访有助于引流量的减少，尤其是行门诊 VHR 时。应指导患者进行正确的引流管护理，并记录每天的引流量。需要告知患者，引流液有突然变化时应立即告知外科医生，尤其是当引流液性质发生变化时。

并发症

VHR 术后并发症的发生率为 10%~60%，其中手术部位感染（SSI）是 VHR 的主要并发症，应尽一切努力避免这些并发症的发生。SSI 的减少是微创技术兴起的一个主要因素，因为与开放式 VHR 相比，腹腔镜 VHR 的 SSI 发生率显著降低。蜂窝织炎可以通过抗生素治疗得到有效的控制，化脓性渗出或脓肿的形成应通过适当的影像学和引

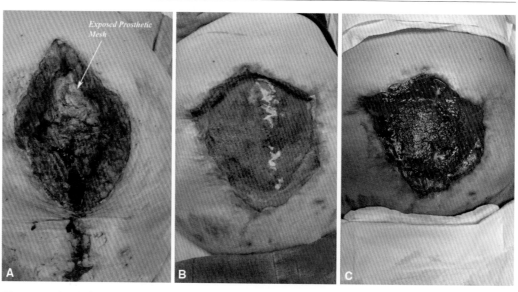

图 38-19 （A）腹直肌后放置合成补片的 VHR 术后，腹壁坏死伴补片暴露。（B）皮肤清创加使用负压切口敷料 2 周后。（C）4 周后，合成补片被肉芽组织完全覆盖，创面收缩

流（手术或经皮置管）来处理。通常不需要取出补片，但这完全由外科医生根据具体情况进行决策（图 38-19）。

术后肠梗阻是 VHR 术后的常见并发症，尤其是缺损较大和行广泛粘连松解的情况下。应该排除其他原因引起的肠梗阻，如小肠漏，临床表现有助于排除这一并发症。可能需要胃肠减压，以及支持治疗，如止吐药和早期活动。

补片感染是一种可怕的并发症，但在疝相关的文献中通常少有报道。一个更常见的终点指标是切口感染和 SSI，可能提示补片感染或需要再次手术。一项大型的荟萃分析支持行腹腔镜修补，以避免开放式 VHR 的切口感染。Cochrane 数据库强烈支持腹腔镜修补优于开放式修补，以避免局部感染。再次手术也倾向于使用腹腔镜修补，但仅略优于开放式修补。缩小切口大小和补片的放置位置似乎与局部切口感染直接相关。

大多数外科医生对在受污染区域使用合成补片持保留意见，但最新的数据支持了它的应用。在清洁 - 污染和污染的疝手术中行腹直肌后合成补片放置，术后 30 天的 SSI 发生率分别为 7% 和 19%。这远远优于在相同的两种切口类型中使用生物补片的大型研究结果。在清洁 - 污染和污染手术野行切口疝修补会导致 30% 的 SSI，其中大部分病例需要再次手术。由于在污染术野使用生物补片属于 "超说明书" 应用，因此相关的数据十分有限。基于有限的数据结果，外科界已在清洁 - 污染和污染手术野中使用生物补片。新型大孔径合成补片似乎对这类切口具有更好的容忍度，更好的耐用性，而且再手术率和补片取出率更低。

血清肿的形成是对补片产生炎症反应的结果。目前的一个共识是，除非发生感染或出现症状，否则无须对血清肿进行引流。尝试对积液进行抽吸可能会将细菌引入相对无菌的积液内而引起感染。这不被认为是 VHR 的并发症，除非手术至少 3 个月后出现症状，才应尝试进行抽吸。否则这只是一个需要报告的手术部位常规事件。

结果

鉴于修补技术的地域差异、外科医生对补片的偏好、补片大小和类型的多样性、失访以及对疝复发的定义，很难对 VHR 的结果进行评估。这使得通过建立可靠的前瞻

性研究来评估 VHR 的结果变得非常困难。大多数研究是回顾性的，因此只能根据他们的结果进行推断。尽管有以上条规，疝复发是 VHR 术后的最佳判定指标。

在评估 VHR 的结果时，有多个因素需要考虑，但最值得注意的应该是疝的类型，原发性腹壁疝或腹壁切口疝被证实存在显著不同。在一项对接受原发性脐疝和上腹壁疝与腹壁切口疝手术的对比研究中，复发率有很大差异。患者平均随访约 40 个月，原发性腹壁疝组的复发率为 13%，腹壁切口疝组的复发率为 30%。鉴于两组均包括了腹腔镜修补、开放式修补、开放式修补不用补片，比较结果不具有特异性，但仍显示出统计学上的显著差异。这激发了对 VHR 最佳手术方法的探讨。

对随机对照研究的系统评价显示，开放式和腹腔镜 VHR 的复发率没有差异。最近的一项荟萃分析显示，与腹腔镜手术相比，开放式手术的疝复发率明显降低。2011 年，Cochrane 数据库比较了开放式手术与腹腔镜手术的疝复发情况，开放式手术再次受到青睐。这些数据似乎支持开放式手术可以减少疝的复发，但有许多因素和偏倚可能会导致这一结论。考虑到每个外科医生的偏好和专业知识的程度，这个话题可能会成为一个持续争论的话题。

在过去的 10 年里，基于腹横肌松解（TAR）的后入路组织结构分离的应用呈上升趋势。一项大型回顾性研究纳入了 428 例连续接受 TAR 加腹直肌后（Sublay）合成补片置入手术的患者，其中 347 例患者随访至少 12 个月，并使用 CT 检查或体格检查来评估复发。平均随访 31.5 个月，疝复发率 3.7%，复发的时间为 6~16 个月。此外，Pauli 等发表的一篇使用 TAR 数据的综述文章显示复发率始终低于 10%。TAR 手术对于清洁术野的腹壁重建非常有效，对清洁 – 污染和污染术野，TAR 手术没有产生相同的优异结果。评估清洁 – 污染和污染病例接受后入路组织结构分离的研究显示疝复发率为 7%~32%。

长期以来，生物补片一直被提倡用于有潜在污染风险的疝修补术，因为有人认为在这些区域它比合成补片更能抵抗感染。有几项研究分析了生物补片的这种用途，结果不再支持在污染的术野使用生物补片。通过对潜在污染和污染的 VHR 手术进行的系统评价和荟萃分析表明，在这两类手术野中生物补片并不优于合成补片。潜在污染病例中两种补片的复发率均为 9%。污染病例中生物补片植入的 SSI 发生率较高，复发率为 30%。这些结果对在污染病例中使用生物补片提出了疑问。另一项研究对 126 例接受 VHR 治疗的患者进行了平均 20 个月的随访，均为清洁 – 污染和污染病例，其中 69 例患者使用生物补片，57 例患者使用了合成补片。显示的类似结果对生物补片的使用提出了质疑，生物补片的复发率为 26%，合成补片的复发率为 9%。使用生物补片的 SSI 和手术部位不良事件的发生率也较高。在另一项随访长达 47 个月的关于生物补片 VHR 的研究中，SSI 为 56%，疝复发率为 61%。在清洁 – 污染和污染病例中使用生物补片应慎重考虑。鉴于生物补片的高复发率和高成本，清洁病例应该使用合成补片而非生物补片。聚丙烯材质和低密度合成补片比生物补片能够更快地与周围组织植入及融合，使其在有明显污染或可能污染的情况下成为更好的选择。在严重污染的部位，应慎重使用任何类型的补片，外科医生应考虑分期处理，在后期手术中植入补片。

机器人辅助 VHR 是一项不断发展的技术，可以解决一些腹腔镜 VHR 遇到的困难。腹腔镜手术的复发率通常比开放式手术更高，这可能与补片固定技术和中线缺损的关闭技术有关。机器人平台更易于行体内缝合，同时关闭中线缺损的能力也更强，从而解决了这些障碍。机器人平台使腹直肌后补片放置成为可能，而不是常规的腹膜内放置。一项对腹腔镜腹膜内补片放置和机器人辅助腹直肌后补片放置进行了比较，结果显示机器人腹直肌后技术的手术时间更长，两组 SSI 发生率相似。但机器人辅助技术的住院时间更短、缺损关闭率更高，费用也更高。需要进行更多的长期研究来显示其功效。

结论

VHR 是一种差异性很大的手术，不同外科医生之间有不同的手术技巧和偏好。了解和利用所有的潜在技术对于为个体患者及特殊类型的疝制订手术方案至关重要。疝外科仍在不断发展，当机器人 VHR 和 TAR 等新技术开始流行，旧的技术也被证实是安全有效的。数据收集比以往更加可靠，跨越开放式、腹腔镜和机器人平台。坚实的文献知识库可以帮助指导外科医生仔细选择患者、个体化地选择疝修补技术，以及正确选择补片。合成补片在清洁和清洁 – 污染手术野显示出最好的效果，最新数据无法证明合成补片在污染病例中的耐用性，这与之前的认知有重大的转变。仅在极少的情况下为 VHR 选择生物补片，目前对在有潜在污染的情况下使用生物补片提出质疑。

参考文献

[1] Al Chalabi H, Larkin J, Mehigan B, McCormick P. A systematic review of laparoscopic versus open abdominal incisional hernia repair, with meta-analysis of randomized controlled trials. Int J Surg 2015;20:65–74.

[2] Allison N, Tieu K, Snyder B, Pigazzi A, Wilson E. Technical feasibility of robot-assisted ventral hernia repair. World J Surg 2012;36(2):447–452.

[3] Atema JJ, de Vries FE, Boermeester MA. Systematic review and meta-analysis of the repair of potentially contaminated and contaminated abdominal wall defects. Am J Surg 2016;212(5):982–995.

[4] Awaiz A, Rahman F, Hossain MB, et al. Meta-analysis and systematic review of laparoscopic versus open mesh repair for elective incisional hernia. Hernia 2015;19(3):449–463.

[5] Bloemen A, van Dooren P, Huizinga BF, Hoofwijk AG. Comparison of ultrasonography and physical examination in the diagnosis of incisional hernia in a prospective study. Hernia 2012;16(1):53–57.

[6] Carbonell AM, Criss CN, Cobb WS, Novitsky YW, Rosen MJ. Outcomes of synthetic mesh in contaminated ventral hernia repairs. J Am Coll Surg 2013;217(6):991–998.

[7] Carbonell AM, Cobb WS, Chen SM. Posterior components separation during retromuscular hernia repair. Hernia 2008;12(4):359–362.

[8] Claes, K, Beckers R, Heindryckx E, et al. Retrospective observational study on the incidence of incisional hernias after colorectal carcinoma resection with follow-up CT scan. Hernia 2014;18(6):797–802.

[9] Colavita PD, Wormer BA, Belyansky I, et al. Intraoperative indocyanine green fluorescence angiography to predict wound complications in complex ventral hernia repair. Hernia 2016;20(1):139–149.

[10] Criss, C.N, Petro CC, Krpata DM, et al. Functional abdominal wall reconstruction improves core physiology and quality-of-life. Surgery 2014;156(1):176–182.

[11] Cuccurullo D, Piccoli M, Agresta F, et al. Laparoscopic ventral incisional hernia repair: evidence-based guidelines of the first Italian Consensus Conference. Hernia 2013;17(5):557–566.

[12] Earle D, Roth JS, Saber A, et al. SAGES guidelines for laparoscopic ventral hernia repair. Surg Endosc 2016;30(8):3163–3183.

[13] Fink C, Baumann P, Wente MN, et al. Incisional hernia rate 3 years after midline laparotomy. Br J Surg 2014;101(2):51–54.

[14] Gibreel W, Sarr MG, Rosen M, Novitsky Y. Technical considerations in performing posterior component separation with transverse abdominis muscle release. Hernia 2016;20(3):449–459.

[15] Gonzalez AM, Romero RJ, Seetharamaiah R, Gallas M, Lamoureux J, Rabaza JR. Laparoscopic ventral hernia repair with primary closure versus no primary closure of the defect: potential benefits of the robotic technology. Int J Med Robot 2015;11(2):120–125.

[16] Goodenough CJ, Ko TC, Kao LS, et al. Development and validation of a risk stratification score for ventral incisional hernia after abdominal surgery: hernia expectation rates in intra-abdominal surgery (the HERNIA Project). J Am Coll Surg 2015;220(4):405–413.

[17] Harth KC, Rosen MJ. Endoscopic versus open component separation in complex abdominal wall reconstruction. Am J Surg 2010;199(3):342–347.

[18] Helgstrand F, Rosenberg J, Kehlet H, Strandfelt P, Bisgaard T. Reoperation versus clinical recurrence rate after ventral hernia repair. Ann Surg 2012;256(6):955–958.

[19] Holihan JL, Alawadi Z, Martindale RG, et al. Adverse events after ventral hernia repair: the vicious cycle of complications. J Am Coll Surg 2015:221(2):478–485.

[20] Ibrahim AM, Vargas CR, Colakoglu S, Nguyen JT, Lin SJ, Lee BT. Properties of meshes used in hernia repair: a comprehensive review of synthetic and biologic meshes. J Reconstr Microsurg 2015;31(2):83–94.

[21] Itani KM, Rosen M, Vargo D, Awad SS, Denoto G III, Butler CE; RICH Study Group. Prospective study of single-stage repair of contaminated hernias using a biologic porcine tissue matrix: the RICH Study. Surgery 2012;152(3):498–505.

[22] Krpata DM, Stein SL, Eston M, et al. Outcomes of simultaneous large complex abdominal wall reconstruction and enterocutaneous fistula takedown. Am J Surg 2013;205(3):354–358; discussion 358–359.

[23] Kudsi OY, Paluvoi N, Bhurtel P, McCabe Z, El-Jabri R. Robotic repair of ventral hernias: preliminary findings of a case series of 106 consecutive cases. Am J Robot Surg 2015;2(1):22–26.

[24] Lau, B, Kim H, Haigh PI, Tejirian T. Obesity increases the odds of acquiring and incarcerating noninguinal abdominal wall hernias. Am Surg 2012;78(10):1118–1121.

[25] Liang MK, Holihan JL, Itani K, et al. Ventral hernia management: expert consensus guided by systematic review. Ann Surg 2016. Madani A, Niculiseanu P, Marini W, et al. Biologic mesh for repair of ventral hernias in contaminated fields: long-term clinical and patient-reported outcomes. Surg Endosc 2017;31(2):861–871.

[26] Majumder A, Winder JS, Wen Y, Pauli EM, Belyansky I, Novitsky YW. Comparative analysis of biologic versus synthetic mesh outcomes in contaminated hernia repairs. Surgery 2016;160(4):828–838.

[27] Millbourn D, Cengiz Y, Israelsson LA. Effect of stitch length on wound complications after closure of midline incisions: a randomized controlled trial. Arch Surg 2009;144(11):1056–1059.

[28] Miserez M, Grass G, Weiss C, Stutzer H, Sauerland S, Neugebauer EA; LAPSIS Investigators. Closure of the LAPSIS trial. Br J Surg 2010;97(10):1598.

[29] Moreno-Egea A, Campillo-Soto A, Morales-Cuenca G. Does abdominoplasty add morbidity to incisional hernia repair? A randomized controlled trial. Surg Innov 2016;23(5):474–480.

[30] Muysoms FE, Antoniou SA, Bury K, et al. European Hernia Society guidelines on the closure of abdominal wall incisions. Hernia 2015;19(1):1–24.

[31] Novitsky YW, Elliott HL, Orenstein SB, Rosen MJ. Transversus abdominis muscle release: a novel approach to posterior component separation during complex abdominal wall reconstruction. Am J Surg 2012;204(5):709–716.

[32] Novitsky YW, Fayezizadeh M, Majumder A, Neupane R, Elliott HL, Orenstein SB. Outcomes of posterior component separation with transversus abdominis muscle release and synthetic mesh sublay reinforcement. Ann Surg 2016;264(2):226–232.

[33] Nunoo-Mensah JW, Rosen M, Chan LS, Wasserberg N, Beart RW. Prevalence of intra-abdominal surgery: what is an individual's lifetime risk? South Med J 2009;102(1):25–29.

[34] Pauli EM, Rosen MJ. Open ventral hernia repair with component separation. Surg Clin North Am 2013;93(5):1111–1133.

[35] Ramirez OM, Ruas E, Dellon AL. "Components separation" method for closure of abdominal-wall defects: an anatomic and clinical study. Plast Reconstr Surg 1990;86(3):519–526.

[36] Rosen MJ, Denoto G, Itani KM, et al. Evaluation of surgical outcomes of retro-rectus versus intraperitoneal reinforcement with bio-prosthetic mesh in the repair of contaminated ventral hernias. Hernia 2013;17(1):31–35.

[37] Ross SW, Oommen B, Huntington C, et al. National outcomes for open ventral hernia repair techniques in complex abdominal wall reconstruction. Am Surg 2015;81(8):778–785.

[38] Sauerland S, Walgenbach M, Habermalz B, Seiler CM, Miserez M. Laparoscopic versus open surgical techniques for ventral or incisional hernia repair. Cochrane Database Syst Rev 2011;(3):CD007781.

[39] Silecchia G, Campanile FC, Sanchez L, et al. Laparoscopic ventral/incisional hernia repair: updated consensus development conference based guidelines [corrected]. Surg Endosc 2015;29(9):2463–2484.

[40] Totten CF, Davenport DL, Ward ND, Roth JS. Cost of ventral hernia repair using biologic or synthetic mesh. J Surg Res 2016;203(2):459–465.

[41] Warren JA, Cobb WS, Ewing JA, Carbonell AM. Standard laparoscopic versus robotic retromuscular ventral hernia repair. Surg Endosc 2017;31(1):324–332.

第 39 章　房形皮瓣，菱形皮瓣，V–Y 皮瓣

Anuradha R. Bhama, Scott E. Regenbogen

适应证与禁忌证

当需要健康的皮肤来替代肛管或肛缘的组织缺损时，推进皮瓣可用作外科手术的一个组成部分。不推荐将推进直肠瓣用于齿状线以下的缺损，因为这通常会导致黏膜外翻，直肠远端黏膜的外露会导致棘手的黏液分泌和出血。因此出现了多种肛管皮肤和皮肤的推进瓣技术，并根据供区组织和待修复缺损的解剖结构来选择合适的方式。

组织缺损可以由患者自身或医源性因素所导致。慢性肛裂通常对局部治疗、化学性去神经支配药物或括约肌切开术的治疗有效，少数难治性病例可能需要手术直接修补。对于肛门括约肌张力低、有产伤或其他创伤史的患者，应考虑进行肛管皮肤推进瓣修复。医源性组织缺损可能由手术切除表皮样癌、肛门异型增生、佩吉特病或其他病变所导致。治疗黏膜外翻，重新推进进入直肠同样会导致肛管组织缺损。因术后缺损太大而无法直接缝合，并且不希望手术创面二期愈合时，推进皮瓣技术是有益的，因为它能一期覆盖缺损并降低术后狭窄的风险。

医源性或自发性肛门狭窄的治疗也可以用肛管皮肤推进瓣肛门成形术进行治疗。肛门狭窄可能继发于多种既往的肛门直肠手术、克罗恩病或放射性损伤等。肛门狭窄可能是先天性的、原发性的（如克罗恩病等患者自身疾病）、继发性的（之前的手术、放疗或其他诱发因素）。通常轻度狭窄可以通过大便软化剂和纤维补充剂来治疗。扩肛治疗则适用于轻度至中度狭窄，中度至重度狭窄的患者可能需要手术重建。肛门狭窄最常见的术后原因是痔切除术时切除了过多的肛管皮肤。

推进瓣手术的相对禁忌证包括克罗恩病和放疗引起的狭窄。克罗恩病带来切口愈合不良的风险，导致术后更高的并发症发生率。放疗引起的损伤通常包括照射野内的肛周和臀部皮肤，因此供体组织可能缺乏有效切口愈合所需的足够血供。

术前准备

在对有肛门直肠推进瓣手术潜在适应证的患者进行评估时，应详细询问病史，特别需要详细记录排便习惯和肛门直肠手术史。Cleveland Clinic 大便失禁评分和 / 或排便

梗阻评分可用于量化术前症状并评估对治疗的反应。体格检查应评估肛周皮肤、肛管和括约肌功能。不需要对所有患者都进行内镜检查，但对任何考虑癌变的可疑病变或自发性狭窄应考虑镜检和活检。在某些情况下，严重的狭窄会使内镜评估无法成功进行。术前通常不需要做经肛腔内超声、肛门测压和排粪造影检查。

术前沟通应包括对手术过程的描述、所有的风险及益处以及其他可选的治疗方案。应建议患者在手术前至少戒烟 4 周，还应讨论术后要限制活动。

给予患者机械性肠道准备 +/- 口服抗生素。术晨灌肠也是一种选择。肠道准备的方式取决于外科医生的偏好。术前使用静脉广谱抗生素受到大多数外科医生的青睐。

手术

体位和准备

麻醉的方式取决于外科医生、麻醉师和患者的偏好。该手术可在全麻、椎管内麻醉、监测麻醉管理（Monitored Anesthesia Care）加局部麻醉和 / 或肛周神经阻滞下进行。

患者体位取俯卧折刀位，用胶带将臀部分开以获得最佳显露。会阴以标准的无菌方式消毒和铺巾单。利多卡因要不要加肾上腺素主要取决于外科医生的偏好。一些外科医生主张使用肾上腺素来减少手术过程中的出血。但也有人担心血管收缩会导致皮瓣血运受损。

可以在臀部的内侧手绘皮瓣切口的设计。主手术如局部扩大切除、肛裂清创、黏膜外翻的重新推进、狭窄松解等，要在开始切区皮瓣前完成，以确保皮瓣大小合适。对于严重狭窄的患者，肛门成形术可能需要双侧推进皮瓣以确保足够的松解。

技术

V 形、U 形或房形皮瓣
- 用不褪色的墨水笔画出皮瓣的边缘，皮瓣的长度是基底宽度的 2~3 倍（图 39-1）。
- 使用 15 号手术刀（不是电刀）切开皮瓣的边缘，并向肛管内延伸至正常黏膜下方。如果有黏膜外翻，则在外翻的一侧做切口。
- 松解皮瓣与周围的附着时应向两侧潜行游离而非在皮瓣下方向中间游离。注意确保不要潜行游离皮瓣，因为这可能会影响其血供（图 39-2）。

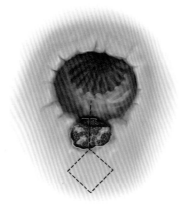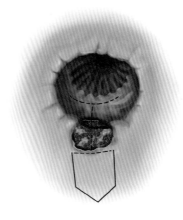

图 39-1　皮瓣设计

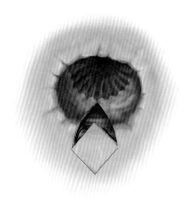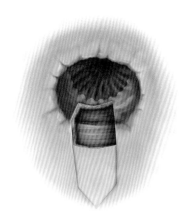

图 39-2　皮瓣游离

- 松解皮瓣的远侧顶角，使皮瓣以最小的张力向肛管内推进。
- 将皮瓣推进至肛管内。如果有黏膜外翻，可以进行胶圈套扎、重新推进或切除。
- 固定皮瓣。将皮瓣的皮下层和邻近皮肤的全层固定，避免刺穿皮瓣，这可以通过水平褥式缝合技术来完成。根据外科医生的偏好选择不可吸收缝线还是可吸收缝线。可吸收缝线可省去未来拆线的麻烦。
- 用间断的垂直褥式缝合线性关闭供瓣区。同样，缝线的选择取决于外科医生的偏好。也可以让切口保持开放，通过肉芽增生二期愈合（图 39-3）。
- 覆盖抗生素软膏、软纱布和网状内衬敷料。

菱形皮瓣

- 用不褪色墨水笔画出皮瓣的边缘，菱形内侧的尖端位于肛管狭窄内裂口的边缘。皮瓣应大约是标准邮票（2.5cm×2.5cm）的大小。
- 在菱形的内侧顶角处切开狭窄，切除所有的瘢痕组织。一定要保护好下方的括约肌。
- 使用 15 号手术刀（不是电刀），切开皮瓣的边缘。
- 通过潜行游离供瓣区而非皮瓣本身来松解皮瓣与周围的附着。这将确保皮瓣有一个宽基的蒂部来保护血液供应。
- 松解皮瓣的远侧顶角，可以使皮瓣以最小的张力向肛管内推进。

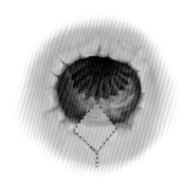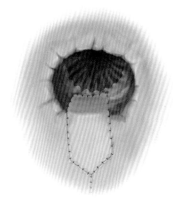

图 39-3　皮瓣推进 / 闭合

- 将皮瓣推进肛管。
- 固定皮瓣。将皮瓣的皮下层和邻近皮肤的全层固定，避免刺穿皮瓣，这可以通过水平褥式缝合技术来完成。根据外科医生的偏好选择不可吸收缝线还是可吸收缝线。可吸收缝线可省去未来拆线的需要。
- 用间断的垂直褥式缝合线性关闭供瓣区。同样，缝线的选择取决于外科医生的偏好。也可以让切口保持开放，通过肉芽增生二期愈合。
- 涂上抗生素软膏、软毛纱布和网眼敷料。

术后管理

接受任何上述皮瓣手术的患者，其术后管理都差不多。关于术后管理存在各种不同的意见，没有确凿的数据支持任何特定的方案。是否住院、饮食的递进和使用抗生素（静脉或口服）取决于外科医生。开具足够的止痛药、大便软化剂和泻药。应建议患者不要坐直并限制可能对皮瓣关闭处产生拉伸或张力的活动。不需要更换敷料，但应建议患者保持手术部位清洁干燥。通常不鼓励坐浴。虽然可以进行术后控便，但目前还没有证据表明该措施能改善手术结果，反而会给患者带来不适感。相反，高纤维饮食有助于形成柔软的成形粪便，这有助于对肛门成形处形成柔和的扩张，可能有助于减轻狭窄的复发。

并发症

肛管皮肤推进瓣的并发症包括：感染、皮瓣坏死、切口裂开、伴或不伴大便失禁的括约肌损伤、复发性肛裂和疼痛。

一般来说，并发症发生率较低。感染和皮瓣坏死可以通过清创和 / 或抗生素治疗。切口开裂确会发生，但较为少见。通常这些切口能够二期愈合而无长期并发症。在这些情况下，可以选择性地应用坐浴来促进切口愈合。

结果

皮瓣手术的整体并发症发生率很低。报道的成功率为 61%~100%，因最初的手术适应证而异。保护良好的血供可以保证血管丰富的皮瓣和满意的愈合率。

肛门口径能够显著增加，随着时间的推移，效果可以至少维持 3 年。此外，术后排便梗阻评分可以显著改善至少 1 年。在难治性病例中，如果第一次皮瓣没成功，可在对侧做第二次皮瓣。

结论

肛管皮肤推进瓣用于治疗因手术切除、慢性肛裂以及内源性和医源性肛门狭窄所致的肛周皮肤缺损。根据缺损和供瓣区的解剖结构，可以使用不同形状的皮瓣。这些手术的基本原则是创建一个宽基皮瓣来确保充足的血液供应，并推进肛管内。手术耐受性好，术后并发症是自限性的，且成功率高。

参考文献

[1] Aitola PT, Hiltunen KM, Matikainen MJ. Y-V anoplasty combined with internal sphincterotomy for stenosis of the anal canal. Eur J Surg 1997;163(11):839–842.

[2] Angelchik PD, Harms BA, Starling JR. Repair of anal stricture and mucosal ectropion with Y-V or pedicle flap anoplasty. Am J Surg 1993;166(1):55–59. doi:10.1016/S0002-9610(05)80583-5.

[3] B., D., H., B., & M., S. The role of anoplasty in treatment of chronic anal fissure. Dis Colon Rectum 2012;55(5):e144.

[4] Birnbaum E. Anal stenosis. Clin Colon Rectal Surg 2001;14(3), 215–219. doi:10.1055/s-2001-16549.

[5] Duieb Z, Appu S, Hung K, Nguyen H. Anal stenosis: use of an algorithm to provide a tension-free anoplasty. ANZ J Surg 2010;80(5):337–340. doi:10.1111/j.1445-2197.2009.05044.x

[6] Gingold BS, Arvanitis M. Y-V anoplasty for treatment of anal stricture. Surg Gynecol Obstet 1986;162(3):241–242.

[7] Giordano P, Gravante G, Grondona P, Ruggiero B, Porrett T, Lunniss PJ. Simple cutaneous advancement flap anoplasty for resistant chronic anal fissure: a prospective study. World J Surg 2009;33(5):1058–1063. doi:10.1007/s00268-009-9937-1.

[8] Gonzalez AR, De Oliveira O, Verzaro R, Nogueras J, Wexner SD. Anoplasty for stenosis and other anorectal defects. Am Surg 1995;61(6):526–529.

[9] Jorge JM, Wexner SD. Etiology and management of fecal incontinence. Dis Colon Rectum 1993;36:77–97.

[10] Katdare MV, Ricciardi R. Anal stenosis. Surg Clin North Am 2010;90(1):137–145.doi:10.1016/j.suc.2009.10.002.

[11] Maria G, Brisinda G, Civello IM. Anoplasty for the treatment of anal stenosis. Am J Surg 1998;175(2):158–160. doi:10.1016/S0002-9610(97)00266-3.

[12] Milsom JW, Mazier WP. Classification and management of postsurgical anal stenosis. Surg Gynecol Obstet 1986;163(1):60–64.

[13] Nessim A, Wexner S, Agachan F, et al. Is bowel confinement necessary after anorectal reconstructive surgery? A prospective, randomized, surgeon-blinded trial. Dis Colon Rectum 1999;42:16–23.

[14] Owen HA, Edwards DP, Khosraviani K, Phillips RK. The house advancement anoplasty for treatment of anal disorders. J R Army Med Corps 2006;152(2):87–88.

[15] Pidala MJ, Slezak FA, Porter JA. Island flap anoplasty for anal canal stenosis and mucosal ectropion. Am Surg 1994;60(3):194–196.

[16] Sentovich SM, Falk PM, Christensen MA, Thorson AG, Blatchford GJ, Pitsch RM. Operative results of house advancement anoplasty. Br J Surg 1996;83(9):1242–1244.

第40章 经直肠推移瓣

Maher A. Abbas, Matthew J. Sherman

适应证与禁忌证

肛瘘是最常见的肛门良性疾病之一，不同性别和年龄的人群均会发生。大部分肛瘘是腺源性的，其他病因还包括克罗恩病、产伤、放射治疗和癌症等。大多数慢性瘘管需要手术干预才能解决。手术的目标有3个：根除瘘管，保护控便能力，尽量减少复发的风险。肛瘘的治疗方法包括：瘘管切开术；瘘管切除术；瘘管切开术加括约肌成形术，挂线术，注射纤维蛋白胶、瘘栓和肛门皮瓣等。手术方式的选择取决于几个因素，包括：瘘管的解剖及其与肛门括约肌的关系、瘘管的病因、基线控便能力、既往肛门手术史，以及患者的生活习惯等。目前用于治疗肛瘘的手术方式较多，包括几种保留括约肌的术式。尽管大多数瘘管可以很容易地根除，有些瘘管治疗非常具有挑战性，发生失败和并发症的概率也更高。

对于大多数低位肛瘘或累及很少肛门括约肌的肛瘘，瘘管切开术可以获得良好的临床和功能效果。对于更复杂的瘘管，特别是担心发生大便失禁时，经直肠推移瓣就是一个很好的选择。通过直肠腔内的组织瓣封闭内侧瘘管可以成功治愈大多数瘘管，同时最大限度地降低肛门失禁的风险。1902年，Noble首次将该技术描述为滑动瓣。在他最初的描述中使用的是全厚的直肠瓣。1948年，Laird对该技术进行了改良，提倡使用由黏膜、黏膜下层和部分内环肌组成的部分厚瓣。经直肠推移瓣的适应证包括复杂肛瘘的患者，如高位经括约肌和括约肌上瘘、克罗恩病相关瘘管、直肠阴道瘘、直肠尿道瘘、伴有继发性瘘管和复发性瘘等。

经直肠推移瓣的禁忌证包括急性肛周脓肿、肛门狭窄、瘢痕性直肠壁以及因克罗恩病等疾病引起的肛门直肠活动性炎症。在有克罗恩病的情况下，重要的是确定瘘管是活动性肛周克罗恩病的结果，还是近端肠道病变患者中的偶发表现。在有克罗恩病的情况下，即使直肠的外观正常，仍有多达80%的患者可能出现切口延期愈合。并非所有克罗恩病相关的肛瘘都需要手术干预。在一项研究中，有38%患者的急性瘘管在没有任何外科手术干预的情况下自愈。药物治疗后的瘘管闭合率分别为：口服甲硝唑的患者为34%~50%，接受6-MP或硫唑嘌呤治疗的患者为33%，接受英夫利昔单抗治疗的患者可高达62%。在有活动性直肠炎症的情况下，经直肠推移瓣的成功率很低，一项研究报道的瘘管闭合率仅为20%。在这种情况下，最好用非切割挂线引流瘘管并对患者进行药物治疗，待炎症缓解后再行经直肠推移瓣手术。

术前准备

对肛瘘患者的评估包括既往肛门或结直肠手术的详细病史、既往生产史、并发症如糖尿病、人类免疫缺陷病毒（HIV）感染、神经或神经肌肉疾病等、既往骨盆放射治疗、基线控便能力和吸烟情况。吸烟与经直肠推移瓣失败率更高有关，因此建议吸烟的患者在手术干预前戒烟。体格检查包括对瘘管外口的视诊（外口的位置和数量），指诊评估括约肌张力，探针探查外口同时检查者将食指放在患者肛管内，以评估瘘管深度和肌肉受累程度，并通过肛门镜观察肛门直肠黏膜的质量。有时患者的不适感会使检查受限，在这种情况下需要进行麻醉下检查以确保患者的舒适与配合，如发现脓肿则需要以引流作为治疗的初始步骤。对脓肿进行正确的切开和引流可以提高经直肠推移瓣的成功率，一项研究报告的总体成功率为 73% vs 49%（先行引流 vs 未做引流）。在行确定性的经直肠推移瓣之前使用引流（非切割）挂线可提高总体成功率。除克罗恩病患者外，通常建议在做经直肠推移瓣前进行 2~3 个月的挂线引流。对克罗恩病患者，药物治疗后的炎症缓解状况是何时进行确定性手术的主要决定因素。

对结直肠进行内镜下的评估适用于：明确或怀疑有炎症性肠病的情况下，符合筛查标准，有息肉和癌症病史或有出血和腹痛等症状而需要行诊断性结肠镜的患者。偶尔在直肠内倒镜时可以看到高位内口。不需要常规行肛门直肠或盆腔的影像学检查来确定瘘管的解剖结构。影像学检查可选择性地用于复发性或持续性病变、瘘管深在、多个外口，或需要评估肛门括约肌完整性的疾病如直肠阴道瘘等。如果存在相关的括约肌缺损并同时进行括约肌修补，经直肠推移瓣治疗直肠阴道瘘的成功率会更高。CT扫描对肛瘘治疗的作用不大，但对急性化脓性感染特别是怀疑有深部脓肿时会有帮助。磁共振成像（MRI）和直肠腔内超声（EUS）对肛瘘患者而言都是有用的诊断性检查，具有相似的准确度。和 MRI 相比，EUS 的应用范围更广，花费更低，并可由手术医生亲自操作。由于 EUS 需要置入肛内超声探头，因此可能不如盆腔 MRI 舒适。自肛瘘外口注入双氧水可准确辨识瘘管（图 40-1）。过去常用的瘘管造影，由于 EUS 的出现目前已较少使用，但在描绘复杂性瘘管（如马蹄形瘘管）时仍有一定作用（图 40-2）。

不常规进行肛门直肠的生理功能检测，但对部分患者可能会有帮助。Sainio 等主张对有产伤史的女性、老年患者、克罗恩病或 HIV 感染患者、复发性瘘管和有手术史的患者进行术前肛门直肠测压。肛门直肠测压可以使已经存在的括约肌功能障碍得以显现，并可能改变治疗计划。

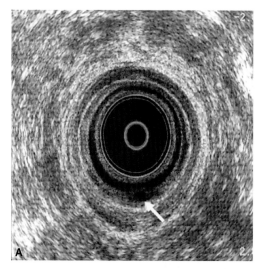 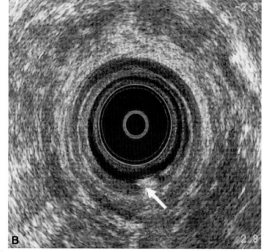

图 40-1 （A）超声检查显示经括约肌肛瘘（箭头）。（B）双氧水确认为活动性瘘管（箭头）

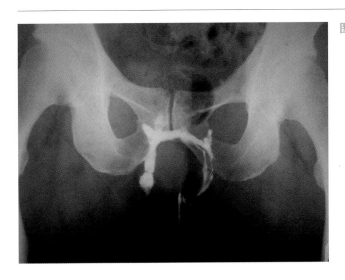

图 40-2　瘘管造影显示为马蹄形瘘管

肠道准备和抗生素预防

出于技术原因，手术时直肠需要保持清洁。肠道准备可以通过手术前一晚的口服机械性肠道准备或术晨两支磷酸钠灌肠剂来实现。

一些外科医生更喜欢完全的机械性肠道准备，理由是肠道准备的更好且感染性并发症更少。没有数据表明哪一种直肠清洁方法更优。在我们的实践中，我们目前要求患者在术晨进行 2 次直肠灌肠，我们发现这种方法对大多数接受经直肠推移瓣的患者来说已经足够了。

肛门直肠手术围术期抗生素的使用目前尚未标准化。《外科治疗改进方案》中也没有明确的建议。在我们的实践中，我们给患者静脉注射单剂抗生素，合理覆盖革兰氏阴性菌和厌氧菌，包括单药方案如第二代头孢菌素、氨苄西林 / 舒巴坦，或联合使用抗生素如环丙沙星和甲硝唑。

手术

麻醉和体位

麻醉方式的选择取决于外科医生的偏好和患者因素。对于大多数患者，我们更推荐全身麻醉，因为它可以让患者完全放松和配合。全身麻醉的替代方法包括镇静监测加局部麻醉、硬膜外麻醉或脊神经阻滞麻醉。

我们所有的经直肠推移瓣手术都采用俯卧折刀位。摆好体位后，将臀部向两侧牵拉并用胶带固定于手术台。我们更喜欢这个体位，因为可以提供充足的照明，并为助手提供合适的视野，以便于手术过程中的显露和协助。也有些外科医生更喜欢用截石位来处理后侧瘘管。

手术技术

手术的第一步是处理瘘管。如有非切割挂线，则将其移除。有些作者建议完全切开或切除瘘管至肛门外括约肌。也有作者提出搔刮而不切除瘘管。我们更喜欢搔刮而非切除瘘管，来尽量减少创面的大小（图 40-3）。从外口一直到内口对瘘管进行搔刮，

图 40-3 搔刮瘘管

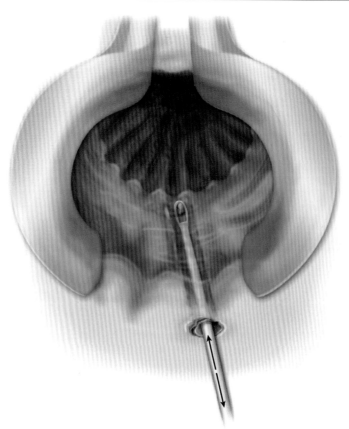

搔刮完后用生理盐水冲洗瘘管以清除组织碎屑。可应用 Pratt 双叶或 Hill-Ferguson 肛门拉钩显露术野。注意不要过度拉伸肛门括约肌复合体以较少损伤。我们不使用 Parks 拉钩，因为它会影响肛门静息压并可能导致术后失禁。虽然我们不用 Lone Star 拉钩来做经直肠推移瓣手术，但这是除 Pratt 双叶拉钩和 Hill-Ferguson 拉钩外的可选项，也可以提供良好的视野并减少肛门括约肌的张力。暴露好后用聚维酮碘溶液灌洗肛管直肠。探针自外口探入，以确定内口的准确位置。用电刀在内口远端 1cm 处对组织瓣的远端进行标记（图 40-4）。

组织瓣的长度通常为 4~6cm，以确保在没有张力的情况下充分覆盖括约肌部分的内口。组织瓣的基底部应约为顶端宽度的两倍，以保证充足的血液供应。用 1% 利多卡因加 1∶100 000 肾上腺素对直肠壁进行浸润来减少出血（图 40-5）。游离层厚组织瓣，包括黏膜、黏膜下层和肛门内括约肌的一部分（图 40-6）。应注意确保组织瓣的厚度一致，并避免在组织瓣上形成鸽洞样凹陷。仅有黏膜和黏膜下层的薄层瓣通常血供不足，会导致更高的失败率。一旦组织瓣远端可以轻松无张力地从肛门开口处突出，即达到了充分的游离。组织瓣游离完毕后，用单根 2-0 的 Polyglactin 缝线间断缝合关闭括约肌部分的内口（图 40-7）。通常这一步骤需要缝一排 3~4 针。可以通过从肛瘘外口注射生理盐水或聚维酮碘来测试内口的闭合，如有明显的渗漏再追加缝合。然后用生理盐水冲洗供瓣区并检查是否有出血。在固定组织瓣之前应彻底止血，以避免任何可能危及组织瓣的术后血肿。通过电凝或 2-0 的 Polyglactin 缝线 8 字缝合止血。最后将包含内口黏膜的组织瓣的远端修剪至新鲜血运良好和健康的组织（图 40-7）。然后用单根 2-0 的 Polyglactin 缝线将组织瓣间断缝合到位（图 40-8）。本书主编选择的另一种方法是游离起一个椭圆形瓣，以避免多边缝合以及潜在的缺血角（图 40-9）。推移瓣完成

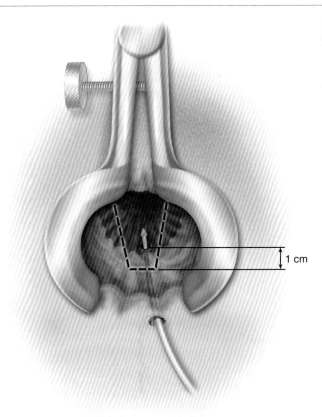

图 40-4　组织瓣的远端，距内口
远端 1cm

1 cm

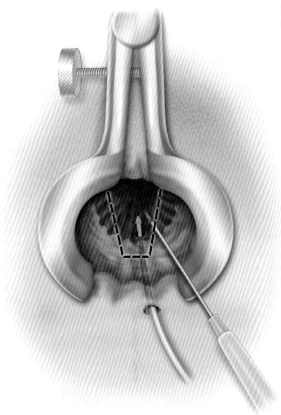

图 40-5　1% 利多卡因加 1：100 000
肾上腺素肠壁内浸润用于止血

图 40-6　提起部分厚瓣

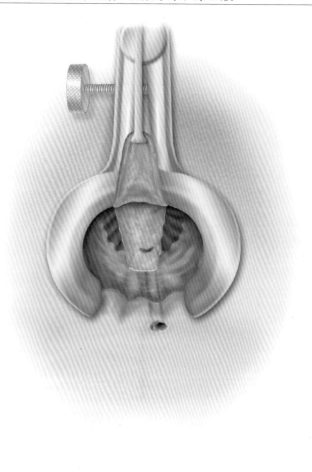

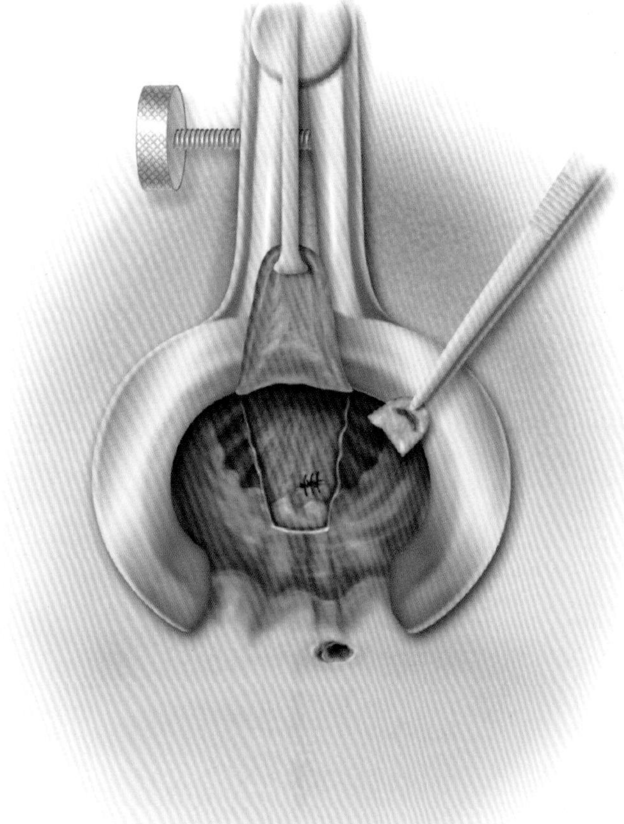

图 40-7　关闭内口的肌内部分，修剪游离瓣的远端部分并切除内口

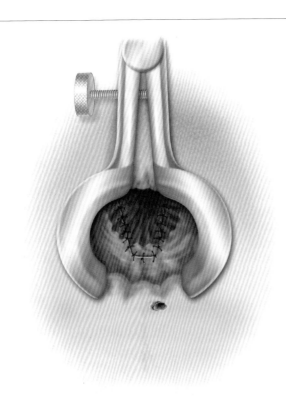

图 40-8 最终将组织瓣固定于受瓣区

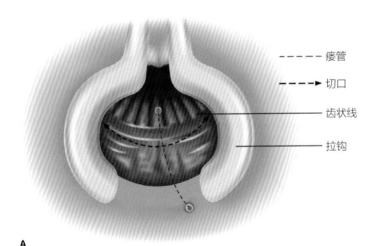

A

----- 瘘管

--▶ 切口

—— 齿状线

—— 拉钩

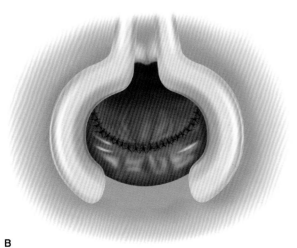

B

图 40-9 （A）经直肠推移瓣技术。（B）更宽的椭圆形瓣技术，最大限度降低边角部缺血的风（With permission Maron D，Wexner SD. In：Beck DE，Rafferty J，Wexner SD，eds. Gordon and Nivatvongs' Principles and Practice of Surgery for the Colon，Rectum，and Anus，4th ed. Thieme Publishers，New York 2018.）

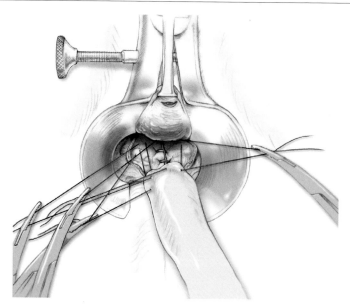

图 40-10 将生物补片降落伞缝合到游离好的供瓣区

后，将抗生素软膏浸渍的明胶海绵置入肛管内，外口保持开放引流。若瘘管伴有空腔，可以在空腔内放置一根蘑菇头导管（12~16F 导管，取决于空腔的大小）进行减压以避免在瓣的基底部形成积液，因为这可能导致手术失败。在直肠阴道瘘的情况下，阴道黏膜侧保持开放以利于引流。

上述技术是我们的首选方式，并取得了良好的效果。唯一变化是我们有时会在瓣下方加生物补片进行组织强化。生物补片可以提高组织状态不佳和推移瓣手术后瘘管复发或持续存在患者的手术成功率。我们曾应用生物补片联合经直肠推移瓣来治疗放疗引起的直肠尿道瘘并取得了成功。其他人也报道了经直肠推移瓣联合生物补片成功闭合复发性直肠阴道瘘。如果使用生物补片，先用 2-0 的 Vicryl 缝线将补片的边角与组织瓣分离的顶点固定，在体外完成补片边角的缝合后，收紧缝线使其呈降落伞状进入肛管内（图 40-10）。

术后管理

一些外科医生直接在麻醉复苏室给患者办理出院。在我们的临床实践中，大多数患者需入院留观 23h，在此期间一旦疼痛得到充分控制并能自主排尿后就可以出院，很少有患者住院需要超过 23h。手术当天开始流质饮食，2 天内过渡到正常饮食。

一些研究者主张术后使用抗生素。然而，经直肠推移瓣术后接受抗生素治疗的患者与未接受抗生素治疗的患者相比，并没有显示出差异。我们目前的做法是在糖尿病和免疫抑制患者（如 HIV 阳性患者）中选择性使用抗生素。10 天疗程的阿莫西林 / 克拉维酸或环丙沙星联合甲硝唑通常就足够了。

出院时建议患者采用高纤维普通饮食并预防发生便秘。建议每天使用容积性大便软化剂（如欧车前）。如果患者在 72h 内没有排便，则建议使用诸如镁乳之类的缓泻药，以避免粪便嵌塞。对于男性直肠尿道瘘患者，应带着留置导尿管或耻骨上膀胱造瘘管出院，在确定瘘管愈合后再拔除。行前侧推移瓣的女性患者在确定瘘管愈合之前应避免性生活。第一次术后访视安排在术后 4~6 周。告知患者如果发热超过 38℃，或出现寒战、直肠出血、肛门直肠或盆腔疼痛加剧，或排尿困难等，需要提前到医院进行评估。通常至少推迟 1 个月再行肛门镜和指诊检查，以避免损伤愈合的组织瓣。

并发症

经直肠推移瓣是一种相对安全的手术，并发症发生率低。任何肛门手术可能发生的并发症都曾在经直肠推移瓣手术中发生，包括出血、切口脓肿或血肿、血栓痔、肛裂、尿潴留或大便失禁等。但经直肠推移瓣术后极少出现严重的会阴部感染，因为感染性并发症通常会导致组织瓣裂开，使感染可以自发引流。表 40-1 总结了几个大型研究中列出的失禁率。大多数研究显示术后失禁率比较低，为 0~13%。只有一项研究报道了高达 35% 的失禁率，研究者将其归因于 Park 肛门拉钩的使用，其他研究者也有类似的发现。幸运的是，大多数情况都是轻微和暂时性失禁。之前报道过的另一个并发症是行前侧推移瓣的男性患者术后出现短暂的射精后刺激症状。

结果

总体而言，经直肠推移瓣具有良好成功率。表 40-1 对过去 20 年已发表的几个研究进行了总结。成功率为 60%~100%，大多数研究的成功率超过 75%。已经确定了一些会影响成功率的因素和复发相关的危险因素（表 40-2）。克罗恩病、手术前瘘管的持续时间和吸烟等已被证明会干扰愈合过程。Schouten 等以及 Ellis 等人发现既往手术修复的次数会直接影响手术成功率。Sonoda 发现较大的体表面积会对愈合率产生积极影响。其他因素的影响尚不明确。例如，患者年龄对结果的影响并未表现出明显差异，除了一项研究显示年龄 < 40 岁与不良结局相关，但其中较大比例的患者有克罗恩病，似乎可以解释该项研究结果。有趣的是，Sonoda 等和 Abbas 等的研究表明瘘管的位置可能对结果产生重要影响。Sonoda 等发现前侧瘘管行经直肠推移瓣手术的成功率为 55%，而后侧瘘管的成功率为 79%（P=0.07）。尽管经直肠推移瓣术后的短期愈合率是主要研究指标，但同样重要的是手术的长期复发率。在 Abbas 等的研究中，所有远期复发都发生在瘘管位于左侧象限的患者中（P=NS）。在几项研究中，与经括约肌肛瘘相比，直肠阴道瘘患者的复发率有增加的趋势（无统计学差异）。根据 Sonoda 等的研究，用经直肠推移瓣治疗肛瘘的总体成功率为 75.8%，而直肠阴道瘘

表 40-1 经直肠推移瓣的结果					
作者	年份	例数（例）	成功率（%）	失禁率（%）	平均随访时间（月）
Garcia-Aguilar	1984	151	99	10	8~84*
Wedell	1987	31	100	0	18~48*
Kodner	1993	107	84	13	8
Makowiec	1995	32	66	3	20
Miller	1998	25	77	0	14
Kreis	1998	24	63	13	48
Shouten	1999	44	75	35	12
Ortiz	2000	103	93	8	12
Mizrahi	2002	94	60	9	40
Abbas	2008	38	83	8	27
*：范围					

作者	因素	成功率（%）	复发率（%）	P 值
表 40-2 影响结果的因素				
曾经做过修补				
Schouten	0~1	87	—	0.02
	≥ 2	50	—	—
Ellis	是	—	52	< 0.05
	否	—	27	—
Mizrahi	0	—	44	NS
	1	—	30	—
	2	—	40	—
	3	—	75	—
吸烟				
Ellis	是	—	51	< 0.05
	否	—	19	—
Zimmerman	是	60	—	—
	否	79	—	—
克罗恩病				
Mizrahi	是	—	57	< 0.04
	否	—	33	—
Sonoda	是	50	—	0.027
	否	77	—	—
BSA				
Sonoda	> 100	81	—	0.027
	75~100	56	—	—
	70~75	50	—	—
	< 70	47	—	—
肛瘘病程				
	< 3 个月	70	—	0.03
	3~6 个月	65	—	—
	> 6 个月	62	—	—

BSA，体表面积。

为 43.2%（$P = 0.002$）。在另一项研究中，大多数的早期失败都发生于复发性直肠阴道瘘的患者。性别、是否有转流性造口以及围术期使用免疫抑制似乎不影响结果。在一项包括 252 例患者的研究中，van Onkelen 及其同事发现马蹄形瘘管患者的失败率较低。Schwandner 报道了 220 例接受经直肠推移瓣手术患者的结果：总的一期愈合率为 82%。与肥胖患者（BMI > 30 kg / m²）相比，非肥胖患者（BMI < 30 kg / m²）的复发率降低显著（14% vs 28%，$P < 0.01$）。需要重点关注的是，大多数关于经直肠推移瓣的研究数据是回顾性的，并且大部分研究纳入的病例数量不多。Chadi 及同事最近发现，对位于后侧的瘘管，推移瓣的成功率比肛瘘栓高。他们还发现对位于后侧的瘘管，肥胖患者行推移瓣手术的成功率要高于非肥胖患者。然而，推移瓣的成功率已被证明会随着时间的推移而降低，并且根据不同的地理位置产生不同的结果。

结论

　　肛瘘是由结直肠外科医生评估和治疗的最常见的肛门直肠良性疾病之一。虽然有些瘘管药物治疗有效，但大部分慢性瘘管需要手术治疗。在过去的 100 年中出现了许多针对肛瘘的手术方式，但手术治疗的目标始终未变：治愈瘘管，防止复发，并尽量减少包括便失禁在内的术后并发症。虽然这些目标可以在大多数患者中实现，但是仍有一些瘘管对于外科医生来说非常具有挑战性。对于治疗肛瘘的外科医生至关重要的是清楚地了解各种手术的结果和局限性，以及进行相关操作的技术要点和技巧。经直肠推移瓣是治疗肛管直肠瘘的重要组成部分，有较高的成功率以及较低且可接受的风险。

参考文献

[1] Abbas M, Lemus-Rangel R, Hamadani A. Long-term outcomes of endorectal advancement flap for complex anorectal fistulae. Am Surg 2008;74:921–924.

[2] Buchmann P, Keighley MR, Allan RN, Thompson H, Alexander-Williams J. Natural history of perianal Crohn's disease. Ten year follow-up: a plea for conservatism. Am J Surg 1980;140:642–644.

[3] Dubsky P, Stift A, Friedl J, Teleky B, Herbst F. Endorectal advancement flaps in the treatment of high anal fistula of cryptoglandular origin: full-thickness vs. mucosal-rectum flaps. Dis Colon Rectum 2008;51:852–827.

[4] Ellis C, Clark S. Effect of tobacco smoking on advancement flap repair of complex anal fistulas. Dis Colon Rectum 2007;50:459–463.

[5] Garcia-Aguilar J, Belmonte C, Wong WD, Goldberg SM, Madoff RD. Anal fistula surgery. Factors associated with recurrence and incontinence. Dis Colon Rectum 1996;39:723–739.

[6] Halme L, Sainio AP. Factors related to frequency, type and outcome of anal fistulas in Crohn's disease. Dis Colon Rectum 1995;38:55–59.

[7] Jones O, Fazio V, Jagelman D. The use of transanal advancement flaps in the management of fistulas involving the anorectum. Dis Colon Rectum 1987;30:919–923.

[8] Kodner IJ, Mazor A, Shemesh EI, Fry RD, Fleshman JW, Birnbaum EH. Endorectal advancement flap repair of rectovaginal and other complicated fistulas. Surgery 1993;114:682–689.

[9] Kontovounisios C, Tekkis P, Tan E, Rasheed S, Darzi A, Wexner SD. Adoption and success rates of perineal procedures for fistula-in-ano. Colorectal Dis 2016;18(5):441–458.

[10] Kreis ME, Jehle EC, Ohlemann M, Becker HD, Starlinger MJ. Functional results after transanal rectal advancement flap repair of transsphincteric fistula. Br J Surg 1998;85:240–242.

[11] Laird DR. Procedures used in treatment of complicated fistulas. Am J Surg 1948;76(6):701–708.

[12] Lecomte T, Contou J, Beaugerie L, et al. Predictive factor of response of perianal Crohn's disease to azathioprine or 6-mercaptopurine. Dis Colon Rectum 2003;46:1469–1475.

[13] Lesser T, Aboseif S, Abbas MA. Combined endorectal advancement flap with Alloderm graft repair of radiation and cryablation-induced rectourethral fistula. Am Surg 2008;74(4):341–345.

[14] Makoweic F, Jehle EC, Becker HD, Starlinger M. Clinical course after transanal advancement flap repair of perianal fistula in patients with Crohn's disease. Br J Surg 1995;82:603–606.

[15] Maron D, Wexner SD. In: Beck DE, Rafferty J, Wexner SD, eds. Gordon and Nivatvongs' Principles and Practice of Surgery for the Colon, Rectum, and Anus, 4th ed. Thieme Publishers, New York 2018.

[16] Miller GV, Finan PJ. Flap advancement and core fistulectomy for complex rectal fistula. Br J Surg 1998;85:108–110.

[17] Mizrahi N, Wexner S, Zmora O, et al. Endorectal advancement flap: are there predictors of failure? Dis Colon Rectum 2002;45(12):1616–1621.

[18] Noble GH. A new operation for complete laceration of the perineum designed for the purpose of eliminating danger of infection from the rectum. Trans Am Gynecol Soc 1902;27;357–363.

[19] Ortiz H, Marzo J. Endorectal flap advancement repair and fistulectomy for high transsphincteric and suprasphincteric fistulas. Br J Surg 2000;87:1680–1683.

[20] Present D, Rutgeerts P, Targan S, et al. Infliximab for the treatment of fistulas in patients with Crohn's disease. N Engl J Med 1999;340:1398–1405.

[21] Sainio P, Husa A. A prospective manometric study of the effect of anal fistula surgery on anorectal function. Acta Chir Scand 1985;151:279–288.

[22] Schouten WR, Zimmerman DD, Briel JW. Transanal advancement flap repair of transphincteric fistulas. Dis Colon Rectum 1999;42:1419–1422.

[23] Schwander O. Obesity is a negative predictor of success after surgery for complex anal fistula. BMC Gastroenterol 2011;11:61.

[24] Schwartz DA, Pemberton JH, Sandborn WJ. Diagnosis and treatment of perianal fistulas in Crohn's disease. Ann Intern Med 2001;135:906–918.

[25] Shelton AA, Welton ML. Transperineal repair of persistent rectovaginal fistulas using an acellular cadaveric dermal graft. Dis Colon Rectum 2006;49:1454–1457.

[26] Sonoda T, Hull T, Piedmonte M, Fazio VW. Outcomes of primary repair of anorectal and rectovaginal fistulas using the endorectal advancement flap. Dis Colon Rectum 2002;45:1622–1628.

[27] Van Onkelen RS, Gosselink MP, Thijsse S, Schouten WR. Predictors of outcome after transanal advancement flap repair for high transsphincteric fistulas. Dis Colon Rectum 2014;57:1007–1011.

[28] van Tets W, Kuijpers J, Tran K, Mollen R, van Goor H. Influence of Parks' anal retractor on anal sphincter pressure. Dis Colon Rectum 1997;40:1042–1045.

[29] Wedell J, Meier zu Eissen P, Banzhaf G, Kleine L. Sliding flap advancement for the treatment of high level fistulae. Br J Surg 1987;74:390–391.

[30] Zimmerman DD, Delamarre JB, Gossenlink MP, Hop WC, Briel JW, Schouten WR. Smoking affects the outcome of transanal mucosal advancement flap repair of transsphincteric fistulas. Br J Surg 2003;90:351–354.

[31] Zimmerman DD, Gosselink MP, Hop WC, Darby M, Briel JW, Schouten WR. Impact of two different types of anal retractor on fecal continence after fistula repair. Dis Colon Rectum 2003;46:1674–1679.

第 41 章　袖套状推移瓣

David J. Maron

适应证与禁忌证

肛瘘是结肠直肠外科的常见疾病。尽管隐窝腺感染是最常见的原因，但炎症性肠病、肛门直肠外伤或产伤，以及分枝杆菌感染等也可能导致肛瘘。手术方式的选择应基于瘘管的位置和复杂程度、隐匿性疾病以及损伤肛门括约肌复合体的潜在风险。

对于有症状且仅累及少量括约肌的低位瘘管患者，瘘管切开术仍然是最佳的治疗方式。对于没有活动性直肠炎的克罗恩病患者，瘘管切开术也可用于低位（远端）瘘管。对于直肠阴道瘘或高位复杂性肛瘘的患者，瘘管切开术需要切断肛门括约肌，会导致控便能力的下降，则应采用其他手术方式，包括切割挂线、纤维蛋白胶、生物胶原肛瘘栓、括约肌间瘘管结扎术和经直肠推移瓣等。本书其他章节对这些手术方式的应用进行了阐述。

经肛袖套状推移瓣与经直肠推移瓣手术原则相同。它包括圆柱状切除肛管病变部分，游离远端直肠并推移到齿状线进行吻合。Whitehead 首先将经肛袖套状推移瓣用于痔的治疗，随后由 Delorme 用于治疗直肠黏膜脱垂。近年来也被用于复杂性肛门直肠瘘的治疗。

经肛袖套状推移瓣适用于复杂性肛门直肠瘘或直肠阴道瘘的患者，对于单个内口或多个内口且位于同一象限内的患者，垂直（纵向）或半月形推移瓣可能是最佳选择。对于涉及多个象限的多发内口的患者、复杂性肛门直肠克罗恩病患者或肛门直肠狭窄的患者，袖套状推移瓣提供了一种除了直肠切除或永久性粪便转流之外的可选方案。

术前准备

谨慎选择患者对于成功至关重要，对于降低切口不愈合和肛周疾病恶化的风险也极为重要。伴有肛周感染的患者需要对脓肿进行彻底引流，巧妙地应用引流挂线来防止感染进展。作者喜欢保持引流挂线在位至少 3 个月，使潜在的炎症得到缓解。对引流挂线后感染依然持续存在的患者，可以施行转流性造口。

对于克罗恩病患者，应避免在有活动性直肠炎的情况下进行袖套状推移瓣。推荐对患者进行结肠镜的评估，钡剂小肠造影或 MR 小肠造影以评估肠道其他部位的克罗恩病，因为近端克罗恩病控制良好可以提高袖套状推移瓣的成功率。还应评估直肠壁的活动性和柔韧性，该项评估可能需要在手术室进行麻醉下探查。

手术

体位

术前患者接受标准的机械性加口服抗生素肠道准备，切皮前给予静脉广谱抗生素。根据患者和外科医生的偏好，可使用全身麻醉或局部（脊髓）麻醉。手术可以在截石位或俯卧折刀位进行。作者团队更喜欢全身麻醉下的俯卧折刀位。

使用 Lone Star 牵开器（Lone Star Company, Houston, TX, USA）有助于外翻肛门并为齿状线和瘘管的暴露提供更好的视野。应进行全面的肛门镜检查以评估瘘管的数量和范围，以及其他的异常情况。还应进行软质或硬质的直肠镜检查来评估直肠炎症，特别是在有克罗恩病的情况下。女性患者，还应检查阴道。

技术

在肛管和远端直肠的黏膜下环形注射 1 : 200 000 肾上腺素盐水。用电刀或剪刀从瘘管开口或肛管溃疡远端开始做环周切开，针形电刀在这种情况下特别有效。根据瘘口的位置，切口可以位于齿状线处或齿状线远端。从黏膜下层开始游离并沿环周向头侧拓展（图 41-1）。根据瘘管发展过程中炎症的浸润深度，袖套状瓣组织中可能会包含些许肛门内括约肌纤维。一旦到达括约肌复合体上方，游离平面可以拓展至直肠纵肌外侧以包括直肠全层。游离平面应超越瘘管，直到看到瘘管上方的软组织。继续向头侧环周游离直到获得满意的游离度，即整个袖套状瓣可以向远端无张力推移并超过初始的切口。

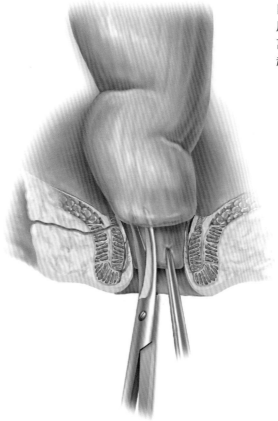

图 41-1 全厚袖套状瓣的游离始于黏膜下层，并沿环周向头侧延伸直到获得足够的游离度，使得整个袖套状瓣可以向远端推移并超过初始的切口

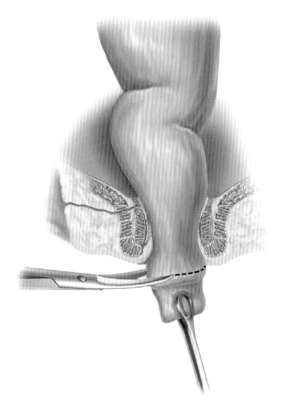

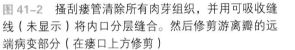

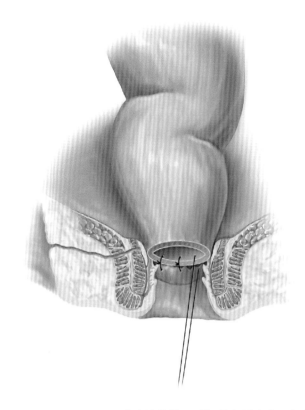

图 41-2 搔刮瘘管清除所有肉芽组织，并用可吸收缝线（未显示）将内口分层缝合。然后修剪游离瓣的远端病变部分（在瘘口上方修剪）

图 41-3 用 3-0 聚乙醇酸缝线做环形间断全层吻合，包含下方的肛门内括约肌

  对于女性患者，必须注意避免损伤阴道。最好的方法是游离时手术医生将非惯用手的食指放在阴道里作为引导。对于男性患者，作者发现放置导尿管有助于在游离过程中识别尿道。

  搔刮瘘管清除所有肉芽组织，并用可吸收缝线（3-0 聚乙醇酸缝线）将内口分层缝合。外瘘口可以通过椭圆形切口进行扩大，以便充分引流。阴道侧瘘口搔刮术后保持开放。重要的是要确切止血，避免形成会破坏皮瓣的血肿。

  此时修剪游离瓣的远端病变部分（在瘘口上方修剪）（图 41-2）。为了防止直肠回缩，重要的是在完全切断袖套管的远端部分之前在直肠内缝置几针。然后用 3-0 聚乙醇酸缝线做环形间断全层吻合，包含下方的肛门内括约肌（图 41-3）。

  在极少数情况下，可能需要通过经腹手术来游离直肠。虽然通常没必要，特定的患者需要行临时性襻式回肠造口来保护吻合口。

术后管理

  手术后继续静脉输注抗生素 24h，禁食，通常不用止泻剂。肠道功能恢复后（以肛门排气为标志）开始口服营养。对行转流性襻式回肠造口的患者，在确认愈合后至少 3 个月后等再行造口还纳手术。

并发症

  经肛袖套状推移瓣术后的严重并发症并不常见。术后如发生出血和形成血肿可能导致皮瓣坏死和手术失败。确保瘘管外侧引流通畅可以避免肛周感染复发。尿潴留可能继发于疼痛以及使用长效局部麻醉剂。

结果

虽然文献中有多篇关于单个象限推移瓣成功治疗肛瘘的报道，但是关于经肛袖套状推移瓣的研究和病例报告却很少。Berman 首先报道了成功治疗 1 例有多个肛门直肠瘘和直肠阴道瘘的患者。Simman 随后报道了成功治疗两例患有直肠阴道瘘和肛门直肠狭窄的患者。

Marchesa 介绍了克利夫兰医学中心应用经肛袖套状推移瓣治疗 13 例严重肛周克罗恩病患者的经验，13 例患者中有 8 例（62%）在中位随访 15 个月时成功治愈。本研究中的大多数患者在行修补手术时已经做了转流性造口。作者发现，同时进行肠切除的患者成功率明显升高，这表明对近端病变的治疗可以提高成功率。

结论

经肛袖套状推移瓣是一种治疗复杂性肛门直肠瘘或直肠阴道瘘的有效手术方式。该手术可用于其他治疗方法失败、患有复杂性肛门直肠克罗恩病或肛门直肠狭窄的患者。尽管更激进的手术方式通常是必要的，但是经肛袖套状推移瓣仍然为特定的患者提供了除直肠切除术或永久性造口之外的可选方案。

参考文献

[1] Berman IR. Sleeve advancement anorectoplasty for complicated anorectal/vaginal fistula. Dis Colon Rectum 1991;34(11):1032–1037.

[2] Halverson AL, Hull TL, Fazio VW, Church J, Hammel J, Floruta C. Repair of recurrent rectovaginal fistulas. Surgery 2001;130(4):753–758.

[3] Hull TL, Fazio VW. Surgical approaches to low anovaginal fistula in Crohn's disease. Am J Surg 1997;173:95–98.

[4] Marchesa P, Hull TL, Fazio VW. Advancement sleeve flaps for treatment of severe perianal Crohn's disease. Br J Surg 1998;85:1695–1698.

[5] Schouten WR, Oom DM. Rectal sleeve advancement for the treatment of persistent rectovaginal fistulas. Tech Coloproctol 2009;13(4):289–294.

[6] Simmang CL, Lacey SW, Huber PJ Jr. Rectal sleeve advancement: repair of rectovaginal fistula associated with anorectal stricture in Crohn's disease. Dis Colon Rectum 1999;41(6):787–789.

第 42 章 鲍温病房形皮瓣肛门成形术

Cary B. Aarons, Joshua I.S. Bleier

适应证与禁忌证

约翰·T.鲍温于 1912 年首次描述了鲍温病（Bowen's disease），该病以上皮内鳞状细胞癌（原位癌）为主要特征。他最初的报道中描述了两例令人困惑的病例，分别为起自臀部和小腿的癌前皮肤病变，这两个病例均未采取手术治疗。肛周鲍温病于 1939 年报道，典型的特征为边界清晰的鳞状、隆起的红斑斑块。该病的症状通常是非特异性的，但通常包括瘙痒和偶发出血。诊断通常是在进行其他肛门直肠手术时偶然发现的，因此任何慢性、有症状的肛周病变都应该进行活检，以便及时发现诊断。鲍温病的组织学特征表现为非典型上皮细胞，包括核大、深染，伴有核周空晕，核分裂多。PAS 染色阴性有助于鉴别诊断。尽管目前对鲍温病的自然病程的认识尚不全面，但我们已知该病的进展是惰性的，估计仅有 2%~6% 的病例发展为浸润性癌，通常发生在 60~70 岁。最近的病例研究显示的发病率更高，尤其在免疫功能低下的患者中。

人乳头瘤病毒感染，尤其是血清型 16 和 18，与鲍温病、肛门异型增生、原位鳞状细胞癌和肛门生殖器恶性肿瘤密切相关（尤其是免疫功能低下患者）。所有对相关文献的综述都提出，肛门和会阴部癌前病变的命名种类繁多且容易混淆。最初的分级系统较为主观，因为病理学家按轻度、中度和重度分类来报告异型增生。由于宫颈癌相关文献的数据沿用至肛管癌，这一分级最终分别被Ⅰ、Ⅱ和Ⅲ级肛门上皮内瘤病变（Anal Intraepithelial Neoplasia，AIN）所取代。但研究表明由于观察者自身和观察者间存在明显的多变性（尤其是 AIN Ⅱ）。一种两级分类系统被广泛采用，将这种病理学特征分为低或高级别鳞状上皮内病变（High-grade Squamous Intraepithelial Lesions，HSIL）。为避免混淆，本章节将鲍温病和鳞状细胞原位癌都描述为 HSIL。当病理报告显示低级别鳞状上皮内瘤变时，发生侵袭的可能性要小得多，因此目前房形皮瓣肛门成形术（House Flap Anoplasty，HFA）最常见适应证是 HSIL。

其他病变如肛门狭窄、广泛性化脓性汗腺炎和肛门直肠术后黏膜外翻也是房形皮瓣等推移瓣技术的适应证。表 42-1 总结了该术式目前的适应证。活动期克罗恩病和局部进展期肛门癌是肛门成形术的禁忌证。

术前准备

对于需要行房形皮瓣的孤立性肛周病变，如锁孔畸形和黏膜外翻，由于病变往往偏于一侧，所以术前准备比较简单直接。然而对于 HSIL，由于病毒的特性使然，病灶通常是多发的，整个病变的离散分布使术前准备变得更加困难。

肛门标记法（Anal Mapping）是术前准备方法之一，最初由 Beck 等提出。按顺时

表 42-1　房形皮瓣肛门成形术的适应证
肛门异型增生（HSIL, AIN Ⅲ）
鳞状细胞癌 T1 期
医源性肛门狭窄
肛门直肠黏膜外翻
锁孔畸形
会阴瘘
AIN，肛门直肠上皮内瘤变；HSIL，高级别鳞状上皮内病变

针方向对 4 个象限进行钻取活检，包括齿状线、肛缘和会阴在内（图 42-1）。将这些活检组织进行冷冻切片，最终为外科医生的切除范围提供术中指导。

局部扩大切除可在进行肛门标记时进行，或等最终病理结果回示后再进行。应用该技术会形成较大的缺损，并且会包含大量的正常组织。此外，该方法未对同样存在累及风险的齿状线以上区域进行活检。最重要的是，肛门标记法无法防止复发，且被认为不够精准，因此它的常规应用在很大程度上已被摒弃。

由于局部扩大切除术后复发率较高，人们越来越关注通过使用高分辨率肛门镜（High-Resolution Anoscopy，HRA）进行有针对性的破坏，最大限度地减少并发症，这一领域已成为目前研究的焦点。与阴道镜相似，HRA 装配有放大镜来协助手术。将 3% 的醋酸涂抹于肛管内，可以使发生异型增生的组织呈醋酸白样外观，并显露出不同的血管纹理。然后用卢戈氏（碘）液涂抹肛管以便更好地区分这些异型增生组织，因为 HSIL 不容易吸收卢戈氏液而呈黄色外观，与周围组织形成反差。

手术

体位和术前准备

关于术前泻药的使用和术后禁食仍存在争议。我们目前的做法是避免完整的肠道

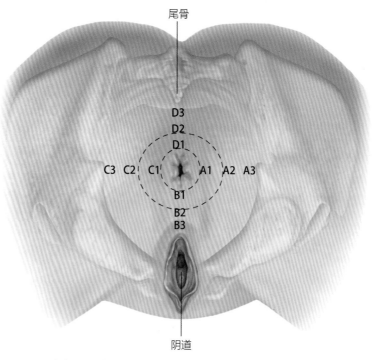

图 42-1　肛门标记法（Anal Mapping）

准备，仅在术晨进行两次灌肠。患者在麻醉诱导前至少 6h 不能进食。

手术当天需要对患者的病史进行回顾，以确定是否对手术中使用的药物过敏，并评估当前的健康状况。在手术室中使用弹力袜和连续加压装置来预防深静脉血栓形成。切皮前 1h 内给予预防性抗生素。我们常规使用环丙沙星 400mg 静脉注射 + 甲硝唑 500mg 静脉注射，或头孢西丁 1~2g 静脉注射 + 甲硝唑 500mg 静脉注射，具体方案取决于患者的药物过敏史。相同的方案在术后持续 24h。

在转运车上患者取平卧位进行气管内全身麻醉，然后置入导尿管。气道固定后，将患者小心地转移到手术台上并摆放为俯卧折刀位，在髂棘水平放置一块 Kraske 枕使臀部抬高。在臀部皮肤上粘贴宽胶带来分开臀部和暴露肛门区域，提供牵拉的同时便于显露用于重建的组织。用氯己定或碘溶液消毒皮肤，用无菌布巾覆盖术野周围区域。主刀医生常规佩戴头灯以便更好的照亮手术区域。此外，如果需要对肛管进行非常精细的解剖，使用手术放大镜（放大 2~3 倍）有助于组织层面的显示。

手术步骤

首先进行肛周区域的检查，再行直肠指诊来对肛管内病变进行触诊，之后使用 Hill-Ferguson 拉钩对肛管进行视诊，综合决定手术切除的范围。我们倾向于完整切除所有肉眼可见的病灶，不常规送术中冰冻切片来评估显微镜下切缘，因为这非常耗时，而且这种精准模式也不总会改变我们的手术方式。

需要注意的是，有时会伴发真菌或细菌的二重感染。在进行任何手术前，应使用抗真菌药物或局部应用抗生素以降低术后切口并发症的风险。除非此类感染得到彻底解决，否则应推迟手术。如果在切除区域附近或更外侧存在其他病变，建议一期切除并分层缝合，除非缺损太大，以至于必须包含在切除区域内。

测量

用不易褪色的记号笔在肉眼可见的病灶周围标出边缘清晰的四边形切口，最外侧部分作为"房形皮瓣"的基底部。房形皮瓣的"侧壁"与基底部等宽，以避免术后回缩，使皮瓣在各层面等距推进（图 42-2、图 42-3）。

图 42-4 ~ 图 42-8 展现了"房形皮瓣"设计和重建的过程。

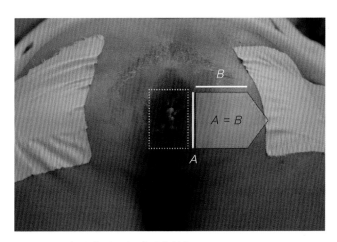

图 42-2　房形皮瓣肛门成形术的标记

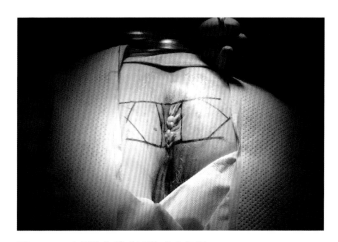

图 42-3　皮瓣和切除范围的术中标记

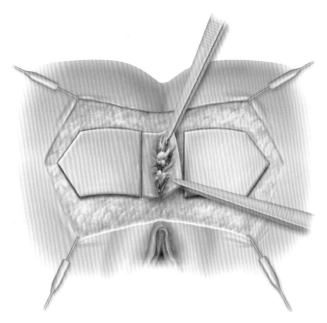

图 42-4　测量和计算

切开

使用 Lone Star 拉钩（Lone Star Medical Products，Stafford，TX，USA）暴露病变部位。用电刀或手术刀切开表皮和真皮层。在真皮层下和皮下脂肪上方进行分离，注意识别和保护肛门内外括约肌（图 42-5）。齿状线通常标志着切除的最近侧缘，除非在这一平面上方存在肉眼可见的病灶（图 42-6）。如果怀疑存在浸润性癌，应进行局部扩大的肿瘤学切除。需了解牺牲括约肌复合体的任何部分都会导致术后大便失禁发生。

从手术区域取出标本后，始终保持标本的正确方向非常重要。有许多方法可以实现这一点，我们首选将标本放在器械台，并将其缝合在无菌巾上。然后用记号笔在无菌巾上标注"前""后""左""右"和"近端肛管"。这些标记可以帮助病理科医生给出准确的切缘报告，有助于将来对有显微镜下异型增生残留的区域进行监测。如果病理分析发现某一区域存在浸润性癌，正确的方向有助于在后续手术中切除该区域。

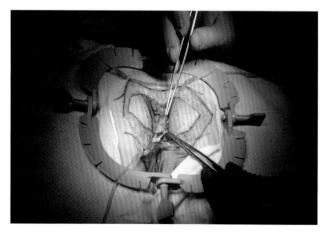

图 42-5　切除肛周病灶

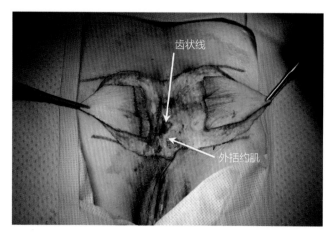

图 42-6　近端切除至齿状线

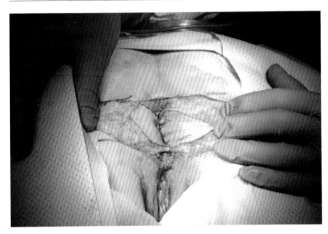

图 42-7　房形皮瓣基底部与齿状线缝合，重建肛管

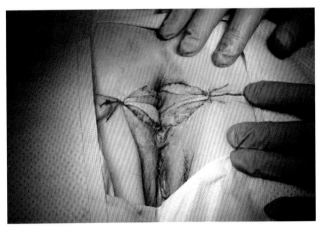

图 42-8　房形皮瓣的"屋檐"的对合

重建

　　用电刀的电切模式完成所有的切开。初始切口仅限于皮瓣周围的表皮和真皮层，随后使用电凝分边完成皮瓣的游离，在供瓣区附近的上、下和侧方斜向进行拓展，在皮肤下潜行，为皮瓣提供一个宽阔的脂肪蒂。如果游离方法正确，皮瓣和皮下脂肪可自然地"推移"到肛管而没有任何张力。

　　重建使用单股 2-0 可吸收缝线间断缝合。先在近端切缘（通常在肛管内齿状线水平）全层进针，远端（皮瓣内侧缘）以皮内方式在真皮层进针；缝线一端留长并用血管钳固定。在 4 个象限中重复这一步骤并确保缝线均匀分布，打结并剪线。在这些固定缝线之间追加缝合，在齿状线和皮瓣内侧缘之间重建肛管直肠的连接。缝合后肛管应留有足够宽的口径，允许术者食指轻松地通过。为了避免皮瓣与直肠黏膜吻合口裂开，缝合完成时不应有张力。

　　在完成肛管直肠连接的重建后（必要时在肛管两侧进行），将"屋顶"及"屋檐"与皮肤缝合以固定皮瓣（图 42-8）。将 2-0 可吸收缝线沿直线方向间断皮下缝合关闭供瓣区剩余的缺损。采用间断皮下缝合的方式将皮瓣的前后壁（墙壁）与病灶切除处的皮肤进行固定。

　　用单股 3-0 可吸收缝线连续缝合表皮层，以确保其强度和持久度。用杆菌肽软膏和干燥敷料覆盖缝合区域（图 42-9）。或者用可吸收缝线进行连续皮内缝合并覆盖多抹棒（Dermabond）（Ethicon Inc.，Somerville，NJ，USA）。最后将患者以仰卧位放置在转运车上并拔管。

图 42-9　房形皮瓣完全缝合后

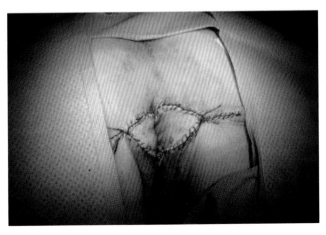

术后管理

当患者清醒并能正常通气后即可予以正常饮食。我们通常使用欧车钳来增加大便体积，同时避免稀便污染肛周皮肤。建议患者每次排便后用手持淋浴器冲洗以保持肛周清洁，并轻柔地拭干切口。患者或护理人员可将杆菌肽用于切口以起到保护及促愈合的作用。不推荐严格的制动，相反我们鼓励患者多下床走动。术后次日早上 6 点拔除尿管并鼓励患者自主排尿。根据患者对疼痛、饮食和运动状态的耐受程度，通常在手术后 24~48h 出院。术后口服抗生素 10 天，我们常用的方案是环丙沙星 500mg，2 次 / 日，甲硝唑 500mg，3 次 / 日。出院后的前 6~8 周每隔 2 周进行常规复诊，之后每 3 个月复诊 1 次。对因异型增生或原位癌行房形皮瓣的患者，应特别关注任何不确定性或显微镜下浸润性病理切缘。

表 42-2 列出了房形皮瓣术后最常见的并发症。住院期间的并发症较为少见，包括尿潴留、尿路感染、切口感染 / 蜂窝组织炎和供瓣区分离。围术期抗生素的应用可能导致艰难梭菌性结肠炎。这些并发症通常可以保守治疗，很少导致修复失败。在门诊随访中可以观察到更多的远期并发症，包括皮瓣坏死、切口裂开、狭窄复发、肛瘘复发（当原发病为肛瘘时），以及气体和液体的失禁。其中切口裂开和皮瓣坏死是手术的主要并发症。此类并发症需要较长时间的切口填塞和每日换药。

若房形皮瓣的手术指征是 HSIL，近端切缘可能出现复发或浸润性肛门癌，因此必须持续监测。CD4+ 淋巴细胞计数降低、病毒载量高的 HIV 患者以及其他免疫抑制状态的患者（包括但不限于：移植后、糖尿病或永久使用轮椅的人）更容易发生皮瓣相关并发症。在选择这些患者进行该手术前，应详细告知他们并发症的严重程度。

结果

目前房形皮瓣的相关数据大多数来源于小型回顾性研究，因为该手术仅能由专科医生在特定的患者中完成。在一项早期研究中，Sentovich 等对 29 例因肛门狭窄、鲍温病、黏膜外翻、锁孔畸形或肛瘘而接受单侧或双侧房形皮瓣手术的患者进行了回顾性研究。20 例患者（69%）在术后早期出现了轻微并发症，包括供瓣区分离、皮瓣回缩、尿潴留和感染性并发症；仅有 2 例患者出现间断性的气体和液体失禁。术后平均 28 个月时随访，大多数患者的术前症状得到缓解。83% 的患者对手术表示满意。Alver 等在他们的回顾性研究中报告了相似的结果。28 例因肛门直肠疾病接受房形皮瓣手术的患

表 42-2 "房形皮瓣肛门成形术"的并发症
早期并发症
尿潴留
尿路感染
切口感染 / 蜂窝织炎
供区分离
艰难梭菌结肠炎
晚期并发症
皮瓣坏死
切口裂开
狭窄
肛瘘复发
液体 / 气体大便失禁

者，其中包括 1 例肛门肿瘤。短期结果包括 3 例切口裂开和 1 例直肠阴道瘘复发。中位时间随访 26 个月，66% 的肛门癌患者的症状得到改善。

与肛门狭窄的其他重建手术相比，房形皮瓣被证明是非常有效的。Farid 等最近发表了一项前瞻性随机研究，比较了房形皮瓣、Y–V 肛门成形术和菱形皮瓣术治疗 60 例肛门狭窄患者（每组随机分配 20 名患者）。术后 1 个月、6 个月、12 个月，房形皮瓣组肛管口径增加最多。该结果与术后 1 个月（95%）和 1 年（90%）的显著临床改善，以及 1 年时与其他手术相比生活质量评分的改善相关。各组大便失禁评分无显著差异，房形皮瓣组并发症最少。

接受局部切除并修复由此产生的大面积会阴部缺损的患者，长期功能结果和生活质量的数据有限。在 Conklin 等的一个小型研究中，14 例患者接受了会阴部鲍温病或 Paget 病的切除术，并通过皮瓣和植皮手术进行了重建。尽管有 9 例患者存在不同程度的大便失禁，作者的结论是功能结果令人满意，而生活质量与正常人群相似。

结论

现代外科医生应该掌握多种手段来治疗复杂肛门直肠疾病，如鳞状上皮内瘤变等。房形皮瓣肛门成形术已被证明是一种进行肛周皮肤和软组织重建的有效方法，可用于多种困难病例的治疗。对于弥漫性肛周鲍温病，双侧房形皮瓣肛门成形术助于实现完整切除所有肉眼可见病灶后的大面积重建，并最大限度地减少切口收缩和狭窄形成等长期后遗症。因为显微镜下切缘常呈阳性，所以该术式并非治愈性，可能会出现复发。对肛管和肛周区域进行常规监测是必要的，通过该技术去除较大的病灶可使监测变得更容易。对于选择合适的患者，该技术不仅可以缓解症状，还能提高未来监测的准确性。

致谢

作者感谢 Jorge A. LagaresGarcia 和 Paul R. Sturrock 对本章先前版本所做的贡献。

参考文献

[1] Abbas MA. Wide local excision for Buschke-Lowenstein tumor or circumferential carcinoma in situ. Tech Coloproctol 2011;15:313–318.

[2] Alver O, Ersoy YE, Aydemir I, et al. Use of "house" advancement flap in anorectal diseases. World J Surg 2008;32:2281–2286. Beck DE, Fazio VW. Premalignant lesions of the anal margin. South Med J. 1989;82:470–474.

[3] Beck DE, Fazio VW, Jagelman DG, Lavery IC. Perianal Bowen's disease. Dis Colon Rectum. 1988;31:419-422.

[4] Bejarano PA, Boutros M, Berho M. Anal squamous intraepithelial neoplasia. Gastroenterol Clin North Am. 2013;42:893–912.

[5] Bowen JT. Centennial paper. May 1912 (J Cutan Dis Syph 1912;30:241-255). Precancerous dermatoses: a study of two cases of chronic atypical epithelial proliferation. By John T. Bowen, M.D., Boston. Arch Dermatol 1983;119:243–260.

[6] Brown SR, Skinner P, Tidy J, Smith JH, Sharp F, Hosie KB. Outcome after surgical resection for high-grade anal intraepithelial neoplasia (Bowen's disease). Br J Surg 1999;86:1063–1066.

[7] Chang GJ, Welton ML. Human papillomavirus, condylomata acuminata, and anal neoplasia. Clin Colon Rectal Surg 2004;17:221–230.

[8] Christensen MA, Pitsch RMJ, Cali RL, Blatchford GJ, Thorson AG. "House" advancement pedicle flap for anal stenosis. Dis Colon Rectum 1992;35:201–203.

[9] Conklin A, Hassan I, Chua HK, et al. Long-term functional and quality of life outcomes of patients after repair of large perianal skin defects for Paget's and Bowen's disease. J Gastrointest Surg 2009;13:951–955.

[10] Farid M, Youssef M, El Nakeeb A, Fikry A, El Awady S, Morshed M. Comparative study of the house advancement flap, rhomboid flap, and y-v anoplasty in treatment of anal stenosis: a prospective randomized study. Dis Colon Rectum 2010;53:790–797.

[11] Long KC, Menon R, Bastawrous A, Billingham R. Screening, surveillance, and treatment of anal intraepithelial neoplasia.

Clin Colon Rectal Surg 2016;29:57–64.

[12] Margenthaler JA, Dietz DW, Mutch MG, Bimbaum EH, Kodner IJ, Fleshman JW. Outcomes, Risk of other malignancies, and need for formal mapping procedures in patients with perianal Bowen's disease. Dis Colon Rectum 2004;47:1655–1661.

[13] Pineda CE, Welton ML. Management of anal squamous intraepithelial lesions. Clin Colon Rectal Surg 2009;22:94–101.

[14] Sahai A, Kodner IJ. Premalignant neoplasms and squamous cell carcinoma of the anal margin. Clin Colon Rectal Surg 2006;19:88–93.

[15] Sentovich SM, Falk PM, Christensen MA, Thorson AG, Blatchford GJ, Pitsch RM. Operative results of House advancement anoplasty. Br J Surg 1996;83:1242–1244.

第 43 章 臀沟抬高手术在藏毛病中的应用

Kim C. Lu

引言

藏毛病发生于臀沟下段的中线小凹内，这些小凹会发生闭塞并形成向上及向一侧破溃的脓肿。确切的病因目前仍存在争议。

急性脓肿通常在偏离中线处进行引流。对于反复发作的藏毛病，有很多种治疗方法，包括从剃除病灶附近毛发到局部扩大切除，甚至是 Limberg（菱形旋转）皮瓣手术。

适应证与禁忌证

适应证

2002 年，T. Bascom 医生和 J. Bascom 医生首次描述了臀沟抬高手术，用于治疗：
- 难治性藏毛病。
- 复发性藏毛病，通常之前曾做过多次手术。
- 多发性藏毛窦。

禁忌证

- 急性脓肿：任何急性脓肿都应行急诊引流。在所有感染得到解决后才可以行臀沟抬高术。
- 双侧病灶：切除所有病灶后，重建将需要较大的皮瓣，如 Limberg（菱形旋转）皮瓣、V–Y 皮瓣或臀肌旋转皮瓣等。
- 吸烟：患者应在手术前至少戒烟 4 周。
- 营养不良：患者前白蛋白水平正常，且白蛋白水平 > 3.0。

术前准备

- 臀沟抬高手术通常可以在门诊进行，应对心脏、肺、营养状况和其他因素进行适当的术前风险评估。
- 无须肠道准备。
- 术前 1 周患者应避免服用阿司匹林和所有非甾体类抗炎药。

手术

体位

全身麻醉应在手术推车上进行，然后将患者置于俯卧折刀位。一个大的骨盆卷和两个小的胸部卷有助于抬高躯干，并尽量减少颈部过度伸展。双肩的外展应 < 90°，双侧肘部应做好衬垫保护。当助手把两侧臀部推靠在一起时，用永久性记号笔对两侧臀部接触处的皮肤进行标记，这些标记是之后手术游离的最外侧界（图 43-1A）。臀部用胶带分开，两腿之间放一块治疗巾以吸收多余的消毒液（图 43-1B）。

技术

切皮前 1h 给患者 1 剂广谱抗生素如头孢唑啉和甲硝唑。图 43-1B 显示了两个中线小凹，均与它们左上方的脓腔及其开口相连通。以不对称的椭圆形标记出要切除的皮肤，包括偏中线左侧脓腔上的溃口（图 43-2A），在中线藏毛窦右侧约 1 mm 处标记出

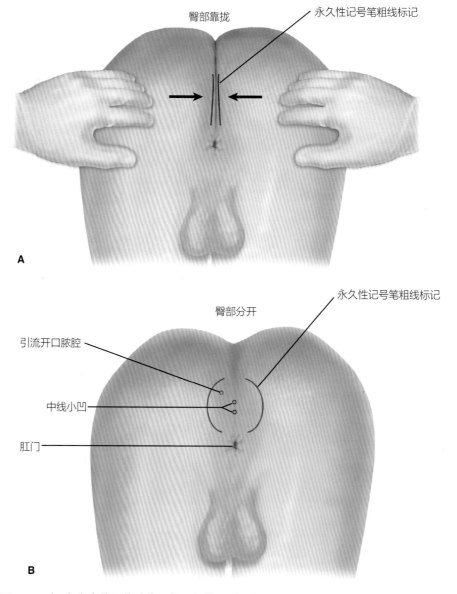

图 43-1 （A）患者处于俯卧位，将臀部推靠到一起。用一个永久性的记号笔，粗线画出两侧臀部皮肤的接触线。（B）粗线标记出了游离的外侧界

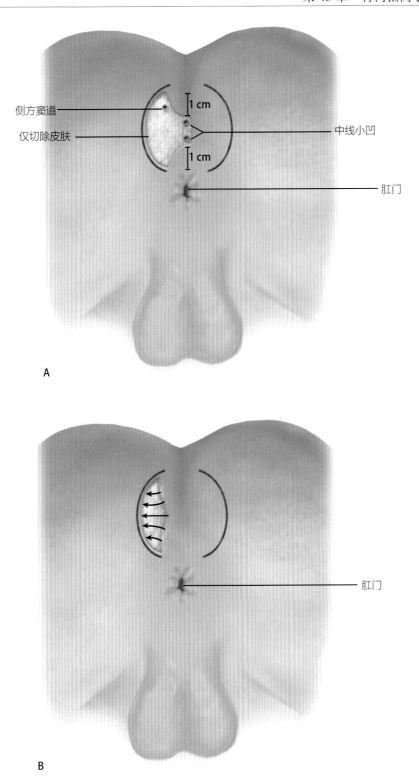

图 43-2　（A）画一个不对称的椭圆形，包括病灶并延伸至分离的左侧边界（粗线）。该椭圆形应向病灶上下各延伸至少 1cm。（B）游离右侧皮瓣至分离的右侧边界（粗线）。如果病灶靠近肛门，椭圆形的下缘（将被切除）应呈曲线形避开肛门。这一步骤可以最大限度地减少薄弱的肛周皮肤下方的分离。目的是向侧方推移右侧会阴部皮肤以覆盖切口，并在原来的臀沟外进行偏中线的缝合

脓肿的对侧面。椭圆形的侧边应略低于用胶带分开臀部前标记的粗线。椭圆形的上下界应位于病灶的上下 1cm 处。如果椭圆形的下缘靠近肛门，切口应呈曲线形避开肛门（图 43-2B）。这种方法可避免破坏非常薄的肛周皮肤。

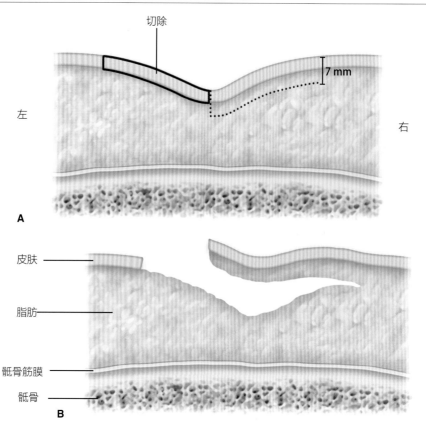

图 43-3 （A）在对侧游离起 7 mm 厚的皮肤和皮下组织瓣直至分离的右侧边界。切除病灶周围不对称的椭圆形皮肤。（B）撕去胶带后，厚皮瓣应该可以无张力地拉至切口的另一侧

　　沿椭圆形的右侧线切开。右侧臀部的皮肤和皮下脂肪应向侧方潜行游离，直至贴胶布前预先标记的粗线。分离椭圆形的上部（头侧）分至病灶（侧方窦道）上方 1~2cm 处，使皮肤和骶骨表面的组织分离；向下分离 1~2cm（最远端中线小凹的下方），使皮肤和尾骨表面的组织分离（图 43-2A）。通过以上分离游离出一个 7mm 厚的健康的皮肤和皮下脂肪瓣（图 43-3A）。

　　将分开臀部的胶带松开，右侧皮瓣应能很容易地拉到待切除组织的左侧缘（图 43-3B）。然后将椭圆形皮肤和脓肿顶部一并切除（图 43-3A）。

　　用纱布彻底搔刮脓腔，但不切除脓腔的纤维化管壁。松开臀部胶带后，中线两侧的皮下脂肪应该堆落在一起，通过 2-0 或 3-0 可吸收缝线的间断缝合（图 43-4），将臀沟深部的皮下脂肪进行对合，从而使臀沟变浅。可以在皮瓣下放置一根圆形带凹槽的 Blake 引流管，最近有研究表明无须放置引流管。

　　用 3-0 可吸收缝线行间断缝合，将右侧皮瓣侧缘的皮下脂肪与已切除脓肿顶部左侧缘附近的皮下脂肪缝合（图 43-5）。通过之前对右侧皮瓣的游离，缝合时应该没有张力。用可吸收缝线连续皮下缝合关闭皮肤（图 43-5）。将黏合胶带直接放置在切口上或以间断的 X 形放置，以消除缝合线的张力；此时臀沟变浅，切口暴露在"空气"中，与臀部皮肤处于同一水平（图 43-6）。

术后管理

　　患者完全清醒后就可以恢复正常饮食。患者可以坐下、站立和走动。如果符合出

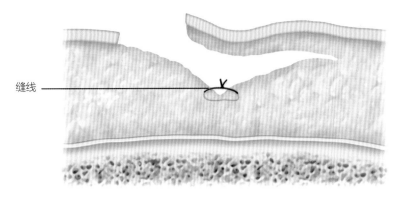

图 43-4　松开胶带后，中线两侧的皮下组织堆落在一起，用 2-0 或 3-0 的 Polyglactin 缝线间断缝合

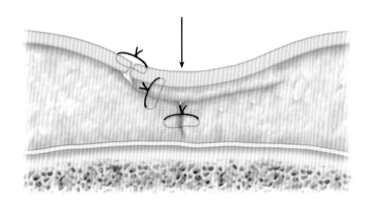

图 43-5　用 3-0 可吸收缝线间断缝合以及用 3-0 或 4-0 可吸收缝线连续皮下缝合，将皮瓣向下固定在手术创面上

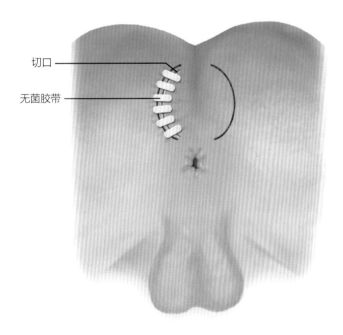

切口

无菌胶带

图 43-6　用胶带对偏中线的切口仔细进行对合。该区域位于变浅的新臀沟之外

院标准，患者当天可以回家。如果病情需要可以留观一晚。如果放置了引流管，应在每日引流量小于 30mL 时拔除。作者已不放引流管。

并发症

已报道的术后并发症包括术后出血、切口感染、切口裂开、血清肿和延迟愈合。

结果

在一项研究中，平均随访 30 个月，患者切口全部愈合。只有 6/52（12%）的患者在此期间需要再次行臀沟抬高术。在一项前瞻性随机试验中，该术式与经常用于结直肠外科专科培训的 Limberg（菱形旋转）皮瓣相比，前者短期效果更好，而长期效果与后者相似。对已发表的随机试验研究的荟萃分析发现，偏中线缝合远优于任何形式的中线缝合。早期研究显示该术式复发率低。长期研究表明一期愈合率约为 88%，如果纳入修正手术，治愈率则接近 100%。

结论

对于难治性或复发性的单侧藏毛病，臀沟抬高手术切除组织最少，可以偏中线缝合，复发率低。

参考文献

[1] Humphries AE, Duncan JE. Evaluation and management of pilonidal disease. Surg Clin N Am 2010;90:113–124.

[2] Steele SR, Perry WB, Mills S, Buie WD. Practice parameters for the management of pilonidal disease. Dis Colon Rectum 2013; 56:1021–1027.

[3] Bascom J, Bascom T. Failed pilonidal surgery. New paradigm and new operation leading to cures. Arch Surg 2002;137:1146–1150.

[4] Abdelrazeq AS, Rahman M, Botterill ID, Alexander DJ. Short-term and long-term outcomes of the cleft lift procedure in the management of nonacute pilonidal disorders. Dis Colon Rectum 2008;51:1100–1106.

[5] Bascom J, Bascom T. Utility of the cleft lift procedure in refractory pilonidal disease. Am J Surg 2007;193:606–609.

[6] Guner A, Boz A, Ozkan OF, et al. Limberg flap versus Bascom cleft lift techniques for sacrococcygeal pilonidal sinus: prospective, randomized trial. World J Surg 2013;37:2074–2080.

[7] Enriquez-Navascues JM, Emparanza JI, Alkorta M, and Placer C. Meta-analysis of randomized controlled trials comparing different techniques with primary closure for chronic pilonidal sinus. Tech Coloproctol 2014;18(10):863–872.

[8] Abdel-rasek ES. Cleft lift operation for recurrent pilonidal sinus repair; two years experience. Egypt J Plast Reconstr Surg 2006;30:7–11.

[9] Tezel E, Bostanci H, Anadol AZ, Kurukahvecioglu O. Cleft lift procedure for sacrococcygeal pilonidal disease. Dis Colon Rectum 2009;52:135–139.

[10] Immerman SC. Treatment of pilonidal disease using the Bascom 'Cleft-Lift' procedure. Am Surg 2014; 80:E49-50.

[11] Ortega PM, Baixauli J, Arredondo J, et al. Is the cleft lift procedure for non-acute sacrococcygeal pilonidal disease a definitive treatment? Long-term outcomes in 74 patients. Surg Today 2014; 44(12):2318–2323.

[12] Favuzza J, Brand M, Francescatti A, and Orkin B. Cleft lift procedure for pilonidal disease: technique and perioperative management. Tech Coloproctol 2015;19:477–482.

第 44 章　切开、切除和创面 VAC 治疗

Deborah S. Keller, Michael Pendola

引言

藏毛性疾病（Pilonidal Disease，PD）是一种常见的复发性疾病，最常好发于年轻男性。在美国，每 10 万人中预计有 26 人患有 PD。发病年龄一般在 10 多岁到 20 多岁之间，至 30 岁后减少。"Pilonidal"一词来源于词根"Pilus（毛发）"和"Nidus（巢）"，因此该病的字面意思是"毛发的巢"。藏毛囊肿、藏毛窦和藏毛脓肿等名词被交替使用，都包含于"PD"这一术语中。H. Mayo 医生于 1833 年首次报告了 PD，A.W. Anderson 医生于 1854 年描述 1 例"从溃疡中排出毛发"的病例。150 多年后的今天，PD 依然是一个普遍的问题。虽然为良性病变，但在年轻人群中有复发的趋势，会导致失能，严重影响生活质量，造成缺勤，并增加这一工作年龄段人群的社会成本。

PD 是位于臀裂上方皮下的感染性疾病（图 44-1）。目前认为 PD 是一种获得性疾病，起源于毛发卷入臀裂处的皮肤，并在压力作用下嵌入臀裂所造成的损伤。臀裂的局部解剖结构创造了一种会加剧 PD 病情的不利环境，包括温暖潮湿的封闭腔隙，以及内陷毛发在突起臀脊的压力下不断摩擦所产生的局部创伤。皮下会形成一个上皮化的窦腔，通过一条或数条窦道与皮肤表面相连。窦道沿着毛发运动的方向，可伴随或远离臀裂中线走行。肉芽肿性异物反应会导致炎症变化、相应的毛囊扩张，脓肿形成和被堵塞毛囊的感染。

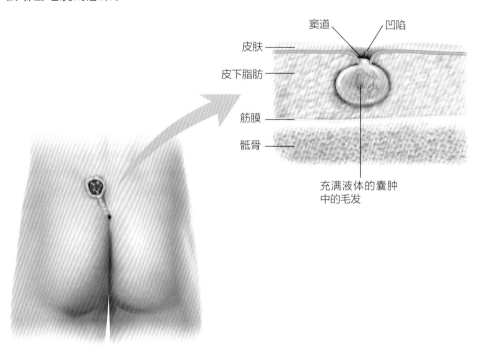

图 44-1　藏毛窦。PD 是臀裂上方皮下的一种感染性疾病

慢性炎症过程中发生的急性脓肿会引起剧烈的疼痛。急性感染及脓肿发生时，患处会肿胀、发红、疼痛和流脓。PD 的累及范围会逐渐变大，发展为臀上区出现多发窦道和叠加感染。

多毛体质加臀裂较深几乎是 PD 患者的普遍特征。其他危险因素包括 PD 家族史、卫生条件差、局部创伤、久坐（如卡车司机）和肥胖。在第二次世界大战期间，长期乘坐车辆以及很少有机会洗澡的男性新兵发病率很高，因此 PD 也被称为 " 吉普车骑手病 "。

PD 可能表现为体检时偶然发现的无症状单发窦道，也可能是广泛感染、疼痛和局部破坏性的病程，并伴随明显功能障碍。由于临床表现各不相同，治疗方法应根据患者的个体情况和疾病严重程度而定。对于急性感染和脓肿的手术治疗并无争议——只需切开引流即可。慢性 PD 的手术治疗则更具挑战性，即使已有许多工具及技术用于减轻 PD 的症状和减少复发。本章笔者将介绍藏毛窦的切开、切除和伤口真空辅助闭合（VAC）技术。

虽然已有多种术式及皮瓣技术可用于复杂性 PD 的手术切除，但是伤口 VAC 仍是一种非常有价值的工具，能够消除慢性水肿，增加局部血流并通过肌成纤维细胞诱导伤口缩小。特别在术后早期，负压（-125mmHg）对创面产生向心性吸力，促进肉芽组织形成，从而迅速缩小创面，这种作用在术后早期尤其明显。手术切除联合 VAC 还能缩短住院时间、减轻术后疼痛、简化伤口护理、促进恢复日常活动，并获得满意的美容效果。

适应证与禁忌证

适应证

手术治疗适用于通过改变生活方式和保守治疗无效的症状性 PD 患者。也适用于复杂性病变，患者会出现窦道的反复感染和炎症，表现为肿胀、疼痛和流脓的间断发作。

禁忌证

藏毛窦切除后放置 VAC 禁用于有活动性感染的患者。在此类病例中，应该做单纯引流（或脓肿切开），加抗生素治疗，手术应推迟至活动性感染控制后。

术前准备

对 PD 患者进行适当的术前宣教非常重要。患者应当明白手术治疗并非总能达到根治目的。所有患者均可从纠正危险因素中获益。建议减重、避免久坐，穿宽松的衣服，改善卫生习惯，以及毛发管理（如每周使用剪毛器、蜜蜡、脱毛膏或电蚀等方法对臀沟内及臀沟附近的毛发进行脱毛），可以减少患者发展成症状性 PD 或降低术后复发。

建议患者在术前 1 周停止服用非甾体类抗炎药和预防性阿司匹林。不停用治疗性抗凝药，但此类患者术中需要确切止血。

手术

术前不需要进行肠道准备。在切开皮肤前 30~60min 静脉滴注覆盖皮肤菌群的预防性抗生素。使用间歇性加压装置有助于预防术后肺栓塞和深静脉血栓。剪除患者臀裂

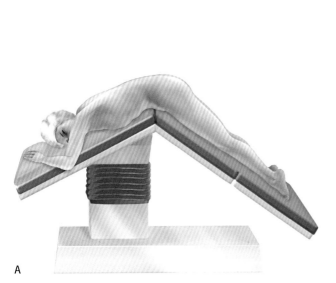

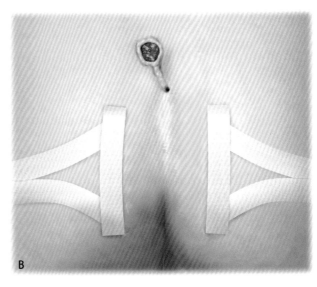

图 44-2 患者体位。患者取俯卧折刀位（A），两侧臀部用胶带拉开以露出臀裂（B）（From Albo D, Mulholland MW, eds. Operative Techniques in Colon and Rectal Surgery. Lippincott Williams and Wilkins，2015.）

周围毛发进行备皮。。

体位

无论选择何种麻醉方式，患者都要取俯卧折刀位。两侧臀部用胶带拉开以暴露臀裂（图 44-2）。

设备

必需的手术器械包括探针、吸引器、电刀、局麻药和配备黑色开孔海绵的切口 VAC 装置（KCI/Acelity—San Antonio，TX，USA）。

技术

首先应该探查所有的小凹和窦道，并去除嵌入的毛发。用瘘管探针或泪管探针探查所有的窦道。在易碎炎症组织中操作时应注意避免造成假道。注射过氧化氢或亚甲蓝可用于识别窦道，但通常没有必要。确定所有小凹和窦道后，环形标记切口。在所探明的窦道外侧 0.2cm 做椭圆形标记，偏离中线，尽量包含所有病灶。注意尽可能少切除皮肤以减少术后瘢痕（图 44-3）。用电刀切开藏毛囊肿、窦道和小凹周围的皮肤。继续往深部游离，穿过皮下软组织到达骶骨。在骶后筋膜水平将病灶切除。在 Allis 钳的牵引下，用电刀自尾侧至头侧切除病灶（图 44-4）。不破坏骶后筋膜，可能会有部分窦道后壁残留。搔刮创面基底部，清除炎症组织和碎屑。确切止血，在创面皮肤边缘行局部浸润麻醉。对伤面进行三维测量（图 44-5）。将合适大小的 VAC 黑色海绵放置于创面内，用薄膜覆盖以保证密封性，并连接 125mmHg 的负压（图 44-6）。

术后管理

围手术期使用抗生素的研究显示，在适当的切除术后，静脉、口服或局部常规使用抗生素并无获益。

每隔 3~4 天更换一次 VAC，更换 VAC 时评估创面肉芽、皮肤红斑、引流和复发的

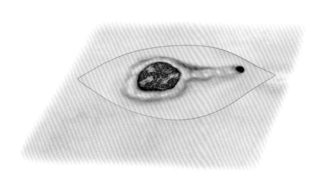

图 44-3　病灶周围的椭圆形标记。在所探明的窦道外侧作椭圆形标记、偏离中线，尽量包含所有病灶

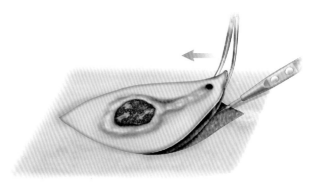

图 44-4　切除病灶。在 Allis 钳的牵引下，用电刀自尾侧至头侧切除病灶。在骶后筋膜水平将病灶切除。注意不要破坏骶骨后筋膜

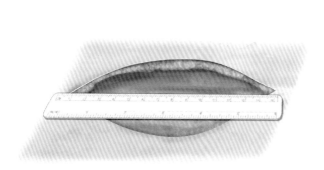

图 44-5　测量创面大小。三维测量创面以跟踪愈合情况

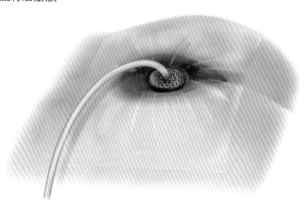

图 44-6　VAC 敷料的放置。将合适大小的 VAC 黑色海绵放置于创面内，用薄膜覆盖以保证密封性，并连接 125mmHg 的负压

情况。拆除 VAC 薄膜可以同时去除局部的毛发。VAC 治疗的持续时间需根据患者创面肉芽和生长情况决定，但平均需要 8 周。

并发症

　　PD 术后最常见的并发症是感染、切口裂开和延期愈合。采取扩大切除、创面开放和 VAC 装置的方法能够减少并发症的发生。VAC 可控制创面水肿和渗液。由于是开放创面，因此不存在切口裂开的风险，并且 VAC 治疗会加速创面愈合和肉芽生长。如果创面出现红肿、发热或化脓，应警惕感染可能。应移除 VAC。应用覆盖皮肤菌群和厌氧菌敏感的抗生素，并对脓肿进行引流。PD 复发则根据患者的症状进行相应处理。

结论

　　PD 是一种因臀裂毛发内陷导致的获得性疾病。这种复杂性疾病会导致明显的功能障碍，需接受手术治疗。手术切除至骶后筋膜，移除所有病变组织，并放置 VAC 装置，这是一种简单的术式，能够促进创面愈合、减少并发症和改善患者生活质量。

参考文献

[1]　Argenta LC, Morykwas MJ. Vaccum-assisted wound closre: a new method for wound control and treatment; clinical experience. Ann Plast Surg 1997;38:563–576.

[2]　Banasiewicz T, Bobkiewicz A, Borejsza-Wysocki M, et al. Portable VAC therapy improve the results of the treatment of the pilonidal sinus—randomized prospective study. Pol Przegl Chir 2013;85(7):371–376.

[3]　Biter LU, Beck GM, Mannaerts GH, Stok MM, van der Ham AC, Grotenhuis BA. The use of negative-pressure wound therapy in pilonidal sinus disease: a randomized controlled trial comparing negative-pressure wound therapy versus standard open wound care after surgical excision. Dis Colon Rectum 2014;57(12):1406–1411.

[4]　Destito C, Romagnoli A, Pucello D, Mercuri M, Marin AW. Pilonidal sinus: long term results of excision and closure technique. Review of the literature. G Chir 1997;18:441–446.

[5]　McGuinness JG, Winter DC, O'Connell PR. Vacuum-assisted closure of a complex pilonidal sinus. Dis Colon Rectum 2003;46:274–276.

[6]　Solla JA, Rothenberger DA. Chronic pilonidal disease: an assessment of 150 cases. Dis Colon Rectum 1990;33:758–761.

第45章 肛门—生殖器大汗腺炎的手术治疗

Dana M. Hayden

适应证与禁忌证

化脓性汗腺炎（HS）是一种慢性炎症性疾病，好发于腋窝、乳房下、腹股沟和会阴部等有大汗腺的皮肤区域。法国医生 Velpeau 于 1839 年首次描述了该病，他将其描述为一种特别的皮肤炎症伴浅表脓肿形成。由于化脓性汗腺炎可累及多个解剖区域，目前已有多个学科参与到该病的研究和治疗中，包括皮肤科、整容外科、普通外科、烧伤科、泌尿外科和结直肠外科（尤其当病变累及臀部、会阴和肛周时）。该病可对患者造成严重的功能障碍并使患者的生活质量显著下降。与健康人群相比，这类患者有着较高的病假率和较低的健康状况自我评价。该病的发病率为 127.8/100 000。化脓性汗腺炎与性别、种族和病变部位之间的关系尚未达成共识。有部分研究表明该病在女性中更为常见（男女比例为 1∶3）。也有学者认为性别差异与发病部位具有相关性，女性好发部位在腋窝和股生殖区，男性则好发于肛周及生殖区。平均发病年龄在 20–24 岁之间，很少在青春期前发病。化脓性汗腺炎在白种人中的发生率为 1/600，但非裔美国人的发病率可能更高。与化脓性汗腺炎相关的风险因素包括吸烟和肥胖。这些因素可能会导致发病率升高、病情加重和缓解率降低。出汗、剃须、使用除臭剂和摩擦也会导致病情恶化。其他研究还表明，饮食因素可能会加重症状，如摄入高碳水化合物或乳制品。

遗传因素也可能起到了一定作用。一项研究发现，26% 的化脓性汗腺炎患者有阳性家族史。已经在受累家族中发现常染色体显性遗传模式。在少数病例中，当化脓性汗腺炎伴有严重的痤疮和毛囊周围炎时，该病与染色体 1p21.1–1q25.3 和 γ– 分泌酶复合物的突变有关。与化脓性汗腺炎有关的合并症包括：痤疮、藏毛窦、炎症性肠病（尤其是克罗恩病）、脊柱关节病、遗传性角蛋白病和鳞状细胞癌。一项研究发现有 17% 的克罗恩病患者同时患有化脓性汗腺炎，两者在临床、组织学和流行病学表现（包括肉芽肿、瘘管和窦道的形成）的相似性似乎也证明了这种关联。

病理

化脓性汗腺炎的发病机制目前仍存在争议，该病的特征是大汗腺的慢性毛囊闭塞，导致继发性炎症，这种炎症可由角化过度所诱发。毛囊上皮的增生很可能是窦道形成的开始，而窦道通常沿水平方向蔓延。还有人认为，毛囊闭塞会导致毛囊支撑结构的破坏。总的来说，毛囊皮脂腺的功能异常可导致毛囊的破裂和大汗腺的继发性细菌感染。

最近，皮肤的免疫病理学被认为是导致化脓性汗腺炎的一个重要因素。在病变部位和周围组织中，白细胞介素 –1b 和肿瘤坏死因子 α 等促炎细胞因子水平显著增加。

359

化脓性汗腺炎还具有雄激素依赖性，因此可能与其他内分泌异常有关。

凝固酶阴性葡萄球菌、大肠杆菌和链球菌等细菌的感染通常被认为是该疾病的次要而非主要致病因素。细菌导致症状加剧的机制尚不明确，但有研究发现细菌会通过产生生物膜来促进炎症的持续存在。因此，抗菌药物是主要的治疗手段之一。

症状与诊断

临床特点

本病最初表现为炎性、疼痛性结节和无菌性脓肿，随后形成组织纤维化。随着时间的推移，会出现窦道和瘘管形成和瘢痕增生，也可能有恶臭的脓性分泌物。窦道可以深入组织，累及肌肉、筋膜和肠道，在晚期病例中可形成迷宫般的窦道。疼痛是化脓性汗腺炎的主要症状。这种慢性、反复发作的炎症会对患者的生活质量产生负面影响，肛门生殖器受累严重的患者最容易感到耻辱、抑郁和焦虑。本病主要通过临床体格检查来确诊，典型表现包括在藏毛窦好发部位出现皮肤硬结、增厚、脓肿和引流窦道。肛门生殖区最容易受累的部位包括：腹股沟、耻骨联合上、大腿内侧和阴囊两侧。会阴、臀部和肛周褶皱也经常受累（图 45-1、图 45-2）。

目前有两种分期系统可对化脓性汗腺炎的严重程度进行分类。Hurley 分期有助于诊断，但但不涉及疗效监测。而 Sartorius 分期则是基于疾病表现，可以评估治疗效果的差异，其纳入的特征包括：病变累及区域、病变数量和评分，以及每个区域中被正常皮肤分隔的两个相邻病变之间的最长距离。还有其他的评分系统（医生总体评估）将疾病分为"轻微""明显"到"非常严重"。另外一种评分系统，即化脓性汗腺炎临床应答评分，用于评估治疗后的临床应答情况。脓肿和炎性结节总数减少 50% 是患者疼痛和生活质量获得改善的临床阈值。

诊断和分类

化脓性汗腺炎的诊断主要依靠临床，三个主要特征包括典型病变、特征性分布和

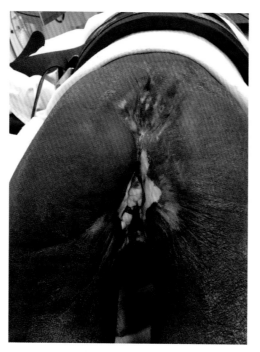

图 45-1 严重的臀部化脓性汗腺炎

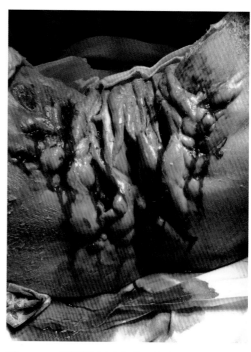

图 45-2 严重的会阴生殖区化脓性汗腺炎

表 45-1　Hurley 分期	
等级	特征
I	单个或多个孤立的脓肿形成，无瘢痕或窦道。
II	复发或多发的广泛分隔的病灶，伴窦道形成（需行切开引流等小手术）
III	区域性弥漫或广泛受累，伴有多个相互连接的窦道和脓肿

复发，很少需要活检。

　　主要诊断标准包括病史（6 个月内复发、疼痛或化脓性病变出现超过两次）和临床表现（累及腋窝、股生殖区、会阴部、臀部和乳房下，出现结节、窦道、脓肿和瘢痕）；次要阳性诊断标准包括化脓性汗腺炎家族史和微生物学（拭子阴性或存在正常皮肤菌群）。典型的皮损，即"原发性皮损"包括：疼痛和 / 或触痛的红斑丘疹（小于 1 厘米）或结节（大于 1 厘米）、疼痛或触痛的脓肿和炎性分泌物的丘疹或结节、皮肤挛缩、皮肤绳索状隆起或双头粉刺。

鉴别诊断

　　许多疾病，如克罗恩病、结节性痤疮、肺结核、麻风病和疖疮都可表现出跟化脓性大汗腺炎相似的症状或与其相互伴发。由于诊断主要基于临床特点，因此可以同时开始经验性治疗。由于化脓性大汗腺炎也可出现关节症状，反应性关节炎也应该纳入鉴别诊断之列。长期的化脓性大汗腺炎也会继发淋巴水肿。

药物治疗

　　化脓性大汗腺炎的治疗通常需要药物和手术相结合。对于轻度至中重度患者，药物治疗对症状的控制可以使生活质量不受影响。若有脓肿形成，这类患者间或需要接受引流。对于临床分期较高的患者，根治性切除患处所有的大汗腺组织是可能是获得治愈的最佳方法，大面积切除后可能需要皮瓣或植皮进行重建。

　　化脓性大汗腺炎的保守治疗包括保持局部清洁、肥胖患者的减重、使用普通肥皂、使用抗菌剂和止汗剂、使用氯化钠或布罗溶液湿敷、穿宽松的衣服、激光脱毛和戒烟。

　　目前有几种药物治疗方法可通过不同的机制发挥作用，它们可以作为单独的治疗手段，也可以是多模式治疗的一部分。常用的抗生素有洗剂、外用药或口服药。这些药物包括四环素、多西环素、米诺环素、复方新诺明、克林霉素、红霉素和氨苯砜。然而长期使用抗生素可以导致细菌产生耐药性。局部和全身应用维甲酸或抗雄激素药物、病灶内或全身性皮质类固醇和免疫抑制剂可用于严重的病例。口服二甲双胍被证实可减轻常规治疗无效患者的症状。维甲酸可通过使上皮细胞的增殖和分化向正常转化，从而减少毛囊闭塞。育龄女性应慎用这些药物。雌激素、黄体酮、非那雄胺和螺内酯等抗雄激素疗法也被用于化脓性汗腺炎的治疗，但支持其疗效的文献较少。每日用葡萄糖酸氯己定淋浴可以减少葡萄球菌在皮肤表面的定植。

　　克罗恩病和化脓性汗腺炎之间的关联性提示两者可能有着相似的发病机制，因此均可使用免疫抑制剂进行治疗。肿瘤坏死因子α抑制剂（英夫利昔单抗、阿达木单抗和依那西普）联合手术治疗已被证实可成功治疗严重的化脓性汗腺炎。

　　其他新的治疗手段有光动力疗法和脉冲光疗法，这些疗法可减轻症状，但均未无法治愈。应用长脉冲 Nd: YAG 激光治疗 Hurley Ⅱ 级患者，1~4 个月后腋窝和腹股沟病变得到改善，可见纤维化和瘢痕形成，其疗效优于局部抗生素治疗。在另一病例系列研究中，CO_2 激光治疗也获得了较低的复发率。高压氧疗法也被认为是一种潜在的治疗方法。

手术治疗

对于严重的化脓性汗腺炎以及不耐受或不愿接受药物治疗的患者，手术切除可能是唯一的选择。手术切除也是慢性或复发性患者的最佳选择。切开引流的复发率很高，很少使患者获益。手术切除的原则是扩大切除受累区域的所有含大汗腺组织，这是降低复发率的最佳方法。彻底切除所有皮肤和皮下脂肪可能形成大面积缺损，需要行复杂的皮瓣或植皮重建（图 45-3~ 图 45-6）。

采用有限的切除包括敞开窦道（切开脓肿或窦道，保留基底部，以期更快的愈合）或仅局部切除感染或发炎的病灶。然而，这类局限性的手术已被证明会增加复发率。有人提出采用保留皮肤组织的电外科剥离技术，作为根治性切除术的替代方法。利用金属丝套圈电外科设备，沿着切线方向切除病变组织，保留窦道基底部和周围皮下组织，可以得到更快的愈合和更好的预后。

对于面积过大而无法一期愈合的切口，真空辅助闭合装置（VAC）有助于覆盖及促进伤口愈合。如果计划进行植皮，可分两步进行：首先清创并切除所有受累组织并做临时覆盖。这种方法有助于肉芽组织形成和切口收缩，从而缩小植皮面积。在频繁运动和摩擦的区域进行植皮可能降低植皮的存活率（图 45-4）。

有许多切除和重建技术可用于化脓性汗腺炎的治疗。无论采用哪种技术，都应根据患处的解剖结构、复发风险、患者期望以及手术可能造成的功能限制来制定治疗策略。虽然根治性切除是唯一有可能治愈的方法，但仍不能排除复发和其他部位出现新发病灶的可能。

术前准备

为了制订合适的手术方案，外科医生应该就症状、生活质量和预期与患者进行深

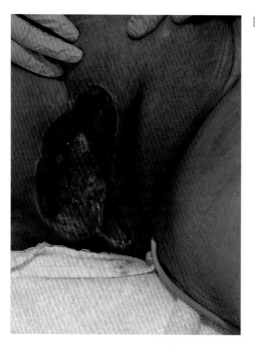

图 45-3　对会阴伤口进行清创，为植皮做准备

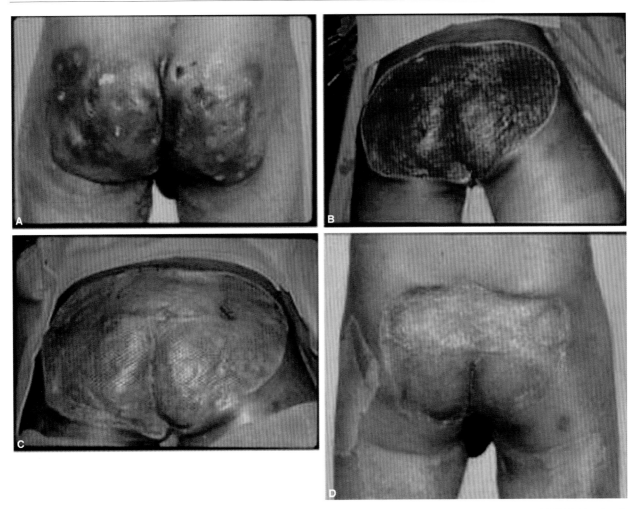

图 45-4　臀部大汗腺炎的植皮（Johnson E. Pilonidal disease and hidradenitis suppurativa. In：The ASCRS Textbook of Colon and Rectal Surgery. 3rd ed. New York，NY：Springer，2016:289‑307.）

入而现实的讨论。全面的体格检查可以确定切除程度。对所有可能受累部位进行检查尤为重要，以备需要同时在其他部位做相对较小的切除。如果病情较轻或主要是浅表脓肿，可考虑行引流和清创。脓肿引流不会对症状的长期控制造成影响。对于不会留下大面积缺损的轻中度病变，治疗方案可包括切除加一期缝合或二期愈合。

　　如果检查过程中发现病情严重，根治性切除后二期愈合是"金标准"。在确定手术方案时，应考虑位置；是否靠近肛门、阴囊、阴茎或阴道；是否靠近关节；以及病灶的表面积。既往的切除史、疤痕和功能状态也应纳入考虑。如果切除范围广泛，应在术前咨询整形或烧伤外科如何进行重建。使用皮瓣是为了防止术后功能障碍。在重建会阴、肛周和腹股沟等部位的缺损时，可以采用带蒂股薄肌肌皮瓣或前闭孔动脉穿支皮瓣。臀部病变可采用筋膜皮瓣、扩大的臀大肌上肌皮瓣或中厚皮植皮（图 45-3~ 图 45-6）。

　　其他术前注意事项包括戒烟、减重和皮肤护理，具体取决于患者症状的急性程度或严重程度。肛周或会阴部化脓性汗腺炎并非绝对需要行结肠造口，尽管该区域的皮瓣更容易受到感染。切除后有广泛组织缺损的病例可选择性行结肠造口术。

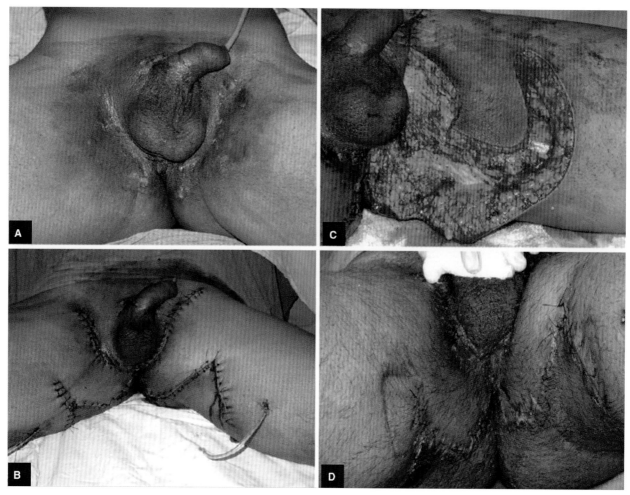

图 45-5　会阴及生殖器大汗腺炎的穿支皮瓣 [由 Sharma R，Parashar A 所提供 The management of perineal wounds. Indian J Plast Surg 2012;45:352–363（images for perforator flaps）.]

手术操作

体位和术前准备

　　为中重度或大面积的化脓性大汗腺炎患者行手术切除时，应给予全身麻醉。对于大多数累及臀部和会阴部的病例，手术应采取俯卧折刀位。如果病变位于更靠前的位置，则可以考虑截石位。应静脉给予能覆盖皮肤菌群的抗生素。铺巾时留出一个宽敞的术野非常重要，因为在简单的查体过程中可能无法发现广泛的、更深层次的窦道。消毒铺巾后，触诊增厚的受累皮肤使脓液流出有助于指导切除。

手术切除

　　一旦确定病变组织，可以使用肛瘘探针来探查更深的窦道。完整切除受累组织致关重要。如果累及的范围远大于术前观察到的范围，则可以采取分阶段手术的方式，以预防创面愈合过程对患者生活质量产生显著影响。建议使用电刀切除，以确保止血效果。

　　应切除受累皮肤，留下健康的脂肪、皮下组织或浅筋膜。切除的层面不应过深，

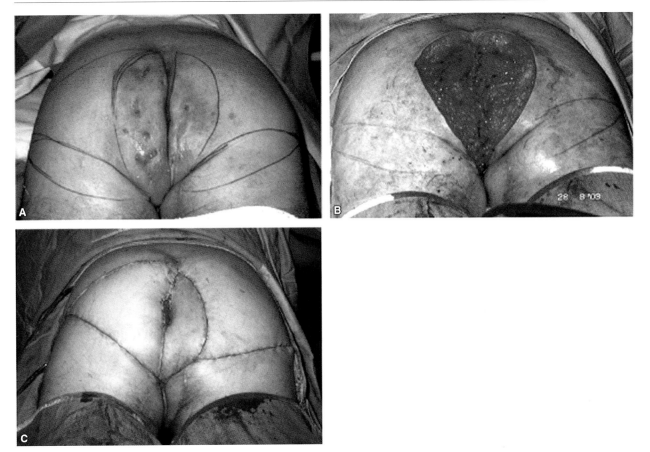

图 45-6　（A）严重的肛周化脓性大汗腺炎。（B）巨大皮肤缺损。（C）通过 V-Y 臀肌皮瓣（左侧）和臀部折叠皮瓣（右侧）进行重建（由 Niranjan N. 提供 Perforator flaps for perineal reconstructions. Semin Plast Surg 2006;20:133-144.）

因为化脓性汗腺炎仅累及皮肤的大汗腺。在肛门、阴道、阴囊或阴茎等部位进行手术时应小心谨慎，术中请泌尿外科或妇科会诊可能会有帮助。

如果病变累及肛缘附近的肛周皮肤，则需要使用肛瘘探针或通过静脉留置针注射过氧化氢溶液，来探查是否存在肛瘘。肛管或直肠远端受累提示有肛瘘，可以先行挂线引流，待康复后行克罗恩病相关评估。在该区域行手术切除时，还应注意是否会因瘢痕导致肛门狭窄或损伤肛门括约肌导致大便失禁。植皮或皮瓣可以在切除时进行，也可以延迟进行。在行广泛切除前有必要咨询烧伤和整形外科。经皮二氧化碳治疗和局部负压治疗可以帮助创面肉芽生长。切除到新鲜组织后，即可以行植皮或皮瓣手术（图 45-3~ 图 45-6）。

术后管理

小切口可以在无张力的情况下闭合。切口护理包括非封闭性敷料的应用。二期愈合的开放性伤口可由社区护士或家庭成员每天用干湿敷料覆盖和更换，也可以用银离子敷料。每 3~7 天更换一次的真空辅助负压治疗可以缩短愈合时间，但可能难以放置和维持吸力，尤其是会阴部伤口。患者通常可以在术后当天出院，在家中进行术后伤口护理。需要疼痛管理、巨大创面的切口护理、植皮或皮瓣的护理或行重复切除的患者可能需要继续住院。若需行同期或分期植皮和皮瓣重建，患者需要进行住院切口护理。

这些手术后的伤口管理通常包括：对伤口、皮瓣或植皮进行定期评估；限制活动；整形外科或烧伤外科的医护人员对患者体位进行详细的指导。根据创面位置不同，术后护理应包括物理治疗，以避免愈合后的狭窄和活动能力丧失。

并发症

化脓性汗腺炎的并发症既与疾病自身的发展，也和外科治疗有关。最常见的并发症与局部的瘢痕形成和感染有关。很少发生全身性感染。肛周病变可以引起肛瘘，可能是由于反复或持续的脓肿形成所致。继发于链球菌感染的外生殖器肿胀和象皮肿也可能出现。在男性患者中，严重的生殖器溃疡性病变可导致包皮破坏。

慢性炎症的全身反应可包括贫血、蛋白尿、低蛋白血症、淀粉样变性、间质性角膜炎、肾病、关节病、趾间炎、多发性关节炎、继发性淋巴水肿（阴囊或外阴）和外阴淋巴管瘤。反应性关节炎也可能发生，如滑膜炎、脓疱病、骨质增生和骨炎综合征均有见报道。坏疽性脓皮病也是并发症之一，往往对药物治疗无效。继发性淀粉样变性偶尔会出现多系统病变，包括肾脏和心脏疾病。

与普通人群相比，化脓性汗腺炎患者的癌症总发病率更高；一项流行病学研究指出，化脓性汗腺炎患者罹患任何癌症的风险都会增加 50%，其中非黑色素瘤皮肤癌（与臀部慢性病变相关的马乔林溃疡）、口腔癌和肝细胞癌的发病率最高，吸烟可能会混淆这种关联性。鳞状细胞癌（SCC）是一种罕见而严重的并发症。鳞状细胞癌主要发生于患有肛门生殖器病变的男性患者，并沿窦道呈内生性生长。大多数 SCC 患者的活动性病变超过 10 年，肛周病变持续 20-30 年的患者中，SCC 的发病率为 3.2%。诊断往往会因慢性瘢痕和化脓性汗腺炎的生长模式而延迟。这些肿瘤具有侵袭性，可早期转移扩散，死亡率高达 50%。

手术本身也会导致许多并发症，包括切除后形成瘢痕，导致肢体活动受限，尤其是腋窝。反复切除和切除后留下的大面积创面会导致慢性伤口延迟愈合，吸烟、糖尿病和创面位置（如会阴部）也会使情况复杂化。切除肛门或会阴病变时损伤肛门括约肌会导致大便失禁。继发于肛缘瘢痕的肛门狭窄可导致便秘。其他并发症与皮瓣或植皮的感染和重建失败有关。

结果

绝大多数分析术后疗效的研究都是小型回顾性研究，前瞻性试验的病例数则更少。手术是唯一具有较高缓解率和治愈率的治疗方案，并能避免 SCC 或淋巴水肿等严重的长期副作用。手术切除还能迅速缓解疼痛并提高生活质量。关于伤口是一期缝合还是二期愈合，目前仍存在争议，目前尚无相关对照研究进行对比。带血管蒂皮瓣的使用缩短了愈合时间，但未必能改善美观和功能效果。

对于进展期化脓性汗腺炎，广泛切除并通过二期愈合是治疗的"金标准"。一项针对 67 名 Hurley III 期肛门生殖器化脓性汗腺炎患者的研究显示，通过广泛切除加二期愈合治疗，患者的症状得到了成功控制，复发率非常低（2%）。二期愈合的优点包括复发率低（0~5.8%），具有良好的功能和美容效果。但与皮瓣转移和植皮相比，愈合时间有所延迟。臀部皮瓣的并发症发生率较其他部位更高。在一项对 50 例Ⅱ、Ⅲ期化脓性汗腺炎患者进行的回顾性研究中，病灶切除后行中厚皮片植皮或筋膜皮瓣转移，住院时间会相对缩短，但复发率可增加到 18.8%，是二期愈合的 3 倍。皮瓣转移还可能导致局部继发淋巴水肿。

Alharbi 等对 32 例行局部扩大切除（切缘 1cm，深达筋膜层）的中重度化脓性大汗腺炎患者进行了回顾性分析。共进行了 50 例手术，涉及 5 个解剖部位：23 例腋窝、17 例腹股沟、8 例会阴 / 肛周、1 例臀部和 1 例躯干。约 68.6% 为肥胖患者（体重指数 > 25），31.3% 的患者吸烟。对于肛周和会阴受累的患者使用粪便控制装置，特定的患者行结肠造口术根据缺损的大小和部位决定重建方案：如一期缝合、植皮、局部皮瓣、区域皮瓣和游离微血管皮瓣。大多数患者接受了一期手术，但有 15.6% 的患者接受了二期手术，1 例患者接受了三期手术，分期手术之间使用了负压敷料。肛周和会阴皮肤的重建包括，6 个病变部位使用了筋膜皮瓣转移术，2 个部位使用了股薄肌肌皮瓣（图 45-3~ 图 45-6）。87.5% 的患者没有出现并发症，平均住院时间为 5 天。在平均 24 个月的随访中，81.3% 的患者没有出现复发迹象，而 18.8% 的患者出现了复发。复发的 6 名患者均为 Hurley Ⅲ 期，其中有 5 人吸烟。复发和并发症显然取决于重建手术方式和时机的选择。

Menderes 等对 27 例患者的 54 个病变部位进行了手术切除，其中约 20.3% 的病变部位涉及臀部，24.2% 的部位涉及会阴部。作者用肛管控制粪便，而没有行结肠造口术。9 名臀部病变患者接受了中厚皮片植皮，各有 1 名患者采用了筋膜皮瓣推移和转位皮瓣。5 例会阴创面行一期缝合，4 例行植皮术，3 例行筋膜皮瓣转位，1 例会阴缺损使用了股薄肌肌皮瓣闭合。经过平均 20 个月的随访，臀部或会阴部病变的患者均未出现复发。

Gulliver 等对化脓性大汗腺炎外科治疗的循证建议进行了系统性回顾。他们纳入了 5 项根治性切除的相关文献。手术效果与病灶的数量和疾病的严重程度有关。切口的宽度与疗效相关，但伤口的闭合方式与疗效无关。有几项研究报告指出二期愈合的效果 " 良好 " 或 " 极好 "。一项回顾性研究比较了不同的手术方法，结果显示引流术后复发率为 100%，局限性切除术后复发率为 43%，而根治性切除术后复发率为 27%。一些研究显示，当一期闭合与植皮或皮瓣重建相比时，根治性切除术后复发率较高。总体而言，在多项小型回顾性研究中，根治性切除术后的复发率为 2.5%~70%。

结论

化脓性汗腺炎是一种严重影响患者生活质量的皮肤病。中重度患者通常需要手术。保守治疗包括戒烟、减重、保持卫生和药物治疗，可改善轻症患者的症状，也可以作为手术患者的辅助治疗手段。外科完整切除受累组织仍然是治疗的金标准，可以更快地缓解疼痛和降低复发率。闭合和重建技术仍然存在争议，只有少数小型研究表明复发率和愈合率存在差异。

参考文献

[1] Alharbi Z, Kauczok J, Pallua N. A review of wide surgical excision of hidradenitis suppurativa. BMC Dermatol 2012;12:1–8.

[2] Balik E, Eren T, Bukut T. Surgical approach to extensive hidradenitis suppurativa in the perineal/perianal and gluteal regions. World J Surg 2009;33:481–487.

[3] Bocchini S, Habr-Gama A, Kiss D, Imperiale AR, Araujo SE. Gluteal and perianal hidradenitis suppurativa: surgical treatment by wide local excision. Dis Colon Rectum 2003;46:944–949.

[4] Chen E, Friedman HI. Management of regional hidradenitis suppurativa with vacuum-assisted closure and split thickness skin grafts. Ann Plast Surg 2011;67:397–401.

[5] Gulliver W, Zouboulis C, Prens E, Jemec GB, Tzellos T Evidence-based approach to the treatment of hidradenitis suppurativa/acne inversa, based on the European guidelines for hidradenitis suppurativa. Rev Endocr Metab Disord 2016;64.doi:10.1007/s11154-016-9328-5.

[6] Ingram J, Woo P, Chua S, et al. Interventions for hidradenitis suppurativa. Cochrane Database Syst Rev 2015(10):CD010081. doi:10.1002/14651858.CD010081.pub2.

[7] Jemec GB. Clinical practice. Hidradenitis suppurativa. N Engl J Med. 2012;366:158–164.

[8] Johnson E. Pilonidal disease and hidradenitis suppurativa. In: The ASCRS Textbook of Colon and Rectal Surgery. 3rd ed. New York, NY: Springer, 2016:289–307.

[9] Kagan R, Yakuboff K, Warner P, Warden GD. Surgical treatment of hidradenitis suppurativa: a 10-year experience. Surgery 2005;138:734–740.

[10] Kishi K, Nakajima H, Imanishi N, Nakajima T. Extended split superior gluteus maximus musculocutaneous flap and reconstruction after resection of perianal and lower gluteal hidradenitis suppurativa. J Plast Reconstr Aesthet Surg 2009;62:1081–1086.

[11] Menderes A, Sunay O, Vayada H, Yilmaz M. Surgical management of hidradenitis suppurativa. Int J Med Sci 2010;7:240–247.

[12] Niranjan N. Perforator flaps for perineal reconstructions. Semin Plast Surg 2006;20:133–144 (images for flap reconstruction).

[13] Sharma R, Parashar A. The management of perineal wounds. Ind J Plast Surg 2012;45:352–363 (images for perforator flaps).

[14] Solanki NS, Roshan A, Malata CM. Pedicled gracilis myocutaneous flap for treatment of recalcitrant hidradenitis of the groin and perineum. J Wound Care 2009;18:11–12.

[15] Wollina U, Koch A, Heinig B, Kittner T, Nowak A. Acne inversa (hidradenitis suppurativa): a review with a focus on pathogenesis and treatment. Ind Dermatol Online J 2013;4:2–11.

第 46 章　尖锐湿疣

Michael J. Grieco, Mitchell A. Bernstein, Alexis L. Grucela

背景 / 发病机制 / 预防 / 治疗

尖锐湿疣是由人类乳头瘤病毒（HPV）引起的肛门生殖器疣，是最常见的性传播感染（STI）。虽然尖锐湿疣可能是无症状性的，但患者也会出现疼痛、不适感、瘙痒、出血和难以保持个人卫生。肛管病变的评估应包括直肠指检和肛门镜检查。建议在初次评估时对患者进行 STI 筛查。据报道，<2% 的患者会发生恶变。

建议 9~26 岁的男性和女性患者预防性接种 HPV 疫苗。在男性同性恋人群中，四价 HPV 疫苗可将 2 级或 3 级肛门上皮内瘤变的发生率降低 54%，并可降低肛门癌的发生风险。免疫抑制人群中尖锐湿疣的发病率有所增加。

与尖锐湿疣不同，巨大型尖锐湿疣（GCA），也被称为肛周疣状癌或 Buschke-Lowenstein 肿瘤，是一种侵袭性肿瘤。Buschke-Lowenstein 肿瘤生长速度缓慢但会不断增大，可能合并瘘管或脓肿。虽然 Buschke-Lowenstein 肿瘤不发生转移，但仍有 20% 的死亡风险（尤其是复发患者）。

尖锐湿疣的治疗指征：

- 控制症状。
- 预防疾病进一步发展。

清除、破坏或治疗 " 病灶 " 的药物或外科手段不会降低 HPV 的传播风险的。禁欲是预防传播的唯一手段。"保护性"性交仍有传播风险。未经治疗的尖锐湿疣可能会不治而愈或进展。与尖锐湿疣不同，Buschke-Lowenstein 肿瘤的治疗指征是肿瘤的存在。

手术治疗的禁忌证有限，包括凝血功能障碍和严重的免疫抑制，如艾滋病或中性粒细胞减少症。

术前准备

治疗在诊室或手术室均可进行，采用局部麻醉联合辅助镇静。对于病灶体积大、范围广、负荷重或肛管内齿线以上多发病变的患者，手术应在手术室施行，采用全身麻醉或局部麻醉联合辅助镇静。适合在门诊治疗的患者包括：疾病负荷有限（尖锐湿疣数量少于 10 个），病变位于肛周、齿线或齿线以下的低位肛管）。这些患者可以在不麻醉的情况下进行化学消融术。在准备行巨大型尖锐湿疣（肛周疣状癌或 Buschke-Lowenstein 肿瘤）切除术时，应请整形外科会诊，为可能的皮瓣修复进行组织覆盖做准备。

手术

体位

- 门诊手术需要足够的照明和暴露，可以在专门的手术台上采取胸膝位（俯卧折刀位）或 Sim 位（左侧卧位）。
- 手术室手术可根据临床设置和外科医生的偏好，在加衬垫的手术台上采取俯卧位，用圆枕抬高臀部，胶带将臀部分开；或采取截石位，双腿固定在脚镫上。

局部治疗技术

- 在门诊局部应用细胞毒性药物，无须镇静或镇痛（图 46-1、图 46-2）。
- 三氯乙酸（TCA 4%）或二氯乙酸（BCA 80%~90%）具有腐蚀性，应使用棉签局部涂抹，注意避免损坏周围正常组织。每周或每 2 周重复 1 次，最多 8 次。当使用酸液时，皮损会立即变白。3~5 天后脱落，残留溃疡在 2 周后愈合。

麻醉

- 由麻醉医师实施监护下麻醉管理（MAC）以及镇静和镇痛，外科医生实施局部肛门阻滞。
- 局部肛门阻滞是在 4 个象限的括约肌间隙和阴部管（Alcock 管）内的阴部神经周围注射约 10mL 混合比例为 1:1 的 1% 的利多卡因和 0.25% 的丁哌卡因。
- 在某些临床情况下（肛门外体积较大的尖锐湿疣、肛门括约肌受累），可采用全身麻醉。

外科切除和电灼治疗

- 剪刀切除术：用镊子夹住尖锐湿疣，用精细剪刀仅在皮肤层进行切除。电刀可作为辅助设备。较大的标本可行病理学检查（图 46-3、图 46-4）。
- 电刀切除术：行浅表电灼以避免括约肌损伤，"疣"可以用针形电刀"烧灼"至凝固结痂，以减少对邻近正常皮肤的损伤。避免环周烧灼以降低肛门狭窄的风险。可疑部位的活检组织应送病理检查。在环周病变中应保留皮桥，必要时也可分期处理。
- 放置非粘附性敷料。

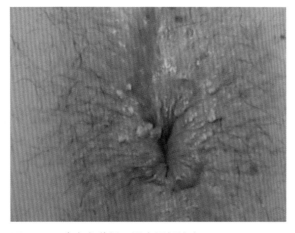

图 46-1　病变负荷轻，适合局部治疗

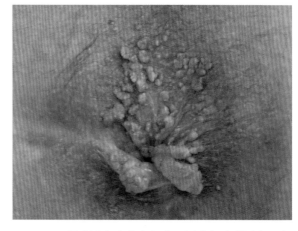

图 46-2　轻度到中度病变负荷，适合初次尝试行局部治疗或手术切除

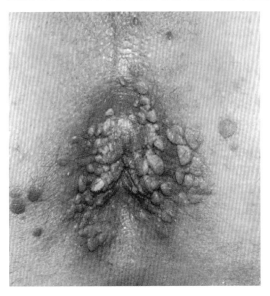

图 46-3 中度病变负荷，适合手术切除 1

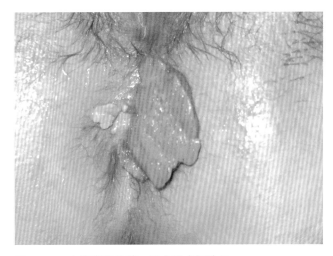

图 46-4 中度病变负荷，适合手术切除 2

- GCA：局部扩大切除，保留 1cm 切缘，可能需要皮瓣或植皮。
- GCA 累及肛门括约肌，是腹会阴切除术的指征。
- 放化疗（Nigro 方案、5- 氟尿嘧啶和丝裂霉素 C、3500~5000cGy 体外放射治疗），适用于手术效果不佳的患者，或无法获得干净的切缘，或 GCA 基底部存在鳞状细胞癌的证据。

术后管理

- 创面开放。
- 鼓励术后坐浴。
- 在臀部之间垫上一块干纱布，可以在去除皮肤脱痂的同时保持创面清洁干燥。
- 病变负荷轻的患者，可重复应用三氯乙酸治疗，并每隔 1~2 周对患者进行一次随访，最多治疗 8 次。如果反复局部用药后疾病负荷仍未减轻，则应考虑手术切除。
- 在手术室接受切除术或消融术的中度病变负荷患者，应在初次治疗后 4 周进行随访。
- 剪刀切除或电凝治疗后复发的患者可在门诊行三氯乙酸局部治疗。
- 每 4~6 周复诊 1 次，直到所有的尖锐湿疣都被清除。

并发症

据报道，尖锐湿疣术后肛门狭窄的发生率高达 6%，通过避免形成环状疤痕，保留皮肤桥，以及对数量众多的尖锐湿疣采取分阶段治疗（间隔 1 到 3 个月），可以将这种风险降到最低。尖锐湿疣切除后，肛管黏膜与肛周皮肤的错误对合可导致黏膜外翻。肛门狭窄和黏膜外翻都是肛门手术的潜在致残性并发症。这些问题可以通过菱形、房形或 V-Y 推进皮瓣来处理。大便失禁也与湿疣手术有关，被认为是继发于深部切除造成的括约肌损伤，或是与巨大的 GCA 破坏造成的括约肌损伤有关。

结果

TCA 的缓解率为 56%~81%，复发率为 36%。

电刀（94%~100%）和剪刀切除（89%~100%）对小病灶的清除率更为客观。大面积病变的手术切除的术后的复发率并不理想（19%~29%）。Buschke–Lowenstein 肿瘤复发率高达 66%，恶性转化率高达 56%。据报道，对接受了直肠前切除术的 Buschke–Lowenstein 肿瘤局部鳞状细胞癌变患者行新辅助化疗可获得完全的病理缓解。然而，目前的影像学方法很难确定哪些患者可以避免行 APR 手术。

结论

尖锐湿疣的治疗应以控制症状为主，治疗方案包括局部处理和手术切除。最小负荷的疾病可以在办公室用 TCA 治疗，较小的病灶可以在门诊用 TCA 或电刀烧灼进行处理，并嘱患者每周随访。中重度患者需要送手术室行剪刀或电刀切除。尽管手术对病灶的清除率可以达到 100%，但复发率仍然很高。避免过度的局部切除对减少远期并发症的发生是很重要的如狭窄和外翻。无法切除的大病灶有一定概率进展为鳞状细胞癌。切缘为 1cm 的局部扩大切除是鳞状细胞癌的治疗标准，若有括约肌受累则建议行直肠前切除术。

参考文献

[1] Chu QD, Vezeridis MP, Libbey NP, Wanebo HJ. Giant condyloma acuminatum (Buschke–Lowenstein tumor) of the anorectal and perianal regions. Analysis of 42 cases. Dis Colon Rectum 1994;37(9):950–957.

[2] Cintron J. Anal and perianal warts. In: Current Therapy in Colon and Rectal Surgery. 2nd ed. Elsevier Inc, 2004:62–65.

[3] Godley MJ, Bradbeer CS, Gellan M, Thin RN. Cryotherapy compared with trichloroacetic acid in treating genital warts. Genitourin Med 1987;63(6):390–392.

[4] Jensen SL. Comparison of podophyllin application with simple surgical excision in clearance and recurrence of perianal condylomata acuminata. Lancet 1985;2(8465):1146–1148.

[5] Kin C, Welton M. Sexually transmitted infections. In: The ASCRS Textbook of Colon and Rectal Surgery. 3rd ed. New York, NY: Springer, 2016.

[6] Lacey CJ, Woodhall SC, Wikstrom A, Ross J. 2012 European guideline for the management of anogenital warts. J Eur Acad Dermatol Venereol 2013;27(3):e263–270.

[7] Lagares-Garcia JA, Nogueras JJ. Anal stenosis and mucosal ectropion. Surg Clin North Am 2002;82(6):1225–1231, vii. Maw R. Critical appraisal of commonly used treatment for genital warts. Int J STD AIDS 2004;15(6):357–364.

[8] Palefsky JM, Giuliano AR, Goldstone S, et al. HPV vaccine against anal HPV infection and anal intraepithelial neoplasia. N Engl J Med 2011;365(17):1576–1585.

[9] Satterwhite CL, Torrone E, Meites E, et al. Sexually transmitted infections among US women and men: prevalence and incidence estimates, 2008. Sex Transm Dis 2013;40(3):187–193.

[10] Sherrard J, Riddell L. Comparison of the effectiveness of commonly used clinic-based treatments for external genital warts. Int J STD AIDS 2007;18(6):365–368.

[11] Trombetta LJ, Place RJ. Giant condyloma acuminatum of the anorectum: trends in epidemiology and management: report of a case and review of the literature. Dis Colon Rectum 2001;44(12):1878–1886.

[12] Whitlow C, Gottesman L, Bernstein M. Sexually transmitted diseases. In: The ASCRS Textbook of Colon and Rectal Surgery. 2nd ed. New York, NY: Springer, 2011.

[13] Workowski KA, Berman S; Centers for Disease Control and Prevention (CDC). Sexually transmitted diseases treatment guidelines, 2010. MMWR Recomm Rep 2010;59(RR-12):1–110.

[14] Workowski KA, Bolan GA; Centers for Disease Control and Prevention. Sexually transmitted disease treatment guidelines, 2015. MMWR Recomm Rep 2015;64(RR-3):1–137.

第 47 章　肛管癌和黑色素瘤

Amy L. Lightner, Mark L. Welton

肛管癌

引言 / 争议

自从 1974 年"尼格罗方案"问世并在 20 世纪 80 年代得到广泛接受以来，手术治疗大多仅用于残留或复发的肛管癌，当时的手术方式为腹会阴联合切除术（Abdominal Perineal Resection，APR）。肛门鳞状细胞癌（Anal Squamous Cell Carcinoma，ASCC）是一种相对罕见的恶性肿瘤，每年确诊 8080 例新发病例，仅占结直肠癌的 2%。然而，近 30 年来肛管癌的发病率持续上升，在过去 10 年中以每年增加 2.2% 的速度上升（图 47-1）。不幸的是，与其他恶性肿瘤不同，肛管癌的死亡率也在上升，在过去 10 年中平均每年上升 3.2%。总的来说，ASCC 的高发病率与女性性别、人类乳头瘤病毒（HPV）感染、终生性伴侣数、生殖器疣、吸烟、接受肛交、人类免疫缺陷病毒（HIV）感染或实体器官移植史或其他导致免疫抑制的情况有关。流行病学研究证实了 HPV 与 ASCC 之间关联，因此在理论上，HPV 疫苗可以预防 ASCC 的发生。

肛门上皮内瘤变（Anal Intraepithelial Neoplasia，AIN）目前被分为低级别鳞状上皮内病变（Low-Grade Squamous Intraepithelial Lesion，LSIL）和高级别鳞状上皮内病变（High-Grade Squamous Intraepithelial Lesion，HSIL）。HSIL 是 ASCC 的癌前病变。这种前体病变与 HPV 感染（主要是高风险株 16 和 18）有关，若未经治疗则可进展为 ASCC。不幸的是，许多高危患者并没有进行 HSIL 筛查。一旦筛查发现，有许多局部疗法包括电灼伤、三氯乙酸、红外线凝固、局部 5-Fu 或咪喹莫特用药可用于 HSIL 的治疗。

大多数 ASCC 患者可出现直肠出血（45%）、直肠肿块（30%），或可能无症状。在就诊时，大约 50% 的患者有局部病变，30% 波及局部淋巴结，10%~15% 有远处转移。

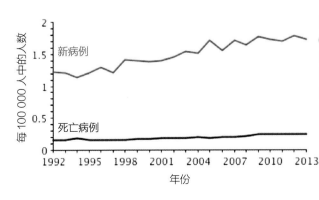

图 47-1　监测、流行病学、最终结果（Surveillance，Epidemiology，and End Results，SEER）项目中的全国肛门癌趋势（https://seer.cancer.gov/statfacts/html/anus.html）

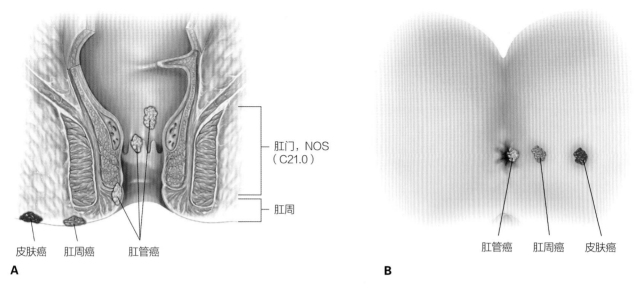

图 47-2 横截面所示肛管癌、肛周癌及皮肤癌（A）轻轻牵开臀部后可见三者位置（B）

局部的病变可能会让医生在解剖学上难以归类。根据美国结肠和直肠外科医师协会（ASCRS）、世界卫生组织（WHO）和美国癌症联合委员会（AJCC）的定义，肛门癌是指轻轻牵开臀部后，不能完全看见或根本看不见的肿瘤。肛周肿瘤（以前的肛缘肿瘤）可以通过轻轻牵开臀部完全暴露，且位于以肛门为中心 5cm 的范围内（图 47-2）。会阴前方的肿瘤尤其具有挑战性，妇科肿瘤学家将这些肿瘤称为外阴肿瘤，而结肠直肠和普通外科医生则认为是肛周肿瘤或会阴肿瘤。

手术方式因专业领域不同而异。如图 47-3 所示，妇科肿瘤医生对所有类型的病变均采用外阴皮肤剥除术。对普通外科或结肠直肠外科医生而言，病灶 A 被视为肛周病变，适合进行局部切除，而病灶 B 则被视为会阴病变，同样适合进行局部切除（图 47-3）。在本章中，我们将重点讨论肛门癌的治疗。一般来说，肛周癌在切缘干净的情况下可以行局部切除，这对肛周癌来说更为实用，因为它们离重要解剖结构较远。否则，肛周癌的治疗方法与肛管癌相同，放化疗与手术的适应症相似。

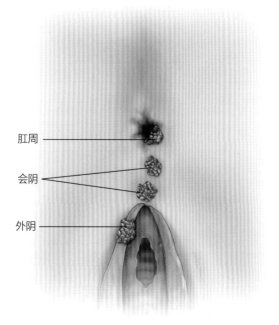

图 47-3 从上至下为会阴和外阴的病变。顶部为肛周病变，中间两个为会阴病变，底部为外阴病变

除了最小的肛管病灶可以有选择的行局部切除外，手术已不再是一线治疗方案了。取而代之的是放化疗（CRT），即改良 Nigro 方案，因其提高了总生存率和括约肌保留率而成为 ASCC 的标准治疗方法。尽管美国国家综合癌症网络指南建议在 CRT 完成后 8~12 周进行直肠指诊（Digital Rectal Examination，DRE），但这么做在 12 周前并不可行，此时临床医生应将临床应答分为完全缓解、病情持续或疾病进展。

- 对于临床完全缓解的患者，建议在 2 年内每 3 个月通过 DRE、肛门镜和腹股沟淋巴结触诊进行重新评估，之后的 3 年内每 6 个月重新评估一次。
- 持续性疾病的定义是完成 CRT 后 6 个月内 ASCC 仍然存在。只要肿瘤体积仍在缩小，就可以对病情持续患者进行观察，这可能需要长达 8~9 个月的时间。
- 怀疑疾病进展的患者需要进行组织学确认，如果证实为 ASCC，则应行 APR 手术加皮瓣重建。
- 复发性疾病是指 CRT 后超过 6 个月又出现 ASCC。临床怀疑 CRT 后复发的患者也应进行活检确认，并行 APR 手术加皮瓣重建。

因此手术适应证包括：

- 肛管浅表的小病灶可行局部切除，一般小于 1cm。
- 肛周病变的局部切除，切除时要有足够的切缘。
- 肿瘤持续存在，因放化疗的毒性和不耐受性而需增加和延长治疗间隔，则需进行 APR 术。
- 接受 CRT 治疗的患者中，有 20%~30% 出现持续或复发性 ASCC，可行 APR 术。持续或复发性病变的预测因子包括初诊时的肿瘤大小（T 分期）和淋巴结状态（N 分期），HIV 阳性，无法完成 CRT。
- APR 或端式结肠造口转流术，用于出现放疗的迟发性毒性，如肛门溃疡、狭窄和坏死，可发生在 6%~12% 处于无病状态的患者中。

切除治疗的禁忌证包括：

- 局部进展性疾病，无法保证干净的切缘。
- 原发灶无症状的弥漫性 M1 期病变。

术前准备

许多患者在就诊或转诊时主诉都是"痔疮"。无论临床表现如何，都应进行全面的病史和体格检查。病史应侧重于 ASCC 的症状和危险因素。危险因素包括 HPV 感染、HIV 感染、其他生殖器恶性肿瘤、多个性伴侣、接受肛交史、实体器官移植史或其他形式的免疫抑制。

体格检查应侧重于肛门直肠检查和腹股沟淋巴结触诊（图 47-4）。DRE 可以确定病变的位置和固定情况，以及是否靠近括约肌复合体。应进行肛门镜或直肠镜检查加活检以明确诊断。如果临床上可触及淋巴结，应行细针穿刺来确定淋巴结是否受累。无论如何，可疑淋巴结的治疗都应是纳入放疗照射野内，而非手术切除。

由于高达 15% 的 ASCC 患者会同时伴有其他结肠直肠肿瘤，因此在对 ASCC 进行局部和全身分期时应进行结肠镜检查。分期检查包括肛门镜、腹股沟淋巴结触诊、胸部 CT、腹部和盆腔 CT 或 MRI，以及腹部和盆腔 PET，来评估淋巴结受累情况。如果患者有神经系统症状，还应进行头部 CT。此外，如果诊断为 ASCC，所有女性都应接受妇科评估和宫颈癌筛查。

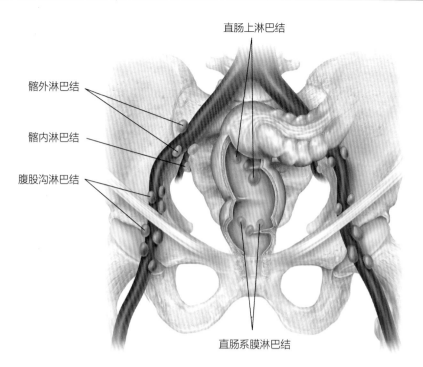

图 47-4 淋巴结分布：直肠系膜；腹股沟区：浅表、深部；直肠上（痔）；髂外；髂内（腹下）。其余淋巴结组的转移代表远处转移

T 分期是根据肿瘤的大小，N 分期是根据淋巴结受累的位置（表 47-1）。齿状线以上的肿瘤通常引流至直肠系膜淋巴结，而齿状线以下的肿瘤通常引流至腹股沟淋巴结。T 分期和 N 分期是 ASCC 患者最重要的预后因素（表 47-2~ 表 47.4）。

SEER 项目统计的 5 年生存率：

Ⅰ期，76.9%。Ⅱ期，66.7%。ⅢA 期，57.7%。ⅢB 期，50.7%。Ⅳ期，15.2%。

表 47-1 原发肿瘤（T）的定义	
T 分期	**T 定义**
TX	原发肿瘤无法评估
T0	无原发肿瘤证据
Tis	高级别鳞状上皮内病变（过去称为原位癌）、鲍温氏病、AIN Ⅱ - Ⅲ、高级别肛门上皮内瘤变
T1	肿瘤≤ 2 cm
T2	2 cm < 肿瘤 <5 cm
T3	肿瘤 > 5 cm
T4	侵犯邻近器官（如阴道、尿道、膀胱）的任何大小的肿瘤

表 47-2 区域淋巴结的定义	
N 分期	**N 定义**
NX	区域淋巴结无法评估
N0	无区域淋巴结转移
N1	腹股沟、直肠系膜、髂内或髂外淋巴结转移
N1a	腹股沟、直肠系膜或髂内淋巴结转移
N1b	髂外淋巴结转移
N1c	髂外淋巴结转移，伴有任何 N1a 淋巴结

		表 47-3 远处转移的定义	

M 分期	M 定义
M0	无远处转移
M1	远处转移

		表 47-4 AJCC 预后分期	

T	N	M	分期
Tis	N0	M0	
T1	N0	M0	I
T1	N1	M0M0	ⅢA
T2	N0	M0	ⅡA
T2	N1	M0	ⅢA
T3	N0	M0	ⅡB
T3	N1	M0	ⅢC
T4	N0	M0	ⅢB
T4	N1	M0	ⅢC
任何 T	任何 N	M1	Ⅳ

术前准备

在 APR 手术之前，患者应接受造口治疗师和整形外科医生的会诊。造口治疗师应向患者讲解造口的相关知识，并标记首选的造口部位，通常位于左下腹经腹直肌处。由于许多患者在术前接受过放疗，可能会出现局部肛周切口裂开，联合整形外科采用带蒂皮瓣可以改善伤口愈合，减少因肛周伤口裂开造成的严重并发症。肛门癌比低位直肠癌更容易出现这种情况，原因尚不清楚。盆底组织更缺乏弹性，更难对合，因此皮瓣的作用尤其重要。

手术

在 ASCC 患者的治疗中常用的手术方式为 APR。其他手术包括在出现严重治疗反应的情况下进行的转流性端式造口术，以及对极少数小于 1cm 的肿瘤行局部切除术。在此，我们重点介绍 APR 手术。

体位

患者取截石位，腹部及肛周均备皮、消毒铺巾。手术可由一组人员或两组人员从不同入路完成。在此我们介绍单组人员完成手术的方式。

手术技巧

手术可采用腹腔镜、杂交手术或经下腹部横切口的开放性手术。无论采用哪种方法，关键步骤包括识别输尿管、保护盆腔自主神经、确保完整的直肠系膜切除，以及确保端式造口良好的血供。

手术从放置腹腔镜器械开始。只有在需要无张力拖出端式结肠造口情况下才游离降结肠和脾曲，这种情况并不多见。游离结肠后即可发现骶前间隙（目前认为直肠后间隙），在进行进一步游离之前，要注意识别左、右两侧的输尿管。确认输尿管走行后，进入骶前间隙，游离直肠后壁，注意保护支配膀胱和性功能的自主神经。在完成后方和侧方的游离后，最后尽可能低的完成前侧的游离。当游离至盆底后，我们再回到降结肠，找到直肠上动脉和肠系膜下动脉。再次确认左侧输尿管后，切断肠系膜下动脉，然后游离肠系膜至降结肠预切除处，切断肠管后将断端从预造口处拖出。切断结肠后，包裹结肠断端，手术团队转换位置至会阴部，继续完成肛管和肛门的切除，从会阴部切口取出标本。

会阴组手术医生切开肛周的皮肤，切缘与肛门的距离取决于肿瘤的位置。朝着尾骨方向游离，与腹腔侧的解剖层面汇合。肛提肌电凝止血，将近端肠管从肛管后方拖出，同时牵拉肠管的近端和远端，形成一个 U 形。最后一步是将直肠前方与女性的阴道后壁或男性的前列腺分离开。在完成分离和止血后，移除直肠、肛管、肛门并送病理科检验。会阴切口的关闭最好使用皮瓣。盆腔常规留置引流管。用降结肠做端式造口。对于大体重的患者可使用荧光血管造影来确保剩余肠管有足够血供，但这并非常规操作。

术后管理

APR 术后的围术期，使用快速康复方案可减少术后并发症和住院时间。尽管进行了盆腔的分离操作，一些医疗中心仍在术后第 1 天拔除了导尿管，如果患者经过 2 次导尿后仍不能自行排尿，则开始由患者自行操作导尿。手术当天可根据耐受情况恢复进食，也可以口服止痛药。根据整形外科的意见拔除盆腔内留置的引流管，如果整形外科医生未参与手术，则在引流量＜ 100mL 时予以拔除。

并发症

切口并发症仍是 APR 术后最常见的并发症，发生率为 38%~80%。如果 APR 手术时使用肌肉瓣关闭会阴部切口，这一比例会大大降低。其他并发症包括静脉血栓栓塞、肺栓塞、膀胱和性功能障碍、造口旁疝形成，以及初次手术时切缘阳性导致的局部复发。

结果

- CRT 是 ASCC 的一线治疗方法。
- 病情持续患者的预后比疾病复发的患者差。
- 挽救性的 APR 手术的 5 年生存率可达 24%~69%
- 肿瘤相关和治疗相关的 5 年结肠造口率分别为 26% 和 8%
- 总体而言，78% 的结肠造口术是用于治疗持续性或复发性病变。

结论

ASCC 的发生率呈上升趋势，尤其是在高危人群中。主要治疗方法仍是 Nigro 提出的 CRT 方案。APR 仅用于进展性、持续性或复发性疾病。幸运的是，仅有 1/3 的 ASCC 患者最终需要接受 APR 手术。随着 HPV 疫苗的普及，可能会彻底根除 ASCC。

肛门黑色素瘤

适应证 / 禁忌证

局部扩大切除术（WLE）和较少采用的 APR 手术是肛门直肠黏膜黑色素瘤（ARMM）的主要外科治疗方式。ARMM 占所有结直肠恶性肿瘤的 0.05%，占所有肛管癌的 1%。尽管患病人数较少，但由于生存率低而且积极的手术干预也无法提高生存率，提高诊断意识和了解最佳的手术干预措施仍然很重要。ARMM 最常见于直肠（44%）和肛管（33%），剩余的 23% 肿瘤原发部位不明。

大多数病变发生在皮肤黏膜交界处，其他则发生在肛周皮肤、肛管的移行上皮或直肠黏膜。

ARMM 患者中女性患者为男性的 2 倍，70~80 岁为疾病好发年龄段。临床症状包括出血、肿块、肛门直肠痛或排便习惯改变。在痔切除术或息肉切除标本的病理检查中偶然会发现黑色素瘤。多达 60% 的患者会出现区域淋巴结受累，30% 的患者在首次影像学检查中发现远处转移。

本世纪初，治疗 ARMM 的手术方式是选择 APR 或 WLE 颇具争议。然而，一些机构研究和更大规模的数据库研究清楚地表明，与 WLE 相比，APR 缺乏术后生存优势。SEER 数据库显示，接受 APR 和 WLE 治疗的 ARMM 患者的 5 年生存率分别为 17% 和 19%。同样，瑞典数据库显示中位生存期约为 16 个月，APR 和 WLE 之间的生存期没有明显差异，考虑到 APR 手术的并发症，因此 WLE 已成为首选手术方式。

无论采用哪种手术方式，切缘状态与生存率密切相关。R0 切除患者的 5 年生存率为 19%，而 R+ 切除的患者仅为 6%。因此，能否实现 R0 切除决定了术式的选择。鉴于现有手术方案的结果都令人沮丧，因此首选的方法是转到三级 / 四级医疗中心考虑进行临床试验。单克隆抗体 ipilimumab、nivolumab 和 pembrolizumab 在一些患者中获得了良好的治疗效果，可以考虑用这些药物进行治疗。

适应证

WLE 手术的适应证：
- 对于有症状的患者，能够在不影响括约肌复合体的情况下进行 R0 切除。
- 无转移性疾病。

APR 手术的适应证：
- 对于有症状的患者，无法在不影响括约肌复合体的情况下进行 R0 切除。
- 肿瘤位于齿线远端。
- 肿瘤累及鳞状上皮。
- 无转移性疾病。
- 局部复发的挽救性手术。

前哨淋巴结（SNL）活检的适应证：
- 无：淋巴结切除术不能提高生存率，因此不建议进行 SNL 活检。

预防性腹股沟淋巴结切除术的适应证：
- 无：预防性淋巴结切除术不能提高生存率。由于可能会增加并发症，因此不常规进行这种切除。

腹股沟淋巴结切除术的适应证：
- 淋巴结阳性且有临床症状的患者应行腹股沟淋巴结切除术。然而，这项操作对生存率的影响尚未明确。不幸的是，无论采用何种手术方式，大多数患者最终都会发展为远期转移，即使进行更为激进的 APR 手术和 / 或淋巴结切除术，平均 5 年生存率也仅为 20%。

因此，患者的意愿及术后生活质量是决定手术范围的关键因素。

禁忌证

手术的禁忌证包括局部扩散、远处转移及患者因素。

- 局部进展性疾病：当肿瘤局部进展且体积大，需要进行大范围的括约肌外手术加皮瓣重建来实现 R0 切除时，应考虑到相关并发症和患者整体情况。如果患者有症状，单克隆抗体或其他药物治疗失败或没有适应证，则可考虑姑息性 APR。
- 无法达到 R0 切除：如果局部进展期疾病无法达到 R0 切除，若非为了缓解局部症状，则不应进行手术。

术前准备

对 ARMM 患者的初步评估应包括病史和体格检查。尽管病史中没有已知的危险因素，由于大多数患者都需要接受手术，故应包括围手术期的风险因素。体格检查应包括直肠检查以评估肿瘤位置和固定程度、CT、MRI 和 / 或 PET 成像评估远处转移情况。有趣的是，只有 30% 的病灶为色素性黑色素瘤。高达 60% 的患者可能出现区域淋巴结受累，30% 的患者在影像学检查中发现远处转移。

肛门直肠黑色素瘤的分期并不像其他肛门癌那样使用 AJCC 分期系统，而是使用一个相对简单的分期，局部病变为Ⅰ期，区域淋巴结累及为Ⅱ期，转移性疾病为Ⅲ期。对 SEER 数据库中 183 例 ARMM 患者进行了回顾性分析发现：

- Ⅰ期——中位生存时间为 24 个月，5 年生存率为 26.7%。
- Ⅱ期——中位生存时间为 17 个月，5 年生存率为 9.8%。
- Ⅲ期——中位生存时间为 8 个月，5 年生存率为 0%。

影响局部病变患者的不利预后因素包括神经周围浸润、肿瘤的大小及厚度，以及病灶为无色素性黑色素瘤。

然而，这些因素并不影响手术计划。而合并症、年龄和体弱等因素可能会影响患者应接受 WLE 还是 APR，或通过手术还是放疗来控制局部症状。

手术

因为 APR 已在前面关于 ASCC 的章节中进行了描述，下面我们将讨论 WLE。

体位

患者取俯卧折刀位，以便更好地暴露和观察病灶，并检查肛管和肛周的其他部位。如果有俯卧的禁忌证，则可改为截石位，但这可能会影响手术视野。如果病灶位于近端肠管，手术室内应备有硬质直肠镜或更有用的乙状结肠镜。

如果在 WLE 手术时出现腹膜内直肠全层切开，应转为经腹入路，通过腹腔镜或是开腹手术来修复缺损。但我们并不常规预先行腹部的备皮和消毒铺巾。

手术技巧

患者麻醉后，消毒铺巾之前应行 DRE 和腹股沟淋巴结的仔细触诊。如果病变无法触及或看见，则应在术前做好染色标记。同样，只有 1/3 的病变可呈蓝染。如有必要，可使用肛门拉钩进行充分的暴露。Lone Star 拉钩（Cooper Surgical，Trumbull，CT）可以用来帮助显露齿线。确定病变位置后，用电刀在病变周围标记 1~2cm 的切缘。然后用电刀做病灶全层切除，注意保护括约肌。术中应做冰冻切片病理检测。应继续扩大切缘直到冰冻切片证实至少有 1~2cm 的阴性切缘。

局部复发较为常见，在接受 R+ 切除的患者中更为常见。重要的是，R0 切除术具有显著的生存优势。因此，术中应行冰冻切片以确保阴性切缘，而不是等常规病理结果显示切缘阳性后再次手术。

术后管理

根据 WLE 手术的切除范围决定是否需要住院。如果病变较小且冰冻切片证实切缘阴性，患者可在手术当天回家，只需开具口服止痛药，并指导患者在排便后坐浴。如果切除组织较多，患者可能需要住院接受止痛治疗或切口护理。

如果最终病理报告显示切缘阳性（R+ 切除），如果有可能达到 R0 切除，则应考虑在手术室再次手术。目前还没有研究详细说明 ARMM 治疗后的最佳监测方法。以下随访方式参考自皮肤黑色素瘤患者。患者术后第 1 年应每 3~6 个月复查 1 次，第 2 年内每 6 个月复查 1 次，之后可缩短至每年 1 次。复查应包括直肠检查和腹股沟淋巴结触诊。从术后 3 个月开始，复诊时应进行 CT 或 PET 检查，以评估复发或远处转移情况。

并发症

ARMM 患者行 WLE 术后并发症相对较少。一些患者会出现术后出血，但多数无需干预即可止血。偶尔需要内镜下注射或放置钛夹。尿潴留较为罕见，如果发生需要迅速判断是否有局部脓肿形成。

腹股沟淋巴结切除术会与严重并发症有关，包括 5%~15% 的患者发生的切口感染、切口裂开、出血、深静脉血栓，以及最重要的淋巴水肿。高达 20~40% 的患者会出现淋巴水肿，导致严重的慢性并发症。

结果

- 5 年总生存率为 20%。
- 术后并发症大多为 APR 会阴切口裂开、皮瓣坏死、会阴疝，近 2/3 的患者可出现局部复发、腹股沟淋巴结切除术后腹股沟切口裂开及淋巴水肿。
- 远处转移导致的死亡率。
- 接受 APR 手术和 WLE 手术患者的 5 年生存率分别为 17% 和 19%。
- R0 切除 R+ 切除的 5 年生存率分别为 19% 和 6%。
- 无论采取哪种手术方式，高达 60% 的患者会出现局部复发，2/3 的患者会出现远处转移。
- 无论采取哪种手术方式，生存率仍然很低。

结论

ARMM 是一种罕见的恶性肿瘤，缺乏与其他皮肤黑色素瘤相关的危险因素。ARMM 预后不良，远处转移较常见且致命。APR 与 WLE 相比没有明显的生存优势，而完全的 R0 手术切除具有明显的生存优势。手术和放疗对生存率都没有明显的影响。因此，如果患者不适合接受单克隆抗体治疗或溶瘤病毒治疗的临床试验，也不适合接受手术治疗，可以考虑采用放疗来控制局部症状。不幸的是，由于 ARMM 的罕见性，尚无前瞻性的随机试验可以阐明 ARMM 的最佳治疗模式。尽管如此，根据我们的经验和文献回顾，如果 ARMM 患者不适合接受临床试验，我们建议他们接受完全性 R0 的 WLE 切除术。

参考文献

[1] Bullard KM, Tuttle TM, Rothenberger DA, et al. Surgical therapy for anorectal melanoma. J Am Coll Surg 2003;196(2):206–211.

[2] Franklin C, Livingstone E, Roesch A, Schilling B, Schadendorf D. Immunotherapy in melanoma: recent advances and future directions. Eur J Surg Oncol 2017;43:604–611.

[3] Chen H, Cai Y, Liu Y, et al. Incidence, surgical treatment, and prognosis of anorectal melanoma from 1973 to 2011. A population-based SEER Analysis. Medicine (Baltimore) 2016;95(7):e2770.

[4] U.S. National Library of Medicine, clinicaltrials.gov, 2017.

[5] Iddings DM, Fleisig AJ, Chen SL, Faries MB, Morton DL. Practice patterns and outcomes for anorectal melanoma in the USA, reviewing three decades of treatment: is more extensive surgical resection beneficial in all patients? Ann Surg Oncol 2010;17:40–44.

[6] Lefèvre JH, Corte H, Tiret E, et al. Abdominoperineal resection for squamous cell anal carcinoma: survival and risk factors for recurrence. Ann Surg Oncol 2012;19:4186.

[7] Mariani P, Ghanneme A, De le Rochefordiere A, Girodet J, Falcou MC, Salmon RJ. Abdominoperineal resection for anal cancer. Dis Colon Rectum 2008;51:1495.

[8] Martenson JA, Lipsitz SR, Lefkopoulou M, et al. Results of combined modality therapy for patients with anal cancer (E7283). An Eastern Cooperative Oncology Group study. Cancer 1995;76:1731.

[9] Mihajlovic M, Vlajkovic S Jonanovic P, Stefanovic V. Primary mucosal melanomas: a comprehensive review. J Clin Exp Pathol 2012;5(8):739–753.

[10] National Comprehensive Cancer Network (NCCN). NCCN Clinical practice guidelines in oncology. http://www.nccn.org/professionals/physician_gls/f_guidelines.asp. Accessed on March 19, 2016.

[11] Nigro ND, Vaitkevicius VK, Considine B Jr. Combined therapy for cancer of the anal canal: a preliminary report. Dis Colon Rectum 1974;17:354.

[12] Nilsson PJ, Ragnarsson-Olding BK. Importance of clear resection margins in anorectal malignant melanoma. Br J Surg 2010;97:98–103.

[13] Redman JM, Gibney GT, Atkins MB. Advances in immunotherapy for melanoma. BMC Med. 2016;14:20.

[14] Schiller DE, Cummings BJ, Rai S, et al. Outcomes of salvage surgery for squamous cell carcinoma of the anal canal. Ann Surg Oncol 2007;14:2780.

[15] Steele SR, Varma MG, Melton GB, et al. Practice parameters for anal squamous neoplasms. Dis Colon Rectum 2012;55:735–749.

[16] Sunesen KG, Nørgaard M, Lundby L, et al. Cause-specific colostomy rates after radiotherapy for anal cancer: a Danish multicentre cohort study. J Clin Oncol 2011;29:3535.

[17] Tacastacas JD, Bray J, Cohen YK, et al. Update on primary mucosal melanoma. J Am Acad Dermatol 2014;71(2):366–375. doi:10.1016/j.jaad.2014.03.031.

[18] Welton ML, Lambert R, Bosman. Tumours of the anal canal. In: Bosman FT, Carneiro F, Hruban RH, Theise ND, eds. WHO Classification of Tumours of the Digestive System 4th ed. Lyon, France, 2010:185–193.

[19] Welton ML, Steele SR, Goodman KA, et al. Anus. In: Amin MB, Edge S, Greene F, et al, eds. AJCC Cancer Staging Manual 8th ed. Springer, 2016:275–284.